AF325634

XV Congrès International de Médecine

Lisbonne—19-26 Avril 1906

Section VII

Neurologie, Psychiatrie

et Anthropologie Criminelle

I.ᵉʳ FASCICULE

LISBONNE
Imprimerie Académie de Médecine
1906

XV Congrès International de Médecine

LISBONNE, 19—26 AVRIL 1906

VII

XV Congrès International de Médecine

LISBONNE, 19-26 AVRIL 1906

Section VII

Neurologie, Psychiatrie

et Anthropologie Criminelle

LISBONNE

IMPRIMERIE ADOLPHO DE MENDONÇA

1906

Organisation de la Section

Présidents d'honneur

MM.

Albert Eulenburg, Geh. Medicinalrat, ao. Professor, Berlin.

Emil Kraepelin, professeur de psychiatrie à l'Université de Munich.

H. Obersteiner, professeur à l'Université de Vienne.

Jean Crocq, professeur de la Faculté de médecine de Bruxelles ; médecin en chef de la maison de santé d'Uccle, président de la Société de médecine mentale de Belgique, Bruxelles.

Jules Morel, directeur de l'Asile d'aliénées de l'Etat ; inspecteur adjoint des Asiles d'aliénés du Royaume, Mons.

D. R. Brower, professor of Neurology and psychiatry, Rush Medical College, Chicago.

Raymond, professeur de clinique des maladies nerveuses à la Faculté de Médecine de Paris.

Ed. Brissaud, professeur à la Faculté de Médecine de Paris.

Magnan, médecin de l'Asile Sainte-Anne, Paris.

Grasset, professeur de clinique médicale à l'Université de Montpellier.

David Ferrier, M. D., F. R. S., Londres.

Cesare Lombroso, professeur de psychiatrie à l'Université de Turin.

Enrico Morselli, professeur; directeur de la clinique psychiatrique de l'Université de Gênes.

Augusto Tamburini, professeur; directeur de la clinique psychiatrique de l'Université de Modène.

José Maria Esquerdo Zaragoza, médecin directeur et propriétaire du «Manicomio», de Carabanchel, Madrid.

Comité d'organisation de la section

Président	M. Caetano Beirão.
Secrétaire responsable	M. Virgilio Machado.
Secrétaires adjoints	MM. Bethencourt Ferreira et José de Magalhães.
Membres	MM. Agostinho Lucio e Silva, Ferraz de Macedo (F.), José de Lacerda, Julio Danias et Lemos Peixoto.

Rapports officiels

1. — Nature et physiologie pathologique du tabès.
   Rapporteurs : MM. Albert Eulenburg, Berlin, et David Ferrier, Londres.
2. — Physiopathologie de l'appareil médullaire sensitif.
   Rapporteurs : MM. Grasset, Montpellier ; Ernesto Lugaro, Florence.
2 a. — Traitement du tabès.
   Rapporteur : N. N.
2 b. — Sur la myélite aiguë et chronique.
   Rapporteur : N. N.
3. — Le goître exophthalmique considéré comme maladie et comme syndrome.
   Rapporteurs : MM. Virgilio Machado, Lisbonne ; Ladislas Haskovec, Prague.
4. — Nature et évolution de la catatonie.
   Rapporteurs : MM. Theodor Ziehen, Berlin ; Simon, Paris.
5. — Paranoïa légitime ; son origine et nature.
   Rapporteurs : MM. Enrico Morselli, Gênes ; Afranio Peixoto et Juliano Moreira, Rio de Janeiro ; Dupré, Paris ; Theodor Ziehen, Berlin.
6. — Les lésions cérébrales dans les psychoses d'origine toxique.
   Rapporteurs : MM. Gilbert Ballet et Laignel-Lavastine, Paris ; F. W. Mott, Londres.
7. — Formes et pathogénie de la démence précoce.
   Rapporteurs : MM. W. Weygandt, Wurzbourg ; Wladimir Tschisch, Yourieff ; Tomáz Maestre Pérez, Madrid.
8. — La pellagre en Portugal.
   Rapporteur : M. Alfredo Magalhães, Oporto.
9. — Réforme pénale au point de vue anthropologique et psychiatrique.
   Rapporteurs : MM. G. A. Van Hamel, Amsterdam ; Bethencourt Ferreira, Lisbonne ; A. E. MacDonald, New York.
10. — Prophylaxie et traitement des criminels récidivistes.
   Rapporteurs : MM. Jules Morel, Mons ; J. F. Sutherland, Edinburgh.
Sujet recommandé n° 1. — Localisations médullaires.
   Rapporteur : M. Georges Marinesco, Bucarest.

Sujets recommandés

1. — Localisations médullaires.
2. — Trophonévroses d'origine cérébrale.
3. — Dystrophies musculaires d'origine cérébrale.
4. — Étiologie des affections médullaires systématisées.
5. — Nosologie des atrophies musculaires progressives.

6. — Rapports des poliomyélites et des polynévrites.
7. — Rapports de l'atrophie musculaire progressive et de la maladie de Charcot.
8. — Maladie de Little.
9. — Valeur sémiologique de l'examen des réflexes tendineux dans les lésions du faisceau pyramidal.
10. — Existe-t-il des myélites systématiques primitives ?
11. — Les encéphalites infectieuses.
12. — Étiologie de la sclérose en plaques.
13. — Opérations des tumeurs médullaires.
14. — Indications d'opérations chirurgicales à faire sur la moelle épinière.
15. — Diagnostic de l'épilepsie hors de l'accès.
16. — Folie pellagreuse; formes cliniques.
17. — Localisations cérébrales dans les maladies mentales.
18. — Facteurs de dégénérescence et relations avec les formes cliniques.
19. — Traitement familial des aliénés.
20. — Syphilis tertiaire d'emblée des centres nerveux.
21. — Lésions cérébrales dans les psychoses d'origine toxique.
22. — Éducation et crime.
23. — Examen des enfants dans le sens anthropologique.
24. — Stigmatisation dégénérative dans le crime.
25. — Valeur des maisons de correction pour l'enfance.
26. — Éducation psycho-physique des enfants vicieux et dégénérés.
27. — Valeur actuelle et limite de la notion de dégénérescence en anthropologie criminelle.
28. — Législation contre le mariage des dégénérés (alcooliques, épileptiques, etc.) et les individus à maladies chroniques héréditaires.
29. — L'asile d'aliénés d'aujourd'hui et l'asile d'il y a un demi siècle.
30. — Les causes des altérations du fonctionnement intellectuel dans l'idiotie morale (folie morale).
31. — La détention cellulaire prédispose-t-elle à la folie ?
32. — Organisation du service médical et scientifique dans les asiles.
33. — Pour les aliénés criminels faut-il donner la préférence à un asile spécial ou à un quartier d'asile annexe à une prison ?

NEUROLOGIE, PSYCHIATRIE
ET ANTHROPOLOGIE CRIMINELLE

Rapports officiels

THÈME I — PHYSIOPATHOLOGIE DE L'APPAREIL MÉDULLAIRE SENSITIF
(Les voies de la sensibilité dans la moelle de l'homme)

Par M. GRASSET (Montpellier)

Professeur de clinique médicale à l'Université de Montpellier

I. PRINCIPES FONDAMENTAUX. MÉTHODES D'ÉTUDE

1. L'observation de *l'homme*, et de l'homme *vivant*, peut *seule* donner des conclusions précises et définitives sur le trajet des voies sensitives dans la moelle.

L'expérimentation chez les *animaux* peut fournir des renseignements utiles. Mais, en cas de conflit entre les conclusions pour les animaux et les conclusions pour l'homme, il n'y a pas à hésiter: les conclusions basées sur l'expérience *humaine* sont seules bonnes.

La spécialisation des fonctions dans le système nerveux va toujours en croissant, au fur et à mesure qu'on s'élève dans la série animale. On comprend donc que chez l'homme, il y ait, pour la sensibilité, dans la moelle, des voies *spécialisées* qui ne sont pas les mêmes chez les animaux.

2. Cliniquement, il est *certain* que, chez l'homme, le passage des impressions sensitives dans la moelle n'est pas *habituellement* quelconque et indifférent et que l'expérience de VAN DEEN ne lui est pas applicable.

Dans cette expérience, on fait une hémisection (droite, par exemple) de la moelle en un point de la région dorsale et une autre hémisection (gauche dans le même exemple) complémentaire, à la région cervicale. Tous les faisceaux de la moelle sont interrompus dans un point ou dans un autre et cependant la sensibilité persiste dans les membres postérieurs de l'animal, même si l'une des deux hémisections dépasse un peu la ligne médiane.

Chez l'homme, il n'en est certainement pas de même, puisque la lésion de certaines parties de la moelle (syringomyélie, tabès) altère la sensibilité de certaines parties du corps, tandis que la lésion d'autres parties de la moelle (atrophie musculaire progressive, sclérose latérale amyotrophique) laisse cette sensibilité absolument intacte et puisque, dans une hémiparaplégie spinale croisée, une seconde lésion complémentaire double le syndrome de BROWN SEQUARD, qui devient bilatéral.

Donc, chez l'homme, le passage de la sensibilité dans la moelle n'est pas quelconque et indifférent, au moins *habituellement*, dans la vie normale et *physiologique*. Car, dans certaines circonstances *pathologiques*, il peut se faire des *suppléances* et alors de nouvelles voies sensitives se créent dans la moelle. C'est ce qui était arrivé chez le tabétique guéri par ERB, qui, à sa mort douze ans après, avait toujours la sclérose de ses cordons postérieurs constatée par SCHULTZE.

Avec la formule adoptée plus haut (qui contient les mots *habituellement* et *physiologique*) la contradiction n'est plus absolue des cliniciens avec les physiologistes, quand ceux-ci disent (VULPIAN) que, pour la transmission médullaire des impressions sensitives, «il n'y a pas de route *indispensable, exclusive*». Il suffit pour le clinicien qu'il y ait une route *habituelle, dont l'interception pathologique crée le symptôme anesthésie*.

3. Comme la méthode *expérimentale* chez les animaux, la méthode *anatomique* donnera des renseignements, mais pas définitifs.

L'étude de l'histologie normale, qui a fait tant de progrès pour la technique de coloration, l'étude du développement embryologique (notamment par la méthode de FLECHSIG), l'étude si féconde des dégénérescences consécutives à une lésion ne permettent pas de dire si les faisceaux sensitifs s'entrecroisent ou non dans la moelle et si les conducteurs thermiques sont les mêmes que les conducteurs tactiles.

En définitive, il n'y a qu'une méthode, précise et absolue, c'est l'étude de *l'homme vivant* à l'état physiologique et à l'état pathologique, c'est la *méthode physiopathologique*, qui utilise les documents anatomo-cliniques (CHARCOT), met en regard le fonctionnement de l'homme sain et le fonctionnement de l'homme que la maladie a mis en expérience, puis constate à l'autopsie la partie du système nerveux qui était détruite chez le second et en déduit la fonction de cette région.

4. Pour la question particulière que j'étudie ici, en fait et en clinique, il existe des *anesthésies médullaires*, c'est à dire des cas dans lesquels une lésion médullaire entraîne de l'anésthésie. Et ce qui rapproche, entre eux, ces divers cas de lésion médullaire avec anesthésie, ce n'est ni la *nature anatomique*, ni la *nature nosologique* de la maladie, c'est uniquement le *siège* de l'altération.

Donc, l'application de la méthode physiopathologique à ces cas d'anesthésie médullaire permettra de déduire la *topographie des voies sensitives dans la moelle de l'homme*.

II. ÉTUDE ANATOMO-CLINIQUE DES ANESTHÉSIES MÉDULLAIRES

Il y a particulièrement quatre groupes d'anesthésie médullaire, qui permettent de construire le schéma des voies sensitives dans la moelle de l'homme (a).

Ce sont: 1.º les anesthésies radiculaires; 2.º les anesthésies segmentaires; 3.º les anesthésies dissociées; 4.º les anesthésies croisées.

1.º *Anesthésies radiculaires.*

Pour comprendre la distribution radiculaire (b) de la sensibilité sur un membre et l'opposer à la distribution segmentaire (que nous étudierons dans le paragraphe suivant), il faut placer l'homme à quatre pattes, en mettant les membres dans leur position primitive, c'est-à-dire en les faisant tourner chacun de 90º et en plaçant en avant le gros orteil et le pouce. Les diverses regions sensitives (radiculaires) sont alors représentées par une série de bandes *parallèles* entre elles et à *l'axe des membres*, perpendiculaires par suite à la colonne vertébrale; l'ordre de ces bandes périphériques, d'arrière en avant, étant le même que l'ordre des centres ganglionnaires (protoneurones sensitifs).

(a) Pour tous les documents et les indications bibliographiques, qui étaient parvenus à ma connaissance avant la dernière année écoulée, voir: *Les Centres nerveux, Physiopathologie clinique.* Paris, J. B. Baillière, 1905.—Toutes les indications bibliographiques ultérieures sont à la fin de ce rapport.

(b) Au sens français du mot. Car les allemands appellent «segmentaires» ce mode de distribution.

Dans le travail de DEJERINE du *Traité de Pathologie générale de Bouchard* on trouvera une série de documents sur les centres à distribution radiculaire.

En voici de plus récents.

PICK [1] de Prague note ce mode de distribution pour les troubles subjectifs des *acroparesthésies*. DEJERINE et EGGER [2] confirment l'observation et ajoutent que dans ces cas on observe aussi des hypesthésies également radiculaires. Ils en concluent que l'acroparesthésie *(a)* «apparaît comme une lésion irritative des racines postérieures dans leur trajet intramédullaire. BALT [3] présente une malade identique (voir aussi la thèse de TROMBERT [4] et le cas de ROASENDA) [5].

MIRALLIÉ [6] constate la même topographie des troubles objectifs de la sensibilité dans la *maladie de* MAURICE RAYNAUD. Seulement son cas peut servir de transition entre les radiculaires et les segmentaires *(pseudométamérique)* : la lésion doit être déjà plus haut dans la moelle.

Dans le *tabès* on observe fréquemment des paresthésies à distribution radiculaire, le plus souvent dans le bord postérieur de la main (signe du cubital), d'autres fois dans la partie antérieure de la main (position indiquée plus haut). Or, le tabès répond à une lésion du protoneurone sensitif ganglionnaire [voir ANDRÉ THOMAS et GEORGES HAUSER [7]] et de ses prolongements dans les cordons postérieurs de la moelle (BRISSAUD, DE MASSARY).

DEJERINE et GAUCKLER [8], RAYMOND et GEORGES GUILLAIN [9] publient des faits d'hématomyélie avec anesthésies radiculaires (au moins pour une partie de leurs localisations).

De ces faits et de bien d'autres on peut conclure que le vrai centre sensitif radiculaire type est le ganglion (protoneurone sensitif inférieur). Mais ce n'est pas le seul. Les racines, en pénétrant dans la moelle, y rencontrent des centres nucléaires, dont le domaine de distribution périphérique est radiculaire, comme celui des ganglions.

2.° *Anesthésies segmentaires.*

Je prends le mot «segmentaire» au sens français, c'est-à-dire au sens de segments de *membres* (b), séparés les uns des autres

---

(a) BRISSAUD a d'ailleurs fait remarquer, avec raison, que, dans ces cas, il y a paresthésies plutôt qu'acroparesthésies.

(b) Les allemands parlent toujours de segment *de moelle*; et alors la distribution de chaque segment de moelle est radiculaire.

par des lignes (d'amputation ou de désarticulation) *perpendiculaires* à l'axe des membres.

En 1880, j'observais des anesthésies corticales segmentaires et les rapprochais des observations de MUNK et d'autres qui admettent, dans l'écorce cérébrale, des zones répondant précisément aux grands segments sensitifs que j'avais établis. En 1884, ALLEN STARR cite des monoanesthésies brachiales ou crurales (avec superposition de paralysies motrices) par lésion corticale du cerveau. CHARCOT dit en 1885: «Cette disposition par segments géométriques que délimitent des lignes circulaires déterminant un plan perpendiculaire au grand axe du membre représente vraisemblablement, du moins pour les membres, le type des anesthésies de cause corticale, quelle que soit la lésion qui les produit». En 1893, DEJERINE publie une observation remarquable dans laquelle il y a pour ainsi dire une monoplégie d'un membre au double point de vue moteur et sensitif par lésion corticale constatée à l'autopsie. Dans un important travail sur les anesthésies d'origine cérébrale, VERGER (1900) cite trois autres observations dans lesquelles les troubles sensitifs étaient exactement limités à un membre et conclut que «les zones dont la destruction produit les troubles sensitifs sont séparées pour chaque membre... et que ces zones correspondent topographiquement à la zone excitable qui préside aux mouvements des membres».

Le faisceau sensitif, qui a une distribution radiculaire au niveau du ganglion et à son entrée dans la moelle, change donc quelque part et a une distribution segmentaire à son arrivée dans le cerveau, à ces centres corticaux. Où se fait cette transformation? Dans la moelle elle même, puisqu'il y a des anesthésies segmentaires d'origine médullaire.

C'est chez les *syringomyéliques* qu'on a décrit tout d'abord les anesthésies segmentaires médullaires (en brodequin, chaussette, caleçon, gant, épaulière, etc.), complètes ou dissociées et partielles. BRISSAUD (1895) cite d'abord un fait de GILLES DE LA TOURETTE et ZAGUELMANN (1889) et un de PARMENTIER (1890) de thermanesthésie. DEBOVE, SOUQUES en ont également observé.

On trouve aussi cette distribution d'anesthésie dans la pachyméningite cervicale hypertrophique, les myélites (traumatique, transverse), certains cas de tabès, les compressions de la moelle, le mal de POTT. CHIPAULT (1896) décrit des anesthésies pratiques en bottines, en bas longs (jusqu'à mi hauteur des cuisses), en ca leçon (jusqu'à l'ombilic) et une hyperesthésie jusqu'à mi-cuisse par commotion médullaire.

Brissaud, qui a créé et fait cette question entière, a très nettement montré que cette distribution segmentaire correspond toujours à une altération médullaire de la substance grise. Gilbert Ballet est arrivé, en même temps que Brissaud, à des conclusions très analogues.

Dejerine croit au contraire qu'«il n'y a pas lieu d'admettre en clinique l'existence d'une anesthésie à topographie segmentaire relevant d'une lésion de la substance grise centrale de la moelle épinière». Cette anesthésie segmentaire n'existe pas plus, d'après le même auteur, dans les lésions des autres parties des centres nerveux et, quand on la rencontre en clinique, il faut toujours penser à une association d'hystérie.

Cela me paraît un peu exagéré. Les faits d'anesthésie radiculaire, très bien observés par Dejerine (et que j'ai cités plus haut), ne renversent pas les faits, non moins bien observés par d'autres auteurs, d'anesthésie segmentaire avec autopsie et lésion médullaire, sans hystérie.

Il y a d'abord des faits publiés comme anesthésie radiculaire qui pourraient, au moins partiellement, être interprétés comme anesthésie segmentaire; puis d'autres sont bien démonstratifs.

Quand la limite supérieure d'une anesthésie des membres inférieurs est sur le tronc, la distribution segmentaire se confond avec la distribution radiculaire. C'est ce que l'on voit sur le schéma du fait de Dejerine de 1903 ([19]); radiculaire au bras droit, l'anesthésie pourrait être dite segmentaire sur le tronc à droite et à la taille à gauche.

Il en est de même dans l'observation de Dejerine et Gauckler ([8]): radiculaire au bras droit, l'anesthésie peut aussi bien être dite segmentaire à gauche (voir les fig. 3 et 4 de ce travail. Et ce qui prouve que cette interprétation n'a rien de forcé, c'est que, dans le cas de Raymond et Guillain ([7]), très semblable à celui de Dejerine et Gauckler, la délimitation de l'anesthésie à gauche *en arrière* est indiscutablement segmentaire (fig. 4 du même travail).

Chez le malade de Dejerine et Roussy ([14]), les troubles de la sensibilité superficielle et profonde «présentent, eux aussi, aux membres supérieurs, une distribution *en segments* et sur les cuisses une distribution radiculaire». Les auteurs ne parlent que de névrite); mais, comme il n'y a pas d'autopsie, j'ai le droit de retenir le cas ici, étant donnée la solidarité bien connue des diverses parties d'un neurone.

Dans le cas de ROASENDA (²) les troubles de la sensibilité objective (dans l'acroparesthésie) ont, à première vue, une disposition segmentaire; il faut un examen plus attentif pour reconnaître une distribution radiculaire. Il est probable qu'on peut dès lors rapprocher ce fait (dont je n'ai pas le détail) de celui de MIRALLIÉ (⁶) déjà cité comme anesthésie radiculaire, que l'auteur appelle «pseudométamérique», mais pour lequel les figures 1 et 2 du travail original indiquent une distribution segmentaire avec des renforcements ou des diminutions à distribution radiculaire.

Ces faits paraissent être en réalité des superpositions d'anesthésies radiculaires et d'anesthésies segmentaires et peuvent par conséquent être retenus comme documents pour établir l'existence de l'un et l'autre groupes.

Je citerai enfin le cas de BOUCHAUD (12) pour lequel il n'y a pas de discussion.

Je peux donc maintenir l'ancienne conclusion qu'il y a des anesthésies segmentaires d'origine médullaire comme il y a des anesthésies radiculaires; que par suite il y a dans la moelle des *groupements de neurones* à distribution périphérique segmentaire. Ce sont les groupements de neurones que j'appelle centres *supranucléaires* sensitifs de la moelle, par analogie avec les centres supranucléaires que PARINAUD a décrits dans le mésocéphale pour expliquer les paralysies oculaires associées et dont je discute d'ailleurs l'existence dans un travail récent, publié par GAUSSEL, dans la *Revue neurologique*.

La distribution radiculaire s'arrêterait au centre nucléaire de la moelle et la distribution segmentaire commencerait aux centres supranucléaires de la moelle, se continuant jusqu'aux centres corticaux supérieurs de la sensibilité.

3. *Anesthésies dissociées.*
C'est dans la syringomyélie qu'on a d'abord observé la dissociation suivante des sensibilités: analgésie et thermanesthésie avec conservation de la sensibilité tactile.

KAHLER (1882) et SCHULTZE (1882), les premiers, diagnostiquent une syringomyélie par le symptôme. La chose devient classique. Avec ROTH (1887) et DEJERINE (1889), on inféode complètement ce syndrome à cette lésion et on donne à cette dissociation des sensibilités le qualificatif de «syringomyéliques». On en arrive à faire de ce symptôme un signe absolu de syringomyélie, supérieur à la constatation même du fait anatomique. Ainsi DEJERINE conteste à JOFFROY qu'il ait observé une syringomyélie vraie (quoiqu'il y ait eu autopsie), uniquement par ce que le malade n'avait pas présenté la dissociation dite syringomyélique.

Je crois avoir été des premiers (1889) à protester contre cette manière de voir, qui renversait tout ce que l'on sait sur la séméiologie du système nerveux: tous les symptômes connus sont en rapport avec le *siège* de l'altération; seul, celui-là aurait exprimé, non le siège, mais la *nature anatomique* de l'altération. C'était invraisemblable; et, de fait, ce n'est pas vrai.

En effet:

1.° *La syringomyélie peut exister sans le syndrome dissociation.* En 1889, j'ai cité un fait personnel observé avec mon collègue CARRIEU. Puis, sur les 66 cas avec observation clinique et autopsie relevés dans la thèse d'ANNA BÄUMLER (1887), j'en ai trouvé 55 dans lesquels il n'y avait ni le syndrome complet ni aucun des éléments constitutifs de ce syndrome (et ce sont aussi bien des faits de gliomatose que des faits de myélite lacunaire). À ces premières preuves cliniques se joignent: l'observation de JOFFROY et ACHARD (1890) de syringomyélie démontrée par l'autopsie et anesthésie totale sans aucune dissociation; deux cas de ROSENBLATH (1893) de syringomyélie avec autopsie sans troubles de la sensibilité ou au moins sans dissociation; un cas de PREOBRAJENSKI (1894) de syringomyélie non gliomateuse avec anesthésie totale sans dissociation; un cas de DIMITROFF (1896) sans troubles de la sensibilité; un autre semblable de DEJERINE et THOMAS (1897).

Dans la grande monographie de SCHLESINGER (1895) on trouvera de nombreux détails sur les types anormaux de syringomyélie et enfin RAYMOND (1896 et 1897) a beaucoup insisté sur le polymorphisme clinique de cette maladie. Ce dernier auteur montre notamment la fréquence de l'anesthésie totale (sans dissociation) dans la syringomyélie et cite les faits de MIURA (1889), RUMPG (1889), HOCHHAUS (1891), BOTH (1887-89), CRITZMAN (1893), ASMUS (1893), HOMEN (1894), OPPENHEIM (1893), SCHUPPEL. Il cite aussi des faits de syringomyélie à forme de sclérose en plaques (BRUTTON, ROSENBLATH), d'autres à forme de tabès spasmodique (STRÜMPELL 1880, KAHLER 1882, REISINGER et MARCHAND 1884, SCHLESINGER, RAYMOND 1893).

2.° De même *ce syndrome, dissociation dite syringomyélique, peut exister sans syringomyélie.*

A l'appui de cette idée, je ne pus citer en 1889 que le cas de maladie de MORVAN autopsié par GOMBAULT et REBOUL (1889) dans lequel il y avait dissociation et on ne trouva aucune lacune médullaire.

Depuis lors, cette même dissociation sans syringomyélie a été signalée: dans l'hystérie (LARCOT 1889), dans la lèpre (CHELOIR, BABINSKI, THIBIERGE), dans la compression de la moelle (CHARCOT 1891), dans l'hématomyélie traumatique (MINOR 1893), dans la sclérose en plaques (FREUND 1891), dans les compressions et sections des troncs nerveux (LETIEVANT, WEIR MITCHELL, RICHET, CHAPUT, BLUM, JEAN CHARCOT 1892, CAVAZZANI et MANCA 1895), dans les maladies de la peau (psoriasis, eczéma)...

En 1895, BRISSAUD peut dire: «la clinique nous a édifiés sur la valeur prétendue pathognomonique de la dissociation syringomyélique. Les beaux jours sont passés. Cette dissociation de la sensibilité n'appartient plus en propre à une seule maladie». Et il cite un cas de dissociation croisée, guéri par le traitement antisyphilitique et par conséquent sans syringomyélie.

De nouveaux faits de dissociation «syringomyélique» sans syringomyélie ont été encore publiés par MAX LAEHR (1896) qui en rappelle de plus anciens de MÜLLER (1871), CHARCOT et GOMBAULT (1873), GOWERS: hémorrhagie traumatique, BEEVOR: tumeur syphilitique, STEELAND WILLIAMSON (1893); par SCHLESINGER (1896): tumeur intra-médullaire sans syringomyélie; par HANOT et MEUNIER (1896): gomme syphilitique; par PIATOT et CESTAN (1897): méningomyélite syphilitique; par DAVID EDSALL (1897): mal de POTT; par JAMES HENDRIC LLOYD (1894): traumatismes de la moelle; par VINES (1898): différentes myélites chroniques; par DEJERINE et THOMAS (1898): pachyméningite gommeuse hypertrophique; par VAN GEHUCHTEN (1898): compressions et traumatismes de la moelle; par RICHE et GOTHARD (1899): tabès; par LONG et surtout CHATIN (1901): lésions de l'écorce cérébrale.

Et RAYMOND proclame que cette dissociation n'a plus de «signification pathognomonique», qu'on l'observe «dans des circonstances pathologiques très variées» et considère d'ailleurs «comme une chose toute naturelle» cette proposition qui, en 1889, était littéralement hérétique.

Donc, la dissociation dite syringomyélique des sensibilités

n'a aucune valeur séméiologique pour la *nature anatomique* de la maladie (syringomyélie, gliomatose). C'est un signe de *siège* de lésion. Quel est ce siège dans la moelle?

Ce n'est pas la lésion des cordons postérieurs, qui entraîne cette dissociation des sensibilités. Si on l'observe dans le tabès (RICHE et GOTHARD), c'est exceptionnellement et par complication. Dans le tabès, il y a en général anesthésie totale (des diverses sensibilités) ou, s'il y a dissociation, c'est l'anesthésie tactile et surtout musculaire qui domine, avec persistance, souvent même exagération, de la sensibilité à la douleur. C'est donc la dissociation inverse, en quelque sorte complémentaire, de la dissociation dite syringomyélique. Du reste, dans plusieurs observations avec dissociation «syringomyélique» très nette, l'intégrité des cordons postérieurs est notée et, dans des observations de syringomyélie avec anesthésie totale, on a au contraire noté la participation des cordons postérieurs à la lésion.

Dans tous les cas de dissociation «syringomyélique» l'altération porte sur les *cornes postérieures* de la substance grise.

On a bien cité des cas dans lesquels la dissociation paraissait répondre à une lésion des nerfs périphériques. Mais il est permis de supposer, d'après ce que nous savons de la solidarité des diverses parties du neurone, que dans ces cas la lésion névritique avait retenti sur les centres médullaires. On pourrait dire aussi qu'il «existe à la surface de la peau des points distincts pour la sensibilité tactile et pour la sensibilité thermique» (HEDON, d'après GOLDSCHEIDER). Mais pour l'étude des voies sensitives médullaires que seule je poursuis ici, il suffit de pouvoir dire que: *quand elle répond à une lésion médullaire, la dissociation dite syringomyélique répond à une altération des cornes postérieures de la substance grise.*

C'est la loi *clinique* que je posais en 1889. *Physiologiquement*, la question est moins avancée.

Je n'ai pu citer autrefois qu'une expérience célèbre, mais non reproduite, de SCHIFF: il sectionne la moelle dorsale d'un lapin, en totalité sans les cordons postérieurs, l'animal conserve la sensibilité tactile très nette et perd complètement la sensibilité thermique et la sensibilité à la douleur.

HOLZINGER (1894), chez BECHTEREW, sectionne chez des chiens la moelle dorsale, au niveau des 3.e et 4.e paires, et note: 1.° pour la sensibilité à la douleur, *a.* hyperesthésie transitoire (quelques jours), bilatérale par la section d'une moitié latérale de la moelle; b. rien par la section simultanée des cordons postérieurs, de la substance grise et des cordons antérieurs, ni par la section de la moitié antérieure de la moelle, c'est-à-dire des cordons antérieurs et de la partie antérieure des cordons latéraux avec une partie des cornes antérieures; c. analgésie de toute la région du corps au-dessous par la section des deux cordons latéraux ou par la section de la moitié postérieure de la moelle; seulement dans ce dernier cas il faut que la section porte un peu en avant des faisceaux pyramidaux; 2° pour la sensibilité tactile et musculaire: anesthésie quand les cordons postérieurs sont détruits (et alors il y a aussi ataxie).

Des résultats analogues, confirmatifs des mêmes conclusions, paraissent avoir été obtenus par MÜNZER et WIENER (1895).

TCHORNOWSKY [b] conclut de ses expériences que les sensations des poids se transmettent par les cordons latéraux de la moelle et apparemment, principalement par les faisceaux fondamentaux du cordon antérolatéral et peut-être par les fibres des faisceaux voisins.

De l'ensemble de ces documents *physiologiques* et surtout *cliniques* (a), il semble bien résulter qu'il y a, dans la moelle de l'homme, des voies spéciales pour les sensibilités thermique et douloureuse.

Ces conducteurs pénètrent par les racines postérieures et immédiatement dans la corne postérieure *du même côté*; de là, l'anesthésie thermique et à la douleur, dans certains cas de lésion limitée des cornes postérieures, du même côté que la lésion (fait de DEJERINE et SOTTAS avec autopsie, 1892).

Nous verrons dans le paragraphe suivant que les conducteurs passent ensuite du côté opposé (par une commissure); de là, l'analgésie croisée quand la lésion siège plus haut que le centre de la région devenue insensible. Après leur entrecroisement, les conducteurs cheminent dans la substance grise et très probablement passent bientôt dans les faisceaux sensitifs des cordons antérolatéraux, notamment dans le faisceau de GOWERS.

Quant aux impressions tactiles et musculaires, elles ne passent

(a) MÜNZER rejette l'hypothèse localisatrice de BROWN-SÉQUARD et de SCHIFF. Mais il reconnaît que des observations cliniques établissent d'une façon indubitable le fait de la dissociation des sensibilités.

pas *obligatoirement* par le premier neurone de relais des cornes postérieures de la région. Quand le neurone est détruit, elles continuent, soit par les neurones de relais plus élevés, soit par la seule substance blanche postérieure.

La dissociation «syringomyélique» serait due, d'après Marinesco (1896), à l'interruption du contact utile entre les collatérales et certains neurones de la corne postérieure, ce phénomène d'addition et de renforcement n'ayant plus lieu quand la corne postérieure est détruite. En fait, ce symptôme indique une altération de la substance grise postérieure du premier neurone de relais (deuxième neurone sensitif) dont les corps cellulaires sont dans les cornes postérieures et dont les prolongements cylindraxiles sont dans le cordon latéral et surtout dans le faisceau de Gowers du côté opposé. Ce sont les conclusions de van Gehuchten (1899).

Cette manière de voir, défendue aussi par Brissaud, a été combattue par Dejerine (1899) dont l'argument principal est celui-ci : le faisceau de Gowers aboutit au cervelet et rien ne prouve l'intervention du cervelet dans la transmission des impressions douloureuses et thermiques. Morat admet cependant encore que le faisceau de Gowers se rend, au moins partiellement, à l'écorce cérébrale, en s'accolant au ruban de Reil (après interruption par un noyau bulbaire).

Ingelrans et Descarpentries [14] ont récemment observé un cas dans lequel une dissociation «syringomyélique» ne peut s'expliquer que par la lésion, constatée, du faisceau de Gowers. Et Mai [15] conclut d'un cas d'anesthésie dissociée alterne (plutôt que croisée) de la face à droite et des membres à gauche que «l'on peut considérer avec certitude le tractus antérolatéral ascendant (faisceau de Gowers) comme voie de conduction des impressions douloureuses et thermiques du côté opposé».

Quoi qu'il en soit, on peut maintenir, comme conclusion ferme de ce paragraphe, que, chez l'homme (a) habituellement, les impressions tactiles d'une part, les impressions thermiques et douloureuses de l'autre ne suivent pas les mêmes voies dans la moelle: *les impressions tactiles passent plutôt par les cordons postérieurs et les impressions thermiques et douloureuses plutôt par la substance*

(a) Chez les animaux, les choses paraissent se passer différemment. Ainsi Herzen, de Lausanne, a montré (1885) que, chez les animaux, la sensibilité au froid doit être séparée de la sensibilité au chaud, celle-ci n'existant pas et se confondant avec la sensibilité à la douleur.

grise postérieure et ensuite peut-être par les faisceaux de GOWERS
*et des fibres ascendantes disséminées dans le reste du faisceau
fondamental du cordon antérolatéral.*

MAX LAEHR (1896) arrive aux mêmes conclusions, en admettant
qu'après la substance grise les faisceaux thermiques et douloureux
sont réunis «peut-être dans les cordons latéraux». Il semble même
résulter d'un travail, déjà cité, de CHATIN (1901) que les fibres
dissociées pour la sensibilité thermique remontent jusqu'à l'écorce
cérébrale.

4. *Anesthésies croisées.*

BROWN-SÉQUARD a montré que la lésion d'une moitié de la
moelle entraîne le syndrome suivant (hémiparaplégie spinale
croisée) qui a gardé son nom: 1.° *du côté de la lésion*, paralysie
motrice, état normal ou exagération des diverses sensibilités, zone
d'anesthésie dans la partie supérieure au voisinage de la lésion et
souvent zone d'hyperesthésie au-dessus, hyperthermie et paralysie
du sympathique, arthropathies, atrophie musculaire; 2.° *du côté
opposé à la lésion*, conservation des mouvements volontaires et du
sens musculaire, anesthésie dans tous ses modes, quelquefois zone
d'hyperesthésie au-dessus (les troubles sensitifs croisés montant
un peu moins haut que ceux du côté de la lésion), escarres.

Le syndrome est d'ailleurs atténué ou incomplet, quand la destruction n'est pas complète ou quand la lésion, non exactement
limitée à une moitié de moelle, est seulement plus marquée dans
une moitié de la moelle que dans l'autre. Dans ce cas, la paralysie
motrice et l'anesthésie sont bilatérales; seulement la paralysie est
plus marquée du côté de la lésion et l'anesthésie, plus marquée du
côté opposé. Ainsi réduit, le syndrome est relativement fréquent
et est un bon signe pour établir l'origine médullaire d'une paralysie.

Car, complet ou incomplet, le syndrome de BROWN-SÉQUARD
est toujours un très bon signe du *siège médullaire* de la lésion. En
dehors de la moelle, il faudrait *deux* lésions différentes et distinctes pour le réaliser.

La maladie qui détruit la moitié de la moelle est d'ailleurs
indifférente: lésions traumatiques (fractures, luxations, hémorrhagies, balles de revolver ou instruments tranchants), arthrites ver-
tébrales (dans le mal de POTT le syndrome prouve qu'il n'y a pas
seulement compression radiculaire, mais lésion médullaire), méningites rachidiennes (avec complictation médullaire), foyers hémorrha-

giques (intramédullaires), myélites diffuses, syringomyélie, tumeurs, diverses localisations syphilitiques (syphilomes, myélites, méningites gommeuses)...

À partir du moment (1849), où BROWN-SÉQUARD établit l'existence de ce syndrome, les cliniciens ont admis que les fibres sensitives s'entrecroisent *sur toute la hauteur* de la moelle, dès leur entrée dans cet organe, ou plutôt après leur passage dans les cornes postérieures (c'est le premier neurone de relais qui envoie ses prolongements de l'autre côté vers le deuxième).

BROWN-SÉQUARD a lui-même admis, au début, cette manière de voir, l'appuyant à la fois sur les faits cliniques et sur l'expérience suivante: l'anesthésie des membres postérieurs se produit après une double hémisection pratiquée, l'une à la région dorsale, l'autre à la région cervicale, ou après une section longitudinale séparant en deux moitiés latérales toute la longueur de la région lombaire de la moelle (expérience de GALIER, refaite par FODERA 1823, qui, avec SCHOPS 1827, avait entrevu le syndrome de BROWN-SÉQUARD). La même expérience à la région cervicale entraîne l'anesthésie complète des deux membres antérieurs avec conservation de la sensibilité dans les membres postérieurs.

À cette théorie les physiologistes ont fait et font encore de nombreuses objections, depuis VULPIAN (1874), d'après lequel la lésion produit de l'hyperesthésie du même côté et, par balancement ou depression correlative, l'anesthésie croisée. Voici quelques arguments de ces adversaires de l'entrecroisement intramédullaire des voies sensitives (DEJERINE et THOMAS):

1.° Chez les animaux, après l'hémisection de la moelle, si l'hyperesthésie est la règle (FODERA, VULPIAN), l'anesthésie croisée est au contraire un phénomène très variable d'intensité, d'un animal à l'autre, et elle n'est généralement pas absolue.—2.° L'hémisection a d'autant moins d'influence sur les membres postérieurs qu'elle est faite à une plus grande distance de la région lombaire (VULPIAN).—3.° Dans l'expérience de VAN DEEN (hémisection de la moelle vers la partie postérieure de la moelle dorsale et autre hémisection complémentaire à la région cervicale, les deux membres postérieurs restent sensibles, même si l'une des deux hémisections dépasse un peu la ligne médiane (chien: VULPIAN; lapin: SCHIFF).—4.° La section longitudinale du renflement lombaire sur la ligne médiane n'amène qu'une simple diminution de la sensibilité (ORÉ).—5.° Plus récemment, MOTT est arrivé à des conclu sions analogues pour le singe: les impressions douloureuses et thermiques peuvent être conduites par les deux côtés de la moelle, mais les impressions tactiles et de pression seraient surtout conduites par le même côté; il y aurait un retard assez considérable dans la transmission des impressions reçues par le côté paralysé et des erreurs de localisation. En résumé, chez le singe, l'anesthésie est surtout directe. — 6.° GOTCH et HORSLEY ont recherché les modifications électriques qui se produisent dans divers faisceaux de la moelle dorsale quand on excite électriquement le nerf sciatique ou les racines postérieures du plexus lombaire; ils mesurent en quelque sorte par l'intensité de cette modification électrique la quantité d'énergie nerveuse qui passe dans les faisceaux de moelle quand le nerf en question est excité. Chez le chat et le singe, le courant dans la moelle est surtout unilatéral et du même côté dans la proportion de 80% et principalement par la colonne postérieure (a). Plusieurs mois après l'hémisection de la moelle, la modification électrique au-dessus de l'hémisection est trois fois moins forte que si l'excitation porte du côté opposé.

«En résumé, concluent DÉJERINE et THOMAS (1888), en groupant les données de la physiologie expérimentale (b), on pourrait conclure que l'entrecroisement des voies sensitives n'est pas total dans la moelle; qu'il existe vraisemblablement un entrecroisement partiel; que, chez certains animaux les fibres entrecroisées sont plus nombreuses que les fibres directes; chez d'autres animaux le singe et le chat, c'est le contraire».

MORAT conclut aussi à un entrecroisement partiel et variable d'une espèce animale à l'autre.

Impressionné par toute cette argumentation, BROWN-SÉQUARD lui même a, à la fin de sa vie (1894), abandonné sa première théorie. Il rappelle que la piqûre du cordon postérieur d'un côté peut produire le syndrome; qu'après une première hémisection cervicale avec hémianesthésie consécutive, si on fait une deuxième hémisection dorsale, l'hyperesthésie remplace l'hémianesthésie et *vice versa*; que l'hémianesthésie consécutive à une hémisection de la moelle peut disparaître après l'élongation du sciatique du côté anesthésié. Et alors, pour lui, l'anesthésie dans son syndrome devient un fait d'inhibition et l'hyperesthésie, un fait de dynamogénie.

(a) Il serait utile d'établir que, chez les animaux, l'excitation électrique est comparable, pour les voies de conduction intramédullaire, à l'excitation venue des organes sensitifs périphériques.

(b) Voir aussi les expériences de Bormann (1898).

Cette opinion si nettement arrêtée des physiologistes a un peu ébranlé les cliniciens. Et, si BRISSAUD, (1893) a continué à défendre et à représenter dans un schéma l'entrecroisement des fibres sensitives sur toute la hauteur de la moelle, RAYMOND (1896-1898) paraît disposé à se rattacher à la dernière opinion de BROWN-SÉQUARD, et DEJERINE et THOMAS, tout en reconnaissant qu'elle est formulée en «termes bien vagues», sont tentés cependant «de prendre en considération la dernière opinion de BROWN-SÉQUARD, déjà soutenue d'ailleurs par VULPIAN». Et ils ajoutent: «quoi qu'il en soit, il est impossible actuellement d'appuyer sur des bases solides une théorie quelconque du syndrome de BROWN-SÉQUARD, surtout quand on laisse de côté les schémas (a) pour se placer devant les faits».

Il me semble que la question peut encore être présentée d'une manière moins décourageante.

Sans diminuer en rien la valeur des constatations accumulées par la physiologie expérimentale, il est permis de faire remarquer que toutes les expériences peuvent établir une *seule* chose: le mode de transmission intramédullaire des impressions sensitives *chez les animaux*; de plus, elles établissent que ce mode de transmission n'est pas le même dans toutes les espèces animales. Donc, il n'est pas déraisonnable d'admettre que *chez l'homme* les choses puissent se passer différemment. C'est dire que les *faits cliniques*, s'ils sont assez nombreux et bien observés, gardent leur valeur, à côté et en face des *faits physiologiques*. Or, les faits cliniques me paraissent constituer ici un groupe absolument éloquent.

Aux 24 observations réunies par BROWN-SÉQUARD dans son mémoire de 1863 est venu s'ajouter un très grand nombre de faits nouveaux dont plusieurs récents et avec autopsie; tous établissent la réalité du syndrome de BROWN-SÉQUARD.

Voici l'indication de quelques-uns parus dans les deux dernières années: PEUGNIEZ [16], traumatisme, autopsie; RAYMOND [17], pas d'autopsie; LUCE [18], Pott, autopsie; ROBERT LERCH [19], pas d'autopsie; ALFRED SCHITTENHELM [20], traumatisme; WILHELM FÜRNROHR [34], traumatisme; MEYER [22], fibrosarcome, autopsie,

---

(a) Le schéma, qui est un moyen indispensable d'enseignement, ne me paraît pas si dangereux, tant qu'il reste ce qu'il devrait toujours être, non un moyen de démonstration, mais seulement un résumé et une expression synthétiques, toujours revisables, des *faits* observés. On ne doit donc jamais pouvoir opposer un schéma à un fait, puisque le schéma est basé sur le fait.

KARL PETREN [23], syphilis; BREGMAN [24], pas d'autopsie; JOLLY [25], syndrome bilatéral que l'auteur rapproche des faits de BRISSAUD (1897), LONDE (1898) et OPPENHEIM, autopsie, foyer de sclérose; BOGZYMOWSKI et KOPCYNSKI [26], traumatisme; JEAN LÉPINE [27], syphilis, autopsie; DEJERINE et GAUCKLER [11], hématomyélie, pas d'autopsie; EGGER [28], syringomyélie, pas d'autopsie; RAYMOND et GEORGES GUILLAIN [12], hématomyélie, pas d'autopsie... Le *Neurologisches Centralblatt* (1904, p. 877) signale en outre: SCIAMANNA, Brown-Séquard d'origine réflexe; SFORZA, Brown-Séquard traumatique [29].

Voilà donc une conclusion que la Clinique impose à la Physiologie: il faut admettre l'entrecroisement intramédullaire (sur toute la hauteur) des conducteurs sensitifs chez l'homme.

Les conducteurs de la sensibilité *thermique* et *à la douleur* s'entrecroisent de la même manière. Car souvent l'anesthésie croisée est dissociée et présente le type «syringomyélique».

La chose avait été déjà notée dans certaines des observations réunies au début par BROWN SÉQUARD, notamment celle de VIGUES. Tels sont encore les faits de BRISSAUD, LAEHR, PIATOT et CESTAN, HANOT et MEUNIER, etc.

L'entrecroisement ne paraît d'ailleurs pas s'effectuer à la même hauteur pour les diverses fibres, thermiques et algésiques, de la même région. Car, pour une lésion limitée des cornes postérieures, les deux zones périphériques d'anesthésie ne se superposent pas nécessairement. Il y a parfois de la thermanesthésie seule.

Les conducteurs *kinesthésiques* (sens musculaire) ne s'entrecroisent pas, comme les conducteurs sensitifs, dans la moelle, mais seulement au niveau des pyramides ou du bulbe (comme les voies motrices). Car, dans le syndrome de BROWN SÉQUARD, si le sens musculaire est aboli, il l'est du même côté que la paralysie motrice et que la lésion; les troubles kinanesthésiques sont directs, tandis que les troubles anesthésiques sont croisés.

III. CONCLUSIONS. SCHÉMA DES VOIES SENSITIVES
DANS LA MOELLE DE L'HOMME

Les neurones sensitifs sont réunis en quatre groupes: le groupe des neurones inférieurs, le groupe des premiers et des deuxièmes neurones de relais et le groupe des neurones supérieurs. A ne considérer que les corps cellulaires des neurones, le deuxième groupe (premiers neurones de relais) est seul intramédullaire; mais les autres groupes appartiennent à la moelle par leurs prolongements.

Les corps des *protoneurones* sensitifs (neurones inférieurs ou périphériques) sont réunis dans les *ganglions* spinaux sur les *racines postérieures*. Les prolongements protoplasmatiques (centripètes) sont la fin des nerfs sensitifs périphériques. Les prolongements cylindraxiles (centrifuges) forment les racines postérieures et pénètrent dans la moelle par le sillon collatéral postérieur. Ces *fibres radiculaires postérieures* traversent la zone de LISSAUER, s'incurvent et se dirigent, les unes en bas, les autres en haut.

Les fibres descendantes, toutes courtes, cheminent dans le faisceau de BURDACH et se jettent dans les *cornes postérieures*. Les fibres ascendantes se divisent en courtes, moyennes et longues: les courtes et les moyennes forment le faisceau de BURDACH et se jettent, à des hauteurs diverses, dans les cornes postérieures.

Les fibres longues se jettent peu à peu en dedans, vers le sillon médian postérieur, forment (loi de KAHLER et PICK) le faisceau de GOLL, qui grossit ainsi, en s'élevant, de tout ce qu'il reçoit sans rien émettre et se termine dans les noyaux de GOLL et de BURDACH, terminaison bulbaire des colonnes grises postérieures.

Dans les cornes postérieures de la moelle, les prolongements cylindraxiles ganglionnaires entrent, par leurs arborisations, en connexion avec les prolongements protoplasmatiques des neurones des cornes postérieures de la moelle. C'est là le deuxième groupe de neurones sensitifs, *premiers neurones intermédiaires ou de relais*.

Les neurones ganglionnaires sont *directs* (par rapport à la périphérie) et à distribution *radiculaire*, c'est-à-dire en bandes *parallèles* à l'axe des membres. Les premiers neurones de relais situés dans la substance grise de la moelle, sont: les uns (à l'entrée des fibres radiculaires postérieures), *directs* et *radiculaires*, eux aussi (ce sont les centres *nucléaires* de la moelle); les autres, plus élevés, sont *croisés* (par rapport à la périphérie et par rapport aux ganglions) et à distribution *segmentaire*, c'est-à-dire en segments séparés les uns des autres par des lignes (de désarticulation ou d'amputation) *perpendiculaires* à l'axe des membres (ce sont les centres *supranucléaires* de la moelle).

L'entrecroisement des fibres sensitives se fait sur toute la hauteur de la moelle, sauf pour les voies kinesthésiques qui ne s'entrecroisent qu'au bulbe en même temps que les voies motrices. Les diverses fibres, thermiques et algésiques, de la même région ne s'entrecroisent pas à la même hauteur.

Il y a d'ailleurs dissociation intramédullaire des conducteurs des diverses sensibilités et spécialement des conducteurs de chaleur et de douleur d'une part, des conducteurs de tact et de contact de l'autre.

Les premiers pénètrent dans la substance grise (corne postérieure), s'entrecroisent, continuent dans la substance grise et *très probablement* passent bientôt dans les faisceaux sensitifs des cordons antérolatéraux (notamment dans le faisceau de GOWERS).

Quant aux impressions tactiles et musculaires, elles ne passent pas nécessairement par les cornes postérieures de la région. Elles peuvent continuer soit par des neurones de relais plus élevés, soit par la seule substance blanche postérieure.

D'après VAN GEHUCHTEN, il y aurait aussi des voies sensitives *indirectes*. Même trajet que les précédentes entre le nerf périphérique et la substance grise de la moelle. Mais entre le premier et le deuxième neurone de relais (protubérantiel et basilaire) des voies principales, s'interpose, pour les voies indirectes, un autre neurone de relais, le neurone cérébelleux. D'après le même auteur, les prolongements des cellules de la colonne de CLARKE (substance grise centropostérieure) forment le faisceau cérébelleux direct de FLECHSIG, vont de là dans le pédoncule cérébelleux inférieur; une partie des prolongements des noyaux de GOLL et de BURDACH arrive au même endroit. Le tout se termine en se mettant en connexion avec les prolongements des cellules du cervelet....

Montpellier, 1 Septembre 1905.

NOTES BIBLIOGRAPHIQES (*)

(¹) PIK de Prague. Remarques sur la pathologie des acroparesthésies. R. N. 1903, p. 12.

(²) DEJERINE et EGGER, Les troubles objectifs de la sensibilité dans l'acroparesthésie et leur topographie radiculaire. S. N. 5 janvier 1904. R. N. 1904 p. 54.

(³) BARR. Acroparesthésie des extrémités avec troubles à topographie radiculaire et dissociation de la sensibilité. S. N. 7 janvier 1904. R. N. 1904 p. 98.

(*) R. N.—*Revue neurologique.* N. C.—*Neurologisches Centralblatt.* S. N.—*Société de neurologie de Paris.* D. Z. N.—*Deutsche Zeitschrift für Nervenheilkunde.* A. P. N.—*Archiv für Psychiatrie und Nervenkrankheiten.*

(4) LOUIS TROMBERT. Contribution à l'étude des troubles de la sensibilité objective dans l'acroparesthésie. *Thèses de Paris*, 1905 n.° 144 (R. N. 1905 p. 338).

(5) ROASENDA. Pour la casuistique des acroparesthésies. Recherches sur la sensibilité objective. *Archivio di Psichiatria, neuropatol., antropol. crim. e med. leg.* 1904, T. XV (R. N. 1905 p. 359).

(6) MIRALLIÉ. Maladie de Raynaud. Troubles de la sensibilité à topographie radiculaire (pseudométamérique). S. N. 11 mai 1905. R. N. 1905 p. 564.

(7) ANDRÉ THOMAS et GEORGES HAUSER. Altérations du ganglion rachidien dans le tabès. S. N. 3 mars 1904. R. N. 1904 p. 326.

(8) DEJERINE et GAUCKLER. Contribution à l'étude des localisations motrices dans la moelle épinière. Un cas d'hémiplégie spinale à topographie radiculaire dans le membre supérieur avec anesthésie croisée et consécutif à une hématomyélie spontanée. S. N. 2 mars 1905. R. N. 1905 p. 313.

(9) RAYMOND et GEORGES GUILLAIN. Hématomyélie ayant déterminé une hémiplégie spinale à topographie radiculaire dans le membre supérieur avec thermoanesthésie croisée. Contribution à l'étude des connexions du faisceau pyramidal avec les segments médullaires. Etude de mouvements réflexes spéciaux de la main. R. N. 1905 p. 697.

(10) DEJERINE. Contribution à l'étude des localisations sensitives spinales. *Journal de Physiologie et de Pathologie Générale*, 1903 p. 697.

(11) DEJERINE et ROUSSY. Un cas de névrite périphérique avec topographie spéciale des troubles moteurs et sensitifs. S. N. 2 juin 1904. R. N. 1904 p. 649.

(12) BOUCHARD. Un cas d'acroparesthésie avec troubles de la sensibilité objective à topographie segmentaire. R. N. 1904 p. 826.

(13) TCHOURNOVSKY. Contribution à l'étude des voies conductrices de la sensibilité des poils. *Revue (russe) de psychiatrie, de neurologie et de psychologie expérimentale*, 1904 p. 851 (R. N. 1905 p. 725).

(14) INGELRANS et DESCARPENTIES. Hématomyélie cervicale traumatique. Paralysie des membres gauches et du membre supérieur droit. Thermoanesthésie et analgésie de la moitié droite du corps. Myosis bilatéral. Abolition des réflexes tendineux avec conservation des réflexes cutanés. Autopsie. S. N. 6 avril 1905. R. N. 1905 p. 468.

(15) ERNST MAL. Ueber gekreuzte Lähmung des Kältesinnes. Beitrag zur Physiologie der Hautsinnesbahnen. A. P. N. 1904, T. XXXVIII, p. 182 et R. N. 1904 p. 534.

(16) PEUGNIEZ. Hémisection de la moelle par coup de couteau. Syndrome de Brown-Séquard. XV Congrès de Chirurgie, 1902 (R. N. 1903 p. 218).

(17) RAYMOND. Syndrome de Brown-Séquard avec dissociation de la sensibilité, signe d'Argyll Robertson. Hématomyélie ou syringomyélie. *Bulletin médical*, 1903 p. 555 (R. N. 1903 p. 1057).

(18) LUCE. Fall von Spondylitis cervicalis tuberculosa mit Brown-Séquard'schem Symptomencomplex. *Aerztlicher Verein zu Hamburg*, 24 février 1903. N. C. 1903 p. 380.

(19) ROBERT LEHER. Zwei Fälle von Querschnittserkrankungen des Halsmarks. Inaug. Dissertation, 1902. (N. C. 1903 p. 76).

(20) ALFRED SCHITTENHELM. Ueber einen Fall von Stich-Verletzung des Rückenmarks (Brown-Sequardscher Lähmung) mit besonderer Berücksichtigung des Localisationsvermögens. D. Z. N. 1902, T. XXII, p. 1.

(4) WILHELM FÜRNROHR. Ein Fall von Brown-Séquardscher Halbseitenlähmung nach Stichverletzung des Rückenmarks. D Z N. 1902, T. XXII, p. 15.

(5) MEYER. Zur Kenntniss der Rückenmarkstumoren. D Z N. 1902, XXII, p. 232.

(6) KARL PETRÉN. Klinska Studier öfver akut myelit och ryggmärgssyfilis, jämte ett bidrag till fragan om förloppet of hudsinnenas banor hom ryggmärgen. Hygiea. 1901 p. 292 (N C. 1903 p. 538) observation III. et Contribution à la question du trajet des voies de la sensibilité cutanée dans la moelle épinière. Skandinavisch. Archiv. für Physiologie. 1902 p. 9 (B N. 1903 p. 432).

(7) BREGMAN. Ein Fall von Haematomyelie mit Brown-Séquardschem Typus. Pamietnik towarzystwa lekarskiego polonais; (Jahresbericht über die Leistungen und Fortschritte auf dem Gebiete der Neurologie und Psychiatrie 1904 p. 1168).

(8) JOLLY. Sur quelques cas rares de lésions transverses de la moelle. Un cas de syndrome de Brown-Séquard bilatéral. A P N. 1903, T. XXXVII (R N. 1904 p. 172).

(9) HORZYMOWSKI et KOPLYNSKI. Ein Fall von Brown-Séquardscher Lähmung. Medicinische Gesellschaft in Warschau. 19 novembre 1901. N C. 1903 p. 501.

(10) JEAN LÉPINE. Syndrome de Brown-Séquard et syphilis spinale. Revue de Médecine. 1903, T. XXIII, p. 1015.

(11) EGGER. Cas de syringomyélie unilatérale avec le syndrome de Brown-Séquard. Hémianesthésie croisée de la face et du corps. Etude sur le parcours des vasomoteurs dans la moelle. S N. 8 juin 1905. B N. 1905 p. 653.

(12) Voir aussi SCHMIDT. Auffallende Störung des Lokalisationsvermögens in einem Falle von Brown-Séquardscher Halblähmung. D Z N. 1904, T. XXVI, p. 324.

LE GOITRE EXOPHTHALMIQUE CONSIDÉRÉ COMME MALADIE ET COMME SYNDROME

Ueber die Basedow'sche Krankheit

Par M. LAD. HASKOVEC, Docent (Prague)

In der Fortsetzung meiner Ideen, die ich über die Entstehung und das Wesen der Basedow'schen Krankheit auf dem XII. internationalen Congresse in Moskau (1897) auf Grund der Lehre über den thyreogenen Ursprung dieser Krankheit entwickelt habe, gelange ich wieder in der Pathogenese der Cardinalsymptome der Basedow'schen Krankheit zu folgenden Schlüssen:

1. Die bisherigen Erwägungen über die Teilnahme der parathyreoidalen Drüsen und der Hypophyse bei der Entstehung der Basedow'schen Krankheit sind ganz und gar nicht so überzeugend, um die Erklärung mit dem thyreogenen Ursprunge der Krankheit zu verdrängen. Damit ist nicht gesagt, dass diese beiden Drüsengebilde sich vermöge ihrer zweifellos der Schilddrüse ähnlichen Funktion keineswegs an dem Basedow'schen Syndrome beteiligen.

2. Demgegenüber lässt sich die Lehre von der thyreogenen Entstehung der Basedow'schen Krankheit in dem ursprünglichen Sinne bis allhier durch keine bessere ersetzen.

3. Ob das *Primum movens* der Krankheit in einer primär gestörten Funktion der Schilddrüse zu suchen ist oder in Anomalien des Nervensystems, kann vorderhand nicht entschieden werden. Die Aetiologie der Basedow'schen Krankheit und die Analogie mit anderen Neurosen würde sowohl für den einen wie für den anderen Modus sprechen. Wir unterscheiden ja auch einen nervösen und einen Pancreasdiabetes. Andere Neurosen entstehen oft durch endogene Intoxication.

4. Wenn wir in der Lösung des ganzen Problems Fortschritte machen wollen, müssen wir vor allem die Beziehungen der Schilddrüse zum Organismus studieren. Einen Teil dieses Forschungsprogrammes bildet die Frage nach der Wirksamkeit und der Natur der in der Glandula thyreoidea enthaltenen Substanz.

Mag die Natur der in der Schilddrüse enthaltenen Substanz wie immer beschaffen sein, mögen wir in derselben das stetig wirksame, im Blutkreislauf zirkulierende und zu einem normalen Stoffwechsel erforderliche, vielleicht auch für die Entwicklung gewisser embryonal verwandter Gewebe notwendige Prinzip, oder nur das unbrauchbare Endprodukt des Stoffwechsels erblicken, auf jeden Fall muss man sich vor allem über ihre Wirkung auf den Organismus, eventuell auf die Circulation orientieren.

Die diesbezüglichen Versuche erfolgten auf zweierlei Art: a) *durch intravenöse Injektionen*, b) *durch Verabreichung per Os.*

Meine bisherigen Versuche haben gezeigt, dass der Thyreoidalsaft, wenn er in den Kreislauf gelangt, eine deutliche *Tachykardie durch Reizung der Accelerationsfasern* verursacht und dass er den Blutdruck durch direkte Schädigung des Herzens, zum Teil *durch Vasodilatatorenwirkung auch ausserhalb des Splanchnicusgebietes* herabsetzt (1895). Mit Rücksicht auf unsere bisherigen Ausführungen ist es gewiss ein bemerkenswertes Faktum, wenn wir sehen, dass man das Hauptsymptom der Basedow'schen Krankheit durch Injektionen von Thyreoidalsaft hervorrufen kann.

Durch Verabreichung der Schilddrüsenpräparate *per os* hat man beim Menschen allgemein die Erfahrung gemacht, dass dieselben Pulsbeschleunigung, Schweisse, Tremores, Polyurie, Unruhe und andere mit der Basedow'schen Krankheit analoge Symptome hervorrufen.

Die Verabreichung von Schilddrüsenpräparaten hat bei Patienten mit Basedow'scher Krankheit eine Verschlimmerung ihres Zustandes zur Folge.

5. Soweit es überhaupt möglich ist, die aus dem Tiere gewonnenen experimentellen Tatsachen in die Physiologie und Pathologie des Menschen zu übertragen, wage ich es zu behaupten, dass der Mechanismus der Basedow'schen Tachykardie und der Dilatation der Kopfgefässe wahrscheinlich mit dem Mechanismus der gleichen Phänomene, die ich nach der Thyreoidalinjection beobachtet habe, identisch ist.

6. *Der schädlich wirkende, im Blute zirkulierende Stoff der Schilddrüse wirkt vielleicht in spezifischer Weise auf den Nervus Sympaticus. Er reizt die Nn. accelerantes und die Vasodilatatoren des Kopfes; ob direkt oder erst mit Hilfe von in der Schilddrüse endigenden und auf chemische Reize reagierenden zentripetalen Sympathicusfasern ist nicht bekannt.* — Es ist gut möglich, dass solche Endigungen, welche in spezifischer Weise auf eine gewisse chemische Zusammensetzung der Säfte reagieren, in den Drüsen vorhanden sind.

Damit wäre das Kardinalsymptom der Basedow'schen Krankheit erklärt und auch der Schlüssel zur Erklärung des zweiten Grundsymptom's des Exophthalmus gegeben.

7. Wie bekannt, kann man den Basedow'schen Exophthalmus nicht mit der blossen Erschlaffung der den Bulbus fixierenden Muskeln, ferner mit der Kontraction der Tenon'schen Kapsel oder der Hypertrophie des retrobulbären Fettgewebes erklären. Wir kommen zu der Ueberzeugung, dass an der Entstehung des Basedow'schen Exophthalmus mit grösster Wahrscheinlichkeit mehrere Faktoren beteiligt sind, nämlich: die Dilatation der retrobulbären Gefässe und die stärkere Transsudation in der Orbita und vielleicht auch stärkere intracranielle Transsudation. — Diese Faktoren können durch eine Erschlaffung der Augenmuskeln, sowie auch eventuell durch eine reichlichere Ablagerung des retrobulbären Fettgewebes unterstützt werden.

Eine Vermehrung des *Liquor cerebrospinalis* kann für Entstehung des Exophthalmus beitragen. (In der Tat lässt sich, wie ich mich im Institute Spinas überzeugt habe, experimentell beim Tiere durch einen stark erhöhten Druck und durch künstliche Vermehrung der Cerebrospinalflüssigkeit eine Protrusion des Bulbus realisieren.)

Die Dilatation der retrobulbären Gefässe und eine stärkere Transsudation in der Orbita, unterstützt oder direkt hervorgerufen durch günstige lokale anatomische Verhältnisse, sind an und für sich im Stande, einen Exophthalmus hervorzurufen.

Die genannten Faktoren können also unter bestimmten lokalen Bedingungen seitens des Schädelinnern und der Kommunikation mit der Augenhöhle einen grösseren oder kleineren dauernden Exophthalmus hervorrufen.

Diese Kommunikation kann durch den Druck der dilatierten *Art. carotis interna* auf den *Sinus cavernosus* erschwert sein, was eine Erschwerung des venösen Abflusses aus der *Vena ophthalmica* zu Folge hat. Dadurch werden aber die Bedingungen für eine noch grössere Transsudation in der Orbita gegeben. Ausserdem ist die Möglichkeit nicht ausgeschlossen, dass die Hypophysis, welche bei Alterationen der Schilddrüse öfters anschwillt, durch Druck auf die Nachbarschaft ebenfalls zu gewissen Zirkulationsanomalien führen kann.

Berücksichtigen wir den Umstand, dass die lokalen Bedingungen auf der rechten und linken Seite nicht die gleichen sein müssen und dass eine gewisse Unabhängigkeit beider Hemisphären, was die Zirkulation anbelangt, nachgewiesen wurde, so haben wir darin zugleich eine Erklärung des einseitigen Exophthalmus bei der Basedow'schen Krankheit. (Tatsächlich werden oft einseitige Exophthalmi bei Vorhandensein localer zirkulatorischer oder mechanischer Störung beobachtet.)

Wenn die lokalen Bedingungen zur Entstehung des Exophthalmus ungünstig sind, muss derselbe nicht entstehen; ist er aber einmal entstanden, dann verschwindet er bei hohem oder niedrigem Blutdrucke und analoger Tension des Liquors nur schwer.

8. Alle übrigen Symptome hängen, soweit sie nicht secundär sind, von der Wirkung des vorausgesetzten und im Blute kreisenden Reizstoffes auf die Muskeln und auf das gesammte Nervensystem, besonders auf die sympathischen Nervengebilde ab.

THÈME 4. — NATURE ET ÉVOLUTION DE LA CATATONIE

Par M. le Dr. SIMON (Paris)

Médecin des asiles

L'aliénation en est encore à ce que Weiss appelle dans les sciences la période d'observation. Aussi les divergences restent nombreuses quand il s'agit de classer les faits. Le matériel clinique est le même en Allemagne, en France, en Amérique, mais les interprétations personnelles en sont multiples sans qu'il existe nulle part une nouvelle méthode d'étude qui permette d'aborder les problèmes par une autre voie et de juger définitivement entre les parties. Il en est ainsi notamment pour la démence précoce et la catatonie.

I.

La création de la catatonie par Kahlbaum était un effort pour substituer à la classification symptomatologique jusque là admise une conception plus compréhensive.

Au reste nombre d'auteurs s'accordaient déjà à signaler les défectuosités des classifications existantes. Citons seulement Guislain et Falret. Dans ses *Leçons sur les Phrénopathies* publiées à Gand, Guislain écrit: «Les formes de l'aliénation mentale peuvent se transformer l'une dans l'autre de façon qu'un même patient peut quelquefois les présenter toutes successivement; ainsi tel malade, après avoir été mélancolique, devient ensuite maniaque, pour finir par la démence.» Et l'on trouve également dans les *Annales médico-psychologiques*, de 1861, sous la plume du grand aliéniste que fut Falret, ces remarques de tout point analogues, mais plus précises encore: «On ne se fait aucun scrupule d'admettre qu'un aliéné, qui a d'abord été mélancolique, devient plus tard maniaque, puis dément. On ne voit pas que reconnaître un pareil fait, c'est nier de la manière la plus évidente l'existence de la manie, de la mélancolie et de la démence, comme formes distinctes de maladies mentales. On se borne le plus souvent aujourd'hui à noter l'état mental dans lequel se trouve un aliéné, au moment de son entrée dans l'asile, sans s'inquiéter de savoir si cet état subira des transformations et sans étudier les phases diverses, par lesquelles passe ce même aliéné dans les années subséquentes de sa maladie. S'il sort de l'asile et qu'il y rentre plus tard dans un état mental différent, on se borne presque toujours à constater ce nouvel état, sans le rattacher à celui que le même malade présentait auparavant. En un mot, dans l'étude des maladies mentales on relie rarement le présent au passé et à l'avenir....». Comment donc comprendre cette union? Falret ajoute: «On arrive à des conséquences bien différentes quand on croit qu'il existe dans la pathologie mentale comme dans la médecine ordinaire des espèces morbides distinctes, ayant leurs caractères propres, leurs causes, leurs

lésions, et surtout leur marche déterminée. Ce sont ces types naturels, ces espèces distinctes, ayant un ensemble de symptômes spéciaux, et surtout une marche particulière susceptible d'être décrite
et prévue à l'avance, qu'il faut s'appliquer à rechercher et à découvrir parmi les aliénés pour en faire la base d'une classification naturelle.» Ainsi tous les esprits étaient hantés du même besoin, et une solution était déjà pressentie à priori, par analogie
avec les autres entités morbides à l'époque en médecine générale,
solution vers laquelle les esprits étaient d'autant plus orientés que
la découverte de la paralysie générale paraissait lui donner en
aliénation même une nouvelle probabilité.

Kahlbaum crut avoir trouvé une des nouvelles entités morbides ainsi désirées. Dans la monographie qu'il lui consacra en
1874, il lui décrit une évolution régulière: d'abord un stade mélancolique, puis une période d'état maniaque, puis la maladie
présente les signes de la stupeur, pour continuer par de la confusion et aboutir enfin à la démence. Quelquefois cependant déjà
l'une ou l'autre phase pouvait manquer. Kahlbaum lui-même ad-
mettait des formes plus simples, frustes et comme avortées; la
terminaison par la démence n'était pas moins inconstante. Mais
ce n'est pas encore ici le lieu d'insister sur l'irrégularité de marche et de conclusion d'une affection soi-disant telle, cependant que,
selon les propres paroles d'Hecker, les symptômes alors n'apparaissent plus comme des accidents fortuits, mais permettent par avance
de formuler l'avenir des malades. Nous verrons par la suite combien celui-ci reste indécis, et par son mode de terminaison, et
plus encore pour le détail des incidents qui y conduisent.

Mais si Kahlbaum attachait quelque importance à l'évolution
en phases distinctes de la maladie décrite par lui, il insistait davantage encore sur la signification diagnostique et pronostique de
certains troubles moteurs, et c'est la présence de ceux-ci qui lui
faisait donner à sa création le nom de catatonie. La valeur si évidente qu'on venait à peine de reconnaître aux signes somatiques
dans la paralysie générale appelait tout naturellement l'attention
sur eux et l'on conçoit que la mise au jour de quelque nouveau
symptôme physique caractéristique et qui permit d'engager l'avenir
avec la même certitude, se présentait comme particulièrement ten-
tante. Cette préoccupation de créer en quelque sorte un pendant à
la paralysie générale existe en effet à la base même du travail
de Kahlbaum et nous la retrouvons également sans cesse sous la
plume de Kraepelin. Nous y insisterons d'autant plus que la compa-

raison minutieuse des deux affections ici rapprochées nous paraît au contraire particulièrement propre à faire ressortir leurs différences.

Quoi qu'il en soit, les troubles indiqués par Kahlbaum comme pathognomoniques étaient les suivants: l'excitation maniaque du catatonique avait des caractères spéciaux: c'étaient des poses théâtrales, pathétiques, des grimaces; c'était comme un besoin incessant de parler, de déclamer, de dire des banalités sur un ton grandiloquent et comme s'il s'agissait de choses important au bonheur de l'humanité ou de discourir sur des sujets particulièrement élevés; on y notait enfin la répétition obstinée des mêmes mots et des mêmes gestes, et cette forme de bavardage sans cohérence, dénommé depuis verbigération, où le malade enfile, comme s'il faisait un discours ordonné, des mots et des phrases sans la moindre suite; la stupeur n'était pas chez ces malades moins particulière: la caractérisaient d'une part une flexibilité cireuse, la conservation d'attitudes plus ou moins singulières, une certaine raideur musculaire; et tous les phénomènes groupés sous le terme de négativisme: mutisme, refus d'aliments, opposition générale en un mot à tous les mouvements, à toutes les actions demandées au malade. Signalons encore la fréquence au début d'accidents convulsifs variables, et, pendant la période d'état, d'œdème et de cyanose des membres. L'hypothèse suivante tendait enfin à expliquer ces troubles par un mécanisme anatomophysiologique: la verbigération par exemple était considérée comme relevant d'une crampe coordonnée, d'une sorte de convulsion clonique du centre cérébral des organes de la parole, tandis que la catalepsie, la raideur, le mutisme, auraient été en rapport avec des convulsions toniques des centres correspondants. Mais nous aurons à revenir sur tous ces points, avec plus de détails que nous ne pouvons le faire ici, pour éviter de trop nombreuses redites, après que nous allons avoir exposé maintenant ce que la catatonie de Kahlbaum est devenue après les travaux de l'école de Kraepelin.

Après des fortunes diverses, tour à tour admise comme entité morbide selon la doctrine première de Kahlbaum, ou repoussée au contraire des classifications et considérée par les psychiatres comme un syndrome banal et commun à toutes les variétés de maladies mentales, la catatonie tend à reprendre aujourd'hui dans la psychiatrie le rang qu'elle avait perdu, mais non sans se transformer. Elle ne constitue plus à elle seule une entité distincte, et l'on ne parle plus que pour mémoire de son évolution en stades successifs, mélancoliques, maniaques, etc. Ce sont là des notions qui n'ont plus guère qu'une valeur historique. Mais au contraire de la marche évolutive telle que l'avait dépeinte Kahlbaum et dont l'importance allait diminuant chaque jour, l'ensemble symptomatique particulier, dont nous avons parlé déjà, prenait une signification plus étendue. Si la catatonie à proprement parler arrivait à n'être plus dans la conception actuelle qu'une forme d'une affection plus générale, la démence précoce, elle en restait du moins la forme la plus typique et telle que le syndrome qui la constitue et qui se rencontre également dans les formes hébéphrénique et paranoïde, apparaît ainsi par conséquent, comme le disait Claus dans son rapport de 1903, comme représentatif de l'ensemble.

Ce n'est pas sans tâtonnements que Kraepelin arrivait à cette conception nouvelle, et peut-être cette intelligence si déliée n'a-t-elle pas non plus formulé sa dernière réponse à la question qui nous occupe. On peut suivre les étapes multiples qu'il a parcourues, en se reportant aux éditions successives de son *Traité de Psychiatrie*.

C'est avant tout à la 7-ème et dernière que nous devons nous reporter pour voir en quoi consiste le syndrome catatonique proprement dit et établir sur une base solide notre discussion ultérieure.

D'après celle-ci ce syndrome est essentiellement constitué par des états spéciaux de stupeur et d'agitation. La stupeur catatonique est avant tout caractérisée par des phénomènes de négativisme et de suggestibilité; l'agitation catatonique par des impulsions et des stéréotypies de mouvement.

Les phénomènes de négativisme sont multiples. Le négativisme se manifeste par exemple dans les réponses des malades aux efforts qu'on fait pour entrer en rapport avec eux. Devenus alors comme avares de paroles, ils ne répondent plus que par monosyllabes, ou n'achèvent pas la phrase commencée, ou bien ils ne font que marmotter à voix basse des mots indistincts et peuvent même enfin observer un mutisme complet. Ils ne regardent souvent pas, quand on leur parle, ne tournent même point la tête, ou s'éloignent dès qu'on leur adresse la parole. On les voit parfois se préparer à parler quand on fait mine de les quitter: il semble qu'ils vont enfin prononcer les mots demandés et attendus, mais à peine se penche-t-on de nouveau vers eux, que de nouveau on rencontre le même silence. Si l'on insiste par un geste,

à peine obtient-on une réaction plus vive, une coloration plus
rosée du visage, etc.

Ils n'écrivent pas plus qu'ils ne parlent. Et sans doute on
peut parfois leur faire tracer quelques lettres, mais ils s'inter-
rompent vite, souvent au milieu du mot, et en font plus alors
que quelques traits à l'abandon.

Mais surtout toute tentative pour entraîner ces malades à
un mouvement quelconque se heurte à une résistance opiniâtre
et insurmontable. Notez d'ailleurs qu'ils présentent habituellement
une fixité extraordinaire d'attitude, dans laquelle ils se maintien-
nent par une sorte de raideur musculaire générale: on les voit
pendant des jours, des semaines, des mois, conserver la même
position; parfois ils observent ainsi des poses de statues, ou
bien ils se tiennent recroquevillés, assis dans quelque coin, les
genoux au menton, les bras serrant les jambes. Même immobilité du visage et des yeux: ceux-ci clos, ou plus étroitement fermés encore à chaque approche, ou les paupières, au contraire, toujours ouvertes, sans presque même un battement; le
regard fixe, vague, perdu dans le vide; tout le visage figé comme
un masque de cire. S'ils font par hasard quelque mouvement,
celui-ci revêt l'un ou l'autre des caractères suivants: ou bien il
est lent et guindé, affecte des allures étranges: ils ne marcheront
que les genoux serrés, sur la pointe des orteils, ou en rampant,
ou bien au contraire par saccades, la figure sera coupée d'un
ricanement subit...

Essayez à présent de rompre cette rigidité: Elle redouble
tout aussitôt. Chaque muscle se tend plus fortement dès qu'on
cherche à provoquer un changement d'attitude. Essayez d'écarter
ces bras croisés sur la poitrine, vous sentez immédiatement les
muscles se contracter et plutôt que de mobiliser le membre, vous
entraînez le malade raide et comme tout d'une pièce dans un mouvement d'ensemble. Ils se laissent rouler comme des paquets, dit
Kraepelin, plutôt que de changer si peu que ce soit, la position
de leurs membres. Cherche-t-on encore à faire changer de place
un malade debout, on pourra rompre son équilibre, mais non le
faire céder. Parvient-on cependant à vaincre leur résistance, à
écarter de force le bras obstinément serré contre le tronc, la contraction musculaire reste pourtant persistante; à peine lâché, le
membre revient brusquement et comme un ressort à sa position
primitive. Relève-t-on du doigt un front incliné vers la terre, la
tête retombe dès que cesse l'effort.

Négativisme aussi le refus d'aliments: certains cessent brusquement de manger au milieu du repas, serrent les lèvres, contractent les mâchoires dès qu'on approche la cuiller; d'autres ne mangent pas quand et aussi longtemps qu'on les regarde, refusent obstinément des aliments déterminés ou ceux qui sont préparés exprès pour eux, mais ils savent s'emparer par ruse ou violence des aliments de leurs voisins et les avalent alors en hâte ou même gloutonnement.

Négativisme aussi la rétention d'urine et des matières, la rétention de la salive, qu'on peut voir distendre la bouche, gonfler les joues et parfois être brusquement projetée au dehors comme par regorgement. Mais négativisme également l'incontinence d'urine, sans que le malade se déplace même dans son lit pour n'y pas baigner, ou le gâtisme sur le plancher, ou la salivation constante, coulant sur le menton ou les vêtements, ou le crachotement continuel sur le lit, sur l'entourage, voire les aliments.

Aux injonctions verbales même, la résistance enfin peut se marquer aussi par des phénomènes contrariants: on ne peut par exemple faire avancer le malade qu'en ayant l'air de le repousser, il suffit de lui défendre de marcher pour qu'il se mette aussitôt en route.

Les phénomènes d'automatisme sur commandement ou de suggestibilité font contraste avec les phénomènes précédents.

Parmi eux, le plus apparent, le plus facile à mettre en évidence, est la conservation par le malade des attitudes passives qu'on imprime à ses membres. Vient-on par exemple à étendre le bras du malade, il reste dans cette position, et la maintient un temps variable. Le bras ainsi étendu, arrive-t-il qu'on le plie à angle droit, il demeure encore tel. Si l'on n'éprouve, à imprimer ces mouvements, qu'une *résistance minime*, si, les faisant sans brusquerie, on voit le membre cesser tout mouvement dès qu'on suspend son action sur lui, l'expérimentateur a alors la même impression que s'il pliait un bâton de cire molle et l'on a par suite donné à cet état spécial des muscles du malade le nom de *flexibilité cireuse*.

L'automatisme sur commandement ne se borne d'ailleurs pas à cela. Notons d'abord les faits d'imitation. Ceux-ci peuvent se rapporter à des gestes: *échopraxie*; à des jeux de physionomie: *échomimie*; enfin au langage, *écholalie*. Fait-on devant le malade un mouvement quelconque, il le reproduit aussitôt; de même une grimace. Prononce-t-on quelques mots devant lui, ou lui adresse-t-on une question, il répète ou se borne à reproduire comme l'écho les derniers mots entendus.

Tels sont les deux ordres de faits, négativisme, suggestibilité, caractéristiques de la stupeur catatonique. Un seul peut d'ailleurs exister et persister des semaines ou même des mois. Et malgré l'importance des phénomènes cataleptiques, ce serait par exemple une erreur que de tenir pour indispensable le maintien des attitudes passives. A propos d'une observation sur laquelle nous aurons d'ailleurs à revenir, car elle est instructive, Hecker écrit: « Ni la flexibilité cireuse, ni la catalepsie n'ont été recherchées; je trouvais que la catatonie était déjà suffisamment démontrée ». Aussi bien le terme catatonie, quoique destiné à désigner le syndrome dans son ensemble, avait-il été choisi par Kahlbaum pour rappeler avant tout le groupe particulier de phénomènes musculaires qui lui avait paru spécialement caractéristique: la raideur, qui constitue le plus élémentaire des phénomènes d'opposition ou de négativisme.

L'agitation catatonique, telle que la décrit Kraepelin, est des plus désordonnées. Les malades dansent, arrachent leurs vêtements, bouleversent leur lit et tout ce qui les entoure…. Il semble cependant possible, sans entrer dans tout le détail des mouvements, trop variés d'ailleurs, d'y relever certains caractères; et d'abord ils ne paraissent pas naturels, mais compliqués, comme forcés et exagérés à dessein, rappelant par là ceux des hystériques: ainsi certaines contorsions, simulacres de contact, mouvements de bras en rond, tracés de lettres dans l'air, respiration bruyante…

En second lieu les répétitions sont fréquentes, les mêmes actions: applaudir, frapper des pieds, cogner au mur, sont souvent continuées d'une manière uniforme pendant des heures. Tels malades tournent dans le même cercle jusqu'à marquer leurs traces. Il faut déployer souvent une grande force pour arrêter ces mouvements qui reprennent d'ailleurs dès qu'on cesse de l'exercer.

Ils paraissent enfin sans rapport avec l'entourage même des malades.

Ils s'accompagnent souvent de gâtisme et des actions les plus répugnantes. Fréquemment, enfin, il y a de l'excitation sexuelle: masturbation incessante, mouvements de coït, propos obscènes, etc.

Quant aux impulsions, elles surviennent soudain, consistent en des sauts, des élans subits, hors du lit ou aux fenêtres, des tentatives d'automutilation: les malades se mordent ou s'arrachent les cheveux; d'évasion ou de suicide. Tout cela, vif, violent, brutal; d'où souvent des contusions, des conséquences plus ou moins désastreuses.

A ce désordre des actes s'ajoutent enfin les particularités suivantes des mouvements d'expression: Les airs sont emphatiques; les poses dramatiques, majestueuses, théâtrales...

Le langage aussi n'est plus naturel. La parole est tantôt scandée, rythmée ou chantante.

Parfois les malades modifient le timbre de leur voix. Parfois ils emploient une langue étrangère ou en partie inventée par eux, font perdre aux mots leurs syllabes finales, ne se servent que de tournures à l'infinitif, ou sèment leurs paroles de néologismes.

Beaucoup, avant de répondre, et bien qu'ils aient compris la question, interrogent eux-mêmes «comment?» D'autres répondent n'importe quoi, souvent à côté ou tout-à-fait de travers, parfois comme intentionnellement: nouvelles manifestations de négativisme.

Enfin s'observe le trouble décrit sous le nom de verbigération. En même temps que souvent les phrases se succèdent sans lien apparent, la tendance des malades à la stéréotypie s'y manifeste par la répétition des mêmes tournures, des mêmes formules. Comme un *Leitmotiv* peut revenir alors dans le langage un ensemble de mots qu'on peut même dans certains cas provoquer en soufflant les premiers termes.

Des cris, des chants, des piailleries, des éclats de rire surviennent enfin au milieu de tout cela. Le langage écrit offre les mêmes caractères.

J'ai suivi pas-à-pas, presque traduit Kraepelin. Ai-je besoin de dire que les diverses manifestations extérieures que nous venons de passer rapidement en revue: mutisme, immobilité persistante, résistance à tout ce qu'on veut obtenir du malade, refus d'aliments, rétention d'urine ou gâtisme, salivation, phénomènes cataleptiques et d'imitation, agitation pêle-mêle, mouvements stéréotypés, soudaines impulsions, manières affectées... étaient connues de longue date et qu'il n'y en a aucune peut-être qui n'eût été décrite. Quelle est donc l'originalité de la description qu'on nous présente ici? C'est le groupement particulier de ces divers phénomènes sous les vocables négativisme, suggestibilité, stéréotypies, impulsions, manières. C'est qu'ils ne valent que comme des représentations de ces symptômes essentiels, constitutifs du syndrome.

Employé d'abord par Kahlbaum, le terme de négativisme a

été repris par Kraepelin pour synthétiser les diverses manifestations que nous avons énumérées et ne les désigner que par le trouble général des phénomènes volontaires qui est considéré comme leur commune base. Ce trouble est le suivant: dès qu'une influence extérieure tend à se faire sentir, à provoquer une représentation de mouvement, immédiatement se dresse en face d'elle, d'une manière toute impulsive, une représentation opposée, aussi forte, sinon plus, qui vient comme barrer la route à la réponse motrice réactionnelle habituelle et l'empêche d'aboutir. Parfois cependant le mouvement s'ébauche, mais il est vite arrêté par l'ordre inverse ou remplacé même par l'acte contraire.

Toute intervention pour modifier l'état actuel des malades rencontre une résistance de telle forme que la réponse naturelle qu'elle comporte est immédiatement contrecarrée. C'est ainsi que les malades paraissent inaccessibles aux influences extérieures, à tout effort de rapport personnel… Il s'établit une manière générale d'agir qui est précisément le contraire de la manière d'être normale; il n'est pas jusqu'aux besoins naturels qui ne soient plus accomplis, jusqu'aux ordres donnés qui ne puissent provoquer l'action inverse. Du jeu de ces tendances opposées, toujours présentes, coexistantes, et en lutte, résulte enfin la tension générale de ces malades, la gêne ou les saccades de leurs mouvements.

Eh bien, il s'agit là, selon Kraepelin, d'une altération morbide tout-à-fait immédiate et primitive des phénomènes psychiques volontaires. Il voit, dans cette opposition impulsive qui rappelle, dit-il, l'entêtement des enfants et de beaucoup d'animaux, comme le réveil d'un mode fondamental de fonctionnement de notre vie psychique. Ce dernier est aujourd'hui normalement dominé par un pouvoir directeur de nouvelle formation, mais certains états morbides lui rendraient, comme nous venons de le voir, sa suprématie perdue.

Ainsi, le négativisme paraît consister en une altération bien spéciale du mécanisme de l'action volontaire.

Nous avons vu d'autre part qu'on pouvait aussi bien rencontrer chez ces malades une docilité presque absolue. N'y a-t-il pas contradiction entre les états précédents de négativisme et les états d'extrême obéissance auxquels nous faisons maintenant allusion? Leur succession chez le même malade, le passage subit et sans transition des uns aux autres, donne déjà à penser qu'ils doivent reconnaître une origine commune. Et de fait la soumission à toute incitation du dehors ne différencierait que par les résultats qu'elle entraîne.

Les faits d'imitation par exemple, ne représenteraient qu'une égale passivité dans l'extériorisation des images motrices éveillées. La suggestibilité traduirait au même titre que la résistance antérieure l'affaiblissement chez le malade de son pouvoir d'intervention personnelle et des orientations générales, grâce auxquelles tout individu réalise l'unité habituelle de sa conduite. Sans doute tout à l'heure l'effet était inverse et est à présent d'apparence, mais non davantage de mécanisme correct. La personnalité psychique est effacée par un automatisme morbide. Il y a là toujours un désordre essentiel des phénomènes volontaires, un trouble primitif des modes de l'action.

La persistance, chez ces malades, de la mémoire, tout au moins des acquisitions d'autrefois, l'exactitude de nombre de leur remarques sur ce qui se passe autour d'eux, achèvent de localiser les troubles morbides. Ce n'est pas tant la perception des impressions qui est altérée chez eux, que le déclanchement à leur sujet des actions volontaires.

Falret indiquait dès 1864 qu'il ne lui semblait pas qu'on eût attaché aux troubles des mouvements chez les aliénés une attention suffisante. Ces modifications de l'activité motrice paraissent, comme on vient de le voir, présenter dans la catatonie un rôle de premier ordre. Entre les manis des auteurs français, qui ont repris pour leur compte la démence précoce, Deny et Roy Masselon, l'importance des manifestations musculaires est devenue plus grande encore, car il semble qu'ils y aient vu l'expression de modifications analogues des processus psychiques, en sorte que les troubles mentaux des catatoniques deviennent ainsi concevables sur ce même type.

Ne venons-nous pas de voir le négativisme n'être que l'éviction automatique des réactions sollicitées par les incitations extérieures? La catalepsie du catatonique n'est pas moins symbolique de sa vie psychique. Si le malade conserve la position nouvelle qu'on a donnée à ses membres, c'est que l'image de mouvement éveillée par le déplacement passif de ceux-ci a une stabilité de même ordre; elle est déformable sans doute par une nouvelle action extérieure, mais elle est plus consistante que les images habituelles du mouvement. Enfin cette fixité des stupides, comme la pauvreté relative et les répétitions stéréotypées des mouvements des agités, témoigneraient de la réduction de l'activité intellectuelle des malades et par conséquent, selon les auteurs, d'un affaiblissement des facultés mentales appréciables par là dès le début de l'affection.

Et ce n'est pas tout. La comparaison avec une substance cireuse ne vaut pas seulement pour les muscles, ne vaut pas seulement pour l'esprit, elle vaudrait également pour les altérations cellulaires qui sont supposées être le substratum anatomique des phénomènes précédents. Ceux-ci ne sont que la traduction au dehors : pour le négativisme, d'une erreur d'aiguillage, si l'on peut ainsi dire, des multiples courants nerveux qui parcourent la corticalité cérébrale ; pour la catalepsie, la stéréotypie, de la malleabilité, ou fonctionnement automatique sous l'impulsion donnée, bref de l'absence d'activité spontanée des cellules de la zone psycho-motrice.

Et nous touchons enfin au point essentiel et qui éclaire tout : c'est qu'une toxine spéciale exerce sur ces cellules cette action particulière.

Tout cela représente donc un ensemble bien lié. J'avoue qu'une construction de ce genre m'inspire toujours quelque soupçon. La logique est davantage un élément de notre esprit que des choses. Voyons cependant ce que valent les arguments invoqués.

II

S'il y avait à l'origine des manifestations catatoniques un agent pathogénique déterminé, cause efficiente du syndrome, nécessaire et suffisante à son développement, tel qu'on puisse par sa mise en œuvre le réaliser expérimentalement, comme on provoque par ingestion d'alcool le délire onirique classique avec hallucinations nocturnes visuelles, mobiles et pénibles et de durée éphémère, la question de l'existence ou non de la catatonie, comme entité morbide particulière, ne se poserait même point. Si nous trouvions résolu dans le sens de l'affirmative et de façon indubitable ce problème étiologique, nous n'aurions alors à apporter ici qu'un exposé didactique qui ne risquerait point de rencontrer de contradicteurs et notre tâche en serait facilitée d'autant. C'est donc la première question qu'il importe d'examiner. Disons de suite qu'on ne distingue pas pour elle la catatonie des autres formes de démence précoce.

C'est dans la 5ᵐᵉ édition de son traité (en 1896) que Kraepelin place la démence précoce, dont la catatonie n'est qu'un fragment, parmi les maladies acquises, à côté du myxœdème et de la paralysie générale. En 1899, dans l'édition suivante, démence précoce, myxœdème et paralysie générale sont encore groupés ensemble et pour la première fois sous le titre commun de psychoses par auto-intoxication. Les éditions ultérieures ne présentent pas de changement sur ce point.

Notons cependant d'emblée que cette notion d'auto-intoxication ne nous est donnée jamais qu'à titre d'hypothèse. «On peut, dit Kraepelin, vraisemblablement y penser». Il n'en est fourni aucune preuve directe. Aucun agent toxique n'a été découvert dont l'injection à un organisme puisse réaliser le syndrome en question. Aucune substance même n'a été décelée dans un liquide quelconque de l'organisme, salive, urine ou liquide céphalo-rachidien, qu'on puisse rencontrer d'une façon constante au cours de la démence précoce, fût-elle catatonique.

On a cependant poussé la précision jusqu'à désigner l'humeur toxique et invoqué la résorption des sécrétions génitales. Quand il était admis que la catatonie avait son développement à l'époque de la puberté, on pouvait trouver dans ce fait un semblant d'indications. Mais elle présente seulement à la puberté son maximum de fréquence et la catatonie notamment peut, selon Kraepelin, ne se développer qu'à la ménopause. Faut-il incriminer tantôt la poussée génitale, tantôt la fin de la vie sexuelle? Quel est d'ailleurs son rôle et comment intervient-elle? L'onanisme était autrefois accusé de tous les méfaits, et l'on trouverait dans la dissertation de Tissot telles observations d'onanistes qui paraissent de déments précoces. Tschisch a, au contraire, accusé la continence et conduit à ce sujet une enquête toute à l'honneur de la contrée où il l'a poursuivie. Mais c'est là un fait isolé. Et je ne sache pas par exemple qu'on ait signalé entre les prêtres et la population civile une différence inverse de celle qu'on a notée pour la fréquence de la paralysie générale dans ces deux classes d'habitants.

M. Deny dans son rapport de 1905 est plus éclectique. «L'action véritablement pathogène, écrit-il, serait dévolue aux surmenages, à l'épuisement, à toutes les perturbations nutritives en rapport avec la puberté, la puerpéralité, la lactation, certaines maladies graves. Le lien qui permettrait de rattacher toutes ces causes et de les réunir en un seul faisceau, c'est qu'elles auraient pour caractère commun d'agir à la faveur de la production ou de la rétention d'un poison cellulaire, c'est-à-dire d'une auto-intoxication... Les relations qui existent entre la démence précoce, la puberté, les troubles menstruels, l'état puerpéral, militent en faveur d'une auto-intoxication d'origine sexuelle. Mais comme la démence précoce ne se développe pas toujours à la puberté, que les troubles menstruels qui l'accompagnent ne sont pas constants et peuvent d'autre part être l'effet de la maladie aussi bien que sa cause, on a été obligé d'admettre l'intervention d'autres intoxications que celles qui sont liées aux organes de la reproduction, par exemple les intoxications d'origine gastro-intestinale, celles dues à l'insuffisance des fonctions hépatiques et rénales, et peut-être aussi l'intoxication d'origine thyroïdienne... On voudra bien remarquer que sous la multiplicité, plus apparente que réelle, de ces intoxications se dissimule peut-être un seul et unique processus, réalisant ainsi une étiologie spéciale sinon véritablement spécifique de la démence précoce.

Je n'insiste pas sur l'emploi fréquent du conditionnel, sur le regret qui semble percer dans l'obligation où l'on s'est trouvé de ne pas rencontrer dans les troubles de la vie sexuelle une cause suffisante. Mais il est en effet étrange que, quelle que puisse être l'intoxication originelle, le syndrome reste le même. Nous sommes habitués à plus d'individualité de la part des poisons: l'alcool, l'absinthe et la cocaïne ont leurs désordres spécifiques. Ici, au contraire, qu'il s'agisse des modifications moléculaires que peut entraîner un choc moral, ou de la résorption de toxines digestives, c'est le même syndrome démentiel qui soi-disant s'établit. Sans doute nous fait-on entrevoir que cette multiplicité des intoxications est plus apparente que réelle, mais l'unité s'en dissimule si bien qu'on ne peut la démontrer.

On conclut cependant que «les causes ainsi le plus communément invoquées, quoique portant des noms différents, sont toutes réductibles à un processus d'auto-intoxication, dont le déterminisme n'a pu à la vérité être encore précisé, mais que l'âge auquel se développe dans le plus grand nombre des cas la maladie permet de rattacher vraisemblablement à un trouble de sécrétion des glandes sexuelles (testicules, ovaires) pour un certain nombre de cas, la grande majorité: et pour les autres à une insuffisance fonctionnelle des glandes hépatiques, rénales, surrénales, thyroïde, etc.» Mais nous prions alors qu'on regarde le tableau de fréquence par âge qui est donné par les auteurs de la folie maniaque dépressive: le maximum de début et même un maximum plus fort en est aussi à la puberté; le même raisonnement devrait donc logiquement être valable pour cette autre entité morbide. Quant aux insuffisances glandulaires invoquées, nous ne pouvons manquer d'éprouver quelque surprise que la démence précoce en soit le fait, quand on ne peut en trouver chez elle aucun autre signe, tandis que le brightisme et l'insuffisance ou l'absence thyroïdienne par exemple, quand elles atteignent leur plus haut degré, ne s'accompagnent pas de démence précoce.

En résumé, nous nous trouvons en présence de cette tendance qu'a eu l'aliénation à tous les temps, dans son ignorance relative des causes, de faire appel pour l'explication des désordres en présence desquels elle se trouve, aux théories en cours en médecine générale. Le terme même de mélancolie n'indique-t-il point qu'une altération des humeurs n'a pas été invoquée seulement aujourd'hui à l'origine des états correspondants. Mais nous avons assisté avec les travaux de Bouchard au réveil de ces théories humorales, nous avons appris à connaître, avec les recherches de Bourneville sur le myxœdème et les publications de Brown-Séquard, le rôle des sécrétions internes. La psychiatrie ne pouvait pas ne pas essayer de profiter de ces nouvelles acquisitions scientifiques, et M. Régis en avait obtenu quelques résultats légitimes. Mais en ce qui concerne la démence précoce, nous ne trouvons malheureusement rien de plus que cet effort et ça nous paraît être une affirmation inutile sinon dangereuse, que celle de cette intoxication vague et dont on n'a pu fournir aucune preuve.

L'unité de manifestations morbides peut tenir à leur étiologie commune. Mais elle peut aussi être liée à l'identité de localisation des lésions anatomiques qui les commandent. Ainsi existe-t-il pour des pleurésies distinctes d'origine, des signes communs d'épanchement. Le syndrome catatonique est-il lié de même à des lésions cérébrales particulières?

Ici également, dans les travaux des auteurs qui se sont occupés de cette question, la catatonie n'est généralement pas distinguée des autres formes de la démence précoce. Selon Klippel et Lhermitte (*Revue de psychiatrie*, 1904) pas de lésions méningées ni du cerveau, ni de la moelle; pas de lésions vasculaires, ni inflammatoires, tout au plus une légère prolifération névroglique accessoire, négligeable. Les lésions sont localisées aux cellules nerveuses: d'une part atrophie prononcée des grandes cellules pyramidales des lobes frontaux, temporaux, pariétaux et occipitaux; d'autre part chromatolyse diffuse de ces mêmes cellules. De ces deux lésions, disent ces auteurs, c'est à la première qu'appartient le rôle prépondérant, puisque l'atrophie des cellules n'est due qu'en partie à l'atteinte directe du neurone par l'agent pathogène et qu'elle reconnaît encore pour cause l'arrêt de développement qui en a été la conséquence. La démence précoce aurait ainsi son anatomie pathologique propre et qui la distinguerait des autres démences organiques. Mais cette localisation des lésions n'est pas d'autre part conforme aux lésions qui ont été décrites dans les psychoses par intoxication: polynévritiques par exemple. L'entité de la démence précoce en serait peut-être mieux démontrée, mais non son étiologie, et je ne sais à laquelle on tient le plus. Quoi qu'il en soit, M. Deny préfère aux constatations de Krippel celles de Nissl, qui prétend, au contraire des auteurs précédents, avoir rencontré dans ses autopsies de démence précoce la même généralisation à tous les tissus de l'encéphale que dans les démences organiques habituelles et une infiltration de l'écorce par des corpuscules ronds à rôle neurophagique probable. — Nous nous bornerons à signaler la contradiction.

III

Ainsi nous ne trouvons ni agent toxique déterminé, ni lésions histologiques indubitables à la base de la catatonie. L'affirmation d'une intoxication n'est qu'une parole vaine dans l'imprécision où elle doit demeurer. Les histologistes ne sont pas d'accord quant aux lésions décrites; nous sommes réduits pour ce chapitre comme dans tous les cas où nous nous trouvons en présence de vésaniques, à la seule étude des faits cliniques avec leurs difficultés ordinaires d'interprétation.

Eh bien, nous rencontrons ici, de ces derniers, comme nous l'avons indiqué déjà, une interprétation nouvelle. L'originalité de la description de Kahlbaum et de Kraepelin est de considérer les phénomènes de négativisme, de suggestibilité, de stéréotypie et d'impulsivité, etc., comme des phénomènes primitifs existant par eux-mêmes, se suffisant à eux seuls, troubles élémentaires et primordiaux d'activité volontaire, qu'il s'agisse d'états mélancoliques ou maniaques. C'est à ce titre que, chose curieuse, nous avons pu d'après Kraepelin les énumérer, donner des exemples de leurs modes divers de manifestations, sans avoir même en besoin d'indiquer qu'il s'agissait de malades délirants, et peut-être des plus délirants parmi les vésaniques.

Kraepelin commence bien sa description de la forme catatonique de la démence précoce par un résumé des troubles senso-

riels et des idées délirantes multiples qu'on y peut rencontrer. Les
désordres les plus variés s'y entremêlent : hallucinations auditives,
simples ou verbales, dialogues indirects ou interpellations et appels personnels, voix menaçantes ou accusatrices ; hallucinations
visuelles, visions de cadavres ou de sang ; hallucinations olfactives, gustatives à l'occasion soit de l'air respiré, soit des aliments
pris ; troubles de la sensibilité générale, illusions, interprétations
délirantes, se présentent en foule, viennent altérer non seulement
le présent, mais également les souvenirs ; idées hypochondriaques ; idées mélancoliques, d'indignité, de culpabilité et de châtiment ; idées de grandeur ; croyance à des pouvoirs surnaturels, projets de réforme sociale ; idées de jalousie et de persécution ; idées
mystiques et érotiques se coudoient chez ces malades, plus ou
moins systématisées ou chaotiques, poussant au suicide ou aux
violences. Mais aucun lien, encore une fois, n'est marqué entre ces
troubles et les symptômes constitutifs du syndrome catatonique
proprement dit. Il y a là une opposition flagrante entre la conception Kraepelinienne et l'explication qu'on trouve par exemple des
mêmes manifestations extérieures dans Schüle, Morel, etc., ou encore Ziehen, ou même dans les premières éditions du *Traité de
Kraepelin*.

Cet isolement du syndrome catatonique est-il légitime ?
Voyons d'abord quelles raisons donne Kraepelin de cette dissociation. C'est en ce qui concerne le négativisme qu'il fournit les explications les plus complètes : « Il n'y a pour moi aucun doute,
dit-il, que cette manière d'être négativiste des malades ne peut
être rapportée entièrement à des raisons déterminées, intelligem-
ment comprises. Hors de rares exceptions, dans lesquelles quelques représentations ou illusions sont alléguées par surcroît comme
mobiles tout-à-fait insuffisants de la conduite insensée des malades, on obtient habituellement d'eux qu'ils ne peuvent s'en rendre
eux-mêmes aucun compte, et simplement qu'ils devaient agir
ainsi. » On m'excusera, je pense, de trouver l'opinion exprimée ici
quelque peu enveloppée et malaisée à saisir. N'y a-t-il pas surtout
quelque opinion préconçue à décréter les hallucinations ou les
idées prétextées des mobiles insuffisants des réactions observées ?

Le 26 juillet entre à l'admission un garçon de 34 ans. Assis
au pied de son lit, près de la porte du dortoir, il paraît affaissé,
la tête penchée sur le tronc, les bras tombants, reste inerte quand
on passe auprès de lui et muet quand on lui adresse la parole.
Quand on est pour sortir du dortoir, il s'y oppose, appuyant une

main sur la porte, s'arc-boutant contre elle, toujours sans mot dire.
Éloigné de force, il réagit, puis borne sa résistance à une raideur
généralisée quand on veut le conduire à la salle d'examen. A
peine y est-il arrivé qu'il a une crise d'agitation motrice, plus violente, mais également désordonnée, et finalement se laisse glisser
à terre, les paupières battantes mouillées de larmes et le corps
secoué de sanglots. Le lendemain seulement on obtient quelques réponses mais à voix basse et indistincte. Le jour suivant,
comme en sourdine et sur un rythme de psalmodie «J'ai vendu
tout ce qu'il y a de plus cher sur la terre.... Je suis perdu....
Adieu patrie!....»; les mains sont fortement appuyées sur la région précordiale, et les membres se raidissent plus encore quand
on cherche à les écarter. La tête ne repose pas d'ailleurs sur l'o-
reiller et cette attitude est fortement maintenue: appuie-t-on du
doigt sur le front, celui-ci résiste, puis revient, dès que l'effort
cesse, à sa position première. La piqûre avec une épingle ne provoque aucune réaction. Ajoutez à cela du gatisme et par intervalles
un refus d'aliments. Voilà bien le tableau classique d'une stupeur
catatonique.

Les renseignements de la sœur de ce malade nous apprennent que c'est à la suite d'une arthrite du coude que cet état s'est
constitué. Dès son séjour à l'hôpital, il a commencé à se lamen-
ter, disant qu'il ne pouvait plus faire son métier, voyant l'avenir
en noir, n'osant rien entreprendre, préoccupé de sa santé et augmentant ses préoccupations par la lecture de livres médicaux.
Nous avons vu, d'autre part qu'il mettait dans les quelques mots
prononcés au cours de son passage des idées de culpabilité, de
désespoir, et la fréquence de ses gémissements accuse encore son
état mélancolique.

Y a-t-il une relation entre le syndrome catatonique qu'il présente et les idées mélancoliques que nous révèlent les renseignements ou les quelques paroles qui lui échappent à de rares intervalles? Il serait à coup sûr difficile de mettre chaque détail de
l'attitude de notre malade en rapport précis avec une modification correspondante de ses idées délirantes. Si nous n'admettons
pas que la mimique générale en exprime les variations, nous ne
pouvons plus en effet les apprécier qu'au hasard des quelques
mots qui viennent interrompre le mutisme plus habituel. Mais
allons-nous dire alors, quand une de ces paroles explicatives nous
est donnée, qu'elle est sans valeur, et si elle s'applique à l'un de
ces phénomènes négativistes dont le malade présente d'autres

exemples, ne devons-nous pas penser plutôt qu'elle éclaire également ceux-ci? Invité quelques jours plus tard à donner une poignée de main, le malade, qui jusque là était resté devant la main tendue sans autre réaction qu'une contraction plus forte des membres contre le tronc, avance la sienne avec hésitation, lentement et les doigts raides; il semble qu'il va céder, quand voici que soudain, négativiste parfait, il arrête le mouvement et retire brusquement sa main. Ainsi l'image antagoniste avait été victorieuse, quelle était-elle donc? Il la formulait à demi-voix et comme en *a parte* en même temps qu'il y cédait; et c'était celle-ci: « Je ne le mérite pas!» Eh bien, il nous semble qu'il est difficile de voir là le négativisme sans motif dont parle Kraepelin.

Que d'objections d'ailleurs à faire à l'hypothèse négativiste! «Pour chaque mouvement musculaire, dit Kraepelin, nous mettons en œuvre non seulement les muscles producteurs de ce mouvement, mais aussi les muscles antagonistes; de même, dans les cas de négativisme, à côté de la représentation du mouvement incité par les excitations extérieures, se dresse aussitôt la représentation du mouvement opposé». Cette comparaison est si souvent reproduite qu'il semble qu'elle mette l'esprit en possession par analogie d'une conception satisfaisante du négativisme. Il y a cependant entre les phénomènes ainsi arbitrairement rapprochés une différence capitale; pour s'exercer sur les muscles antagonistes, l'activité volontaire n'en concourt pas moins en effet à produire l'action voulue; il s'agit là, malgré l'apparence, non de contractions opposées mais synergiques. Cela n'est en aucun point ce qui se passe dans le négativisme. Nous ne pouvons comprendre celui-ci sans que nous soit expliquée la suprématie de cette action antagoniste.

Elle nous est à la vérité donnée une perturbation essentielle et spécifique de l'activité volontaire. Soit; mais s'il s'agit alors d'un trouble de l'activité volontaire considérée d'une manière abstraite, comment toutes les actions volontaires ne sont-elles pas atteintes, mais certaines seulement? Un malade est sur le point de répondre à la poignée de main qu'on lui offre; l'idée qu'il en est indigne l'en empêche, une nouvelle volition lui fait refuser la main qu'il allait accueillir; d'où vient que cette volition n'éveille pas à son tour d'image antagoniste, puisqu'on nous dit qu'il s'agit là d'un processus automatique, donc aveugle. Puisque le négativisme a ainsi ses localisations, nous demandons qu'on nous les explique et pourquoi ces localisations sont précisément celles qui paraissent correspondre aux idées délirantes dominantes chez le malade.

«O... était physiquement et psychiquement en état de flexibilité cireuse. Cependant, dit Joffroy, elle se refusait à exécuter une seule espèce de mouvement ou à maintenir une seule espèce d'attitude. Il était impossible de lui faire prendre une attitude amicale vis-à-vis des médecins du service ou encore de lui faire tendre la main. Un jour elle me donna l'explication de son refus qui dérivait logiquement de son délire. Elle se croyait au milieu de brigands, attachés à sa perte. Cette conception délirante expliquait sa résistance partielle et systématisée au milieu de sa passivité générale.»

Ce n'est pas à dire cependant que tous les phénomènes de négativisme soient constamment des réactions logiques immédiates du délire. S'il nous semble difficile d'admettre qu'un acte aussi complexe que le vol souvent adroit d'aliments par un malade, après refus des siens propres, soit indépendant d'une idée d'empoisonnement, et là aussi certaines réponses sont typiques..., il y a cependant des cas où le négativisme reconnaît un mécanisme différent. L'action du délire déjà peut intervenir d'une autre manière:

A son entrée le 26 Décembre, Louise...., agée de 19 ans, parait dans une demie stupeur: elle ne semble pas s'apercevoir qu'on est à côté d'elle; interrogée, elle ne répond pas, ou regarde un instant la personne qui lui adresse la parole, mais pour détourner de nouveau presque aussitôt la tête, et ce n'est qu'après insistance qu'on obtient des réponses qui restent rares et très courtes.... Elle est presque toujours assise sur son lit, ou inerte sur une chaise, les yeux dans le vide, comme n'étant point touchée par les choses extérieures. Pincée au dos de la main, elle ne manifeste qu'elle sent qu'en ébauchant un sourire... Priée d'écrire, elle trace quelques mots, puis s'interrompt, reprend le porte-plume, s'apprête à continuer, cesse une fois encore....

Mais en même temps on peut noter qu'elle murmure fréquemment de façon plus ou moins compréhensible des phrases entrecoupées: «Isabelle est bien gentille... J'aime bien Madame Péter...., etc.» Même en l'interrogeant on peut à peine suspendre cette soliloquie qui continue à demi-voix. Les ébauches du négativisme que nous trouvons ici proviennent seulement de ce que l'esprit de la malade est occupé par des hallucinations incessantes qu'elle finit au reste par avouer. «J'entends causer autour de moi, je suis toujours en train d'écouter...»; ces hallucinations se présentent sans grand caractère émotionnel, mais elles sont suffisantes à distraire la jeune fille et empêchent le monde extérieur d'exercer sur elle son action habituelle. Une fois, sur l'observation un peu vive qui lui est faite d'être davantage à ce qu'on lui dit : «Oui, c'est impoli, ce que je fais là» mais elle recommence aussitôt son manège. Le négativisme est donc bien involontaire, mais il n'en est pas moins la résultante logique, bien qu'indirecte, d'un délire hallucinatoire... Quand la malade nous fournit sur ce dernier des détails, nous voyons qu'il se borne à des conversations assez insignifiantes de camarades. Mais aussi bien le négativisme est-il ici à peine marqué.

Voici encore une autre jeune fille :

Après une très courte période d'agitation avec frayeur elle est tombée dans un état de stupeur avec immobilité et mutisme presque absolus. On peut relever en outre les particularités suivantes : elle s'oppose à beaucoup des actes qu'on veut lui faire faire et notamment quand il s'agit de la déplacer, par exemple, il faut la traîner presque pour l'amener à la salle d'examen; dès qu'elle y entre, elle promène son regard comme pour se reconnaître, et sa résistance alors diminue, mais elle reprend dès qu'il s'agit de nouveau de sortir de cette salle; elle s'arrête sur le seuil, se penche, regarde le nouvel horizon où elle va être entraînée, ne s'y laisse conduire que comme à regret... Qu'y a-t-il là? A certains regards comme pour voir, à certains tournements de tête comme pour écouter, à certaines réponses à ce sujet : «J'entends souffler, j'entends marcher»... il semble encore qu'il s'agisse d'un état hallucinatoire, dont il existe d'ailleurs quelques autres indices. Mais cet état s'accompagne d'une appréhension légère, peut-être par difficulté d'accorder les perceptions réelles et les perceptions fausses, et c'est de cette appréhension que son négativisme paraît relever. Notez d'ailleurs qu'il est, en ce qui concerne la motricité, assez facile à vaincre, et si par exemple cette malade ne mange pas spontanément, il semble que ce soit seulement comme si son esprit était occupé ailleurs, car elle se laisse sans difficulté alimenter à la cuiller; elle semble quelqu'un qui ne comprendrait pas ce qui se passe, confus et vaguement inquiet, comme ayant peine à recueillir ses idées, mais aussi cette fois encore, nous ne rencontrons qu'un négativisme vague.

Quand on nous donne le négativisme comme le fait d'une altération sans plus de l'activité volontaire, on est impuissant à ex-

pliquer pourquoi l'opposition est tantôt l'absence du phénomène
réactionnel attendu, tantôt la production du phénomène contraire.
Quand on rapproche les manifestations négativistes des phénomènes délirants, ces variations s'en éclairent d'autant.

La catalepsie prête aux mêmes remarques. La conservation
des attitudes passives en est le type le plus net. Eh bien, c'est,
nous dit-on, que les influences extérieures ont sur la personnalité
du malade une action plus considérable qu'à l'ordinaire. Nous
nous en doutions un peu, puisque l'attitude donnée au membre
était conservée, ce qui n'a pas lieu généralement dans la vie courante… au moins sous certaines réserves que nous indiquerons
tout à l'heure. Quand on ajoute qu'il y a de ce côté comme un renforcement de l'excitabilité psycho-motrice, nous sommes bien encore forcés d'en convenir. Mais si l'on va plus loin, et qu'on
ajoute encore : c'est que la volonté du malade a faibli, plusieurs
objections surgissent aussitôt : d'abord la volonté n'existant pas,
que nous sachions, comme entité distincte, la généralisation à tous
les phénomènes volontaires de ce qui se passe pour quelques-uns
serait illégitime ; et puis surtout, qu'en sait-on ? Si la personnalité
du malade intervenait activement pour maintenir la nouvelle position qu'on lui donne, si cette obéissance qu'on nous présente
comme entièrement passive, et presque davantage comme organique qu'intellectuelle, n'existait que par son concours, les résultats
seraient-ils donc différents ?

La catalepsie n'est d'ailleurs pas si rare. M. Bernheim
la trouve couramment dans son service d'hôpital à Nancy. Une
manœuvre bien simple lui suffit à la provoquer ; il n'est pas besoin de grand appareil suggestif, peut-être le cercle de visiteurs
qui accompagne le maître y ajoute-t-il son action ; quoi qu'il en
soit, vous le voyez, après avoir pris contact avec le malade par
quelques paroles, prendre la main de celui-ci, lancer le bras en
avant et en l'air d'une impulsion un peu vive ; le bras s'arrête où
il l'arrête et le voilà entre ses mains instrument docile, qui garde
désormais les positions qu'il lui plaît lui donner. C'est que la brusquerie du geste a le caractère impératif d'un ordre, le malade
pense qu'il s'agit là d'une exploration comme une autre à
laquelle il doit se soumettre, et s'y prête… S'il ne comprend
pas, ça ne marche pas, mais c'est exceptionnel. Sur les infirmiers
c'est la même chose. Et demandez-leur ensuite pourquoi ils sont
restés le bras en l'air, ils vous diront : «Eh bien, je ne sais pas,
vous l'avez mis comme ça», parce qu'ils sont habitués à ne pas

discuter. Vous vous détournez sans rien leur dire, les uns remettent le bras dans le rang, les autres restent sous l'influence plus ou moins longtemps, hésitent sur ce qu'ils doivent faire, puis reprennent leur activité ordinaire. Peut-on dire cependant que leur volonté a été affaiblie? Pas du tout, mais simplement que des mobiles spéciaux d'action sont momentanément intervenus.

En est-il différemment chez les catatoniques? Nous ne sommes pas du tout en droit de le dire. Ces phénomènes, il est vrai, sont exagérés chez eux, au point qu'on a même prétendu qu'il y avait diminution de la sensation de fatigue, et cela se peut quelquefois; généralement, cependant, les positions artificielles qu'on leur donne ainsi, quand elles sont fatigantes, se modifient assez vite; mais il est également vrai, qu'on se lasse encore plus vite de les examiner, et si l'on n'a pas eu soin de tirer sa montre, il semble qu'elles aient été maintenues bien plus longtemps qu'elles ne l'ont été en réalité. Il est vrai aussi qu'elles ne sont pas toujours abandonnées dès qu'on laisse le malade à lui-même, mais outre qu'on observe à cet égard tous les intermédiaires, il va de soi qu'on se trouve également ici en présence d'états d'esprit un peu particuliers. Nous croyons cependant que bien souvent le mécanisme n'est pas différent de celui dont nous venons de parler et n'en voulons pour preuve que l'observation suivante:

Madame B... entre à l'Admission le 25 Janvier et raconte alors ce qui suit: domestique depuis plusieurs années dans une famille, et sa patronne étant morte, elle s'est trouvée à remplacer entièrement cette dernière pour la conduite de la maison; elle en avait toute la direction, ayant la clef des meubles, jamais contrôlée. L'idée obsédante lui est venue une fois de prendre du linge, elle a résisté, puis cédé, elle se rendait compte qu'elle faisait mal; il lui est arrivé par exemple de prendre des mouchoirs et de les remettre ensuite en place; mais elle n'a pu cependant s'empêcher de recommencer: elle a même pris ainsi du linge d'homme, qui ne pouvait donc lui être d'aucune utilité et sans intention de le vendre; après l'avoir gardé quelque temps dans sa chambre, elle l'a, pour s'en débarrasser, découpé en petits morceaux et jeté. Elle a fini au reste par tout avouer à son patron, qui lui a pardonné, mais elle est restée malgré cela triste, déprimée, elle continuait à s'accuser elle-même de ces vols, et finalement elle s'est sauvée pour fuir dans son pays. Elle a eu dans le voyage l'idée qu'on avait dû déjà prévenir la police de son arrivée, elle s'est crue suivie, puis surveillée par les employés d'une gare, où le train s'arrêtait, elle a préféré revenir encore et demander à son patron de ne pas la faire emprisonner; c'est dans ces conditions que celui-ci l'a fait placer à l'asile... Elle y arriva avec les mêmes remords angoissants, et l'idée d'en finir en se jetant à l'eau.

Elle n'a répondu qu'au premier interrogatoire, puis est restée dans un mutisme absolu, inerte dans son lit, mangeant, seule cependant, pendant quelques jours encore. Enfin, au mutisme s'est ajouté un refus complet d'aliments, et elle a dû être régulièrement nourrie à la sonde 2 fois par jour, pendant plusieurs mois. Dès lors son visage paraît un masque rigide sans expression, les globes oculaires sont obstinément abaissés en sorte qu'on ne peut en découvrir la cornée que très partiellement en soulevant les paupières supérieures; presque aucun mouvement spontané, et les mouvements passifs sont quelquefois difficiles; si l'on essaie par exemple, après l'avoir placée debout, de la faire avancer, on ne réussit d'abord qu'à la soulever sur la pointe de ses pieds; si l'on tourne le haut du corps, les jambes s'enroulent d'abord autour l'une de l'autre, jusqu'à ce que l'entrecroisement forcé contraigne l'une d'elles à quitter le sol. Mme B... reste toujours dans la position où on la laisse et ses membres présentent de la façon la plus typique le phénomène de la flexibilité cireuse. Aucune excitation ne peut rompre son immobilité... Février, Mars, Avril se passent ainsi. Elle est fréquemment couchée en chien de fusil, dans le décubitus latéral gauche, la tête enfoncée dans son oreiller; elle n'avale toujours pas les aliments qu'on lui met dans la bouche, elle ne déglutit pas sa salive... L'alimentation artificielle reste toujours nécessaire et peu efficace contre l'amaigrissement, car les vomissements avec efforts d'apparence volontaires, sont fréquents. Entrée fin Janvier, dans cet état de stupeur depuis fin Février, elle ne paraît prêter de nouveau une attention un peu active à ce qui se passe autour d'elle que fin Juin, et tout en restant muette, recommence à s'alimenter, d'abord seulement à la cuiller, sans que la sonde soit nécessaire, puis seule. On la voit enfin pendant les mois suivants se ressaisir peu à peu.

En Septembre, elle commence à s'occuper de nouveau et à répondre. On peut voir alors qu'elle se souvient assez exactement de ce qui lui est arrivé. Elle dit que bien que malade elle ne pensait à rien, mais c'est surtout parce qu'elle ne tient pas à parler de ce qui s'est passé et notamment de quelques histoires de famille qui avaient précédé son placement et contribué à son ennui.

Cependant, même encore aujourd'hui, ajoute-t-elle, elle n'est pas tout-à-fait tranquille; on lui parle toujours, on lui dit des tas de choses. Et l'on finit par apprendre qu'il en était de même tous ces mois derniers : hallucinations, illusions et interprétations n'ont pas manqué dans le cours de ses plus grands désordres; elle a cru voir ici des serpents autour de son lit, des personnes de sa connaissance, mais qui avaient l'air égaré, et à une visite de son frère elle a remarqué qu'il portait une cravate noire; cela lui a suffi: quelqu'un de sa famille était donc mort, sa mère sans doute; d'autres fois elle croyait ses frères enfermés aussi; elle-même s'imaginait être en prison, n'osait faire aucun mouvement, et quand on lui rappelle ses attitudes cataleptiques : elle pensait, dit-elle, qu'il ne fallait pas bouger, elle croyait l'entendre dire.

N'aurait-elle pas fait cette confidence, et avant même qu'elle l'eût faite, on aurait pu avoir déjà cette opinion sur sa catalepsie par le détail suivant: nous avions placé une fois, en passant auprès d'elle, son bras droit en extension et avions continué la visite; elle maintenait son bras étendu, il baissait seulement peu à peu, mais la visite s'étant prolongée, tandis que nous continuions à regarder la malade à la dérobée nous l'avons vue alors de sa main gauche aller soutenir le coude qui faiblissait. Il y a donc là bien autre chose que la persistance d'une image motrice qui serait seulement comme figée; on doit y reconnaître la mise en jeu de volitions complexes, l'intervention d'éléments intellectuels nombreux.

Les faits d'imitation sont fréquemment de même ordre. Kraepelin remarque lui-même que le geste à imiter doit être souvent accentué assez fortement. Mais la participation du malade est plus apparente encore quelquefois. Henry Sex. par exemple imitait la démarche hémiplégique d'un voisin quand il était sous l'empire d'idées hypochondriaques et se prétendait lui-même paralysé.

On pourrait ainsi multiplier les exemples indiquant entre les troubles délirants et les phénomènes de négativisme et de suggestibilité un tel rapport de dépendance que négativisme et suggestibilité paraissent seulement la conséquence des premiers.

L'absorption des malades par leur délire intérieur est l'obstacle aux réactions normales. Leur état est l'analogue de celui qui existe chez nous-même, quand une préoccupation, ou même un problème scientifique occupe notre esprit. De là leur allure générale.

Les nuances individuelles sont fonction des troubles psychiques propres à chacun. Au lieu de la stupeur, plus ou moins anxieuse, d'un délire mélancolique avec idées de culpabilité, craintes de châtiment, il peut exister un état mystique d'extase avec bonheur intérieur. Beaucoup de ces malades pourraient écrire comme Gérard de Nerval dans *Aurélia* : «L'état cataleptique où je m'étais trouvé pendant plusieurs jours me fut expliqué scientifiquement; les récits de ceux qui m'avaient vu ainsi me causaient une sorte d'irritation d'esprit, quand je voyais qu'on attribuait à l'aberration d'esprit les mouvements ou les paroles coïncidant avec les diverses phases de ce qui constituait pour moi une série d'événements logiques.»

Tout cela rappelle, au reste, les anciennes discussions relatives à la stupeur. Plater avait indiqué déjà que de tels malades veillent, malgré l'occlusion des paupières, et que, n'avalant et ne faisant rien que de force, ils sont tourmentés de mille rêves. Georget, Etoc, Delasiauve et d'autres prétendaient qu'il existait parfois une stupidité complète. Baillarger avait de nouveau étroitement rattaché au délire ces manifestations. Une argumentation de même ordre est valable pour les malades qui nous occupent ici; et bien d'autres détails sont encore commandés par les troubles sensoriels ou les idées délirantes qui dominent ces malades, détails qui ne sont ni des manifestations de négativisme, ni des manifestations de suggestibilité. Que sont par exemple ces sourires qui passent quelquefois sur la figure des stupides, et que prétendent vides les partisans de leur néant cérébral ? Creuil en présentait ainsi. Son mutisme ne permettait pas d'en obtenir le mobile. Une fois cependant il donne de l'un d'eux l'explication suivante : Il vient encore de s'entendre appeler «grand maître du monde», ce qui le fait sourire, «il ne demande, dit-il, pas cela». Les rires au milieu d'un état dépressif ne sont souvent ainsi l'indice que de la multiplicité des idées délirantes qui occupent l'esprit des malades.

L'agitation des catatoniques relève également de facteurs multiples. On éprouve, il me semble, quelque surprise à ne voir aucunement distinguées dans la description de Kraepelin l'agitation mélancolique, l'agitation réactionnelle à un état hallucinatoire actif, l'agitation enfin avec suractivité intellectuelle comme dans les états maniaques francs. Kraepelin indique sans doute qu'il existe chez certains catatoniques de l'anxiété, et parfois même une anxiété assez vive... mais il décrit cependant comme «étant sans raison» ce va-et-vient incessant que détermine si fréquemment ce trouble émotionnel. La brusquerie des actions des catatoniques est fréquemment aussi en rapport avec des phénomènes hallucinatoires divers : tel malade qui saute brusquement de son lit, ou s'enfuit, ou frappe, est la proie d'hallucinations impératives ; ces poussées subites de violence ne paraissent étranges que si l'on considère ces cerveaux comme des sortes de tables rases, mais cette soudaineté n'est nullement la preuve qu'il s'agit d'un état de tension particulier de l'activité motrice. Le même besoin moteur, qui dans la manie se traduit enfin par des troubles divers, s'accompagne habituellement d'idées de grandeur, et de là sans doute la fréquence de déclamations ampoulées, mais également d'idées de persécution et d'hallucinations multiples ; l'agitation motrice n'est plus par suite seulement l'extériorisation d'idées éveillées par les excitations du dehors ; elle en paraît plus indépendante, c'est qu'elle représente l'ensemble des réactions de ces malades à leurs créations hallucinatoires ; c'est dans ce monde imaginaire qu'ils superposent au monde réel que se joue leur excitation. Leurs grimaces, leurs gestes sans but, dit toujours Kraepelin, mais à la vérité seulement parce que leurs mobiles ne sont pas pour nous appréciables, reconnaissent en effet souvent pour origine telles idées hypochondriaques, tels troubles de la sensibilité générale ou même des sensations moins nettes que le malade ne peut définir que difficilement.

Le fait que cette agitation emprunte surtout ses éléments à un délire intérieur qui reçoit peu du dehors, peut expliquer déjà la tendance à rester accroché au thème entamé, à répéter à satiété certaines formes. Mais ce serait encore une erreur que de vouloir admettre à ces stéréotypies des gestes ou du langage une origine univoque. Elles témoignent, nous dit-on, de la pauvreté intellectuelle de ces cerveaux, de leur amoindrissement fonctionnel... Et de fait, des stéréotypies de ce genre s'observent chez des déments organiques ou paralytiques. Mais s'ensuit-il qu'elles ne puissent naître que de cette manière? D'abord la pauvreté des représentations verbales peut relever, comme le fait remarquer Serbsky, de la débilité avant de relever d'affaiblissement ; c'est là un fait d'observation banale. La stéréotypie d'action ou de langage peut aussi être un jeu pour le malade qui s'y livre, une décharge sans plus à son besoin de mouvement et bien que parfois persiste derrière une activité différente, comme nous continuons à réfléchir tout en tambourinant des heures sur une vitre.

Signalons enfin les réponses que donnent quelques malades :

ils étaient forcés d'agir ainsi, ils sentaient que c'était stupide, mais ils ne pouvaient faire autrement. Nous trouvons alors ici aux phénomènes décrits des caractères obsédants et impulsifs maintes fois signalés par Magnan. Tel malade répète incessamment la même formule, parce qu'il lui semble, s'il ne la disait point, s'il n'en coupait pas ses discours, qu'il arriverait du mal à tous les siens, comme le phobique emploie telle ou telle formule protectrice. Un autre est assailli à intervalles rapprochés d'idées du genre de celles-ci dont il vous prévient, quand il est assez maître de lui: «il faut que je donne un coup de pied», qu'il met à exécution subitement et sans bola quand son agitation est plus grande. Il s'agit bien là de phénomènes indépendants de tout délire. Ils peuvent d'ailleurs être eux-mêmes l'occasion d'interprétations délirantes nouvelles; peut-être en est-il ainsi quand un malade raconte qu'il est par exemple forcé de pivoter sur lui-même, qu'il se sent alors dégagé, et qu'il ajoute: «peut-être est-ce l'effet d'une aimantation»; le retentissement des troubles les uns sur les autres est en effet de règle. Mais il serait exagéré d'interpréter aussi de cette manière toutes les stéréotypies, tous les mouvements d'apparence impulsive.

Une manifestation extérieure isolée ne comporte pas à elle seule de signification quand il y a derrière elle des processus psychologiques. Lorsque Kraepelin nous donne comme extrême marque de docilité l'épreuve de la piqûre de la langue, je ne puis m'empêcher de remarquer que le malade ne s'y prête point d'aussi bonne grâce, qu'il esquisse souvent une grimace significative, qu'il faut, d'après Kraepelin lui-même, que l'injonction lui soit faite avec une certaine énergie. Mais surtout rien dans tout cela ne nous indique son rôle exact. Il ne nous semble pas qu'une origine unique puisse être invoquée à la base des manifestations catatoniques. Elles ne relèvent pas simplement d'une modification de l'activité motrice. Les phénomènes moteurs par lesquels elles se traduisent ne peuvent être considérés en eux-mêmes comme pathognomoniques d'un état spécial des centres nerveux.

La valeur de cette conclusion paraît plus apparente encore quand on met ces accidents en parallèle avec les troubles moteurs de la paralysie générale, son incoordination motrice progressive et son embarras de la parole, ceux-ci sans le moindre lien avec un état délirant quelconque.

Je n'ajouterai que quelques mots sur les autres signes physiques de la catatonie; on ne peut attacher grande importance à

l'inégalité pupillaire, à l'état des réflexes rotuliens et moins encore
à la composition des urines étudiée en dehors de toute précaution
de régime.... La cyanose et l'œdème des extrémités, la sialorrhée, auraient plus de valeur. Mais il n'est aucun fait qui nous
autorise à les rattacher avec certitude à des lésions cérébrales.
Nous n'en avons pas d'exemple. Les probabilités sont toutes
pour qu'il s'agisse de troubles fonctionnels. La sialorrhée s'observe chez les hystériques. Je ne crois pas qu'il soit même prouvé
qu'il y ait exagération quant à la quantité de salive sécrétée; tout
se réduit peut-être à un trouble de la déglutition. La cyanose et
les œdèmes relèvent avant tout des troubles de respiration et de
circulation liés aux états stuporeux, c'est-à-dire à l'état psychologique, comme nos propres douleurs retentissent sur nos fonctions
organiques; l'immobilité n'est pas non plus sans y jouer son rôle;
on sait assez l'action des mouvements sur la circulation en général. Des excitations cutanées, le massage, la respiration artificielle
pour activer l'hématose, peuvent d'ailleurs atténuer ces troubles.
Ils suivent enfin les fluctuations de l'état délirant contrairement
encore aux troubles physiques de la paralysie générale.

On va répondre, il est vrai, qu'alors bien même qu'on nous
concéderait ce qui précède (Kaiser dit par exemple qu'il n'y a pas
à s'arrêter pour l'appréciation de la catatonie à savoir si la conduite
du malade est une réaction à certaines représentations ou hallucinations), il existe cependant dans la catatonie comme dans les
autres formes de la démence précoce des signes positifs d'affaiblissement intellectuel. «Comme la paralysie générale, la démence
précoce, écrit M. Deny, comporte des signes psychiques et des
signes physiques. Les premiers peuvent être divisés en signes
constants, invariables ou fondamentaux et signes épisodiques....
Les troubles psychiques fondamentaux sont l'affaiblissement des
facultés intellectuelles, et les symptômes qui en dérivent, les troubles accessoires sont le délire, etc....» En ce qui concerne les
troubles de l'activité volontaire ou automatique, c'est-à-dire le
syndrome catatonique proprement dit, il semble bien y avoir un
peu de flottement dans l'esprit de M. Deny à le rattacher entièrement à l'affaiblissement intellectuel supposé, car nous trouvons de nouveau ultérieurement dans les signes transitoires les
états d'excitation catatonique et de stupeur. Seul l'affaiblissement
des facultés mentales nous est donné comme primitif. Quant aux
phénomènes délirants, ils ne sont plus eux-mêmes soi-disant que
des désordres plus ou moins fugitifs, surajoutés simplement à cet

affaiblissement, comme des idées de satisfaction ou hypochondriaques peuvent s'éveiller à l'occasion de la démence paralytique. M. Deny intitule son chapitre sur les signes psychiques essentiels *démence globale spécifique*, et décrit celle-ci de la manière suivante: «L'affaiblissement des facultés qui constitue, dit-il, le symptôme fondamental de la démence précoce, quelle que soit sa forme, présente des caractères spéciaux qui le différencient nettement des autres états démentiels. Le premier de ces caractères est d'être primitif, c'est-à-dire qu'il entre le premier en scène et précède pour un observateur attentif toutes les autres manifestations de la maladie. En second lieu, cet affaiblissement est global, car il se montre d'emblée, diffus et généralisé aux trois grandes facultés psychiques: sensibilité, intelligence et volonté; mais—et c'est là ce qui lui confère une véritable spécificité—il est électif, parce que tout en intéressant l'ensemble des processus psychiques, il ne les atteint ni de la même manière ni au même degré. Le déficit intellectuel des déments précoces en effet, au début de l'affection, se manifeste d'abord dans la sphère des sentiments affectifs et moraux, et ne s'étend que plus tardivement à celle de l'activité volontaire et à celle des facultés intellectuelles proprement dites, pour devenir total, lorsque par les progrès de la maladie toutes les facultés sont anéanties.» Ainsi, affaiblissement global d'emblée et, en premier lieu cependant, des sentiments affectifs.

Voici, nous le répétons, une affirmation tout-à-fait nouvelle. Il existerait un groupe de vésaniques, dont les catatoniques font partie, où un affaiblissement des facultés serait le premier de tous les désordres, antérieur à tout accès maniaque, à toute idée délirante.

Quand on apporte dans la science un fait nouveau de cette importance, il semble qu'on devrait avoir à tâche de l'étayer de preuves solides. Continuons de lire: «Après quelques modifications du caractère, nous dit-on, variabilité de l'humeur, instabilité, tendance à la rêverie et à l'isolement, irritabilité, les sentiments affectifs et moraux s'émoussent jusqu'à disparaître. L'apathie, l'indifférence émotionnelle, qui s'étend à tout et à tous, qui se traduit par l'absence de joie ou de tristesse, de désir et de crainte, la disparition des sentiments de famille, l'incuriosité, le manque absolu des malades qui ne réclament jamais leur sortie, ne formulent jamais aucune plainte, aucune réclamation, relèvent trop manifestement d'un engourdissement de la sensibilité morale pour qu'on y insiste.» Nous n'insisterons pas non plus sur cet emploi en dernier lieu du mot engourdissement, qui vient ici troubler l'esprit: les facultés affectives ne seraient-elles donc qu'endormies, mais persistantes cependant?

Il semble là que l'évidence des faits ait emporté la théorie.

La jeune Louise dont nous avons déjà parlé travaillait comme blanchisseuse, avant de tomber malade; on nous signale en effet un peu d'énervement et de distraction, mais elle explique ces prodromes, disant qu'elle s'ennuyait chez sa mère, regrettait surtout de gagner moins que lorsqu'elle allait à l'atelier comme elle avait dû cesser de le faire, malgré ses préférences, ce travail étant trop pénible. Tout au début de son affection, elle avait eu une sorte de crise convulsive, sans perte de connaissance, mais avec la sensation qu'elle allait mourir. «Au revoir, papa, au revoir, maman!» Effrayée, quelques jours plus tard elle ne croit pas être seule à courir un danger; on va également arrêter ses parents. Quand elle est plus stupide, elle ébauche encore sur ses lettres, «chère sœur», mais termine, il est vrai, par des fragments de phrases répétés toujours les mêmes; elle ne s'inquiète pas de sa famille, n'en réclame pas de nouvelles, n'écrit que si l'on insiste, et ne s'occupe pas si sa lettre reste inachevée ou ne part pas; elle répond sur question que les visites lui font plaisir, elle veut bien sortir, mais se trouve bien aussi là où elle est... Ainsi nous voyons combien au début ses idées vont à ses parents; nous avons indiqué par la suite comment son délire hallucinatoire occupait toute sa pensée.

Voyez encore Mme B.; elle écrit aussi une lettre peu suivie, mais où cependant personne de sa famille n'est oublié, elle parle de ses frères et de leur dévouement pour elle dans les termes les plus affectueux, elle exprime le regret des dépenses que sa maladie, dont elle a quelque conscience, a pu leur occasionner, et son désir de les en dédommager, dès qu'elle sera en état de le faire. Aux visites de sa belle-sœur toutefois, elle ne sort pas de son mutisme et un jour qu'on lui apporte une lettre de son fils âgé de 12 ans, elle ne la regarde d'abord même pas, elle la lit, il est vrai, quand elle est seule, mais beaucoup plus tard. Nous voyons bien manquer les manifestations affectives dans des circonstances où à l'état normal elles auraient dû se produire, mais nous avons indiqué aussi quel état mental particulier de contrainte était celui de cette malade, au milieu de quelles idées délirantes pénibles les circonstances précédentes se présentaient.

Ici encore tantôt le délire agit directement pour empêcher les manifestations qui pourraient avoir tendance à se produire; tantôt son intensité les masque ou ne les laisse se montrer que fugitivement.

Léo... entre à l'admisson en Février 1900. La maladie remonte déjà à 18 mois. Sans relations sexuelles jusqu'à 23 ans, il a alors un rapport à la suite duquel il craint d'être syphilitique; une consultation chez un spécialiste ne peut le rassurer, il s'attriste, il prétend bientôt que tout le monde connaît sa maladie, il devient de plus en plus la proie d'idées hypochondriaques et de persécution avec hallucinations pénibles, sensations maladives multiples, dépression profonde. Il présente maintenant au complet le syndrome catatonique: mutisme, refus d'aliments, raideur générale qui s'exagère à toute tentative pour la rompre, sialorrhée, gâtisme, bizarreries, de la marche par exemple, qui s'opère en levant presque les genoux à la hauteur du visage, quelques stéréotypies, œdème et cyanose des extrémités.

Eh bien, il écrit le 17 Avril, spontanément, ce qui suit:

«Ma chère mère,

«Je suis heureux de pouvoir t'écrire un instant; écoute-moi donc. Je n'ai pas toujours eu confiance en toi parce que des gens autour de moi me faisaient la guerre et j'ai dû te faire pleurer. Est-tu heureuse maintenant et que fais-tu? A quoi passes-tu tes journées? Et ma sœur Alice qu'est-elle devenue? Et Philippe, et Maxime qui était si gentil et si taquin? J'aimais bien mes frères et sœurs dans le temps, mais depuis si longtemps que je suis endormi et engourdi il a dû se passer bien des choses; que sont-ils devenus? ont-ils souffert? J'aurais pensé quelquefois à eux si je n'avais été tourmenté... Tout serait à recommencer depuis 1 an ½ que je saurais me défendre...»

Peut-on dire ici, dans ces conditions, que les sentiments affectifs du malade sont atteints d'une façon indépendante des troubles délirants?

La malade Madeleine D..., âgée de 23 ans, entre à l'admission en Juillet. Elle vient déjà d'un autre asile où elle est internée depuis Janvier, elle allaitait sa fille, lorsqu'elle a été prise d'une agitation violente avec idées de persécution. Une phase dépressive a rapidement succédé avec mutisme et refus d'aliments. Actuellement la malade ne répond pas aux questions, se refuse à l'exament, tient les propos les plus incohérents, fait usage de néologismes, mais elle est encore manifestement hallucinée et persécutée.

Son mari entre; immédiatement sa physionomie change, elle rougit de plaisir, l'embrasse affectueusement, lui caresse la tête avec effusion; on lui présente sa fille, elle lui sourit doucement, elle la prend dans ses bras avec mille précautions, elle a soin de déplacer de son corsage les épingles qui risqueraient la blesser.

Sans doute après cette scène émotionnante d'intensité, le délire a repris vite et le verbiage et le négativisme — mais comme le délire alcoolique reprend après une réponse juste à une excitation forte, parce qu'il existe une activité morbide qui n'a été que suspendue; mais l'affaiblissement des fonctions affectives n'est qu'apparent et non réel.

Il en est de même de l'affaiblissement des facultés intellectuelles. Les résultats d'épreuves de mémoire, d'attention, ne valent que pour des sujets qui s'y prêtent, qui peuvent y appliquer leur bonne volonté, qui ne sont pas absorbés par le sentiment de leur impuissance, ou distraits par des hallucinations qui les troublent à chaque minute. Combien plus vaut pour la mémoire cette remarque que ces malades se souviennent par la suite de nombre d'incidents qui se sont passés autour d'eux. N'en sont surpris que les auteurs qui veulent à tout prix voir de l'affaiblissement là où il n'en existe point. L'attention non plus n'est pas diminuée, mais seulement pervertie; que voulez-vous que fasse attention à nos tests sans intérêt pour lui un malheureux qui se croit peut-être damné!

Dira-t-on cependant, s'il existe des phénomènes délirants à l'origine de manifestations catatoniques, que ces phénomènes délirants sont fonction du même automatisme cérébral que les impulsions proprement dites. Soit. Mais ce fonctionnement automatique indique-t-il un affaiblissement des facultés intellectuelles? Il semble bien que ce soit l'opinion qu'on exprime quand on donne du négativisme et de la suggestibilité cette explication commune que le pouvoir directeur des orientations habituelles est supprimé. Mais outre que c'est une explication bien générale de faits particuliers, nous ne voyons pas comment elle peut caractériser une forme spéciale de folie; il y a alors affaiblissement au même titre à l'occasion de l'alcoolisme, affaiblissement encore dans la folie maniaque dépressive, car les orientations préalables sont aussi bien impuissantes à se faire sentir, à diriger dans un cas la pensée sur d'autres objects que le délire hallucinatoire, à accélérer dans l'autre ou ralentir son cours. Voilà donc un affaiblissement qui sert de base commune à tout délire quelqu'il soit et l'on voudrait maintenant qu'il commande certains troubles bien spéciaux. Ce serait au reste abuser du mot affaiblissement. Celui-ci ne saurait s'appliquer qu'à des phénomènes de déficit, non de perversion. Le déséquilibre, la suprématie de l'imagerie, ne peuvent trouver en lui leur complète raison d'être. Qu'on veuille bien seulement comparer encore à ce qui précède l'affaiblissement de la paralysie générale. Nous voyons bien tous les troubles catatoniques coexister chez certains malades, mais l'union qu'on veut établir entre eux n'est pas la véritable.

IV

Les manifestations catatoniques, ont-elles cependant une signification pronostique?

Quelle que soit l'origine des phénomènes musculaires précédents, ont-ils cependant une signification pour l'évolution totale des processus morbides?

Sans doute, puisque l'examen des faits nous a amenés à conclure qu'il s'agissait tantôt de phénomènes réactionnels, tantôt de phénomènes automatiques proprement dits, il semble déjà, de ce fait, qu'elles ne pourraient avoir qu'une valeur d'emprunt, et subordonnée à celles des troubles dont elles dépendent. L'importance pronostique des manifestations catatoniques est peut-être partout le principal argument qu'invoquent certains partisans de la démence précoce pour justifier l'isolement de cette affection; tout au moins le mettent-ils sur le même rang que l'affaiblissement des facultés dont nous avons parlé tout à l'heure. Démence et pronostic sombre ne peuvent d'ailleurs que marcher de pair. Voyons donc encore pour cette question d'évolution ce qu'on nous dit et ce que nous apprennent les faits.

Il existe sur ce point entre Kahlbaum et Kraepelin une opposition trop flagrante pour ne pas être signalée; pour Kahlbaum le pronostic de la catatonie est assez favorable; c'est une affection curable et qui, guérie, ne récidive pas. Pour Kraepelin, la catatonie, forme spéciale de la démence précoce, n'est au contraire pas moins caractérisée par sa symptomatologie que par son aboutissement en une certaine faiblesse d'esprit.

Dans 59 % des cas, dit Kraepelin, la catatonie aboutit à une démence très accentuée; dans 27 % des cas l'affaiblissement des facultés est moindre, mais la démarcation est difficile entre les deux groupes précédents; enfin dans 13 % des cas seulement il existe telles rémissions qu'on a tendance à considérer comme guéries les malades qui les présentent...

La faiblesse d'esprit à laquelle selon Kraepelin aboutit la catatonie est un peu particulière. Le malade a perdu son activité intellectuelle, il est devenu indifférent, il peut encore comprendre des choses simples, continuer à donner de temps à autre quelque preuve de ses connaissances antérieures, mais il n'a plus d'idée à rien, ne témoigne pas d'activité personnelle, joue comme un enfant, il ne s'occupe ni de son entourage ni de son avenir, sommeille sans désir et sans volonté...

Mais on voudra bien remarquer surtout qu'au fur et à mesure que la démence s'accuse les phénomènes catatoniques s'atténuent.

« L'agitation s'apaise, écrit Kraepelin; la dure raideur de la stupeur cesse... » Nous avions vu cependant qu'ils seraient soidisant fonctions de l'affaiblissement intellectuel.

Signalons d'autre part une disparition parallèle des troubles délirants, lesquels, dit encore Kraepelin, « entrent en régression ».

Et sans doute persistent encore, même dans l'affaiblissement intellectuel, de l'obstination, des poses particulières, des actes étranges, des alternatives de mutisme et de loquacité comme cabalistique...; mais aussi bien persistent également des restes mal liés d'idées délirantes. Enfin, des rires subits, des gestes, des actions, vestiges de l'automatisme d'antan.

Y-a-t-il cependant pour la catatonie une marche cyclique déterminée, par laquelle elle s'achemine à cette terminaison démentielle que nous venons de résumer, et cette issue est-elle fatale?

Nous n'exposerons pas de nouveau ici ni ne discuterons les 4 stades admis par Kahlbaum. Leur réalisation a paru trop exceptionnelle pour être encore défendue aujourd'hui dans leur intégralité première.

Nous ne trouvons pas de donnée bien précise sur l'évolution de la maladie. Même englobée comme elle est à présent, dans cette entité plus large qu'est la démence précoce, les documents sont peu nombreux qui nous renseignent sur la place qu'elle y occupe. Y conserve-t-elle malgré tout une certaine autonomie ou n'est-elle elle-même qu'une phase évolutive de la maladie générale?

J'indiquerai seulement à ce sujet l'observation de Hecker

déjà citée par Clauss. Il s'agit d'un malade catatonique à son premier internement, hébéphrénique par la suite et qui finit paranoïaque. La catatonie ne représente qu'un état passager dans une évolution des plus irrégulières et dont l'irrégularité ne paraît pas ici avoir été prévue. On est loin de cette connaissance que l'enthousiasme d'Hecker nous présentait comme si précise qu'on eût pu dire par avance tous les détails de la maladie.

La démence précoce restant pendant toute sa durée de forme catatonique, pouvons-nous compter dans ces circonstances tout au moins sur une régularité plus grande?

Nous avons dit d'après Kraepelin quelles étaient les particularités de la démence terminale, mais que de variétés dans les alternatives d'excitation et de dépression au travers desquelles la maladie se poursuit; dans le temps au bout duquel la démence est définitive; dans le degré de l'affaiblissement qu'elle comporte. Parfois la stupeur a persisté seule des années, parfois les désordres n'ont présenté aucune interruption; parfois le développement par accès distincts est tel qu'on dirait d'une folie intermittente atypique; ou bien la démence s'établit en quelques mois, ou bien c'est après des années seulement; tantôt elle est complète, tantôt certaines occupations simples restent accessibles au malade, tantôt enfin il peut reprendre sa vie antérieure. Rémissions, nous dit-on, et qui peuvent durer combien? jusqu'à 20 ans; et qui peuvent s'observer après quelle durée de la catatonie? même après 9 et 8 années. Voilà cependant la maladie dont on nous donne le pronostic comme particulièrement précis. Y a-t-il donc au moins dans les symptômes catatoniques présentés par les malades des éléments qui nous permettent de deviner si nous devons ou non continuer à espérer une rémission; quand elle va surgir; quelle sera sa durée; jusqu'à quel point elle se fera sentir?

Est-ce que notamment l'intensité des signes catatoniques peut nous renseigner à ce sujet? «Quelques malades, écrivait déjà Pinel, après être restés plusieurs mois ou même des années entières dans un idiotisme absolu, tombent dans une sorte d'accès de manie qui dure 20 ou 30 jours et auquel succède le rétablissement de la raison.»

La malade Louise a guéri; voilà 4 années qu'elle a repris son existence; aucun reliquat n'est appréciable malgré le diagnostic de démence précoce qui avait été porté chez elle par un de nos collègues sur ses manifestations catatoniques et le pronostic pessimiste dont il avait prévenu la famille; mais elle n'avait présenté qu'un négativisme atténué. La malade B. a guéri également, elle avait eu pourtant une stupeur catatonique profonde et prolongée. Voyez enfin l'observation suivante:

All... présente à son entrée une agitation intense; c'est un garçon de 17 ans assez chétif d'apparence, il paraît effrayé, inquiet, est toujours en mouvement; il ne répond pas aux questions. Quelques jours plus tard, dans une accalmie, on peut obtenir de lui quelques renseignements sur sa vie antérieure et ses troubles actuels: il a vu, dit-il, des individus qui voulaient lui donner des coups de couteau, il prétend même en avoir reçu, il entend parler d'anarchistes. Le lendemain les détails sont encore plus abondants, «quand je suis arrivé, je rêvais, dit-il, que mon petit frère était mort; j'entendais toujours crier et je croyais que c'était contre moi, qu'on allait me tuer.» Il nous apprend en outre qu'il aurait eu des ennuis dans le métier de tissage où il travaillait, qu'on lui donnait trop d'ouvrage, que les autres ouvriers trouvaient toujours qu'il ne les aidait pas assez. Il a fait aussi quelques excès de boisson. Enfin à la maison il arrivait qu'on ne mangeât pas tous les jours.

Il paraissait donc mieux, quand subitement l'agitation reprend: loquacité incohérente, mouvements désordonnés; il se lève, défait les lits voisins, fait ses besoins dans la salle, ne dort pas. Les jours suivants, l'agitation persiste. Sans cesse, il téléphone, portant les mains à ses oreilles, comme pour y maintenir les récepteurs, n'arrêtant point de répéter les mêmes appels. Deux autres mimiques extrêmement actives paraissent alors constituer presque toute son agitation motrice; il se gratte la tête, tire la langue, gonfle ses joues, tandis que de sa main droite il paraît nouer de petits objets; et c'est tout. Le monde extérieur n'existe plus pour lui. Les figures cependant provoquent une expression immédiatement violente du visage. Mais qu'on lui montre un sou, une montre, en s'efforçant de les lui faire nommer, il ne paraît pas les voir et son besoin de téléphoner continuant, il se cogne contre ces objets en tournant brusquement la tête. Parfois des grossièretés. Puis le voilà debout sur son lit, gesticulant et répétant à tue-tête: «... Allo, c'est moi le seul dompteur? Allo, voilà, domptez le soleil. Me voilà le seul traverseur du soleil, le seul dompteur... Allo, le seul dompteur, le voilà... Voilà le seul traverseur, le seul dompteur... Je suis en plein désert...» Ces scènes se poursuivent presque sans changement; grimaces et contorsions, alternatives de rires et de larmes, quelques écorchures du fait de l'agitation. Ainsi jusqu'à la fin du mois.

Brusquement, le 6 Septembre, on le trouve pelotonné sous ses draps, tête comprise; mutisme absolu. Gâtisme. Il n'avale plus sa salive; il la laisse s'écouler de ses lèvres quand on le prie de tirer la langue. Assis de force sur son lit, il garde les yeux clos, ne répond pas quand on lui parle, immobile sauf quelques gestes lents et pénibles faits avec les doigts, quelques grimaces de la face par intervalles, quelques éclats de rire comme un peu contenus. Même état encore le 15 Octobre! Aucune réaction à la piqûre, ni du visage, ni du corps, par approche brusque du poing, clignement seulement des paupières sans recul de la tête ni la moindre expression de frayeur; immobilité complète, les yeux ouverts et fixes, ne regardant rien, les pupilles larges; les doigts sont en crochet. Docilité très relative; quelques marques d'irritabilité quand on lui offre des aliments, car son premier geste est pour repousser l'assiette. Au point de vue organique 20 mouvements respiratoires par minute, 76 pulsations; desquamation furfuracée de la peau, vergetures aux genoux; odeur forte et de l'haleine et du corps...

Après 2 mois ½ de cette stupeur, réveil brusque le 19 Novembre; «On se fout de moi», et nouvelle période d'agitation maniaque, phrases faites quelque fois à l'occasion des mots qu'il entend, écholalie, cris gutturaux.

Le 11 Décembre cette agitation tombe et pendant 2 jours il paraît à peu près normal, sauf quelque confusion dans les idées et un souvenir incomplet de sa période délirante.

Le 15, il retombait dans la stupeur; immobilité, sauf quelques sourires vides de temps à autre, salivation, onanisme et bientôt eschares légers aux points d'appui du corps sur le lit. Il passe ainsi tout Janvier. Le 29 Février on le trouve de nouveau mieux, il peut écrire son nom, compter un peu, se croit à l'asile depuis 3 mois, se rappelle avoir rêvé, chanté, parlé sans cesse, avoir eu peur. Dès les premiers jours de Mars, l'agitation recommence presque semblable à celle des accès précédents: «Ils rigolent tous, ils se foutent de moi... Ils disent, il a bavé, il a bavé, il a bavé...» Les paroles sont incohérentes, les mêmes mots reviennent sans cesse. Le monde extérieur est de nouveau fermé...

Il y avait donc eu là un tableau catatonique complet et persistant. Les symptômes: négativisme, suggestibilité, stéréotypies, avaient été très accentués. Eh bien, ce malade a pu quelques mois plus tard sortir de l'asile et reprendre au dehors son métier. Il vivait encore régulièrement l'année suivante. C'est un garçon qui n'a pas d'autre ressource que son travail. Cette existence au dehors indique donc bien qu'il était capable d'exercer son métier dans les conditions habituelles.

Nous trouvons d'ailleurs signalée dans Kraepelin cette impossibilité de pouvoir prédire l'avenir d'un malade déterminé. Le pronostic qui nous est donné n'a qu'une valeur de groupe, mais ne vaut pas pour tel ou tel cas particulier.

«Il ne m'a pas été jusqu'ici possible, dit Kraepelin, de trouver des signes précis d'après lesquels on puisse tirer conclusion sur l'issue probable d'un cas isolé.» Il essaie cependant d'indiquer sur quoi l'on pourrait baser une présomption d'incurabilité et voici comment il lui semble qu'on pourrait se guider : la brusquerie du début peut entrer en ligne de compte pour un pronostic favorable; mais la probabilité d'une amélioration notable deviendra surtout d'autant plus faible que l'indifférence affective sera plus certaine, indépendamment de tout symptôme de négativisme, comme aussi bien l'indifférence du malade aux objections qu'on peut faire à son délire; seront enfin un élément d'appréciation les stéréotypies longtemps maintenues sans variation.

Il faut, il me semble, se reporter à la méthode d'analyse par laquelle Kraepelin est parvenu à isoler la démence précoce pour la comprendre pleinement. Il l'explique dans son introduction à la seconde partie de son traité de psychiatrie : c'est la persistance de certains troubles dans les états terminaux des maladies qui permet, dit-il, de leur attribuer une valeur caractéristique. Il en est pour les vésanies comme pour les autres lésions en foyer du système nerveux : certains symptômes sont fonction de l'irritation immédiate; ceux-là seuls qui demeurent après l'apaisement du premier orage sont en rapport étroit avec la lésion produite. Eh bien, on rencontre chez certains vésaniques en voie de chronicité et d'affaiblissement des facultés mentales, négativisme, stéréotypies, etc., tels devaient donc être les caractères essentiels pathognomoniques de l'espèce morbide, et qu'il s'agissait à présent de reconnaître et de dépister dès les premières phases de la maladie pour en prévoir le cours ultérieur.

Or, étudiés chez ces malades chroniques, chez ces déments catatoniques (car ici l'emploi du mot dément est légitime) les phénomènes catatoniques répondent en effet strictement à la définition qui nous en est donnée : le négativisme est l'opposition sans raison à toute action extérieure, la stéréotypie est la tendance impulsive à la répétition sans but des mêmes phénomènes volontaires. Mais c'est qu'aussi bien il ne s'agit plus là que du reliquat d'une affection ancienne non moins atteinte elle-même à cette période que les facultés intellectuelles du malade, Serbski déjà l'avait fait remarquer.

Et dès lors, il semble en effet que les manifestations de négativisme, que les stéréotypies peuvent prendre une importance pronostique, mais c'est seulement à la faveur d'une confusion. C'est d'abord que leur signification a changé, ils ne représentent plus des réactions à des troubles délirants en activité, mais des réactions d'habitudes, qui ont effectivement perdu contact avec l'hallucination ou l'idée qui avait provoqué leur création, comme le jeu d'un tir se poursuit après disparition de son excitation causale.

Et même encore dans ce cas il serait excessif de conclure de l'existence d'un phénomène de ce genre à un affaiblissement intellectuel et à l'impossibilité de sa disparition.

N'y a-t-il pas beaucoup de personnes qui présentent des phénomènes d'imitation analogues à ceux des catatoniques et qui empruntent, et aussi involontairement, à leur voisins leur manière, soit de marcher ou d'écrire? Le « n'est-ce pas » qui coupe tous les quelques mots les discours de certaines personnes n'est-il pas une stéréotypie au même titre que celle qu'on observe chez les déments catatoniques? Un professeur de l'Université ne pouvait pas ne pas prononcer dans ses conférences — et il ne s'apercevait même point qu'il le faisait —certains mots sans rapport aucun avec ses paroles. Combien sommes-nous enfin qui avons dans notre pensée sur tels ou tels sujets notre opinion toute formulée et qui sort d'un bout à l'autre comme un ruban télégraphique qu'on déroulerait, dès qu'on a déclanché le mécanisme tout organisé.

Aussi bien chez les déments catatoniques n'est-ce même pas encore l'existence des manifestations catatoniques, même les plus pures, qui assure le pronostic et l'incurabilité, mais seulement la présence des signes habituels de l'affaiblissement des facultés intellectuelles: affaiblissement des sentiments affectifs, affaiblissement de la mémoire.... indépendamment de tout autre désordre mental qui puisse gêner ou suspendre le fonctionnement normal.

Les sensations ne sont pas une fonction de l'esprit. Elles sont les éléments sur lesquels il travaille. Quand elles sont modifiées, quand les sensations courantes sont altérées, quand il s'en ajoute d'autres, de nombre, de qualité et d'intensité variables, les résultats de l'activité spirituelle sont eux-mêmes modifiés, mais il ne s'en suit pas que les fonctions propres de l'esprit soient atteintes. Imaginez dans ces conditions anormales un individu quelconque, sa manière d'agir ne pourra pas être différente.

Ainsi pendant toute la période active de la maladie, la constatation de phénomènes catatoniques n'a pas d'autre importance pronostique qu'en aurait une statistique générale sur la terminaison des états mélancoliques ou maniaques hallucinatoires; quand les phénomènes catatoniques persistent sans pathogénie psychique immédiatement appréciable, c'est ce dernier fait, et plus encore l'existence de l'affaiblissement intellectuel concomitant et cela seul, qui leur donne quelque valeur.

Nous ne sommes plus étonnés d'observer des rémissions et même des guérisons consécutives au développement d'accidents catatoniques frappants par leur intensité. Mais nous ne pouvons attendre ces rémissions et ces guérisons qu'autant que le délire est assez actif pour expliquer l'absence de toute autre manifestation, ou que le jeu normal des facultés mentales peut être observé dans les éclaircies, si courtes soient-elles, qui peuvent survenir.

V

Il nous reste à présent à dire quels sont les malades ainsi groupés sous le nom de catatoniques.

On ne sera pas surpris, les manifestations catatoniques étant, comme nous l'avons montré, de mécanismes multiples, de les rencontrer au cours des affections mentales les plus variées. Westphal l'avait déjà indiqué. Posini et Madia ont repris cette thèse récemment, aussi bien n'y a-t-il pas beaucoup de désaccord sur ce point.

Kraepelin et presque tous les aliénistes reconnaissent que les éléments du syndrome catatonique, et notamment le négativisme, peuvent se manifester au cours de la paralysie générale. Le syndrome catatonique peut même y exister tellement complet que l'impression première est d'une démence catatonique; nous l'avons observé réalisé de telle manière qu'il eut été bien difficile de se prononcer entre les deux affections, si les anamnestiques n'avaient révélé les fautes de mémoire et de conduite pathognomoniques d'un affaiblissement intellectuel véritable, et si l'embarras de la parole, les très rares fois où le malade rompait son mutisme, n'avaient enfin enlevé le dernier doute.

Mais la constatation des deux signes cardinaux de la paraly-

sie générale, de son affaiblissement global si spécial et de ses
troubles d'articulation, présente une telle valeur que l'existence
ou non d'un syndrome catatonique à côté d'eux passe ici au second plan.

MM. Séglas et Chaslin ont mentionné également des cas
de stupeur post-épileptique avec attitudes cataleptiques prolon-
gées, qui auraient pu au premier abord être pris pour des cas de
stupeur catatonique. La connaissance de l'histoire de la maladie
et une observation même relativement courte n'auraient pas permis de persister dans l'erreur.

La fréquence d'accidents catatoniques chez les hystériques
est moins surprenante encore. Il semble que Kahlbaum en ait
fait confusion quand il fait rentrer dans sa catatonie les épidémies de mystiques convulsionnaires et extatiques. Kraepelin estime
que la ressemblance peut être assez frappante pour rendre longtemps impossible le diagnostic entre hystérie et catatonie. Le peu
de précision avec lequel sont rapportés la plupart des accidents convulsifs qui existeraient au début de la catatonie la plus
franche (manque de précision qui tient à ce qu'il s'agit le plus
souvent d'accidents antérieurs à l'internement et de renseignements d'un entourage ignorant) ne laisse pas toujours déterminer le caractère de ces crises. Il semble cependant que chez
nombre de catatoniques s'ajoutent tout au moins des manifestations hystériques selon ces coexistences sur lesquelles Magnan a
si fréquemment attiré l'attention.

Mais en ce qui concerne les vésaniques, la catatonie prend
aussitôt pour ses défenseurs une importance capitale. « La noso-
graphie actuelle de la démence précoce n'a pu être constituée
qu'à la faveur d'un démembrement des anciennes vésanies. »
Nous nous trouvons en présence de la classification suivante de
ces dernières : la manie et la mélancolie simples ont été abandonnées ; la manie simple a été rapportée à la folie maniaque dépressive, qui a englobé également quelques cas de mélancolie. Le
délire à évolution systématique a été englobé dans la forme paranoïde de la démence précoce. Il est hors de notre sujet de parler
du délire à évolution systématique. Nous n'avons pas non plus
à discuter ici si l'abandon de la manie et de la mélancolie sous
leur forme simple, et leur réunion constante à la folie intermittente sont justifiés. Mais il convient d'indiquer comment se fait
le départ entre les cas de folie maniaque dépressive et ceux qui
sont rapportés à la démence précoce ; nous voyons ici les phéno-

mènes catatoniques devenir des éléments de diagnostic qui font
considérer tel ou tel cas comme un état maniaque ou dépressif de
la folie intermittente, à pronostic toujours favorable, ou, à l'inverse, comme un accès à pronostic grave de démence précoce. Il
se manifeste là une tendance à attribuer plus de valeur à certains
tableaux cliniques qu'à l'évolution d'ensemble de la maladie.

Il est de fait que les accès de la folie intermittente sont fréquemment de dépression mélancolique, de torpeur physique et
morale, et d'exaltation maniaque sans troubles sensoriels ni idées
délirantes qui viennent compliquer la scène. Cette règle générale n'est pourtant pas sans exception; il est aussi des cas, où
les accès de la folie intermittente déroulent le tableau de la catatonie. Ritti en a cité des exemples; nous pourrions en donner des
observations ... Mais aussi bien voyons-nous Kraepelin hésiter
s'il doit ranger dans l'une ou l'autre affection tels cas, connus
aussi sous le nom de catatonie interrompue, et dont l'évolution
habituelle est celle de la folie intermittente avec démence ultérieure à la suite de nombreux accès.

Nous voyons d'autre part des malades considérés à un premier accès de manie comme des maniaques dépressifs, guéris, mais
pour revenir ensuite à l'asile, déments catatoniques typiques.
Kraepelin a rapporté une observation de ce genre concernant un
jeune homme de 24 ans: atteint d'abord de mélancolie, il présentait 3 ans plus tard une période d'excitation, puis de nouveau
une phase dépressive; il fut inscrit comme circulaire; l'année
après ... comme dément précoce. L'âge peu élevé, qui nous
est donné comme celui auquel la folie maniaque dépressive aurait coutume de faire sa première apparition, nous donne d'autre
part à penser qu'il doit s'agir souvent de faits de ce genre, non
de véritables cas de folie intermittente, mais d'accès maniaques
ou dépressifs attribués à tort à cette affection sur l'absence de
phénomènes catatoniques.

Nous comprendrions de même les accidents rapportés par
Clauss comme ayant existé chez deux frères (p. 77, 79 de son
rapp.).

Y a-t-il au reste des différences si tranchées entre la stupeur
et l'agitation catatoniques, la dépression et la manie de la folie
maniaque dépressive? Nous avons insisté surtout sur les caractères spéciaux des états catatoniques, mais il nous semble qu'on
agit ainsi aux dépens des points de ressemblance qui les rapprochent malgré tout des états maniaques dépressifs. Ce n'est pas

d'ailleurs la première fois qu'on insiste sur la difficulté du diagnostic, tout entier fait de nuances … et de théories qui se confondent d'un auteur à l'autre. L'inertie, l'affaissement, la lenteur
de la marche, et d'une manière générale de tous les mouvements
volontaires comme s'ils coûtaient un effort pénible, appartiennent
autant à la catatonie qu'à la dépression simple. On a sans doute
(Deroubaix entre autres) signalé quelques petits signes qui
seraient caractéristiques: quand on essaie de faire énoncer des
chiffres à un stupide de la folie maniaque dépressive, il le fait
après insistance et lentement; un catatonique céderait au contraire tout d'un coup et prononcerait alors toute la série comme d'une manière explosive; il y a, dans un cas, retard seulement; dans l'autre, le barrage habituel qui arrête les réactions normales se trouverait soudain levé ou vaincu. Mais il y a
des catatoniques chez qui la réponse se produit comme on vient
de nous dire chez les maniaques dépressifs. Mlle Héa. écrivait
aussi avec une lenteur extrême ce qu'on lui dictait … N'était-elle
pas une catatonique ? Mais comment avait-elle alors, debout, et
a-t-elle conservé des mois cette attitude mi-fléchie des genoux, du
tronc, du cou, qui témoigne selon Richer d'une contraction continuelle, d'une tension permanente des muscles de tout le
corps ? … Lenteur, engourdissement, sorte de parésie …, nous
dit-on en parlant de la dépression de la folie maniaque dépressive; Séglas, Masselon ne parlent pas en d'autres termes de l'état
d'esprit des stupides catatoniques. C'est qu'aussi bien tout cela
est hypothèse.

L'agitation catatonique n'a pas non plus les caractères d'une
manie franche. Mais c'est bien plutôt, nous semble-t-il, par ce qui
s'y ajoute. Les poses théâtrales sont-elles si spéciales à l'agitation
catatonique? Thomsen résume ainsi les caractères différentiels:
le maniaque aperçoit tout et vivement; le catatonique ne se soucie
pas de ce qui l'entoure; le catatonique est d'une humeur niaise
ou puérile, le maniaque d'une humeur gaie ou irascible. C'est toujours et jamais exact. L'agitation du catatonique, en même temps
qu'elle peut nous paraître sans but, va se manifester comme ayant
rapport à ce qui se passe au dehors, et la malignité peut y trouver
sa place; on fait descendre un catatonique de sa chambre, il aperçoit un pot à colle sur une marche de l'escalier, il y donne un coup
de pied de côté qui le renverse avec fracas et il rit de son tour.
De même l'écholalie a souvent un ton moqueur. Déterminer quelle
est la proportion dans une dépression ou une manie de tous ces

éléments très légèrement différents est une tâche bien aléatoire.

Tous les états mélancoliques ou maniaques atypiques avaient aussi bien été dégagés déjà des folies simples et rattachés à la dégénérescence… Il n'est pas malaisé de voir que c'est à ces derniers que s'appliquent les notions précédentes. Ils ont été décrits avec ces caractères que nous retrouvons précisément aujourd'hui dans la catatonie : mêmes états hallucinatoires et délirants, polymorphes et chaotiques ; même aspect comme superficiel des manifestations réactionnelles, comme s'il s'agissait de troubles intellectuels plutôt que de désordres atteignant l'intimité même du malade ; même allure emphatique générale des gestes et des déclamations ; même succession d'états d'exaltation et de dépression ; mêmes impulsions par une sorte d'indépendance de fonctionnement des différents centres ; même désagrégation psychique apparente ; même prédominance d'un fonctionnement comme automatique de certains processus mentaux ; même irrégularité extrême dans l'humeur des malades et l'apparition des troubles ; même danger et fréquence des rechutes, sous une forme ou une autre ; même possibilité toujours menaçante d'une terminaison démentielle…

Seulement ce n'étaient pas les phénomènes catatoniques qu'on nous indiquait alors comme devant être placés en première ligne.

Magnan insiste avant tout sur les caractères spéciaux d'évolution : l'éclosion rapide, la complexité d'emblée, la fixité ou la variabilité, mais dans tous les cas l'absence de tout enchaînement régulier entre les symptômes ; et il montrait en même temps que le lien de ces mélancolies et de ces manies, qui se succèdent irrégulièrement dans la vie de l'individu, que la raison du mélange fréquent des 3 formes de la démence précoce, des substitutions d'hébéphrénie en catatonie et réciproquement était le déséquilibre cérébral des malades dont nous avons eu déjà l'occasion d'indiquer des stigmates.

Ainsi que le dit Kraepelin, le début des premiers troubles peut être tellement antérieur à l'éclosion des accidents provocateurs de l'internement qu'on ne peut le préciser. Sander avait aussi signalé au sujet des malades qu'il décrit sous le terme de *Verrücktheit* héréditaire et qui rappellent les nôtres, qu'ils présentaient dès leur enfance les marques de réactions anormales. «Chaque fois, dit Clauss, qu'il m'a été possible de faire une enquête au sujet du début de la démence précoce, j'ai constaté qu'il fallait avancer le début réel. Quand on interroge la famille, on constate des bizarreries, des excentricités, des anomalies dans les actes ou les habitudes du malade, souvent de caractère catatonique et qui datent depuis bien longtemps.» On nous signale qu'après guérison persistent souvent des irrégularités, rires injustifiés, périodes de mutisme, etc., que la famille, elle, ne remarque pas; mais n'est-ce pas souvent aussi que ces singularités, notées par le médecin, ne sont pas en réalité des séquelles, mais existaient déjà antérieurement aux troubles qui ont motivé l'internement?

Certains malades présentent un niveau intellectuel faible qui témoigne de leurs lésions congénitales. Chez d'autres sans doute, certaines facilités font quelque temps illusion. Le développement des facultés mentales est encore bien trop imparfaitement connu pour que nous sachions déceler dès leurs premières marques un déficit encore peu appréciable. L'assimilation par exemple, et l'accumulation mémorielle quand elle n'est pas seulement verbale, sont deux choses bien différentes; le désaccord entre ces forces de réception et d'organisation ne sera cependant frappant que tardivement. Cela doit avoir lieu notamment dans les professions libérales, chez les institutrices par exemple, où les concours et le surmenage surchargent l'esprit de notions dont il est incapable de se rendre maître. Mais s'il existe de ce côté une hygiène, l'état du cerveau en peut seul dicter les limites.

De l'avis de tous les auteurs, à côté des causes que nous avons vu invoquer, et des antécédents personnels que nous venons de résumer, il existe enfin fréquemment des antécédents héréditaires névropathiques non douteux. Les enfants dont parle Morel, qui restent plongés pour un temps plus ou moins long dans un état d'hébétude avec exacerbations maniaques, mais dont l'intelligence paraît n'avoir «qu'une durée limitée», sont aussi les derniers termes d'une dégénérescence qui se poursuit entre plusieurs générations. Schüle dit également qu'il s'agit de constitutions invalides. Nombreux sont les catatoniques dont les frères ou les sœurs présentent des tares névro ou psychopathiques réelles, qu'elles permettent ou non la vie au dehors. Même les partisans d'une entité morbide spéciale admettent un pourcentage d'antécédents héréditaires qu'ils seraient bien impuissants à fournir, comme nous l'avons indiqué, pour toute autre cause précise.

Cependant «cette constatation signifie simplement, écrit-on, qu'une prédisposition est indispensable au développement de l'affection...» Retenons déjà cet aveu. «De notre enquête résulte au contraire la notion que la prédisposition héréditaire ou acquise a besoin d'être actionnée par des causes accidentelles...» Je ne crois pas que personne ait jamais nié le rôle de ces dernières. Mais il s'agit de s'entendre sur celui-ci.

L'eau qui vient mouiller une capsule contenant un mélange détonant et la fait exploser est un moindre facteur de l'explosion que la composition même du mélange et n'a pas plus de valeur qu'en aurait un coup de marteau. Quand la liqueur séminale ou les excitations qui naissent de la sphère génitale viennent par leur action sur les cellules cérébrales déterminer le développement d'une catatonie, c'est que ces cellules cérébrales présentaient antérieurement un chimisme ou une irritabilité constitutionnellement anormaux et grâce auxquels une émotion aurait pu provoquer exactement les mêmes conséquences. L'aptitude à délirer est la seule cause efficiente. Le terrain réalise l'aliénation sous sa forme propre et comme par une sorte d'activité spontanée du cerveau.

Nous en avons un exemple typique au cours d'une intoxication banale. Que l'intoxication alcoolique intervienne sur un de ces terrains névro et psychopathiques auxquels nous faisons allusion, alors sans doute l'intoxication alcoolique présente encore le plus souvent sa signature pathologique particulière : hallucinations mobiles, de caractère pénible, avec prédominance visuelle et nocturne ; et tremblement des mains. Mais coexistent souvent à côté des éléments d'agitation catatonique, éveillés sans doute par l'intoxication présente, mais fonction avant tout de la prédisposition apportée dès l'enfance. Et ces éléments surajoutés à l'alcoolisme n'ont plus le pronostic de l'hallucinose toxique, mais le leur propre.

Ainsi n'importe quelle cause occasionnelle, incident physiologique, émotion, infection banale, peut faire éclater l'accès, mais c'est que la raison dernière en est l'instabilité mentale. Et c'est elle aussi qui explique le caractère superficiel des manifestations, leur mobilité, leur plus ou moins grande généralisation.

Et pour nous enfin, c'est moins l'intensité des phénomènes délirants que le degré de résistance des fonctions intellectuelles proprement dites du malade qui peut répondre de l'avenir. Le pronostic est fonction davantage de l'individu que de la maladie. Sans doute il est telles conditions surajoutées qui peuvent compromettre celui-ci : Esquirol signalait déjà comme obstacle à la guérison les saignées trop abondantes ; l'inanition prolongée, surtout par ration alimentaire insuffisante, peut bien aussi jouer son rôle et perdre la situation avant même l'entrée à l'asile, comme nous le voyons également pour certains hystériques qu'on se résout trop tard à alimenter ; il se peut aussi que certaines infec-

tions aient quelquefois un effet funeste. La fièvre typhoïde ne
lèse-t-elle pas à l'occasion les cerveaux les plus valides?... Mais
cela même est loin d'être constant, et nous pourrions citer tel
accès maniaque à forme catatonique, aux poses théâtrales, emphatiques, et répétitions monotones de la même agitation qui
aboutit pourtant à la guérison à travers une fièvre typhoïde aggravée d'une rechute. Que dans une rémission des signes d'affaiblissement apparaissent, alors le pronostic s'assombrit. Mais qu'on
ne nous demande pas d'avance à quel moment précis cette imperfection constitutionnelle va manifester sa fragilité. Si quelque
signe nous permet de prévoir soit les rechutes soit l'imminence
de la démence, c'est dans les antécédents personnels et héréditaires du malade qu'il faut le rechercher, c'est dans l'intensité des
causes occasionnelles nécessaires au développement de l'affection. Mais rien ne peut suppléer à l'examen journalier. Et
n'est-ce pas là aussi bien une conduite de tous points conforme à
ce que nous observons en pathologie générale?

Nous nous refusons seulement à un pronostic de pourcentage, à dire ce malade ne guérira pas, quand il a encore 30 chances
pour cent de guérison? Ne savons-nous pas que tout accès
d'aliénation comporte de terribles aléas? N'est-il pas plus légitime
d'attendre pour nous prononcer définitivement que des signes suffisamment précis nous y autorisent?

N'y a-t-il pas enfin à cela quelque utilité pratique? Tant qu'ils
n'ont pas versé dans une complète démence, ces malades ne sont
pas, nous l'avons vu, les êtres sans pensée qu'on nous présente,
ils sont moins dénués de rapport avec le monde extérieur qu'ils
le semblent; des lueurs souvent viennent illuminer ces rêveurs,
lueurs qu'il faut attiser, si l'on ne veut risquer qu'elles ne s'éteignent aussitôt; il n'est pas rare de recevoir après guérison cet
aveu des malades qu'ils se sont raccrochés éperduement à quelque phrase qu'on leur aura dite, à quelque conversation qu'on
aura tenue avec eux, à cette suggestion constante de guérison et
d'optimisme qui est, ainsi que l'indique Dubois, de Berne, le principal élément de notre thérapeutique morale.

La description de la catatonie, faite d'un point de vue particulier, a accentué certains traits et notamment l'attitude contrainte,
résultat de la vie en partie double des malades impuissants à
accorder les impressions du dehors et celles de leur délire, elle a
mieux fixé les traits de certains états chroniques; mais elle a

donné, comme nous l'avons vu, trop d'importance à certaines manifestations extérieures, elle y attache une signification pronostique qu'elles ne comportent point, elle en donne une interprétation dont l'anatomie pathologique et l'étiologie ne fournissent aucune preuve, dont la clinique met en lumière le caractère erroné. Nous ne trouvons à côté de cela rien de plus que ce que Magnan et l'école de l'Admission avaient dégagé déjà de l'ensemble touffu des faits cliniques. Le nom des choses a changé, mais non celles-ci. Appliquant une méthode analogue qui consiste avant tout à envisager la marche totale d'une affection et non pas un fragment de celle-ci, il était difficile que Kraepelin et Magnan n'arrivent pas à des résultats presque identiques. Les divergences d'interprétation sont encore notables, comme nous l'avons vu. Jamais cependant les points de contact n'ont été aussi intimes entre deux classifications.

THÈMES — LA PARANOÏA LÉGITIME · SON ORIGINE ET NATURE

Par MM. AFRANIO PEIXOTO et JULIANO MOREIRA (Rio de Janeiro)

Certains mots nouveaux sont si bien conçus qu'ils jouissent d'un attrait tout particulier. Créés pour satisfaire un besoin de l'expression de la pensée, ils tombent tout aussitôt dans le domaine commun et, soit par suite de l'amour de la nouveauté ou de l'esprit d'opposition aux misonéistes impénitents qu'on trouve partout dressés bon gré mal gré contre toute innovation, ces mots font fortune et arrivent quelquefois en conséquence de la diffusion de leur emploi à ne répondre même plus au but pour lequel on les avait imaginés.

C'est ce qui est arrivé avec le mot *paranoïa*. Il n'a pas été destiné à un usage exclusif. Son origine classique en autorisait les applications les plus larges. L'attrait du nouveau le répandit rapidement, et le fait est qu'aujourd'hui ceux qui le prononcent ou l'écrivent en sont à ne pas se comprendre, comme l'avait prévu *Pelman*.

En effet, ce terme a autorisé les jugements les plus disparates. Des maladies différentes ont été désignées du même nom. Réciproquement des maladies identiques ont été dénommées diversement, suivant les vues personnelles de chaque auteur. Pour augmenter encore la confusion, une série de désignations qualificatives est venue préciser des espèces morbides qui ne sauraient rentrer dans le même genre. Tout a été décrit sous la même rubrique, depuis les états aigus et transitoires jusqu'aux idées fixes ou obsessions, depuis les conceptions raisonnées en système jusqu'aux démences avec idées résiduelles de grandeurs ou de persécutions, jusqu'aux états dans lesquels ces délires font entièrement défaut, et rien n'est plus fréquent que d'entendre parler de paranoïa aiguë, rudimentaire, persécutive, ambitieuse, religieuse, érotique, masturbative, périodique, et même indifférente.

D'autre part, toute une série de dénominations françaises, allemandes, italiennes, et anglaises, dont aucune n'a un sens limité, affichent des velléités de diagnostic entre espèces voisines, et achèvent ainsi la confusion.

Tout le mal est venu de ce que l'on a pris pour base d'appréciation psychiatrique les syndromes des persécutions et grandeurs et leurs diverses variantes de manière que, quels que soient les états mentaux où ils se montrent, le mot de *paranoïa* sert à les embrasser tous dans sa vaste compréhension, sans chercher quelle en est l'étiologie, quelle la symptomatologie, quels les caractères, quelles les idées ou les délires, sans s'inquiéter s'il y a ou non consistance, cohésion du raisonnement, si l'entendement demeure ou non lucide.

Les soi-disant cas de paranoïa aiguë sont pris parmi les délires toxiques, autotoxiques, et infectieux d'origine alcoolique ou saturnine, ou survenant à la suite du surmenage, d'une dyscrasie, de l'urémie, de la syphilis, de la malaria, etc.

La *paranoïa* rudimentaire n'est qu'un autre nom pour les obsessions et idées fixes, épisodes de la dégénérescence qui n'ont rien de commun avec les faits en discussion. La paranoïa secondaire est constituée à l'aide des affections très diverses au cours desquelles, sur un fond de démence, de sénilité, de surmenage, ou de dégénérescence, surgissent des conceptions délirantes absurdes et incohérentes.

Il n'est donc pas étonnant dès lors que l'on soit ainsi parvenu à signaler sa fréquence comme atteignant 80 % dans la population des hospices. Qu'on se rappelle qu'un psychiatre désigne ainsi les délires des hallucinés atteints de psychoses aiguës, les formes délirantes de la démence précoce, les délires avec exaltation ou dépression de la folie maniaque dépressive, les épisodes délirants de la dégénérescence, les délires de jalousie des alcooliques chroniques, le mysticisme érotique ou la mystification calomnieuse des hystériques, les démences involontaires de la sénilité, rémissant de la sorte déplorablement des cas qui hurlent de se trouver ensemble. Toute la psychiatrie y serait passée si l'épilepsie, la paralysie générale et l'idiotie n'étaient pas si faciles à diagnostiquer.

C'est au milieu de cet état de choses, véritable chaos, créé par le manque de précision et l'absence d'un critérium clinique et philosophique parmi les psychiatres contemporains, que le professeur Kraepelin est venu reprendre le mot paranoïa, ce terme hippocratique (*paranoïen* = penser mal, penser de travers) qui s'adapte si bien à un type morbide déterminé, pour lui attribuer le sens qui lui convient.

Quand on parle donc de *paranoïa vraie*, il semble que l'on doive comprendre le type clinique isolé par le maître de Munich, et l'appeler *paranoïa* tout court afin d'éviter les déplorables confusions dans lesquelles on est tombé jusqu'ici.

Notre conviction est que celle-là étant *l'unique* est la *vraie*. Il ne manque pas de désignations pour dénommer les autres. Puis, quand même cela ne serait pas, le manque de termes bien conçus, ou l'insuffisance de nos facultés inventives à y suppléer, ne saurait être une raison pour que l'on réunisse, sous un seul nom, les conceptions les plus disparates et dissemblables; autant vaudrait méconnaître tout rapport des mots aux idées.

*   *   *

La paranoïa est une maladie rare et ne contribue que pour 2 à 4 % à peupler les hospices. Il faut cependant dire que la plupart des paranoïques échappent à ces établissements, soit qu'ils ne soient atteints à un degré assez aigu pour que leurs conceptions deviennent incompatibles avec le milieu, soit que les hasards de la vie les en éloignent. Nous en connaissons tous un bon nombre qui côtoient l'hospice, depuis les cas frustes jusqu'à ceux de ces individus encore équilibrés qu'on appelle des excentriques, des vaniteux, des originaux, etc. La maladie éclate à l'âge adulte, les limites de 24 à 40 ans qui lui ont été assignées sont exactes, c'est d'ailleurs la période de lutte intense entre la personnalité et le milieu, et, suivant notre manière de voir, il est très rare que les conflits se produisant avant le commencement du combat de la vie, ou après la capitulation de l'individu, puissent être la cause occasionnelle de la paranoïa.

On remarque une tendance générale chez les auteurs à attribuer la paranoïa à la dégénérescence, cette conséquence malfaisante de l'hérédité prochaine ou même du plus lointain atavisme.

La doctrine de la dégénérescence a pris possession de la psychiatrie depuis le jour où elle fut proclamée par *Morel* et n'a rencontré jusqu'ici que la soumission la plus irréfléchie. On l'a récitée à propos de tout, car il est plus aisé de penser avec autrui que d'observer par soi-même. Nous sommes loin de vouloir en contester la valeur. C'est une théorie profonde et à laquelle nous sommes redevables d'une grande partie de nos découvertes. Mais il n'est pas moins certain qu'on a beaucoup abusé de son prestige en en exagérant la portée. Voyez plutôt la façon dont dans la psychiatrie contemporaine on joue de la dégénérescence : trois ou quatre stigmates dérisoires, un lobule d'oreille adhérent, une cloison nasale déviée, un menton plus allongé, quelques dents plus écartées, suffisent à déduire les conséquences les plus sombres, et conduisent à regarder l'humanité tout entière comme dégénérée, promise à l'hospice, à la prison, à la stérilité, et à l'extinction. On nous ferait croire que nous sommes arrivés à un *finis humanis* irrémédiable. Ceux qui voient ainsi la dégénérescence partout sont les victimes d'une sorte de stéréotypie de diagnostic, si ce n'est d'une simple écholalie. Aux cas sérieusement observés de dégradation somatique de l'individu, il faut opposer l'œuvre de régénération de l'espèce qui s'accomplit par la suppression des individus dont les aberrations ne peuvent pas être corrigées, ce qui amène l'intégration du type commun dans l'avenir.

Puis, l'hérédité qui explique la dégénérescence et autres malformations nous semble avoir été chargée avec des péchés imaginaires. Il n'y a pas longtemps toutes les maladies étaient héréditaires. Le nombre s'en restreint tous les jours. C'est que nous oublions entièrement le milieu dans lequel nous vivons une vie toute de luttes, et de réactions incessantes, pour tout attribuer à des entités métaphysiques en biologie.

Ceci dit pour la dégénérescence, voyons l'atavisme. L'abus qu'on en a fait est pire encore. Cette expression a pris les sens les plus improbables. Elle est devenue la tartre à la crème de la psychopathologie, et a servi à tout expliquer depuis le crime jusqu'à la folie, à l'aide d'anecdotes archéologiques et historiques des plus suspectes. La paranoïa ne pouvait donc pas y échapper. Elle a même été considérée un document de l'atavisme.

Or, l'atavisme est une fantaisie pure. *Bombarda* l'a caractérisé d'un mot : c'est un mythe. En fait, nous ne ressemblons pas à nos aïeux parce qu'un mystérieux atavisme le veut ainsi, mais parce que nous ressemblons à nos pères, à nos enfants qui se ressemblent les uns les autres, et ressemblent à nos ancêtres, et si, dans le détail, nous différons les uns des autres, c'est que dans la variation évolutive ou dans les mutations à travers les temps nous nous adaptons de plus à de nouvelles manières d'être. L'humanité a toujours été la même, dans ses qualités fondamentales, et elle serait toujours la même, si les conditions mésologiques, physiques et civiles, n'agissaient continuellement pour nous déformer, nous changer, et nous adapter aux circonstances ambiantes. Tout enfant, en venant au monde, est socialement comparable au premier homme; son Moi est hypertrophié, et si l'on en juge d'après l'amplitation dont il est susceptible, cela ferait tout autant de fous, ou de criminels, sans les actions restrictives qu'ils subissent de par l'éducation, la discipline, et la culture qui les soumettent, et les ramènent finalement à cette identité éthique qui n'est que l'aspect moral de l'identité sociale dont parle *Tarde*.

Dans le paranoïque il y a seulement persistance de cette manière d'être originelle par l'insuffisance d'éducation, d'entraînement, et de culture; le subjectivisme primitif a grandi avec l'individu, vit avec lui, et c'est à travers lui qu'il juge le monde extérieur. Il y a entre eux et nous la même différence qu'il y a entre les lentilles ordinaires et celles dont l'aberration a été corrigée. Ils sont comme les lentilles non corrigées, tandis que nous, nous avons subi des corrections. Nous voyons que le monde ne saurait s'adapter à nous, et tâchons de nous adapter à lui. Le paranoïque juge diversement: si le monde ne s'adapte pas à lui, c'est que le monde est de travers, et il cherche à le corriger, c'est-à-dire qu'il essaye de tout plier à sa volonté, car le monde est à lui, et non pas lui au monde. C'est une illusion que de croire que nous soyons tous façonnés par l'hérédité à la vie sociale. Ce contrat tacite que nous observons tous, nous n'en héritons pas la connaissance, nous l'acquérons dans les premières années de la vie, au contact des autres, à leur enseignement, et à nos dépens. Nous nous y conformons sans violence parce qu'on nous l'impose dès le début, insensiblement, et inconsciemment, par cela seul que nous vivons dans le milieu civil. Évolution, civilisation, éducation sont des processus équivalents dans les sphères respectives de l'espèce, de la race et de l'individu. Que l'espèce surgisse, que la race se différencie, que les individus se réunissent en société, et l'évolution et la civilisation et l'éducation s'accompliront par les seules forces dont est animée cette espèce, cette race, et cette société. Convenons donc, de bon gré, qu'il faut chercher en nous-mêmes, et suivant le milieu où nous vivons, les causes de nos maux, et abstenons-nous de créer des termes sonores, mais oiseux pour expliquer ces maux. Ils ne sauraient satisfaire notre besoin permanent de savoir.

La paranoïa est une tare originelle, ce qui veut dire que chez le paranoïque l'éducation a laissé pousser librement les germes d'autophilie égocentrique, en les favorisant et en les développant de telle façon que les inévitables résistances qu'il rencontre dans le milieu social, vont être la cause occasionnelle chez lui de la rupture de son état d'équilibre instable. On comprend aisément qu'il doit y avoir des gradations très étendues dans cette échelle. La diversité des terrains, les circonstances multiples de la façon dont l'enfant est élevé et éduqué, les différents contretemps occasionnels qui font surgir la maladie de l'anomalie y contribuent à l'envi. On voit ainsi la part de la dégénérescence. Elle est encore mal définie, attendu que son intimité morbide nous échappe, mais son rôle n'en est pas moins incontestable, car elle est indéniablement le sillon ouvert à la graine de toutes les aberrations. Pour ce qui est de l'éducation, facteur incontestablement principal de la paranoïa, on peut dire qu'elle suffit à lui imprimer des gradations en nombre infini. Que l'on songe à toutes les variétés de la vanité, de la présomption, de la jactance, espèces avortées, ou frustes de la *paranoïa*, et aux formes délirantes et hallucinatoires de cette maladie, et l'on mesurera toute l'amplitude de ses variations de ce chef.

L'occasion a une importance capitale. Sans elle l'être anormal peut traverser la vie sans attirer sur lui l'attention du médecin, car le milieu familial, les intimes du malade, ceux qui le connaissent, ou ont des relations avec lui, supportent les imperfections de son caractère. L'hospice ne le reçoit donc pas, parce que la cause occasionnelle productrice du déséquilibre, l'incident déterminant de la déviation, c'est-à-dire du délire, ne s'est pas présenté. En regardant autour de nous, il nous est aisé de découvrir des individus dans ces conditions. On pourrait les appeler des *tempéraments* ou des *caractères* paranoïques. Ils ne sauraient être considérés comme des prédisposés, car chez eux l'anomalie existe déjà, il n'y manque que l'explosion. Il y a donc une période prodromique, ou d'élaboration de la paranoïa proprement dite. En voici du reste, en raccourci, les échelons.

1° Autophilie primitive, et originelle — sentiment inné et

fondamental de la personnalité — non corrigée, non adaptée au milieu, et plutôt accrue par une éducation défectueuse: égocentrie résultante.

2.° Inadaptabilité correspondante entre l'individu et le milieu: interprétation comme hostilité personnelle.

3.° Réaction contre le milieu, commencement des troubles apparents. Persécution active, ou passive, ou active-passive plus généralement.

Mais il faut nous arrêter, et dire un mot de cette troisième phase. En général le paranoïque semble commencer par être persécuté, c'est-à-dire débuter par un état de persécution passive, mais si l'on étudie les cas dans leur élaboration, on vérifie dès le premier examen qu'un autre stade a existé antérieurement, stade plus long, pendant lequel le paranoïque, dans sa réaction contre le milieu en désaccord avec lui, a commencé les hostilités, mettant en pratique la persécution active, agissant en un mot comme un persécuteur ordinaire. La seconde phase apparaît comme une conséquence forcée réelle ou imaginaire de la première, et nous avons dès lors un persécuté sous les yeux. Ces paranoïques-là sont encore bien loins de l'hospice. Ils constituent la classe nombreuse des susceptibles, de ces vaniteux irritants et irrités, de ces intransigeants déplacés et qui par cela même provoquent une réaction correspondante dans ceux qui les entourent, tels sont ceux qu'on appelle mauvais voisins, mauvais maris, mauvais parents, mauvais confrères, mauvais citoyens, lesquels arrivent parfois jusqu'à une incompatibilité absolue avec la société.

C'est alors qu'on les séquestre et que la période d'observation dans les hospices commence. Le malade est alors un persécuté, très souvent réellement et justement persécuté, mais à l'entendre il est toujours une victime innocente. Mais il ne faut pas oublier qu'il y a eu une phase antérieure, où il y a eu persécution, non pas de la persécution subie ou imaginée par le malade, mais exercée par lui, c'est la phase de persécution active. Le persécuteur surgit du persécuté passif ou se greffe sur lui, réalisant le type si souvent décrit depuis *Lasègue* du persécuté-persécuteur.

L'équilibre une fois rompu, c'est cette éternelle lutte de l'action et de la réaction qui fait du paranoïque le plus incommode et le plus dangereux des aliénés. Toujours agité, parlant, remuant, écrivant, argumentant, ou concentré, ruminant des pensées, créant et repoussant des objections, éternellement pris dans les mailles d'une opposition à tout et à tout le monde, parce que tout lui est hostile, il est surprenant qu'il puisse mener cette existence pendant des années, sans qu'il se produise un affaiblissement considérable de l'intelligence.

C'est une complète illusion que d'attribuer schématiquement au paranoïque, comme on l'a fait, des phases biens délimitées de persécutions et de grandeur; en fait, dans les cas ainsi dénommés il n'existe rien de semblable. La grandeur même du paranoïque est loin d'être ce que l'on a décrit: c'est une grandeur raisonnée presque, une grandeur possible tout au moins, découlant uniquement de son autophilie, de son égocentrisme; ce qu'il possède de plus grand et de meilleur c'est lui-même, ce sont ses qualités, ses aptitudes, ses droits. Il est donc très loin de ces conceptions fausses jusqu'à l'absurdité que produisent les erreurs sensorielles surgissant chez ceux dont la conscience s'enfonce dans la démence. De plus, cette autophilie n'a point de phases, elle est constante et durable, elle est l'armature propre du paranoïque, les persécutions qu'il exerce et celles qu'il subit proviennent de là, et le blessent là dans ce qu'il a de plus intime, et c'est par là aussi que le malade réagit, par là qu'il devient un halluciné et un délirant.

L'autophilie étant le fondement même de la *paranoïa*, et l'inadaptabilité du milieu où vit le paranoïque à son Moi enflé la cause des premiers conflits, le déséquilibre surgit plus ou moins rapidement. Ces malades n'abandonnent pas leurs manières volontaires, et, contrariés dans leur idée, celle-ci se fixe chaque fois plus profondément dans leur esprit. Le milieu ne peut pas davantage se plier à leur volonté et la réaction qu'il offre, tout d'abord passive, est tout aussitôt reçue comme un acte hostile. En apercevant cette hostilité, ou plutôt la ressentant, quelques-uns d'entre eux sont pris d'une réaction dépressive, deviennent d'humeur irrégulière, éprouvent un mal-être indéfinissable, accompagné d'inappétence et d'insomnie.

La première réaction mentale de défense contre les hostilités auxquelles ils se supposent en butte est une *susceptibilité extrême* qui arrive à la plus complète défiance: tout prend pour eux un air agressif, et rien n'est indifférent à leurs préoccupations. Ils se croient l'origine des coordonnés de l'univers. Ces malades ont les sens particulièrement ouverts à toutes les impressions extérieures, et un critérium péjoratif pour juger de toutes les impressions reçues, c'est ainsi que pour eux les moindres actes, les mots les plus insignifiants deviennent intentionnellement malveillants et allusifs à leur endroit. C'est pourquoi ils se tiennent toujours sur la défensive. Cette hyperesthésie du Moi est si aiguë qu'ils ne laissent échapper rien de ce qui peut fournir matière à des inférences auto-réflexives.

Voilà pourquoi ceux qui ne réagissent pas cherchent à se mettre à l'abri. C'est ainsi que beaucoup ne peuvent se tenir en place; ce sont des nomades; quand ils ne peuvent pas changer de pays, ils changent de quartier, de maison, de chambre et même d'habitudes.

Leur idée contrariée devient fixe, les pousse à la persécution et les y ancre, ce qui amène le cortège naturel de circonstances aggravantes endogènes et exogènes, d'hallucinations et de fausses interprétations. Voilà comment la persécution, repoussée dans l'agression supposée, alimentée par la revanche corrélative, se perpétue dans un cercle vicieux sans fin. Une fois engagé dans cette voie, le malade n'a même plus besoin de quelqu'un qui lui tienne lieu d'un adversaire; le Moi paranoïque déséquilibré se suffit à lui-même, il vit dans une perpétuelle rumination, il s'établit chez lui un long dialogue entre un interlocuteur discret qui oppose parfois des doutes et de faibles restrictions et le malade lui-même qui parle haut, impérieusement, détruisant avec avantage les doutes auto-suggérés.

Finalement, l'autophilie égocentrique fait naître endogéniquement dans ces états de déséquilibre toute une floraison d'idées de grandeur. Ces malades se regardent comme des êtres supérieurs par leur origine, par leurs qualités, par leurs mérites. Ils adaptent ce qu'ils sont à ce qu'ils supposent qu'ils devraient être au moyen d'une interprétation syllogistique des faits, à moins que ce ne soit par un phénomène lent de falsification de la mémoire. Ils ont toujours de grands exemples à invoquer, et des entreprises grandioses à accomplir. Leurs mérites, surtout intellectuels, sont exceptionnels. Ils se donnent comme poètes, peintres, architectes, techniciens en tout genre; ils citent leurs triomphes et leurs victoires; ils escomptent le quantum des indemnités qui leur reviendront le jour où justice leur sera faite. Ils tirent de leurs propres devoirs la preuve de leur supériorité; pour qu'un homme soit persécuté de la sorte, il faut nécessairement qu'il soit extraordinairement supérieur.

A la fin, le Moi autophilique s'élève d'une façon si absurde

dans sa propre opinion qu'il perd inconsciemment la notion de la
relativité de sa situation dans le milieu. C'est ainsi que, ne se
contentant pas d'être plus intelligents, plus nobles, plus braves,
plus dignes que les autres hommes, ces malheureux se croient parfois des droits exceptionnels et présentent une véritable lésion de
l'identité sociale.

L'idée fixe qui a été l'axe des conceptions paranoïques, offre
une résistance que nulle évidence, nul raisonnement, quelque im-
posant ou convaincant qu'il soit, ne réussit à ébranler. Cependant,
les conceptions subsidiaires sont tout ce qu'il y a de plus incohérent. Le paranoïque se prévalant de tous les arguments
pour maintenir sa prémisse fausse, quoique irréductible, accepte
ou repousse successivement les concepts suivant qu'ils servent
ou non à l'étayer. Si bien que, si on l'analyse sous cet aspect, on
peut douter que le paranoïque offre réellement cette cohésion et
cette fixité d'idées dont on parle tant, mais il faut se rappeler
que cela est vrai seulement de ce qui constitue l'axe même des
conceptions maladives, de l'idée paranoïque persistante et profonde.

La perception des impressions extérieures persiste parfaite-
pendant longtemps ; du moins, les erreurs sensorielles sont rares.
On a rapporté des *hallucinations*, surtout de l'ouïe, de *fausses
reconnaissances*, ou illusions de la vue, et des interprétations délirantes de toutes sortes. Les hallucinations de l'ouïe sont non
seulement les plus fréquentes, mais très souvent presque les seules. En tout cas, elles précèdent de beaucoup celles qui peuvent
se produire ultérieurement en conséquence de la détérioration
mentale. Ce n'est que tard, quand tous les centres sensoriaux sont
pris, que les autres genres d'hallucination surviennent. Celles de
la vue sont néanmoins rares même alors. Les plus communes sont
celles de la sensibilité générale qui est tourmentée à ce moment
par des attouchements électriques, caustiques, empoisonnés, etc.

Leurs fausses reconnaissances sont beaucoup plus communes
et il n'est pas rare de voir ces malades se figurer qu'ils voient, ou
qu'ils ont vu telles ou telles personnes dans telles ou telles situations, ce qui facilite et alimente leur éternelle rumination.

Les interprétations fausses n'ont rien qui doive surprendre
quiconque connaît la structure et le fonctionnement du Moi paranoïque déséquilibré. Elles ont pour base souvent les occurrences
les plus simples. Un regard, un mot dit en l'air, ou détaché d'une
phrase, un froncement de sourcil, une poignée de main oubliée,

suffisent à fournir le noyau d'une interprétation fausse cohérente avec la tendance personnelle de chaque paranoïque.

Les fonctions psychiques résistent longtemps très bien, en dépit du travail continu auquel le cerveau paranoïque se trouve astreint dans la continuelle pondération de faits nouveaux et toujours secoué par des émotions désagréables. Abstraction faite des falsifications de mémoire et des interprétations fausses dirigées toujours dans le sens de son délire, le paranoïque conserve ces mêmes territoires valides pour toutes les autres occurrences. La démence est un phénomène rare et tardif chez lui. C'est tout au plus si l'on peut noter de loin l'ébauche d'une insuffisance qui se dessine peu à peu.

Les actes du paranoïque sembleraient devoir être toujours cohérents avec son délire. C'est un fait qui ne se vérifie pas toujours, heureusement. Si quelques-uns d'entre eux se rendent incompatibles avec le milieu par des menaces, des tentatives et même des actes criminels, beaucoup ne vont pas au-delà des premières, et même ainsi, malgré leurs dires fanfarons, il y en a qui se laissent intimider.

On en voit qui, la bouche pleine de récriminations et de menaces, s'adoucissent dès qu'on leur adresse un mot dur, ou dès qu'on les interpelle, ou qu'on leur administre une réprimande formelle. Quoi qu'il en soit, ce sont des malades insupportables. On perd patience à subir leurs éternelles doléances, leurs récriminations, leurs exigences, leurs protestations, leurs menaces. Demandez-le plutôt aux journalistes qu'ils obsèdent avec leurs réclamations, à la police à qui ils envoient leurs plaintes, aux tribunaux, auxquels ils s'adressent, aux médecins à qui ils menacent.

CONCLUSION

Autophilie primitive et originelle que l'éducation laissa se développer et favorisa; inadaptabilité du Moi démesurément enflé à un milieu qui ne s'y prête pas; action et réaction persécutrices, systématisation d'idées et consécutivement de délires, cohérents, logiques, fixes, et plausibles, avec falsification rétrospective de la mémoire, allant jusqu'aux changements de personnalité; hallucinations rares avec précocité des auditives, intelligence lucide résistant pendant longtemps aux atteintes de la démence; voilà, en résumé, les caractères essentiels de la *paranoïa* quand on la sépare clairement de ces épiphénomènes, au substratum évidemment

hallucinatoire, qui surgissent irrégulièrement et sans raison, comme
sans fondement ni cohésion, de multiples erreurs sensorielles et
auxquels pourrait être réservée la dénomination de *syndromes
paranoïdes* communs à toutes les maladies mentales. Certes, il y a
une relation entre la *paranoïa* organique et intégrale et ces *syndromes* paranoïques, autant qu'on en peut établir une en séméiologie entre des syndromes inconstants et non caractéristiques se
montrant au cours de maladies diverses et ceux qui obéissent à
une manifestation constante.

La genèse de l'idée paranoïque et paranoïde est la même:
c'est l'auto-réflexion; c'est la personnalité rapportant à elle-même
inconsciemment ses sensations internes ou externes et les triturant
automatiquement sans le correctif de la conscience, à la lumière
d'un critérium péjoratif ou expansif. Seulement ces phénomènes
qui ont des racines dans la psychologie normale, se présentent
dans la paranoïa avec un développement intégral évolutivement
croissant, coordonnés en un système, quoique l'intelligence se
conserve longtemps lucide. Ils sont, au contraire, plus ou moins
frustes, abrégés, dénués de cohésion symptomatique, et ont un
cachet d'absurdité manifeste, dû aux lésions profondes de la
conscience dans les psychoses aiguës, dans les épisodes des dégénérés, dans la détérioration de la démence. Ils résultent d'un
processus aigu, car il engendre la confusion, l'incohérence, et l'absurdité, dans les intoxications, les auto-intoxications, les infections, et les paroxysmes épisodiques; ils résultent d'un processus
chronique qui produit l'inconsistence, l'incohérence, et l'absurdité,
dans les cas de dissolution de l'intelligence. Ils ne sauraient donc
être confondus avec la *paranoïa* qui est une anomalie se transformant lentement en maladie et dans laquelle la conscience est
lucide, et l'intelligence respectée de façon à ne pas laisser subsis-
ter le moindre doute.

Confondre de tels cas serait le fait d'une séméiologie grossière.

Ou bien la paranoïa est la maladie que nous avons décrite, et les
syndromes qui se montrent au cours de tant d'autres maladies ne
sont que paranoïdes, ou alors le mot *paranoïa* servant à désigner
ces derniers états, il faut chercher un autre mot pour désigner
notre entité morbide. Ce qui s'impose au clinicien c'est qu'il a là
deux choses distinctes, et que dès lors il ne faut pas leur donner
le même nom, si nous voulons nous entendre.

Pour nous, s'il y a une *paranoïa* vraie, c'est celle que nous
venons de décrire.

THÈME 7 — FORMES ET PATHOGÉNIE DE LA DÉMENCE PRÉCOCE

(Dementia præcox)

Par M. le Prof. WLADIMIR TSCHISCH (YOURIEFF)

Dementia præcox verdient infolge ihrer eminent praktischen Bedeutung ganz besondere Beachtung; diese Krankheitsform findet sich viel öfter, als es wohl angenommen wird, was zum Teil durch die Schwierigkeit ihrer Diagnostizierung, hauptsächlich aber dadurch zu erklären ist, dass die typischen Fälle viel seltener sind, als die atypischen. Und endlich, was das Wichtigste ist, soll nicht übersehen werden, dass nur die schwersten Fälle in den Kliniken untergebracht werden; leichte Formen der Dementia præcox verlaufen fast immer zu Hause; auch sonst bleiben den Kliniken solche Hebephreniker fern, welche den Hausfrieden nicht stören, sich ruhig verhalten, sich den Aelteren unterordnen; es muss beachtet werden, dass man an der Dementia præcox gerade in dem Alter leidet, wo die Gewohnheit, den Aelteren Gehorsam zu leisten, sich noch erhalten hat.

Ganz besondere Beachtung verdienen die leichten Formen der Dementia præcox, die Heboiden, aus dem Grunde, weil sie wenig erforscht sind, da es sehr schwierig ist die Entwickelung und den Verlauf des Heboids zu beobachten; nur in den allerseltensten Fällen wird bei dieser Krankheitsform der Psychiater zu Rate gezogen; nur in bekannten Familien können wir dieses Leiden studieren.

Zu allererst muss klargelegt werden, ob die Dementia præcox eine erworbene, exogene, zufällige Krankheit ist, oder aber eine angeboren-degenerative, endogene und infolgedessen eine unvermeidliche.

Die Lösung dieser Frage ist schon insofern wichtig, weil uns die Aufklärung darüber, welcher Kategorie diese Krankheit zuzuzählen ist, dem Verständnisse der wahren Aetiologie dieses Leidens nähert und dadurch auch der Möglichkeit, seine Ursachen nach Kräften zu beseitigen.

Soweit ich mich überzeugen konnte, entwickelt sich die Dementia præcox in den meisten Fällen bei jungen Menschen, die von kranken Eltern abstammen, die in ihrer nächsten Verwandtschaft Geisteskranke aufzuweisen haben. Fast immer leiden entweder der Vater, oder die Mutter, der Onkel, die Tante, oder der Bruder, die Schwester des Hebephrenikers an irgend einer Geisteskrankheit; das ist für mich eine unanfechtbare Tatsache.

Sind wir in der Lage genaue Daten über das gesamte Vorleben des Patienten zu erhalten, so stellt es sich regelmässig heraus, dass bei demselben schon von Kind auf Anzeichen einer pathologischen Organisation des Nervensystems sich bemerkbar gemacht haben. Das Kind entwickelte sich langsam, oder — was seltener konstatirt wird — sehr schnell, fing sehr spät an zu sprechen, lernte in der Schule schlecht, sogar sehr schlecht, war im Allgemeinen von schwacher Gesundheit, leicht erregbar, sehr böse. Selten wird angegeben, das Kind sei hervorragend begabt gewesen, hätte ein erstaunliches Gedächtniss besessen, sehr gut gezeichnet, Klavier gespielt, hätte sich durch äusserste Lebhaftigkeit, Empfänglichkeit hervorgethan. — Im Laufe der Jahre treten sodann die Anzeichen einer pathologischen Organisation des Nervensystems immer deutlicher zu Tage; der Knabe unterscheidet sich immer mehr und mehr von seinen Altersgenossen, lernt immer schlechter und schlechter, er bleibt ein zweites Jahr in derselben Klasse sitzen, wird wegen seiner Unbezahmtheit oder anrüchiger Streiche ausgeschlossen. So z. B. hatte einer meiner Patienten die Mütze seines Kameraden entwendet. Man bringt den Knaben in einer anderen Lehranstalt unter, aber auch dort ist er nicht im Stande zu lernen und wird wiederum ausgeschlossen. Endlich gelangen die Eltern mit Entsetzen zur Einsicht, dass der Jüngling krank ist; er vollführt sonderbare Handlungen, geht keinerlei Beschäftigung nach. Da es sehr schwierig ist die Hebephrenie in ihren Anfangsstadien festzustellen, so gönnen die Eltern, entweder ärztlicher Anordnung gemäss, oder nach eigenem Gutdünken dem Jünglinge eine Erholungspause, in der Annahme, dass demselben Ruhe, gymnastische Uebungen, frische Luft, forcirte Ernährung vonnöten seien. Da aber trotzdem der Zustand des Kranken sich nach einigen Monaten noch verschlimmert, so stellt sich das Bedürfniss nach der Beihülfe des Psychiaters heraus.

Obgleich ich es für bewiesen halte, dass die Dementia praecox immer eine endogene, eine sozusagen organische Erkrankung ist, entschliesse ich mich jedoch nicht zu behaupten, dass sie in allen Fällen erblich übertragen wird; ich konnte nicht mit absoluter Genauigkeit feststellen, wodurch sie in den Fällen bedingt war, wo es in der Familie des Erkrankten keine Geistes- und Nervenkrankheiten gegeben hatte. Möglicherweise hängt die pathologische

Organisation des Nervensystems einiger Hebephreniker von der in der Kindheit durchgemachten englischen Krankheit ab, welche am Schädel und infolgedessen auch am Gehirne Spuren hinterliess. Meiner Meinung nach spielt die englische Krankheit in der Aetiologie der Hebephrenie keine unbedeutende Rolle. Irgendwelche anderen Bedingungen zur Entwickelung dieser Krankheit vermochte ich in solchen fraglichen Fällen nicht festzustellen.

Auch bei der genauesten Untersuchung der gesammten Umgebung, in welcher die Hebephreniker heranwachsen, liessen sich keine für dieselben besonders ungünstigen Bedingungen feststellen, d. h. die Dementia præcox entwickelt sich unabhängig von der Umgebung, von den äusseren Bedingungen, unter denen der Kranke lebte. Diese Krankheit fordert ihre Opfer sowohl unter den Schülern aller Lehranstalten, als auch unter Jünglingen, die in Fabriken arbeiten; natürlich kommt Dementia præcox auch unter der ländlichen Bevölkerung vor. An der Dementia præcox erkranken Jünglinge, die überhaupt nicht gearbeitet haben, von ihren Eltern verhätschelt wurden, wie auch Jünglinge, deren Beschäftigung keine ermüdende war, z. B. Hirtenjungen.

Obwohl es in den Kliniken mehr männliche als weibliche Hebephreniker giebt, wissen wir jedoch nicht, ob diese Krankheit unter dem männlichen oder unter dem weiblichen Geschlechte stärker vertreten ist; da die weiblichen Hebephreniker der Familienpflege zugänglicher sind, so könnte es sein, dass eine verhältnissmässig nur unbedeutende Anzahl derselben in den Kliniken untergebracht werden.

Auch im Bezug auf die weiblichen Hebephreniker lässt es sich behaupten, dass weder der Erschöpfung, noch der Masturbation irgend welche Rolle in der Entwickelung ihrer Krankheit zukommt. Das Geschlechtsleben dieser Kranken ist in ihrer Entwickelung zurückgeblieben; das Gegenteil bildet eine Ausnahme, keine Regel.

Bisher sind uns keine Massregeln, der Dementia præcox vorzubeugen, bekannt, und ich habe Fälle beobachtet, wo alles von Specialisten Vorgeschriebene durchgeführt wurde und die Krankheit sich trotzdem rechtzeitig entwickelte und ihren gewöhnlichen Verlauf nahm.

Und in der That, was könnten wir in einem solchen Falle verordnen: Aufenthalt auf dem Lande, gute Ernährung, regelmässige Lebensweise, angemessene körperliche Bewegung. Erkranken nicht Dorfbewohner, die gut genährt sind und wenig geistige Be-

schäftigung haben, an Geistesstörungen und andererseits erfreuen
sich nicht Städter bei schlechter Ernährung und viel geistiger
Arbeit einer erträglichen Gesundheit?

Die Anzeichen der Dementia praecox treten vollkommen deutlich
zu Tage gewöhnlich nicht vor dem 15. und nicht nach dem 21. Lebensjahre; soweit ich mich überzeugen konnte, so entwickelt sich
die Krankheit um so früher, treten die Anzeichen des Schwachsinns um so schärfer hervor, nimmt überhaupt die Krankheit
einen um so schwereren Verlauf, je stärker ausgeprägt die
pathologische Organisation des Nervensystems ist.

Patienten, die früh erkrankten, bekunden von Anfang an
Schwachsinn, ihre Krankheit verläuft sehr schnell und nimmt
bald ihren Ausgang in die schwerste Demenz.

Dagegen erkranken Subjekte, die bis zum 18. Lebensjahre mehr
oder weniger arbeitsfähig gewesen, in gewöhnlichen Verhältnissen
leben konnten, durchschnittlich langsamer; das Krankheitsbild äh-
nelt bald der Melancholie, bald der Manie, bald der Paranoia,
und nur nach längere Zeit fortgesetzter Beobachtung gelingt es
die Anzeichen des sich entwickelnden Schwachsinns festzuhalten.
Die Krankheit läuft langsam, im Laufe von zwei bis fünf Jahren, ab,
d. h. der stationäre Schwachsinn setzt sich erst nach einem lang-
dauernden Prozesse fest. Für die meisten, möglicherweise für alle
Fälle gilt es als eine Regel: je früher die Krankheit sich entwickelte, um so rascher verläuft der Prozess, um so schwerer ist der
stationäre Zustand.

Ich kann nicht *Kräpelin* beistimmen im Bezug auf die Aus-
scheidung der Dementia paranoides in eine selbstständige Form.
Meiner Ansicht nach unterscheidet sich die spät zur Entwickelung gelangte Hebephrenie allerdings ein wenig von der frühzeitigen, nämlich dadurch, dass in einigen Fällen fixe Wahnideen und
sogar Grössenwahn, combinirt mit dem Verfolgungswahn, beobachtet werden. Solche Fälle sind aber selten. Die Kranken unterscheiden sich in keiner Hinsicht wesentlich von den Hebephrenikern; ihre Wahnideen sind unkonsequent und grob unsinnig, der
Kranke hält sich, z. B., für den Thronfolger, obgleich er schon
seinem Alter nach nicht der Sohn des betreffenden Monarchen
sein kann.

Die Kranken sind nicht im Stande ihre Wahnideen logisch
auszubauen, sondern beschränken sich blos auf kategorische
Behauptungen, ihre Grössenideen stehen durchaus nicht im Ein-
klang untereinander, der Kranke behauptet, z. B., er sei grosser

Bühnenkünstler und titulirter Majoratsherr. Dasselbe gilt auch in Bezug auf die Verfolgungsideen, ja in denselben drückt sich der Schwachsinn dieser Kranken in noch prägnanterer Weise aus: der Kranke behauptet, er wäre «geschlagen», «elektrisirt» worden u. s. w., ist aber nicht im Stande zu erklären von wem, warum, zu welchem Zwecke. Bedeutend leichter ist die Diagnose zu stellen in den Fällen, wo die Hebephreniker nur Grössenideen äussern, und keinen Verfolgungswahn haben; in solchen Fällen steht es ausser Zweifel, dass wir es mit Dementia præcox und nicht mit der Paranoia zu thun haben.

Da nun die Grade und die Formen der Hebephrenie äusserst verschiedenartig sind, so können wir thatsächlich eine Reihe von Übergangsformen verfolgen von der typischen Dementia præcox an, die im 16. Lebensjahre zum Ausbruch gelangt, bis zur typischen Paranoia, die sich erst nach dem 21. Lebensjahre entwickelt. In solchen Fällen könnte es zuweilen schwer fallen zu entscheiden, ob wir es mit der Dementia præcox oder mit der Paranoia zu thun haben, aber es müssen ja solche Fälle existiren, weil die Dementia præcox und die Paranoia auf demselben Boden sich entwickeln, beide Ausdruck sind einer pathologischen Organisation des Nervensystems, die erste ein mehr frühzeitiger und stärkerer, die zweite ein späterer und schwächerer.

Gerade das Studium dieser Übergangsformen ist lehrreich, da es uns von der Verwandtschaft zwischen der Paranoia und dem Schwachsinne überzeugt, sowie davon, dass die Paranoia eine erblich-degenerative Erkrankung ist.

Die Dementia paranoides als eine besondere Krankheitsform hinzustellen ist auch aus dem Grunde unrichtig, weil Dementia præcox nicht nur mit der Paranoia Ähnlichkeit hat, sondern auch mit der Melancholie, der Manie, der akuten Verwirrtheit. In einigen Fällen ist es sehr schwierig, ja sogar unmöglich den Unterschied zu machen zwischen Dementia præcox und der Manie; der Patient gilt mehrere Monate lang für einen Maniaken, obwohl auch Verdacht auf Hebephrenie besteht, und erst als er sich beruhigt hat, tritt sein Schwachsinn immer deutlicher zu Tage. Überhaupt ist die rechtzeitige Diagnostizirung der Dementia præcox sehr schwierig und durchaus nicht in allen Fällen möglich, weshalb es auch in der Wirklichkeit bedeutend mehr Hebephreniker giebt, als aus den Statistiken ersichtlich.

Ebenfalls in Unrecht ist *Kräpelin*, indem er die Katatonie in die Klasse der Dementia præcox einreiht. Dementia præcox hat nichts Gemeinsames, keinerlei Verwandtschaft mit der Katatonie: erstens entwickelt sich die Katatonie später, als die Hebephrenie; die Hebephrenie kann nur in Ausnahmefällen, obgleich ich selbst solche Fälle nicht beobachtet habe, nach dem 21. Lebensjahre auftreten, die Katatonie wiederum findet sich äusserst selten vor dem 21. Lebensjahre. An der Hebephrenie leiden ausschliesslich Personen mit pathologischer Organisation des Nervensystems, die Katatonie wiederum tritt bei Subjekten auf, die sich durch nichts von ihren Altersgenossen unterscheiden. Endlich — und das bildet den Hauptunterschied — ist die Hebephrenie ihrem Wesen nach Schwachsinn, und infolgedessen kann von einer Wiederherstellung ja sogar einer Besserung bei ihr keine Rede sein, bei der Katatonie jedoch ist eine Heilung möglich. Es stimmt ja, dass sowohl Dementia præcox, wie auch die Katatonie bei jungen Leuten auftreten, aber, abgesehen davon, dass Dementia præcox im Pubertätsalter, die Katatonie aber in Alter der Geschlechtsreife in Erscheinung treten, kann sich die Hebephrenie *nur* im Jünglingsalter entwickeln, die Katatonie aber unter gewissen Umständen in jedem Lebensalter auftreten, und ich beobachtete einen katholischen Priester, der im 29sten Lebensjahre erkrankt war.

Es mag nicht überflüssig sein darauf hinzuweisen, dass in der That bei der Hebephrenie Symptome der Katatonie auftreten können, ebensowie Symptome der Katatonie in dem Krankheitsbilde sowohl der Manie, wie der Melancholie u. s. w. gelegentlich zum Ausdruck gelangen; mag sein, dass es in einigen Fällen nicht leicht ist Dementia præcox von der Katatonie zu unterscheiden, aber ihrem Wesen nach sind diese Krankheiten grundverschieden und bei längerer Beobachtung kann die Diagnose immer richtig gestellt werden. Die Verquickung der Dementia præcox mit der Katatonie ist meiner Überzeugung nach ein grosser Fehler und die beiden Krankheiten sind vollkommen selbstständig.

Das Studium der leichten Formen der Hebephrenie bietet kaum zu überwindende Schwierigkeiten dar, da es uns nicht gelingt systematisch den Prozess der Verblödung zu verfolgen, weil man aus Anlass dieser Kranken sich kaum an uns wendet. Da die meisten Hebephreniker schon von Kind auf schlecht lernen und sich von ihren Altersgenossen unterscheiden, so merken die Eltern fast gar nicht den Prozess der Verblödung und halten solche Kranke für missraten, beschränkt. Die Verdummung erregt die Aufmerksamkeit nur in den Fällen, wo der Hebephreniker in der Kindheit einige Fähigkeiten oder sogar Talente besass.

Da erleben die Eltern mit Entsetzen den Untergang ihrer Hoffnungen und erzählen über das Unglück, das sie betroffen; der Junge oder das Mädchen, die zu grossen Hoffnungen berechtigten, stellen sich als minderwertig, beschränkt heraus. Gewöhnlich zieht man zur Erklärung dieses traurigen Umstandes irgend eine Episode heran, welche angenommenermassen auf das Subjekt so schwer eingewirkt hätte, dass in demselben die erwähnte Wandlung sich vollzog.

Wir betrachten als Hebephreniker Subjekte, die im jugendlichen Alter stark verblödeten; die Verblödung vollzieht sich zuweilen so allmälich, dass die nächste Umgebung des Betreffenden ihn überhaupt nicht für krank hält, sondern einfach für «dumm», «einfältig», «missraten» u. s. w. Obwohl der Knabe sehr schlecht lernte, absolvirte er doch immerhin die untersten Klassen des Gymnasiums, verbrachte dann einige Jahre mit Nichtsthun, einerseits, weil die Eltern nach eigenem Ermessen oder gemäss ärztlicher Verordnung demselben eine «Erholungspause» gönnten, andererseits, weil es schwer fiel einem 16—18 jährigen Jünglinge eine wohlsituirte Anstellung zu verschaffen. Endlich bekommt er einen Posten, aber es stellt sich bald heraus, dass er zu einer selbstständigen und intensiven Arbeit absolut unbrauchbar ist. Solch ein Hebephreniker liegt sein ganzes Leben hindurch seinen Angehörigen zur Last, man sucht ihm verschiedene Anstellungen, überall jedoch wird er seiner Faulheit oder seiner mangelhaften Begabung wegen entlassen; das Höchste, was er leisten kann, ist die Anfertigung einfacher Kopien, aber auch hier ist es schliesslich doch nur die Protektion, die es ihm ermöglicht einen entsprechenden Posten innezuhaben.

Gewiss wird nicht in allen Fällen des Heboids eine ähnliche, langsam fortschreitende Entwickelung der Verblödung beobachtet; zuweilen bekundet sich der betreffende Prozess durch irgendwelche dumme Streiche oder Sonderheiten; charakteristisch ist die äusserste Nachlässigkeit in der Toilette; in einigen Fällen sieht man stutzerhaftes Wesen, verbunden mit Schäbigkeit; die Kranken tragen «modernes» Kravatten auf einem schmutzigen Vorhemde, stolzieren mit billigen, aber auffallenden Ringen, Manchettenknöpfen etc. herum. Natürlich äussert sich bei den Mädchen Putzsucht in Verbindung mit Nachlässigkeit um so deutlicher. Die Sonderheiten und sinnlosen Handlungen bei der sich entwickelnden Dementia praecox sind so verschiedenartig, dass sie natürlicherweise nicht alle aufgezählt werden können, umsomehr da viele derselben ihrer Harmlosigkeit wegen unbemerkt bleiben.

Die Kranken selbst motiviren ihre Handlungen nicht; «ich wollte es so», «es kam so», — das ist alles, was man von ihnen erlangen kann. Natürlich äussern sie weder Energie noch Erfindungsgabe, weshalb es auch ziemlich leicht fällt sie zu beaufsichtigen und von ihren Streichen abzuhalten.

Ungeachtet der kolossalen Unterschiede in dem Grade der Verblödung und in dem klinischen Krankheitsbilde bei Dementia praecox, giebt es gewisse, in allen Fällen sich gleichbleibende Grunderscheinungen, die es uns ermöglichen alle etwaigen Abweichungen vom Typus doch in eine Gruppe zu vereinigen. Erstens existirt immer ein für die Erkrankung prädisponirter Boden, d. h. alle Hebephreniker weisen eine pathologische Organisation des Nervensystems auf. Zweitens entwickelt sich Dementia praecox immer im Pubertätsalter. Drittens besteht in allen Fällen die Verblödung hauptsächlich in der geschwächten associativen Thätigkeit. Bei den Hebephrenikern ist die *Aufmerksamkeit* nur halbwegs entwickelt und infolgedessen schwach, weshalb man Dementia praecox nicht nur Dementia praecox, sondern auch Imbecillitas tarda nennen kann, in dem Sinne, dass bei den betreffenden Subjekten der angeborene Defekt der geistigen Kräfte spät in die Erscheinung trat. Natürlich wird der Hebephreniker nachträglich schwachsinniger, als er es vor dem Prozesse der Verblödung war, und darum wäre es zutreffend ihn einen Sekundär-Dementen zu nennen, jedoch er kommt schon mit einem unvollkommenen, zur vollen Ausbildung unfähigen Nervensystem zur Welt. Natürlich unterscheidet sich somit der Hebephreniker von einem Angeboren-Dementen insofern, als beim ersteren auch das, was er besass, verloren gegangen ist, aber er unterscheidet sich auch von dem Sekundär-Dementen, und zwar dadurch, dass er nicht zur vollen geistigen Höhe gelangt war. Der Schwachsinn des Hebephrenikers weicht insofern von dem sekundären Schwachsinne ab, dass bei ihm die vorhandenen Gedankenreihen nicht gehörig untereinander verknüpft werden können, infolge sowohl des Intelligenzdefektes wie der mangelnden Aufmerksamkeit. Beim Hebephreniker ist die geistige Apathie, Trägheit, das völlige Fehlen einer willkürlichen Denkthätigkeit immer deutlich ausgeprägt. Er weiss für das Alltagsleben vollkommen genügend — wenigstens für die Mehrzal der Kranken trifft das zu—, aber er ist nicht im Stande die Verknüpfung der Vorstellungen zu beherrschen.

Was die Pflege anbelangt, so besteht bei mir kein Zweifel darüber, dass die Hebephreniker die am leichtesten, die Katatoni-

ker dagegen die am schwersten zu behandelnden Kranken sind.
Die Hebephreniker sind stets die friedfertigsten, die gehorsamsten,
die harmlosesten Patienten; sie überfallen nicht das Warteper-
sonal, sie zerschlagen keine Möbelstücke, stiften keine Streitigkeiten
an. Mit einem Wort, die Hebephreniker verlangen nicht viel Beauf-
sichtigung. Einige Umständlichkeit hat man mit ihnen nur infolge
ihrer Fluchtversuche, was natürlich durch ihr Alter zu erklären
ist. Aber auch in dieser Beziehung sind sie weniger gefährlich,
als andere Kranke; die Hebephreniker treffen niemals Vorberei-
tungen zur Flucht, sondern ergreifen nur, meist recht unge-
schickt, die erste-beste sich dazu bietende Gelegenheit. Aus dem
Grunde fällt es auch immer sehr leicht diese Kranken ausfindig
zu machen und in die Anstalt abzuliefern, da sie den geraden,
offenen Weg benutzen, jegliche Vorsicht ausseracht lassend, in die
Schänke, die Bauernhütte eintreten, ihr Erscheinen nicht zu mo-
tivieren verstehen.

So leicht nun die Pflege der Hebephreniker ist, so schwer
fällt es sie an irgend eine Beschäftigung zu gewöhnen; sie sind
meiner Meinung nach die faulsten, die am wenigsten arbeitsfähi-
gen Patienten. Auch wenn sie sich mit irgend etwas beschäftigen,
so thun sie das so träge und nachlässig, dass dem Arbeitsauf-
seher die Geduld vergeht den Kranken beständig zu dirigieren
und das von ihm Verdorbene umzuarbeiten. Den Hebephreniker
genirt sein völliges Nichtsthun niemals, und er ist vollkommen
glücklich, wenn man ihn in Ruhe lässt.

Ich habe schon meine Ansicht dahin ausgesprochen, dass
das Bettregime dem Hebephreniker unbedingt schädlich ist [*];
jetzt kann ich diese Aeusserung noch einmal wiederholen; die
Hebephreniker bleiben sehr gerne zu Bette, wodurch sie noch
träger werden und — was die Hauptsache ist — somatisch herun-
terkommen; diese Kranken müssen sich soviel als möglich in
freier Luft aufhalten und je zeitiger man sie an irgend eine Beschäftigung gewöhnt, um so besser.

---

[*] Das Bettregime, seine Anwendung und sein therapeutischer Wert. Newrologitscheski
Wjestnik, 1900.

THÈME : — NATURE ET PHYSIOLOGIE PATHOLOGIQUE DU TABES

(The nature and physiological pathology of tabes)

Par M. le Prof. DAVID FERRIER F. R. S. (London)

The pathology of tabes has made remarkable progress within recent years, but in spite of the enormous amount of research expended on it, there are many problems still unsolved and the subject of considerable diversity of opinion among neuro-pathologists.

It would be interesting, though before such an audience as I am addressing unnecessary, to trace the various stages in the evolution of the pathology of tabes, but it will suffice if, in the time at my disposal, I devote more particular attention to the present aspect of the question. As a preliminary to considering the nature of the disease, it is advisable to describe briefly the anatomical characters and localisation of the morbid process itself.

Macroscopical examination of the fresh spinal cord of a well-marked case of tabes reveals a remarkable grey atrophy of the posterior columns of the spinal cord and of the posterior roots, more especially those of the sacrolumbar region. The thin greyish posterior roots of the cauda equina contrast vividly with the white and plump anterior roots of the same spinal segments.

When examined microscopically by appropriate methods (Weigert-Pal, Marchi etc.) the nerve tubes of the posterior roots exhibit a granular disintegration of the myelin, which progresses until this sheath completely disappears, leaving ultimately nothing but a fine filament with fusiform nuclei at intervals in its course. This demyelinisation of the nerve tubes is irregular in its distribution, and side by side with those which have undergone degeneration there may be found others of a perfectly normal appearance.

A similar process of degeneration takes place in the intra-medullary continuations and connections of the posterior roots. These form the exogenous (Marie) or extrinsic tracts of the posterior columns, and comprise the short, medium, and long fibres (Singer and Munzer), furnishing respectively the collaterals to the posterior and anterior cornua, the fibres to Clarke's columns, and those which ultimately ascend in the postero-median or columns of Goll.

The course and distribution of the fibres of the exogenous tracts is in the early stages of tabetic degeneration well-displayed by the Marchi method, as has been shown recently by Orr and Rows.

Sooner or later, but in general at a later date than the exogenous tracts, the endogenous tracts participate in the degenerative atrophy. These comprise the ascending cornu-commissural zone, and the long descending tract, forming, from above downwards, the *comma-tract* (Schultze), the *septo-marginal tract* (Bruce and Muir), the *oval field* (Flechsig), and the *median triangle* (Gombault and Philippe), the continuity of which with each other has recently been demonstrated by Purves Stewart in a case of traumatic transverse lesion of the cervical cord. It is further observable in tabes that the constituents of the exogenous tracts do not all degenerate simultaneously or to the same degree. Some fibres degenerate earlier than others, notably the short and medium fibres in the *bandelettes externes* (Pierret); whilst those occupying primarily the postero-external zone of the posterior columns (long fibres?) are attacked as a rule later and less severely.

The tabetic degeneration therefore, both in the posterior roots and in the posterior columns, is, in a sense, of a selective character, and is thus unlike the Wallerian degeneration which ensues on transverse section of a posterior root. The appearances presented by transverse sections of the spinal cord will naturally vary according to the extent and degree of degeneration of the exogenous and endogenous tracts, and the level at which the section is made.

On the surface of the cord, especially in advanced cases, there may be seen thickening of the pia mater, more particularly over the atrophied and sclerosed posterior columns;—a condition to which Redlich and Obersteiner have directed special attention and based on it a theory of the pathogeny of the tabetic degeneration to which we will return subsequently.

But for the present it may be said that such thickening of the pia mater is not admitted as being constant, especially in the earlier stages (Homén).

Thickening of the dura-mater sheath enclosing the spinal roots, with ingrowth of trabeculæ of connective-tissue and interstitial radicular neuritis, has been described by Nageotte; but as to this, as with posterior lepto-meningitis, the condition is not seen in early cases (Homén), and when present, only in advanced stages of the disease.

Changes have been described in the spinal ganglia by several pathologists (Wollenberg, Stroebe, Redlich, Marinesco, Köster etc.); but many others (Philippe, Schaffer, Juliusberger and Meyer etc.) have found them normal. When present, they are mostly slight in degree, consisting chiefly of pigmentation or fatty changes in the cells, occasional deformity or diminution in numbers, and increase of the connective-tissue elements.

Marinesco, by the Nissl method, found chromatolysis and atrophy of the nerve cells, and Köster, the most recent investigator, has corroborated these results, chiefly in the advanced stages of tabes, and has produced similar changes experimentally in animals by division of the posterior root. Many normal cells, however, remain.

Immediately on the distal side of the ganglion, the posterior root resumes its normal size and colour, and its normal histological structure, and the peripheral trunks throughout the greater part of their course retain a healthy appearance. It is only on reaching the peripheral terminations, corresponding to the distribution of the affected nerve roots, that we find any notable changes such as have been described by Déjérine, Oppenheim and Siemerling, Krauss, Nonne and others. These consist in abnormal greyish staining of the nerve fibres by osmic acid, thinning of the medullary sheaths, and destruction of the axis cylinders. True Wallerian degeneration is not present, and the atrophic changes lessen in degree as the nerves are traced upwards towards the ganglia. Alterations have been found by Batten in the muscle-spindles: — specially fatty degeneration of the intrafusal muscle fibres in the equatorial region of the spindle, but evidence is still required as to the frequency of such changes in tabes.

Optic atrophy is frequently present. The optic nerve, like the posterior roots, is on macroscopic examination visibly diminished in size and greyish in colour. The ganglion cells of the retina are atrophied, and the degenerated nerve fibres of the optic nerve can be traced upwards through the chiasma and along the optic tract as far as the corpora quadrigemina.

In the atrophied optic nerve trunk the medullary sheaths and axis cylinders disappear, and there is consecutive proliferation of interstitial connective tissue and neuroglia, similar to that which occurs in the posterior spinal roots. Degenerations have also been found in the sympathetic nervous system in advanced cases of tabes. Thus Roux has described a diminution of the smaller medullated fibres, whilst the larger fibres and the cells of the sympathetic ganglia remain unaltered.

In the cardiac plexus, derived conjointly from the sympathetic and vagus, Heitz has found a similar atrophy of the smaller medullated fibres, more particularly those which are continuous with the posterior spinal roots.

Marina has described degeneration of the cells of the ciliary ganglion, and atrophy of the ciliary nerves, in cases presenting during life the Argyll-Robertson pupil; and in one remarkable instance, in which only the one pupil was affected, the changes were confined to the ciliary ganglion of the corresponding side. It is also worthy of note, though more of a complication than an essential part of the tabetic process, that atrophic changes have occasionally been found in certain cranial nerves and their nuclei, such as the trigeminal, and in the anterior cornua and anterior nerve roots, in those cases which have exhibited the symptoms of limited or more extensive muscular atrophy during life.

In connection with the tabetic degeneration, and apparently an integral concomitant of the process, special mention must be made of certain abnormalities of the cerebro-spinal fluid. Widal, Sicard, Ravaut and others have shown, and the accuracy of their obervations has been confirmed by my own and Purves Stewart's special investigations on this point, that in tabes as well as in general paralysis of the insane, from the earliest to the latest stages, mono-nuclear leucocytes (lymphocytes) are constantly present in this fluid in excessive numbers.

With this resumé of the morbid appearances in tabes, we may now proceed to the consideration of how they are produced and their relation to each other.

The older theories of the tabetic process as being a primary interstitial sclerosis (Buzzard, Rumpf, Adamkiewicz) of the posterior columns have not received support from more modern research; for there does not appear to be any active proliferation of the neuroglia or of the peritubular connective tissue, not more at least than can be regarded as consecutive to the atrophy of the nerve elements. This is conclusively demonstrated by the Marchi method which reveals the degeneration of the nerve structures in the earliest stages, at a time when all indications of sclerosis are entirely absent. Nor can the degeneration be satisfactorily explained by endarteritis or other form of vascular disease (Martin, Ordoñez), inasmuch as vascular lesions are inconstant, being more often absent than present, and the distribution of the morbid process in nowise coincides with vascular territories.

The obvious relationship of the exogenous tracts of the spinal cord to the posterior roots has led most modern pathologists to seek in these the primary starting point of the degenerative process within the cord. Redlich and Obersteiner maintain that the posterior root at the point where it perforates the pia mater becomes, as it were, strangled by a localised lepto-meningitis, a condition frequently only recognisable by the microscope, on the posterior surface of the tabetic cord. This would make the degeneration of the part of the root between the cord and the ganglion a retrograde degeneration, which is not easy to accept. And it has been objected that the appearance of constriction of the posterior root at its entrance is not different from what may be seen in a normal cord. Nor are we justified in regarding this constriction as *per se* constituting a *locus minoris resistentiæ* of the posterior root. A similar constriction is present in the optic nerve at the point where it pierces the sclerotic, and yet the optic atrophy of tabes does not differ in front and behind the constriction.

Nor is there sufficient evidence that posterior spinal meningitis can of itself lead to degeneration of the posterior roots perforating the inflamed membranes. The thickening of the pia mater on the posterior surface is often absent (Homén, Schmaus and Sacki, Mott) not only in early but in fairly advanced cases of tabes, and the histological structure of the thickened pia is not that of an ordinary meningitis. The cellular infiltration is frequently absent, and the meningeal thickening is more of the nature of a mere hyperplasia or increase of the connective tissue. Nor is it easy to explain by meningeal inflammation the so-called selective character of the degenerations and account for the greater affection of some fibres than others in the same posterior root. Moreover it has been shown that degenerations of the posterior roots, closely resembling those of tabes, and starting from the point where the roots penetrate the pia mater, may occur in diabetes, pernicious anæmia, etc., in which there is no question of inflammation or thickening of the pia mater (Williamson). And Nageotte by the Marchi method has also demonstrated degenerations in the exogenous fibres of the posterior columns in cases of intracranial tumour.

Nor can any meningeal thickening be made to account for the degenerations occasionally to be found in the peripheral terminations of the cutaneous nerves, optic nerve, ciliary ganglion, or the cardiac plexus.

We are obliged therefore to regard Redlich and Obersteiner's theory as open to many grave if not insuperable objections.

Another plausible theory, but open to some of the same objections as those urged against that of Redlich and Obersteiner, as well as others, has been recently propounded by Marie and Guillain. It is to the effect that the initial lesion of tabes is a syphilitic affection of the posterior lymphatic system of the spinal cord. These authors contend that there exists in the posterior columns and posterior pia mater a lymphatic system independent of that of the antero-lateral columns, in which the current of lymph is upwards and towards the central canal. They have found the lymph spaces of this system dilated, and (by the Marchi method) black granules in the cells of the ependyma in cases where the central canal is permeable. They regard the lymphocytosis of the cerebro-spinal fluid in tabes as derived from this posterior lymphatic meningitis.

So far as the cerebro-spinal lymphocytosis is concerned, if it were the result of a syphilitic affection of the meninges or lymphatic system as ordinarily understood, it ought to be influenced by appropriate anti-syphilitic treatment. But that is not the case, as has been abundantly proved among others by Milian and by my collaborateur Purves Stewart.

There remains a theory, seductive in its simplicity, but founded on data which are not admitted by the majority of pathologists. Nageotte holds that in tabes there is a general syphilosis of the meninges, and that at the point where the spinal roots emerge from the dura mater, between this and the ganglion, they are specially invaded by meningeal inflammation, in consequence of which they become the subject of a transverse neuritis which leads secondarily to degeneration of the posterior columns.

But as already remarked, meningitis is not admitted to be constant; its syphilitic nature is opposed by the inefficiency of anti-syphilitic treatment, and the degeneration of the posterior roots is not of the Wallerian type. The healthy condition of the anterior roots as compared with the posterior, though exposed to similar destructive influences, according to this theory, is another powerful argument against its acceptance.

The various mechanical and other methods above-mentioned of accounting for the degeneration of the posterior roots and their intramedullary terminations having been tried and found wanting, the question is whether any more satisfactory explanation can be given.

The degeneration of the intramedullary as well as of the peripheral terminations of the posterior roots obviously suggests some abnormality in the cells of the spinal ganglia, the trophic centres of the fibres in question. But, as we have seen, these changes, in the earlier stages at least, are so equivocal that it is doubtful whether they afford a sufficiently strong anatomical basis for such marked degeneration as occurs in the intramedullary tracts. That a mere dynamical or functional dystrophy of the spinal ganglia as suggested by Babinski, would suffice to induce such marked anatomical degeneration of the central and peripheral branches of the protoneurone would be an occurrence without parallel otherwise in the pathology of degenerations. Instead, therefore, of attempting to be more precise than the ascertained facts permit, it seems better to adopt the hypothesis of Thomas and Hauser that the fundamental lesion of tabes is a dystrophy, similar to that produced by certain toxic agents, affecting the sensory protoneurone as a whole, and leading to degeneration of its outlying parts, of which the central intra-medullary prolongations are the more vulnerable.

Why the intramedullary prolongations of the neurone should be specially prone to degeneration is a question well worthy of consideration. We cannot altogether exclude the frequent thickening of the meninges as at least a possible accessory factor. But the essential factor seems to be the absence of the neurilemma sheath in the intramedullary continuations of the posterior root fibres. The point where the fibres lose their neurilemma sheaths, is, as has been emphasised by Orr and Rows, just after they have penetrated the pia mater. The importance of the neurilemma in the nutrition and regeneration of nerve fibres has been conclusively demonstrated by the researches of Kennedy, Bethe, Ballance and Purves Stewart etc.

The hypothesis of a dystrophy of the sensory protoneurone as the fundamental lesion of tabes simplifies our conception of the whole process, and renders it easy to understand how not only the sensory protoneurone, but other neurones in the sympathetic and elsewhere, may be attacked in a similar manner.

And here I would express, in concurrence with Fournier, Mott, and many neuro-pathologists of the present day, my belief in the essential pathological identity of tabes and general paralysis. They are, in my opinion, merely different aspects of the same polymorphic disease. Both are tabetic or wasting diseases — the dystrophy affecting mainly the sensory protoneurone in the one case, and the psychomotor neurone in the other. Not infrequently the two affections are combined in the so-called tabo-paralysis. Clinically some of the most characteristic symptoms are common to both — notably the Argyll-Robertson pupil —; and in both there is the same lymphocytosis of the cerebro-spinal fluid. The underlying etiological factors are the same, viz: antecedent syphilitic infection; and the date of the development of the symptoms subsequent to the primary sore corresponds in both. No primary meningeal inflammation or other gross anatomical lesion satisfactorily accounts for the localised thickening and adhesion of the leptomeninges to the atrophied cortex in general paralysis. The primary lesion is a dystrophy of the higher psycho-motor neurones, and degeneration of the tangential fibres of the cortex. The meningeal thickening and sclerosis are, as in tabes, only a secondary result of the parenchymatous degeneration.

It would therefore, in my opinion, be advisable to recognise the identity of tabes and general paralysis in our terminology, and to call them by the generic name Tabes; — classing them specifically as Cerebral Tabes (General Paralysis), Spinal Tabes (Tabes, Locomotor Ataxy), and Cerebro-Spinal Tabes (Tabo-Paralysis) according as the disease affects the brain, spinal cord, or both conjointly.

The connection between syphilis and tabes, first indicated by Fournier in 1876, has now been admitted so generally that it seems unnecessary to specify the details on which this relation is based. It is noteworthy that some who were at one time the most powerful opponents of this doctrine, are now its most strenuous supporters, in particular Erb. This observer in his most recent monograph on the subject, now considers further evidence in support of the syphilitic origin of tabes as a mere confirmation of an already well-established fact. The proportion of cases of tabes in which there was an antecedent history of syphilis is stated by Fournier as 92 % and by Erb as 89.4 % at least. My own personal experience leads me to believe that the percentage rises in proportion to the thoroughness of investigation on this point. My results among 140 patients of the better class, taken indiscriminately from my notes during the last ten years, amount to 78 % certain, and 15 %

probable syphilitic infection : together = 93 %. If we contrast this with results of Erb's examination of 10,000 other non-tabetic patients, we find only 21.5 % in which there was a history of syphilis : that is to say that syphilis is found in tabetics four to five times as often as in non-tabetics. Practically the same thing is true of Cerebral Tabes (General Paralysis).

The remaining percentage of cases in which there is no history of syphilis is not to be assumed as absence of specific infection. For a similar proportion may be found in cases of other forms of syphilitic disease respecting the nature of which no doubt exists. Thus of Hirschl and Lang's series of syphilitic skin affections, in no fewer than 36.4 % was it impossible to obtain a history of syphilis, acquired or hereditary.

Practically all well-investigated cases of juvenile tabes and juvenile paralytic dementia are the subjects of syphilis, hereditary or acquired during infancy. Many other facts might be adduced in favour of the syphilitic origin of tabes, but it is unnecessary to multiply them, and I would myself go so far as to regard the existence of tabes or general paralysis as sufficient proof *per se* of syphilis, acquired or hereditary.

But when we consider that of those who have had syphilis not more than 1.3 % become tabetic, the question arises whether, though syphilis may be the predisposing cause, there may be other conditions which excite the tabetic degeneration or favour its incidence in one patient on the cord, and in another on the brain. It is generally agreed that both in tabes and general paralysis the antecedent syphilis has often been of a mild type. It is possible that this may have led, in many cases at least, to insufficient treatment ; and in this relation the facts recently adduced by Fournier in reference to general paralysis are worthy of attentive consideration. Fournier contends that of 100 cases of general paralysis only 5 had been subjected to a satisfactory antispecific treatment. These data, if substantiated by others, ought to have an important influence on the therapeusis of syphilis and its consequences.

Women are admittedly less liable to tabes than men, but this does not apply to juvenile tabes due to hereditary syphilis. The comparative rarity of tabes among prostitutes, noted by Kron, has been advanced by Leyden and Goldscheider as an argument against the syphilitic origin of tabes. But apart from the relative immunity of the female sex, this may only mean that they may have abandoned their wretched calling before the time at which tabes usually manifests itself after syphilitic infection, viz: an average of seven to ten years.

Some races appear to be more liable to tabes than others: and the comparative infrequency of tabes among the Turks (von Düring), negroes (Buri, Trennen etc.), Arabs (Scheich), etc., among whom, nevertheless, syphilis is common, is remarkable. Some importance must be assigned, as has been pointed out more especially by Edinger, to the influence of stress or over-exertion. Edinger regards tabes as a disease which results from habitual over-exertion of certain nerve paths, specially those concerned in coordination and equilibration, in a system rendered vulnerable by syphilis, anæmia or similar debilitating cause. And he and Helbing succeeded in experimentally inducing in rats degeneration of the posterior roots and posterior columns, by making the animals exert themselves for several months in a treadmill. Rats previously rendered anæmic exhibited this degeneration earlier and more intensely than normal animals. These facts are interesting, and most clinicians would admit that stress has some influence in determining the incidence of the disease, viz: whether it will first attack the arms as in cervical tabes, or the lower limbs in the more common type. Similarly as in the case of the two brothers mentioned by Raymond, both of whom were infected by syphilis about the same age, the one who overworked his brain in the struggle for existence became a general paralytic, and the other who lived a fast life and indulged in sexual excess became a tabetic.

The influence of trauma is probably less than that of stress, and Hitzig has shown that the cases adduced of so-called traumatic tabes, when carefully analysed, do not exclude specific infection. They are probably only instances in which the trauma served to depress the patient's nutrition, and develop or accentuate the development of a tabes already in existence though unrecognised.

As to the effect of chill, especially damp chill, to which Leyden and Goldscheider attach so much importance in the etiology of tabes, I would say from the results of my own experience that it is not more common in the history of tabetics than in patients suffering from other affections of the nervous system.

Though we may regard each and all of the various factors mentioned as probably proximate causes, there is no satisfactory evidence that without antecedent syphilis they would suffice to induce tabes. The degenerations of the posterior columns experimentally produced by Edinger, or those occurring in man as the result of anæmia, diabetes, etc., or poisons introduced from without, such as lead, ergot, etc., are not tabes, and are deficient *inter alia* in the element of progressiveness which characterises the disease.

But though we may regard the primary syphilitic origin of tabes (spinal as well as cerebral) as proved, the lesions of tabes have none of the characters usually ascribed to syphilitic lesions, and may co-exist with them. Hence they have been termed by Fournier parasyphilitic. This term, however, merely emphasises their origin but does not elucidate their nature.

In reference to the question of the nature of the lesions of tabes, the lymphocytosis of the cerebro-spinal fluid has been adduced in favour of their syphilitic starting point.

In health the centrifugalised deposit from this fluid contains scarcely any cellular elements beyond an occasional endothelial cell, and perhaps one to three lymphocytes in a field with a magnification of 400 diameters. In certain diseases these cellular elements are present in excess. In acute microbic infections of the cerebro-spinal meninges (staphylococcus, pneumococcus, diplococcus intracellularis) a leucocytosis occurs in which the leucocytes are of the polynuclear type. On the other hand in certain chronic affections of the meninges (syphilitic, tubercular, etc.) an excessive number of leucocytes also occurs, but they are of the mono-nuclear type, in other words a lymphocytosis.

Lymphocytosis is a constant feature in tabes and general paralysis from the earliest to the latest stage, and one may count a hundred cells or more in the field of the microscope.

At first sight this lymphocytosis appears to support the views of those who ascribe the disease to a syphilitic affection of the meninges (Redlich and Obersteiner); of the posterior lymphatic system of the cord (Marie and Guillain); or of the cerebro-spinal meninges generally, and specially of the meningeal tube enclosing the spinal roots, (Nageotte).

But lymphocytosis occurs in other diseases in which meningitis, syphilitic or otherwise, plays no part. Thus it has been found in Landry's paralysis; and in the sub-acute combined degeneration of pernicious anæmia (Purves Stewart), herpes zoster (Sicard).

Lymphocytosis therefore *per se* cannot be regarded as pathognomonic of meningeal inflammation, though no doubt if meningitis were present it would serve to accentuate it. But the chief argument against the syphilo-meningitic origin of the leucocytosis in tabes and general paralysis is that it is absolutely unaffected by the most energetic antisyphilitic treatment (Milian, Purves Stewart).

We have arrived therefore at the conclusion that though tabes owes its origin to syphilis as an essential antecedent, the lesions themselves are not of the syphilitic type, and are not influenced by antisyphilitic treatment. The hypothesis of a toxin, introduced with, or generated by the syphilitic virus, analogous to the post-diphtheritic toxin, has something in its favour, and such a toxin might produce certain degenerations, selective in their character.

But the amount of such toxin would be limited, and would probably be proportional to the intensity of the original infection. Yet, as we have seen, there is no such parallelism between the intensity of the syphilitic manifestations and the succeeding tabes. Moreover, as time went on, the post-syphilitic toxin would run its course, produce its effects and finally cease, like the post-diphtheritic and similar toxins with which we are acquainted.

But this is not the case with tabes, which is essentially a progressive disease.

Is it possible, therefore, to discover some other source of a continuous supply of toxin capable of inducing the progressive degeneration of tabes? In this relation mention may be made of the researches of Ford Robertson, McRae and Shennan. These authors have described a bacillus closely resembling the Klebs-Löffler bacillus of diphtheria, which they have found with great frequency in cultures from the walls of the respiratory, gastro-intestinal, and genito-urinary tracts of patients dying from general paralysis, and from the genito-urinary tracts of general paralytics and tabetics during life. Rats fed on broth-cultures of this diphtheroid bacillus became ill after some weeks, and, when killed, shewed, in addition to signs of gastro-enteritis, acute degenerative changes in the cortex cerebri resembling to some extent those of general paralysis and also degenerative changes in the cells of the spinal cord.

These observations are interesting, but the evidence of causal relationship between this diphtheroid bacillus and tabes or general paralysis, is far from being established. For the same bacillus was found in the genito-urinary tract of ten out of thirteen patients suffering from other forms of insanity than general paralysis.

If, therefore, neither the syphilitic virus itself, nor any toxin generated by it allied to the post-diphtheritic toxin, nor any other discovered microbic toxin, can account for the progressive nature of tabes, to what can it be most probably ascribed?

It may be, as Gowers has suggested, the result of some metabolism excited by the syphilitic virus which only develops toxicity after years of latency; or it may be the result of some abnormality of internal secretion; but neither with regard to the toxin itself, nor its mode of production, have we anything more than hypothesis, more or less plausible, and science has yet to discover the immediate cause of the tabetic degeneration.

Physiological Pathology of Tabes

Having thus reviewed the state of our knowledge respecting the intimate nature of tabes, we may now proceed to consider its physiological pathology.

It would be rash to claim that we can as yet refer each symptom of tabes to its organic or anatomical basis: — which alone would constitute a complete pathology of the disease. Nor shall I attempt on this occasion an exhaustive consideration of all the manifestations of this polymorphic affection, but content myself with submitting a few observations on the pathology of one of its most characteristics features, viz: — ataxy.

All tabetics are not ataxic, but ataxy is the symptom which practically overshadows all the others.

Tabes is, we have seen, an affection essentially of the sensory protoneurone, whether in its ganglionic cell, peripheral or central terminations, and it is in this that we have to seek for an explanation of its symptoms; for all other changes in the nerve centres are inconstant or mere complications. The motor neurone is intact; the electrical reactions of the muscles are normal, and their dynamic strength is not necessarily impaired.

The paths of impulse from the cortical centres are free from degeneration, and so also are the efferent tracts from the cerebellum via Deiters' nucleus, as well as the rubro-spinal paths from the mesencephalon.

The lesion is therefore on the afferent or sensory side of the apparatus of movement. This is manifested by loss of knee-jerk; hypotonia (Frenkel); and various forms of sensory perversion or impairment, viz: of skin, bones, joints, tendons and muscles.

If it is possible to find a reasonable explanation of tabetic incoordination in the demonstrable lesion of the centripetal paths to the spinal, subcortical (including cerebellar), and cortical centres, it would seem unnecessary to ascribe, with Erb and others, the ataxy to some undemonstrated lesion of hypothetical centrifugal tracts from the real centres of coordination in the cortex.

In all cases of tabes with ataxy there is loss of knee-jerk, hypotonia; and in the great majority of instances, there is impairment of the joint and muscle (tendon) sensibility.

Frænkel holds that in *every* well-marked case of ataxy, careful investigation, with precise methods, never fails to reveal more or less extensive impairment of the sense of passive movements of the joints, and of the sense of position of the limbs, and that this is more pronounced and more wide-spread in the more ataxic limb when the two limbs are, as is not infrequently the case, unequally affected. This statement, however, as to the invariability of sensory impairment is one which my own observations would lead me to receive with some doubt.

There may be little or no affection of cutaneous sensibility. Most commonly, when present, it is of the nature of hypalgesia.

The loss of knee-jerk, and the hypotonia are the expression of the loss of those centripetal stimuli, chiefly originating in the muscles themselves, which acting on the spinal, and probably cerebellar, centres, reflexly excite or maintain the normal tone or tension of the muscles. The loss of sensation proper (conscious) from skin, joints, muscles and tendons indicates blocking of the paths of these forms of sensibility to the sensory centres of the cortex cerebri.

The tabetic degeneration affects the sensory nerves—specially their roots—; the short fibres to the posterior and anterior cornua; those to Clarke's vesicular columns and thence indirectly to the cerebellum; and the posterior median (Goll's) columns, and other paths to the cerebrum.

The disorders of coordination in tabes are probably the result of all these factors more or less combined, and not of one set alone.

Incoordination may result from lesion of the sensory nerves, apart from any implication of the spinal tracts, as is well exemplified in the pseudo-ataxy (Nevro-tabes périphérique [Déjérine]) of alcohol, diphtheria and some other peripheral nerve-poisons.

Respecting the experimental results of section of the posterior roots in the lower animals, opinions are somewhat conflicting. In the first instance at least, section of the sensory nerves of a part or limb, as shewn by Bell's experiments on the fifth nerve, and by Mott and Sherrington's experiments on the posterior brachial roots in monkeys, causes a form of paralysis — so-called *centripetal paralysis* (Hering). But, as Munk has shewn, this is not permanent. Sooner or later the animals learn to use the anaesthetic limb again, but the movements are never normal, but remain brusque, excessive and ill-coordinated.

And Bickel found, after similar experiments on dogs, that the ataxic movements of the limbs, which in course of time tended to disappear, were re-induced when the animals were blindfolded or placed in a dark room. The resemblance of these results to the phenomena of ataxy in man is very striking.

We have good grounds for assuming that incoordination may result from lesion of the spinal collateral and subcortical (including cerebellar) centripetal tracts apart from those of conscious sensation. In the much-quoted Späth-Schüppell case the patient, though totally anaesthetic from spinal lesion (syringo-myelia), was able to move his limbs under the guidance of vision in a perfectly coordinated manner. And there are now many cases on record in which, notwithstanding complete cutaneous anaesthesia and loss of the sense of position of the limbs, the patients have been able to coordinate their movements under the direction of vision, actual or ideational. Most of these cases have no doubt been of the purely functional anaesthetic type, but they are important as shewing that consciousness of kinaesthetic impressions is not indispensable for due coordination of movement.

Vision can more or less completely compensate for the loss of kinaesthetic sensation, and largely also for the loss of the purely afferent kinaesthetic impressions which are more essential for the harmonious excitation of the spinal and subcortical centres.

In the absence of vision all the disorders of coordination are greatly intensified, and this is the characteristic feature of tabetic ataxy.

The combination (prime-movers, synergics, antagonists, and collaterals) of the various muscles concerned in coordinated actions is organised in the spinal and subcortical centres: — e. g. the synergic extension of the wrist with closure of the fist; and the combined flexion of the thigh, leg, and dorsiflexion of the foot, in walking. These coordinated acts take place in a machine-like manner and without our attention. We may be conscious of the general result, but even this is not necessary. This is proved *inter alia* by the coordinated movements which occur in decapitated animals in response to external or internal stimuli; and by similar phenomena which may be elicited by stimulation of the respective posterior roots (Sherrington, Page-May) in monkeys, and also in decapitated human subjects (Hoche).

In volition the cortical centres act through the spinal centres; but in the cortex there is greater differentiation than in the spinal cord, and individual movements, if not individual muscles, can be willed and carried into effect with a higher degree of specialisation and modification.

How the cortical centres act on those of the spinal cord—whether directly through the pyramidal tracts, or indirectly through association cells (Gad, von Monakow, Schäfer, Beevor, etc.), or through the same channels as the reflex collaterals, is a subject on which, in the present state of our knowledge, we can only speculate. But the phenomena of tabes and pseudo-ataxy clearly prove that kinæsthetic impressions are necessary to ensure the due cooperation of the synergic, antagonistic and collateral muscles with the prime-movers in any given movement.

It would appear from the experiments of Sherrington and of Hering that the innervation of a given muscle *ipso facto* inhibits its true antagonist (reciprocal innervation). The preliminary removal of all obstruction to the unfettered action of a muscle may be regarded as a useful provision, but it is a law which is subject to modification varying with the effect to be produced. For as Duchenne and others (Richer, Demeny) have shewn, the action of the true antagonist is frequently brought into play to moderate and steady that of the prime-mover.

In ataxy, owing to the impaired conduction of the kinæsthetic impressions caused by lesion of the afferent and exogenous spinal tracts, and probably also from implication of the endogenous commissural tracts, the harmonious synergic action of the spinal and subcortical centres is deranged. Hence the various disorders of coordination in tabes. It would be impossible however in the time at my disposal to attempt to analyse these in detail. This has been admirably done by Förster.

Among the more prominent features is the *overaction* of the prime-movers, partly from defective sense of the movement achieved, and partly from failure of the centripetal impressions which should secure the moderating influence of the antagonists. From failure also of the centripetal stimuli, the synergic and collateral muscles do not cooperate, and the movements of the limb are therefore ill-adapted, unsteady, or swerve in various directions from the intended purpose. The defects in spinal and subcortical coordination can be largely compensated for by vision and careful attention to the position of the limbs; but this is effective only in minor degrees of ataxy, and fails altogether when the motor adjustments are numerous and complex, or the degeneration further advanced. Hence to obviate risks in standing or walking, such as the sudden (giving way of the legs) (Buzzard), the ataxic in his attempts at compensation generally assumes attitudes which are almost pathognomonic. Thus if alone and unsupported he will walk with a constrained and almost spastic gait, with his knees over-extended or recurved, his body bent forward, and his eyes steadfastly watching his feet. But his actions vary with the conditions under which he is placed; and the same patient will, if supported on both sides, and thus saved from the necessity of maintaining his equilibrium, lift his feet with excessive energy, and set them down again with equal brusqueness, stamping his heels on the floor. The essential factor is, however, the same in both cases, viz: the failure of the afferent kinæsthetic impressions, reflex and sensory, which are necessary to secure the harmonious cooperation of the various muscles concerned in carrying out any definite act, static or dynamic.

REFERENCES

Batten — *Trans. Path. Soc.*, 1909, Vol. 51, p. 369.

Ballance and Purves Stewart *The Healing of Nerves*, London, 1901.

Bethe — *Ueber die Regeneration peripheren Nerven. Neurolog. Centralbl.*, 1901, p. 720.

Bickel and Ewald — *Pflügers Archiv*, 1897, Bd. 67.

Déjérine et Thomas — *Maladies de la moelle épinière*, 1902.

Demeny — *Du rôle mécanique des muscles antagonistes dans les actes de locomotion. Archiv. de Physiologie*, 1890.

Edinger and Helbing — *Verhandlungen des XVI. Congresses für innere Medicin, Wiesbaden*, 1898.

Edinger — *Einiges über Wesen und Behandlung der Tabes. Verhandlungen des XVI. Congresses für innere Medicin*, 1898.

Erb — *Syphilis and Tabes. Berlin, klinische Wochenschrift*, 1904, N.os 1-4.

Foerster — *Die Physiologie u. Pathologie der Coordination*, 1902.

Fournier — *Affections Parasyphilitiques*, 1894.

Fournier et Raymond — *Paralysie Générale et Syphilis*, 1905, *Académie de Médecine*.

Gowers — *Nature of Tabes. Brit. Med. Journal*, July 8th 1905.

Heitz — *Les nerfs du cœur chez les tabétiques.* Thèse de Paris, 1903.

Hirschl — *Die Aetiologie der progressiven Paralyse,* Wien, 1896.

Hitzig — *Ueber traumatische Tabes und die Pathogenese des Tabes im Allgemein.* Neurolog. Centralbl. Sept. 1894.

Hoche — *Neurolog. Centralbl.* 1900, p. 994.

Homén — *Strang und Systemerkrankungen des Rückenmarks. Handbuch der path. Anat. des Nervensystems. Abth. 3; Flatau, Jacobsohn und Minor,* Berlin, 1903.

Kennedy — *On the regeneration of the nerves. Phil. Trans. Roy. Soc.,* Lond., 1897, vol. 188, p. 257.

Köster — *Zur Physiologie des Spinalganglien und der trophischen Nerven sowie zur Pathogenese der Tabes dorsalis,* Leipzig, 1904.

Krauss — *Beitrag zur pathologischen Anatomie des Tabes dorsalis, Archiv. f. Psychiat.,* 1891-92.

v. Leyden und Goldscheider — *Die Erkrankungen des Rückenmarks und der Medulla Oblongata,* Wien 1904.

Marie et Guillain — *Les lésions du système lymphatique postérieur de la moelle sont l'origine du processus anatomo-pathologique du tabes. Revue Neurologique,* 1903, No 2.

Marina — *Deutsche Zeitsch. für Nervenheilkunde* 1901, Band XX.

Marinesco — *Recherches sur les lésions des cellules des ganglions épineux dans le Tabes. Revue neurolog.* Tom. VIII. 1900. p. 1125.

Milian — *La nature du Tabes. La Syphilis,* Janvier, 1904.

Mott — *Transactions of the Pathological Society of London,* 1900, vol. 51.

Mott — *Tabes in Asylum and Hospital Practice, Archives of Neurology,* vol. II, 1903.

Munk — *Ueber d. Folgen d. Sensibilitätsverlustes d. Extremität f. deren Motilität. Sitzungsberichte d. K. Academie d. Wissenschaften.* Berlin, 1903.

Nageotte — *Pathogénie du Tabes Dorsal. La Presse Médicale,* Dec. 10th 1902 and Jan. 3, 1903.

Nonne — *Zur Casuistik der Betheiligung der peripheren Nerven bei Tabes dorsalis, Archiv. f. Psychiatrie,* Bd. XIX.

Oppenheim und Siemerling — *Beiträge zur Pathologie der Tabes dorsalis und der peripheren Nervenerkrankung, Archiv. f. Psychiat. u. Nervenkrankh.* Bd. XVIII, 1887.

Orr and Rows, *Brain,* 1904, p. 460.

Purves Stewart, *Brain,* 1901, p. 229.

Redlich und Obersteiner — *Ueber Wesen der Pathogenese der tabischen Hinterstrang-degenerationen. Vorläufige Mittheilungen.* Vienna, 1894.

Richer — *Physiologie artistique de l'homme en mouvement,* 1894.

Robertson, McRae and Sheenan — *Review of Neurology and Psychiatry,* Vol. I, 1903, p. 225.

Robertson and McRae — *Review of Neurology and Psychiatry,* 1905, Vol. III, p. 321.

Roux — *Les lésions du système grand sympathique dans le Tabes.* Thèse de Paris, 1900.

Schmaus-Sacki — *Vorlesungen über die pathologische Anatomie des Rückenmarks.* Wiesbaden, 1901.

Schüppell — *Archiv. d. Heilkunde.* 1894, Bd. XV.

Stroebe — Ueber Veränderungen der Spinalganglien bei Tabes dorsalis. Centralbl.
    f. allgem. Pathol. u. patholog. Anat. Bd. V, 1891.
Thomas et Hauser — Etudes sur les lésions radiculaires et ganglionnaires du ta-
    bes. Nouvelle Iconographie de la Salpêtrière, 1902.
Widal, Sicard et Ravaut — Cytodiagnose du tabes. Revue Neurolog, 1903 p. 289.
Williamson — Brit. Med. Journ., Jan. 16, 1904. Med. Chronicle, May 1905.
Wollenberg — Untersuchungen über das Verhalten der Spinalganglien bei der Ta-
    bes dorsalis. Arch. f. Psychiat. u. Nervenkrankh. Bd. XXIV, 1902.

THÈME 6 — LES LÉSIONS CÉRÉBRALES DANS LES PSYCHOSES D'ORIGINE TOXIQUE

(Cerebral Lesions in Psychoses of Toxic Origin)

Par M. F. W. MOTT, M. D., F. R. S. (London)

Physician to Charing Cross Hospital, Pathologist to the London County Asylums and Director
of the Pathological Laboratory

When asked to undertake to act as Rapporteur for this subject
I should have felt some diffidence in accepting the task had I
not been informed that it was priviliged to excercise wide discre-
tion in the mode of treatment of this very difficult albeit very
important subject.

Although it is a fact that in my experience, it is possible
in very many cases of toxic psychosis to demonstrate changes
of structure in the cerebral cortex, the exact relation these bear
to the morbid mental phenomena exhibited during life cannot even
be conjectured. Each new method of studying the normal histology
of the central nervous system and the discoveries made thereby,
have led not a few enthusiastic workers to predict a solution of
the problems underlying mental action and even the still more
difficult problem of diseases of the mind. Numbers of investigators
working from many different standpoints have been and still are
engaged in attacking this problem, but while there has been an
abundance of histological detail and speculation regarding the
correlation of histological changes with morbid mental states but
little rests upon the solid basis of scientific requirement. When
such an accurate and experienced observer as Nissl (1), the inven-
tor of the method which more than any other has been used with

____

(1) Neurol. Centralblatt 1901 p. 40

advantage for throwing light upon changes in structure of the nervous system, publicly states that we cannot be too sceptical in correlating cortical changes with mental diseases, and can only point to the probability of the plasma cells of Marscholko as a specific lesion of general paralysis, we may well hesitate in accepting any cortical changes as being evidence of specific toxic action.

Not until we can eliminate a number of other factors is it even safe to assert that the changes are directly caused by a toxin introduced from without or engendered within the body.

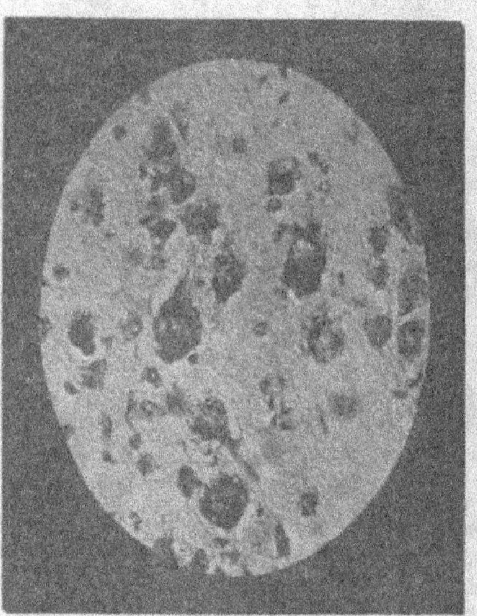

Fig. 1 — Section of cerebral cortex — crucigia sulcus of a dog after ligation of both carotids and vertebrals. Magnification ×500

First of all we have to eliminate post-mortem change, my observations, however, are not affected by this complication as the bodies are placed in a cold chamber very soon after death. Secondly, death in toxic psychoses is so frequently complicated by lung diseases of which tuberculosis is the most common, especially in subjects of dementia præcox, epileptic imbecility and melancholia. My experience indeed shows that the onset of the mental symptoms in dementia præcox and melancholia of adolescents so frequently coincides with the onset of tubercle that there must be a correlation indicating a depression of vital metabolism of the body generally and of the nervous system in particular, the latter being the result of an inherent defect of nervous potential.

It is impossible to say therefore whether the tubercular toxin is a cause or an additional factor in the production of the mental phenomena. Certainly a vicious circle tends to be produced for refusal of food and impaired nutrition with slow and shallow respiration and feeble circulation tend toward rapid progress of the in-

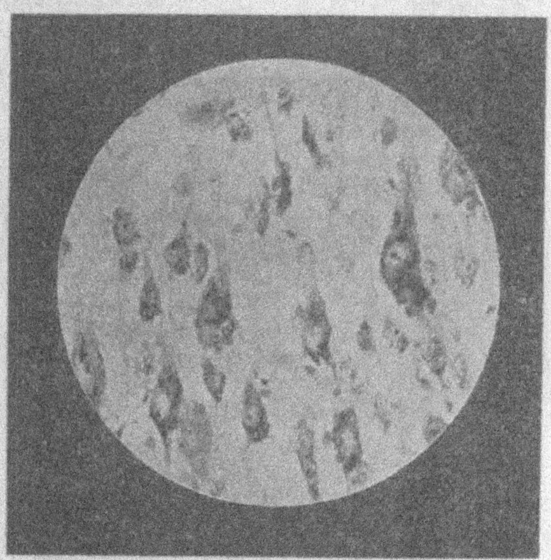

Fig. 1. — Section of cerebral cortex. — Pyramidal nidus of a cat which died during the chloroform ether intervals before the vessels were ligatured. Normal appearance of the cells stained by Nissl method. Magnification 800.

fective process and an increased amount of the tuberculous toxin poured into the blood.

Certain changes have been found in the cortex in dementia præcox which will be related later on; they are probably not specific of this form of alienation; also they are probably not the result of tubercular toxin or the febrile state *per se*, but rather a result of a deranged metabolism of the cortical cells in which microbial toxins, auto-toxins, or cyto-toxins may be the predisposing or exciting cause. If the insane do not die from acute or chronic pulmonary tuberculosis, secondary or terminal microbial infections occur in a great majority of the remainder of the cases from broncho-pneumonia, pneumonia, gangrene of the lung, dysentery, bedsores and cystitis, etc. Again chemical restraint by the continued use of narcotising agents in quelling convulsions and maniacal excitement may as in the case of sulphonal so alter the chemical composition of the blood as to depress the metabolism of the cortical cells and be responsible for histological changes. Moreover in cases where there have been prolonged convulsions, e. g., Status Epilepticus and some cases of General Paralysis, the mechanical conditions are such as to produce a vicious circle ter-

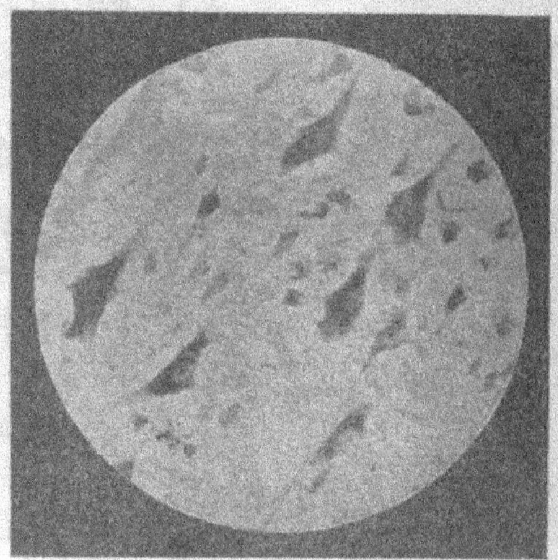

Fig. 3 — Section of cerebral cortex — cribriate status in a dog allowed to live four days after ligation of 2 carotid, 1 vertebral and 1 subclavian artery. Magnification 280 φ.

minating in progressively increased venosity of the blood in the cortex, especially the portion supplied by the carotid arteries and the veins of which drain into the longitudinal sinus. In fact, a pure case free from complications and intercurrent affections, e. g., respiratory failure of considerable duration, asphyxia, cardiac failure, or some secondary microbial infection is rarely to be obtained. Thus cases of sudden death arising from injury, suicide, accident or some other cause would be specially valuable for determining the relation of acute and chronic intoxications to lesions of the cerebral cortex. However if a patient who has died of one of these various conditions has presented during life no delirium or mental confusion and the cortical structures present no abnormality, whereas in another patient delirium, mental confusion or even insanity occurred and lesions of the cortical cells are found, we are justified in correlating the absence of mental symptoms in the former case to the absence of these changes and the existence of mental symptoms in the latter to the changes found post mortem. But we are not therefore justified in asserting that poisons introduced from without, microbial toxins or auto-

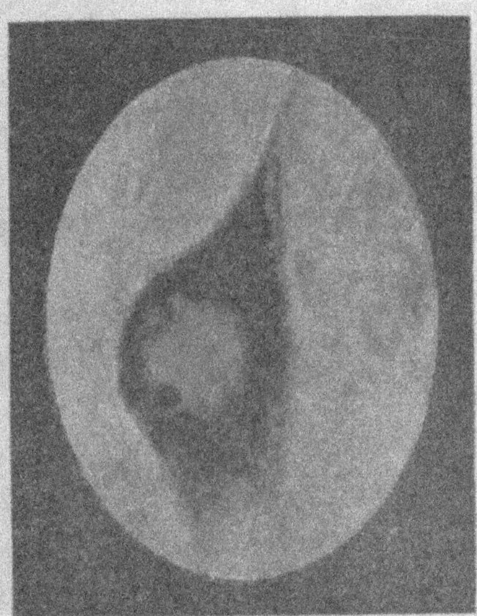

Fig. 4. — Large psycho-motor cell of the cortex of above showing enormous swelling of the nucleus, with chromatolysis at the periphery of the cell. Magnification 700/1.

toxins can produce specific lesions *per se*. The metabolic reactions of systems, groups, and communities of neurons to their environment may be altered by the toxic condition of the blood. An actual chemical combination may occur as in tetanus toxin which has an elective affinity for the grey matter in the spinal reflex arc. Similarly other poisons may have an elective affinity for certain groups, or systems of neurons with specific functions thus accounting for specific functional disturbances resulting from particular poisons. It is generally believed and widely taught that

auto-toxins are the cause of many psychoses; but we are entirely ignorant of their source, the manner in which those poisons
act *and of their chemical properties.*

The fundamental basis of the study of toxic psychoses in
relation to cortical lesions is a knowledge of the chemistry of
the normal neuron and the metabolism of the nervous system.
The admirable work of Bethe [1] points to the right direction in

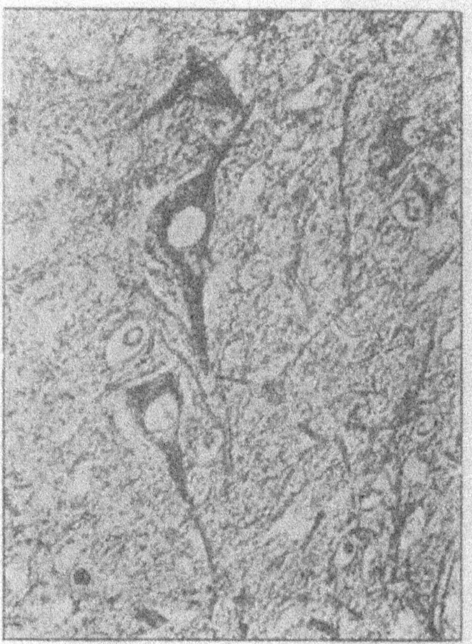

Fig. 5 — Large psycho-motor cells of cortical sulcus of cat's brain. The animal was killed 24 hours after ligature of 2 carotids and two vertebral arteries; stained by Ramon y Cajal's neuro-fibril method. Magnification 500:1.

which to work: viz., by histo-chemical methods and elective stains
to differentiate the essential chemical substances of the neuron,
to ascertain the changes which these substances undergo during
functional activity and eventually to separate and prepare the

[1] Allgemeine Anatomie und Physiologie des Nervensystems. Leipzig, 1891.

substances for the determination of their exact chemical composition.

Bethe has thus prepared a substance which he terms fibrillic acid and which he regards, from the result of his experiments, as the essential conducting substance.

The most certain facts that we possess regarding the relation of chemical change to the functional activity of the cortex

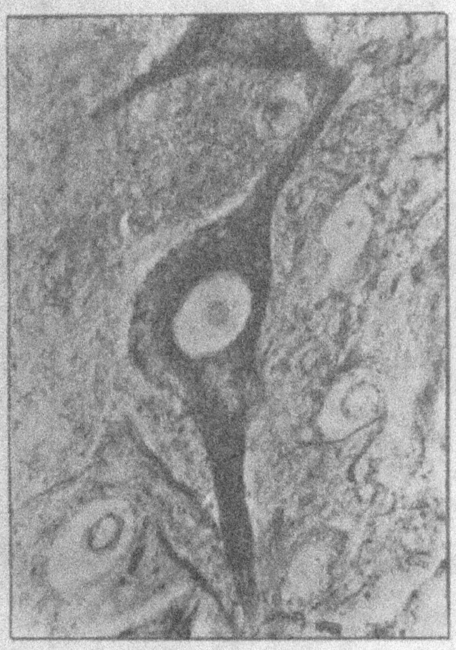

Fig. 9 — The same more highly magnified to show the integrity of the neuro-fibrils.
Magnification 800 ?

is the necessity of the oxygen supply by the arterial blood; and I shall give briefly the results of my histological examination of the cerebral cortex at various periods after ligation of the cerebral arteries in dogs, cats and monkeys. In dogs, it was found by Dr. Leonard Hill, who performed the experiments, that ligation of both carotids and both vertebral arteries produced only temporary functional defects. The animal on recovering from the anæs-

                    F. W. MOTT

thetic exhibited in varying degrees, and as a rule for a few days, at most a week, symptoms pointing to loss of function of the cortical grey matter. The animal was in a condition like Goltz's dog with its cortex destroyed. It feebly wandered about with its legs splayed out, taking no notice of a flame, tobacco smoke blown in its nostrils or of its food, although when placed in its mouth it would eat it. A cat placed near did not excite attention, it would not answer to a call, sensory stimuli did not awaken in its cortex a psychical response. All these symptoms passed off more or less

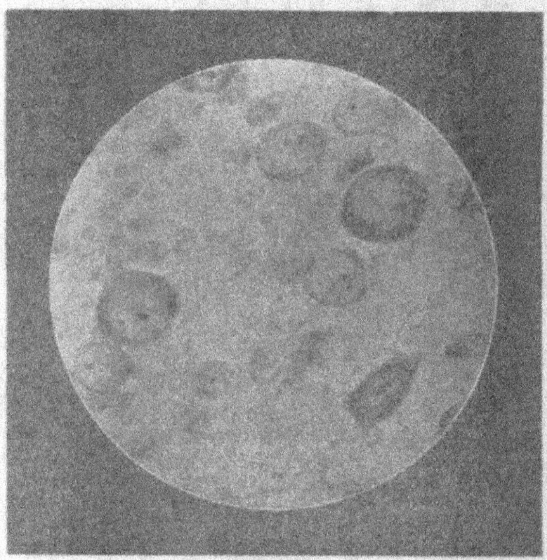

FIG. 7.—Small and medium sized pyramidal cells of cat's brain after ligation of 2 carotids and 2 vertebrals. Enormous swelling of nucleus. Magnification 800.

rapidly and no difference could be detected in its behaviour to that of a normal dog. Examination showed that collateral circulation had been restored by the anterior and posterior spinal arteries becoming as large as vertebrals. In some instances a more profound cortical anæmia was produced by ligation of two carotids, one vertebral and one subclavian at a point before the vertebral is given off thus leaving practically only one superior intercostal to carry on the circulation. In such cases the anæmia was more profound and sometimes caused death within 24 hours by the insufficiency of circulation in the medulla and choroid

plexus; in those cases which survived, the dementia of the animal
was more profound and more persistent and the histological changes observed in the cortex came on sooner and were more pronounced. Cats and monkeys, as a rule, died within 24 hours
after ligation of the four arteries. Death followed convulsions, preceded by coma. The histological changes observed in such cases
of complete anæmia were quite different to those observed in
severe but partial anæmia. Vide photo-micrographs 11 & 12. It
was found that faradic excitation of the cerebral cortex of ani-

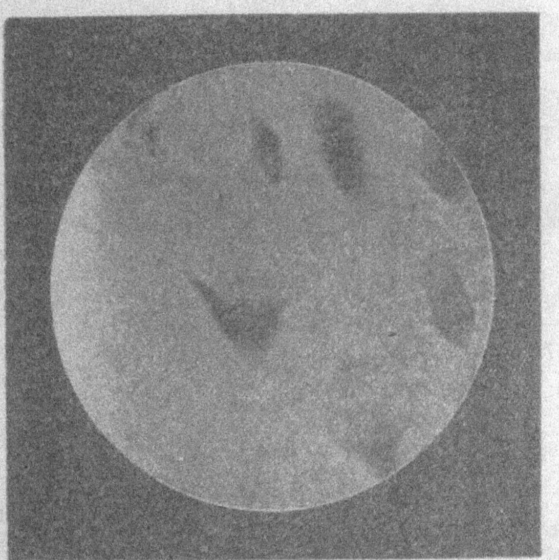

Fig. 9.— Small and medium sized pyramidal cells of dog's brain after ligation of 2 carotids
and 2 vertebrals. Enormous swelling of nuclei. Magnification 600?

mals with severe but not absolutely complete anæmia was followed by the characteristic motor responses, but there was a tendency to spread, and, even with a moderate current, for epilepsy
to occur.

The motor path was open from the cortex and capable of
conducting stimuli and this accounts for the fact that no paresis followed ligation of four arteries provided that the animal recovered by restoration of collateral circulation. Examination of
the motor cortex of the brain at varying periods after the opera-

tion showed by Nissl method swelling of all the cortical cells. The nucleus large, pale and clear sometimes occupying an eccentric position, the Nissl substance diminished and incrusting the fibrils in the form of threads but present in the large Betz cells in fair abundance. Vide photo-micrographs 1, 2, 3 & 4. The swelling of the cell and the nuclear changes, the alterations in the basophil Nissl substance is much more pronounced in the smaller cells of the cerebral cortex especially the small and medium sized pyramids (vide photo-micrographs 7 &

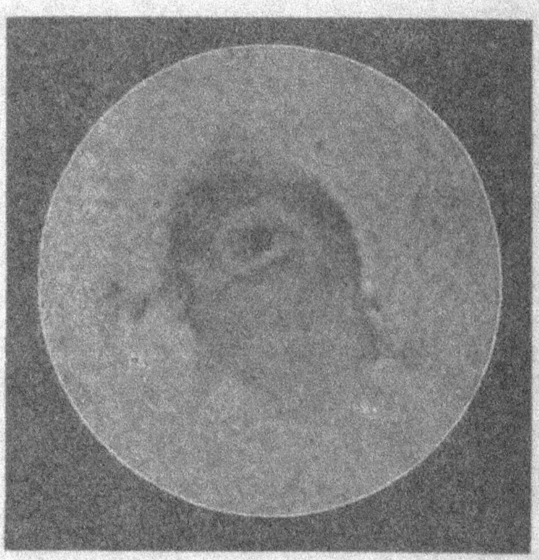

Fig. 9 — Large psycho-motor cell of ape's brain five days after ligature of both carotid arteries and one vertebral. Swelling with diffuse homogeneous staining indicating death of the protoplasm. Magnification 600/1

8); numbers of these may be found with crumbling edges, ruptured cell walls and extruded nuclei; only a few of the large pyramidal cells are thus affected. These remarks apply to monkey's brains in which a severe temporary anæmia has been produced. Examination of the spinal cord by Marchi method, the animal being killed ten days or more after the operation, reveals only comparatively a few degenerated fibres in the crossed pyramidal tracts. This proves that such marked changes as those shown in micro-photographs (changes indeed which, if they were not controlled by restoration of function and absence of evidence of degeneration of their axons, might be termed degeneration) are really only functional.

Moreover sections stained for fibrils by Cajal method show the integrity of the essential fibrillary conducting substance.

The fibrils of the large psycho-motor neurons alone were stained in the brains of two animals examined by this method, and the fibrillæ of the dendrites could be traced up to the superficial layer of the cortex in the brains of the animals (a cat and dog),

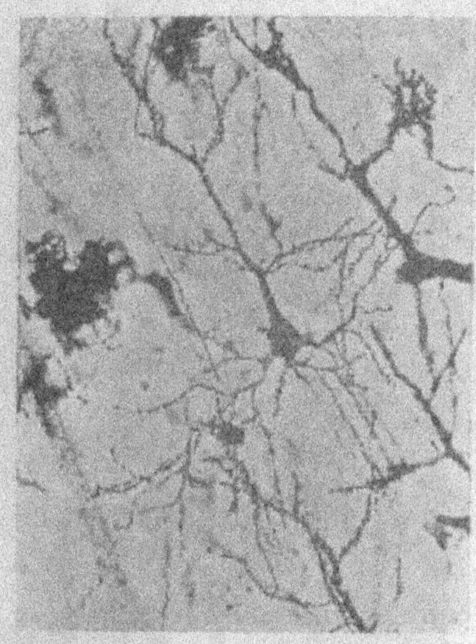

Fig. 10. — Medium sized pyramidal cell from above but stained by Golgi quick method. It presents a normal appearance by this method but the Nissl method shows a diffuse homogeneous staining and the animal was quite demented. Magnification 150 x.

24 hours after ligation of four arteries. (Vide photomicrographs 5 & 6).

This explains how it is that cortical excitation by faradization evokes movements readily in these anæmic brains of temporarily demented animals and how it is that some powerful stimuli will arouse a purposeful cortical reflex response, e. g., a cat that had all four arteries tied and took no notice of ordinary sensory stimuli, on the approach of a dog was aroused from its prone position and in an incoordinate manner attempted to scratch the animal (vide photomicrographs 5 & 6). Likewise a monkey four days after

ligation of three arteries was in an absolutely demented condition
with rigidity of all its limbs; on the approach of a cat was roused
to attempt flight and showed that with a very strong instinctive stimulus that its cortex was not entirely devoid of conscious activity.
Later no stimulus of any kind would arouse any response. Subsequent examination of this animal's brain showed the most profound bio-chemical changes in the cells of its cortex, corresponding to those produced by complete cortical anæmia. (Vide photo-
micrographs 9 & 10).

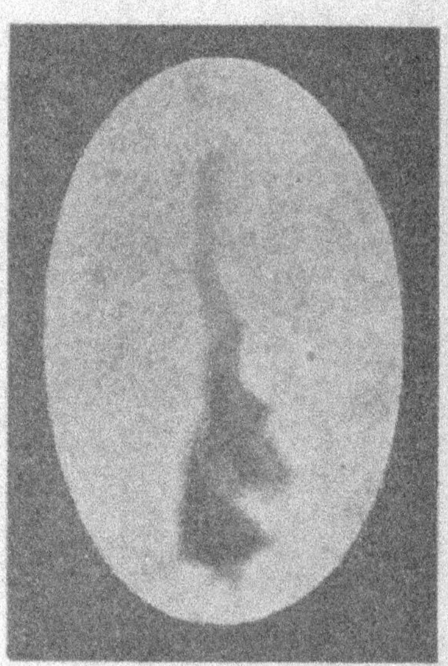

Fig. 11. — Medium-sized psycho-motor cell from cortex of monkey that developed epileptiform convulsions and coma dying within 24 hours after ligature of 2 carotids and 2 vertebrals. Tendency to diffuse staining, eccentricity of nucleus. Magnification 560/1.

Excitation whether artificially induced by faradization of the
cortex, or by the injection of absinthe is associated with a chemical process involving the taking-up of oxygen. Ehrlich and Horsley have shown that the cerebral cortex of an animal injected with
methylene blue only pales when the excitation produces a motor
response; and Dr. Leonard Hill, repeating this experiment on animals
the brains of which had been rendered *almost* completely anæmic
by ligation of arteries, found the cortex faintly stained blue; but

that a pallor occurred when the stimulus produced a motor response, and, slowly, as the oxygen was renewed in the tissues by the still feeble arterial circulation, the colour returned ([1]).

Again if in a monkey the blood supply to the brain is so completely cut off as to render it inexcitable, the removal of a clamp on the carotid artery renders the corresponding hemi-

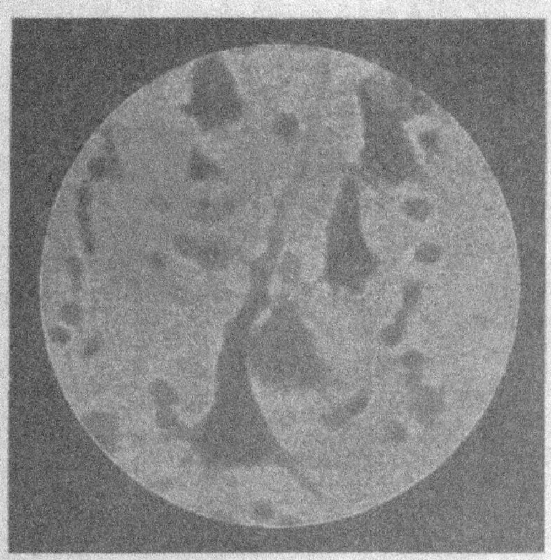

Fig. 13 — Large psychomotor cell of cat's brain. The animal died in a comatose condition preceded by convulsions within 24 hours of ligature of both carotids and both vertebrals. Magnification 540.

sphere excitable and in about one minute a motor response can be obtained. On again clamping the artery the excitability diminishes, and in about one minute no motor response can be elicited even on very strong stimulation. Again in some experiments which I performed with Prof. Sherrington we found that compression of the spinal cord in the mid dorsal region so as to indent the spinal cord did not interfere with the transmission of impulses by the pyramidal fibres, for on faradic excitation of the motor area in the monkey, movements were as easily evoked in the lower

On cerebral anaemia and the nerves which follow ligation of the cerebral arteries, by Leonard HILL, F.R.S. (Philosophical Transactions of the Royal Soc. 1900).

limbs as previously. If, however, very slight compression of the lumbo-sacral region were made, so as to interfere with the circulation in the grey matter, then the strongest excitation of the leg area ceased to produce any movement after about one minute. On removing the pressure so as to restore the circulation to the synapsis in the grey matter, the block to the passage of the stimulus was soon removed and in 1-2 minutes a current of moderate strength gave the normal response. *All these facts point to an oxidation process occurring at the terminals of the neurons of the motor path in the grey matter of the cortex and the subcortical centres; and that the metabolic changes incidental to functional activity occur here where the vascular supply is most abundant.* This chemical change is the source of mental activity.

Do the neurons when excited either by faradization, or acted upon by convulsants in the absence of a sufficiency of oxygen, show changes which might be interpreted as indicative of fatigue?

Observation of sections prepared by Nissl method of the two hemispheres of a cat's brain rendered almost completely anaemic by ligation of arteries showed no recognizable difference in the appearance of the cortical cells of the two hemispheres. Although one had not been excited at all, whereas the other had been faradised at intervals for two hours.

But then from what has been previously said, no response is obtainable unless oxygen is used up. Then it may be asked how is it that the cortex remains excitable when the oxygen is so obviously deficient as compared with the normal.

The effect of excitation of the cortex is both excitatory and inhibitory on groups of correlative antagonistic muscles, and it is probable that the reason a moderate, or even a weak current, with deficient oxygen and a proportional feeble chemical metabolic change, evokes a motor response, is that the impulse is purely excitatory and not in any way neutralised by inhibitory innervation currents.

The main expenditure of chemical energy in the cerebral cortex is concerned with inhibition, a function later acquired, and probably dependent upon the functions of cortical neurons of later ontogenetic and phylogenetic development (the layer of small, medium and large sized pyramids situated above the layer of granules), in which are revived the memory images of past experiences upon which we depend for judgment and volition. A layer which Bolton by a series of careful micrometric measurements has shown to be especially wasted in dementia and amentia (1).

In fact, there is a parallelism between the loss or deficiency of mind and the decay or deficiency of this layer. Moreover, in the brains of animals temporarily demented, as compared with the large Betz cells, the pyramidal cells are specially swollen and altered in their appearance; but probably the reason there is no longer the possibility of reviving memory images in these animals, is the lack of oxygen at the synapses of the terminals of the sensory projection system with the cortical association neurons.

The fact that the two kinds of change observed in the cortex as a result of ligation of arteries in great measure resemble the changes observed in toxæmic conditions support the conclusion that toxins act upon the neural elements in such a way as to functionally depress or abolish the normal metabolism.

Animals that died either within 24 hours, or never recovered from the demented and paretic condition, showed changes in the cortex quite different to those recovered.

There is not merely chromatolysis and a physical change due to absorption of cerebro-spinal fluid causing a dropsical appearance of the cell, this may, or may not happen; more frequently in *complete* anæmia the cells are not swollen, but are even shrunken. The staining reaction is also different showing a bio-chemical as well as a bio-physical change has taken place. If a double stain of methylene blue and saffranin or if polychrome be used, the whole cell stains uniformly pink or dull purple and not with a brilliant differential coloration of the Nissl bodies and fibrillary substance as in the normal.

The condition is somewhat similar to that met with in hyper-pyrexia, and identical with the appearances described by Sarbo in the motor spinal neurons of the lumbo-sacral region after clamping the abdominal aorta.

A monkey which was killed five days after ligature of both carotids and one vertebral presented the most instructive changes; it was paretic and demented, took no notice of anything, and behaved exactly like an animal with its higher cortical centres destroyed. Examination of the brain of this animal exhibited the

(1) Bolton, Histological Basis of Amentia and Dementia. Archives of Neurology. Vol. II.

following changes shown in the accompanying photomicrographs.

The ganglion cells and all their processes were uniformly stained a dull purple; the perivascular spaces were greatly dilated, the vessels empty; but there was little evidence of inflammatory reaction. Scattered through the protoplasm of the cells was a fine purple stained dust, the apical processes of many of the pyramids were destroyed or twisted like corkscrews; the dendritic processes were destroyed or swollen and irregular in form. Some ganglion cells could be seen in a state of advanced necrobiosis with phagocytic cells sticking to them. Although the Nissl method showed this profound change in all the cells of the cortex, yet the rapid Golgi method displayed numbers of pyramidal cells with gemmules on the dendrons and all the external appearances of a normal pyramidal cell. (Vide photomicrograph 10).

I mention this fact because it demonstrates the unreliability of all observations appertaining to mental states and pathological changes in the cortex in which sole reliance has been placed upon this excellent anatomical, but unreliable method when applied to the demonstration of cerebral lesions in toxic psychoses.

These results upon temporary and permanent dementia caused by temporary and complete anæmia of the cerebral cortex have the following important bearings upon the subject under discussion.

1. Complete restoration of cortical function may occur, provided collateral circulation is reestablished before bio-chemical changes of coagulation necrosis occurs.

2. The restoration of function in the transitory aphasias, word blindness, word deafness, monoplegias, hemiplegias and disturbances of consciousness met with in syphilitic endarteritis cerebri, is explained by a temporary anæmia occasioned by occlusion of an artery without spreading thrombosis occurring. Collateral circulation restores the function. Also the extraordinary recovery from seizures of general paralysis suggests that a portion of the symptoms may be due to functional disturbance of the cortex brought about by circulatory derangements. A large number of the cortical cells in general paralysis show acute changes due, no doubt, to vascular disturbances. Many exhibit the swollen dropsical condition of functional change and, as the dog's anæmic brain shows, capable of recovery; others show the acute necro-biotic change, incapable of recovery and if psycho-motor in function giving rise to convulsions in the stage of irritation preceding death.

These acute cell changes are specially met with in rapid cases in which there have been many seizures. If the spinal cord be examined by the Marchi method the crossed pyramidal tracts will generally be found to exhibit numbers of degenerated fibres in a measure proportional to the number and severity of the fits. The axons of these fibres belong to those psycho-motor cells which show a necro-biotic change.

When the fits have been unilateral, the degenerated fibres will be found in much greater numbers on the same side as the convulsions. Usually it will be found post-mortem that the hemisphere opposite to that side on which the fits occurred weighs much less when stripped of its membranes than the hemisphere of the same side.

I have seen as much as 100 grammes difference. This is doubtless due to a venous stasis, which occasionally I have seen progress to such an extent as to cause thrombosis first of one great anastomotic vein then of the other.

Again, when there is marked speech affection in general paralysis, the left hemisphere is very liable to be more affected than the right. Although, in my experience, Alzheimer is quite correct in asserting that the cortical lesions of general paralysis differ from those of arterio-sclerosis and syphilitic brain disease in being universal, yet there is not the slightest doubt that the naked eye appearance shows that those regions of the cortex in which arterial anaemia and venous stasis are most likely to occur exhibit the most thickening, congestion and opacity of the pia-arachnoid, the most adhesions and the greatest wasting of the convolutions.

The characteristic microscopic features of General Paresis are:

1. Infiltration of the pia-arachnoid membranes with lymphocytes and plasma cells which tend to undergo regressive changes.

2. Appearance of increased vascularity, owing to the endothelial cell proliferation of the capillaries and small vessels; sprouting and the tendency to the formation of new capillaries; degenerative changes in the walls of the small arteries and veins and infiltration of the *lymphatic sheaths of the vessels with lymphocytes and plasma cells.* This condition, practically speaking, is not met with in any other disease except sleeping sickness in which the lymphocyte accumulation is even more pronounced and much more widespread through the whole central nervous system. In the chronic cases of sleeping sickness the granule cells and large

macrophages containing altered pigment are much more numerous than in paresis.

3. The glia tissue shows more active proliferation than in any other disease, the large spider cells being especially numerous and well defined particularly in the superficial layers of the cortex.

4. The ganglion cells have lost their columnar arrangement, they are distorted in shape, displaced in position and may be observed in all stages of acute, subacute or chronic destructive decay. The extent of this destruction of neurons may be correlated with the depth of the dementia.

5. The fibres are proportionally atrophied and the first to be affected are the association systems especially the tangential and supra-radial. The Marchi method may show numbers of recent degenerated fibres.

6. The frontal region shows as a rule the most advanced changes and in doubtful or atypical cases should be examined. Typical vascular, cell and glia changes may be found there when not present elsewhere.

In many tabo-paralytic cases, especially those with optic atrophy, I have sometimes found the occipital cortex more affected relatively than other parts of the brain.

Alcoholic psychoses, Acute and Chronic

The cases investigated embraced:

1. Acute delirium tremens, 2. acute supervening on chronic intoxication with polyneuritis, 3. chronic intoxication with polyneuritis.

There is no specific lesion of the brain in acute or chronic alcoholism. Many persons who are chronic drunkards die without any recognisable cerebral lesion; the degree in which the brain is affected in one case and the peripheral nerves in another in all probability depends upon inherent neuropathic or psychopathic tendencies of the individual. Since experiments upon animals are not followed by similar changes in the brain as met with in chronic alcoholic psychoses it is probable that alcohol does not act directly upon the neural elements, but by deranging metabolism and interfering with the normal functions of the organs of the body auto-toxins may be produced, and the unstable neural elements are unable to adapt their metabolism to the altered environment.

Acute intoxication:

I have found in a case of *delirium tremens* which after a week terminated in pneumonia, coma and death, general congestion and hyperæmia of the brain substance, specially marked changes in the cortical cells beyond those accountable for, by the febrile state. The cord and medulla oblongata, the white matter of the cerebellum, the basal ganglia, internal capsule and corona radiata and especially the optic radiations stained by Marchi method, exhibited numbers of black granules of varying size and many degenerated myelinated fibres. Some capillary hæmorrhages were found scattered about in various regions of the grey matter of the basal ganglia and medulla and in the optic thalamus a few sections of vessels showed the lumen filled with a fibrinous clot, consisting of filaments of fibrin and white corpuscles. It was thought that these vascular changes might account for the Marchi degeneration.

A similar condition only very much more pronounced both as regards haemorrhages and degeneration I have found in two cases of subacute carbonyl of nickel poisoning.

A case of Korsakow's syndrome occurring in a female chronic drunkard with symptoms of polyneuritis of all four limbs, of one months duration was admitted to hospital with loss of naso-labial fold on one side, sluggish reaction of the pupils, loss of knowledge of time and place, loss of memory of recent events and personal illusions: tachycardia supervened, the patient became at first delirious, then comatose and died on the 4th day. At the autopsy intense congestion of the brain was observed and subpial cortical haemorrhages; scattered through the cortex were numerous patches of what appeared like red softening. Microscopic examination showed that these foci were caused by aggregation of recent capillary haemorrhages varying from a small to a large pin's head. The nuclei of the endothelial cells of the small vessels were swollen and proliferated and doubtless this condition and the cardiac failure had caused the haemorrhages. Besides this the cortex showed, fibre, cell, and glia changes of moderate degree.

The changes found in the remaining 6 cases examined were similar qualitatively but not quantitatively and there was a certain parallelism between the degree of dementia and the amount of cortical change. The peripheral nerves were in all cases affected but not to the same degree. In some the cortical changes predominated; in others the neuritis.

Some cases of Korsakow's syndrome are difficult to differentiate clinically from general paralysis.

A female, aged 53, was admitted to the Asylum with symptoms of one month's duration and a history of chronic drunkenness. There were the usual symptoms of alcoholic dementia, but in addition she had had several fits. There were grandiose delusions of wealth, sluggish pupils and exaggerated kneejerks. She died two months after admission from bronchitis and emphysema.

At the autopsy there were no signs of cerebral wasting and nothing abnormal to the naked eye save a slight opacity and thickening of the membranes in the fronto-parietal region. The brain was normal in weight, no excess of fluid and but little loss of weight on stripping the hemispheres. Only a very few fine granulations in the lateral sacs of the 4th ventricle were found.

The microscopical changes found in the cortex corresponded with those found in the other cases, only they were more pronounced.

1. The membranes were thickened and congested, but there was *no infiltration* with lymphocytes and plasma cells and no regressive changes.

2. There was a considerable atrophy of the tangential and supra-radial fibres.

3. The cells were arranged in columns and there was but little distortion of the normal lamination and cell arrangement. There were considerable chronic degenerative changes of the cells of the pyramidal layer; in many the apical processes were not visible, the edges of many of the cells were crumbled, not a few were completely disintegrated and quite half stained poorly and diffusely. The large Betz cells presented an appearance like that seen in the anterior cornual cells of polyneuritis. There was a central chromatolysis, the nucleus often swollen up clear and eccentric. All the layers of the cortex were affected.

4. There was a considerable glia cell proliferation and a feltwork of spider cells in the molecular layer. In the remainder of the grey matter of the cortex there was a proliferation of glia tissue, but the fibres were not so large, numerous or distinct as in general paralysis. In the subjacent white matter there was a considerable proliferation of glia nuclei.

5. Vessels: The vessels presented an entirely different appearance to those of general paralysis. Nowhere could I find in any of these cases a similar accumulation of *lymphocytes and plasma*

cells in the lymphatic sheaths. There was swelling and proliferation of the endothelial nuclei but I found but little evidence of sprouting or tendency to form new capillaries characteristic of general paralysis.

Dementia Præcox examined by Nissl and Cajal silver method.

A typical case of dementia præcox with katatonia in a young man dying of tuberculosis was examined with the following results.

1. Brain fairly well formed and to the naked eye appeared normal.

2. Microscopic examination.

a. Little or no changes of importance, no lymphocyte or plasma cell infiltration of membranes or in the lymphatic sheaths of the vessels.

b. Considerable proliferation of the nuclei of the glia cells throughout the cortex, often seen in clumps indicating recent division. Not much neuroglia fibre production, no feltwork on the surface. Very few distinct spider cells.

c. Cortical cells retain their columnar distribution and lamination. Under a low magnification the most striking fact is the proper coloration of the upper layers of cells of the cortex as compared with the imperfectly stained lower layers. The Betz cells show some swelling and a remarkable deficiency of basophil substance.

Stained by Cajal method nearly all the pyramidal cells and even most of the Betz cells show the fibrils remarkably well.

Myxœdema and Exophthalmic Goitre.

Changes of a non specific character have been described in these diseases. A severe case of myxœdema with grave anæmia and marked hebetude, slowness of thought, speech and action died a few days after admission to hospital. Examination of the central nervous system showed no naked eye change. Microscopical examination revealed a remarkable lack of the chromophilous substance in all the cells of the cortex without any marked change in their form. A very large number of the cells of the cortex showed an appearance of light yellow refractile pigment contained in a fine reticulum.

The case of exophthalmic goitre presented symptoms of slight mania and died suddenly of tachycardia. An inflammatory condition of the frontal cortex was found; the vessels of the subcortical white matter exhibited the appearances of inflammation being surrounded with polymorph nuclears and lymphocytes.

It is however quite impossible to say whether these findings had any relation to the absence of thyroid secretion in the former or to an increase in the latter.

In conclusion it is my opinion that general paralysis is the only cortical lesion of toxic origin which presents characters that are quite unlike any other psychosis except perhaps sleeping sickness; but in this disease there is hardly any naked eye wasting of the brain and microscopically the universality of the lymphocyte and plasma cell infiltration is found more strikingly demonstrated than in general paralysis, but the ganglion cell destruction, the fibre atrophy and the vascular proliferation changes are far less evident. In chronic sleeping sickness the glia proliferation is universal and nearly so pronounced as in paralytic dementia.

THÈME 3 — LE GOÎTRE EXOPHTHALMIQUE CONSIDÉRÉ COMME MALADIE ET COMME SYNDROME

Par M. le Prof. VIRGILIO MACHADO (Lisbonne)

Présenté sous ce titre, l'objet de ce rapport consiste: 1.º à examiner les divers éléments qui ont amené quelques pathologistes à considérer la maladie de Basedow comme une espèce nosographique autonome; 2.º à analyser les cas cliniques dans lesquels se manifeste un groupe de symptômes qui simule plus ou moins parfaitement cette maladie, sans toutefois lui être identique.

Nous dirons d'abord qu'il y a longtemps déjà que suivant le professeur Brissaud on considère le goître exophthalmique non pas comme une maladie, mais comme un syndrome que l'on appelle Basedowien. Conséquemment nous nous proposons de faire ressortir les conditions étiologiques, pathogéniques, etc., attribuées au syndrome basedowien nettement défini (classiquement maladie de Basedow); ensuite nous analyserons les différents cas cliniques qui, à vrai dire, devront être qualifiés de syndromes basedowiformes.

Une des raisons d'être de ces deux thèmes provient de ce qu'il n'y a, entre les éléments du syndrome basedowien, aucun symptôme qui, considéré isolément, soit vraiment pathognomonique, voire même la tachycardie, laquelle, selon l'opinion d'illustres pathologistes, est l'élément séméiologique invariablement prédominant, le plus durable, le plus constant, autour duquel tous les autres viennent se grouper.

L'exophthalmie isolée, ou même lorsqu'elle est associée à l'hypertrophie de la glande thyroïdienne, n'est pas non plus un signe pathognomonique de la maladie de Basedow.

Le médecin qui se propose d'analyser la symptomatologie de cette maladie se trouve dès le début en face des problèmes suivants:

Quels sont dans leur essence les actes anormaux, les perversions qui constituent les symptômes du goître exophthalmique?

Quels sont dans cette maladie le système ou les systèmes primitivement troublés et dont les perturbations fonctionnelles se traduisent par la symptomatologie basedowienne?

Quel est l'agent déterminant de ces perturbations?

Relativement à la première et à la deuxième question on peut répondre:

a) Les symptômes basedowiens sont dûs, d'après le plus grand nombre de savants, à une excitation de certaines régions du système nerveux.

Pour quelques-uns cette excitation est idiopathique primitive et à cause inconnue (névrose pure).

Pour d'autres la névropathie basedowienne est secondaire et dûe à une intoxication (névrose toxihémique d'origine thyroïdienne).

D'autres encore, beaucoup moins nombreux, voient dans certains symptômes du basedowisme une conséquence de l'inhibition de régions déterminées du système nerveux.

b) On a conclu d'après l'observation que dans presque toutes les régions du système nerveux peuvent se manifester des altérations fonctionnelles ayant d'étroites relations avec la symptomatologie basedowienne;

c) C'est le système du grand sympathique le plus affecté dans le basedowisme.

d) Le sympathique cervical est plus attaqué que les autres segments du même système; mais le sympathique abdominal est souvent le premier atteint, ce qui se traduit par des vomissements et de la diarrhée explicable par vasodilatation dans le domaine des splanchniques.

Des savants, parmi les plus autorisés affirment, appuyés sur l'observation clinique, que dans les caractères des vomissements et des crises diarrhéiques il y a des points multiples de contact: «La même soudaineté de début, la même absence de déterminantes tangibles et réelles, la même inefficacité des traitements médicamenteux internes ou externes, la même cessation rapide, presque extemporanée de ces phénomènes de marche alarmante, finalement les mêmes poussées alternant avec des intervalles d'un bien-être parfait».

e) Les perturbations fonctionnelles et les altérations anatomiques qui siègent dans d'autres systèmes différents du système nerveux sont ou non, selon l'opinion adoptée par les pathologistes, considérées comme étant secondaires et attribuées à l'influence du système nerveux primitivement troublé dans son fonctionnement.

C'est ainsi que pour quelques auteurs les altérations fonctionnelles et les lésions cardiovasculaires, les lésions ou le mauvais fonctionnement des glandes thyroïdienne et parathyroïdienne sont primaires, tandis que pour d'autres pathologistes elles sont secondaires.

L'interprétation de la symptomatologie basedowienne se fonde sur des notions fournies par la physiologie normale. En effet, cette science nous apprend que l'excitation du sympathique cervical, convenablement réalisée, produit l'exophthalmie et la tachycardie.

La paralysie expérimentale du grand sympathique (et cela semble appuyer l'idée de ceux qui admettent la théorie de l'inhibition) produit la dilatation des vaisseaux du cou et de l'orbite.

Il est vrai que dans ces circonstances la tachycardie ne se manifeste pas.

L'expérimentation chez les animaux a montré aussi qu'il existe un centre bulbaire situé au niveau du corps restiforme et dont la lésion provoque l'apparition d'un syndrome qui, selon l'expérimentateur M. Tedeschi, est analogue à la maladie de Basedow.

De leur côté, Filehne et Dourdoufi virent apparaître simultanément l'exophthalmie, la tuméfaction du corps thyroïde et la tachycardie chez des jeunes lapins après la section des corps restiformes.

On a trouvé aussi, dans des autopsies de basedowiens, le

corps restiforme ou le faisceau solitaire atrophiés (Mendel, Marie, Marinesco et d'autres).

On a observé également des lésions envahissant le 4me ventricule, dans des cas de neuropathies diverses, et produisant plus un syndrome basedowiforme que le véritable syndrome basedowien.

Parmi ces névropathies, on a cité l'ataxie locomotrice (dans un cas avec hémiatrophie de la langue), la poliomyéloencéphalite, la sclérose latérale amyotrophique, etc.

On a rencontré dans quelques cas le sympathique attaqué dans son centre bulbaire, dans les ganglions ou dans la périphérie.

D'autres fois on a constaté aussi des lésions, mais celles-ci dans le sympathique abdominal et surtout dans les plexus solaire et mésentérique.

Les résultats d'opérations chirurgicales sur le sympathique cervical ont servi à montrer le rôle qu'il joue dans la production de certains symptômes du basedowisme (l'exophthalmie par exemple) qui s'atténuent ou s'éteignent après ces opérations.

Nous devrons rappeler qu'à la suite de l'intervention chirurgicale il se produit une rétrocession du goître. Selon l'observation de différents pathologistes cette rétrocession se produit seulement dans les cas de goître simplement vasculaire et non parenchymateux.

C'est d'après les données fournies par l'expérimentation et l'observation que les pathologistes ont indiqué les localisations des perturbations se traduisant par le syndrome basedowien. Ces localisations, d'après les auteurs qui les ont énumérées, peuvent être les suivantes:

1.° Noyaux d'origine du grand sympathique dans le bulbe (Vulpian);

2.° La protubérance et le bulbe, dans cette région qui avoisine à la fois le centre du sympathique et le centre du pneumogastrique, vers le plancher du 4me ventricule (Panas);

3.° Le milieu de la longueur du corps restiforme mesurée depuis le bec du calamus jusqu'au point où il se plie, pour se perdre en arrière dans le cervelet (Bienfait, de Liège);

4.° Fibres vasodilatatrices qui ont une origine distincte dans le sympathique cervical (Falloral et Dastre) ou noyau central de ces fibres (Abadie).

Nous rappellerons maintenant l'interprétation la plus généralement admise des principaux symptômes du basedowisme.

Le goître dans le début est dû simplement à la turgescence des vaisseaux thyroïdiens; plus tard, c'est l'hyperplasie du corps thyroïde qui prend une part importante dans son hypertrophie.

Tout cela est au commencement déterminé par l'excitation des fibres du sympathique ou de leur noyau dans le bulbe (Abadie).

On trouve presque toujours combinées la turgescence hyperémique et l'hyperplasie.

Au travail très lent de la transformation hyperplasique du tissu thyroïdien s'ajoutent, par poussées successives, des états congestifs avec d'autres perturbations vasculaires et cardiaques concomitantes.

L'exophthalmie est attribuée par de certains pathologistes à la vasodilatation active des vaisseaux rétrobulbaires, ce qui provoque la propulsion des globes oculaires.

Quelques autres expliquent l'exophthalmie par la contracture de la musculature lisse innervée par le sympathique.

Grâce à l'action du muscle de Müller, le sympathique cervical agirait comme nerf propulseur du globe oculaire (François Frank).

La tachycardie serait due à l'excitation des filets cardiaques et des ganglions intracardiaques.

Le peu d'action de la sympathicectomie sur la tachycardie s'explique par la localisation de ces filets cardiaques qui, placés très bas dans les nerfs laryngés, surtout dans le laryngé supérieur, échappent à l'intervention chirurgicale.

Quelques auteurs ont considéré certains symptômes du basedowisme comme devant être produits par l'action mécanique du corps thyroïde hypertrophié, non seulement sur les vaisseaux du cou, mais encore sur le pneumogastrique et le sympathique cervical.

C'est la théorie mécanique de Piorry, Marshall et Taylor, qui fait dépendre du goître l'exophthalmie et la tachycardie.

On peut opposer à cette théorie ces trois principales objections:

1.° Il y a de grandes hypertrophies du corps thyroïde, goîtres simples, sans aucun phénomène de basedowisme.

2.° Au contraire, on constate des symptômes basedowiens dans des cas où l'on ne trouve aucune lésion du corps thyroïde.

3.° Quand il y a hypertrophie thyroïdienne et en même temps basedowisme, on ne trouve pas de proportionnalité entre la grandeur du goître et l'intensité des phénomènes basedowiens

Une des causes qui ont le plus contribué à faire rejeter les théories proposées pour expliquer la physiologie pathologique du basedowisme réside probablement en ce que chacune ne vise qu'à expliquer la production de la triade de Mersebourg dans la maladie de Basedow.

Il y a indépendance bien certaine de cause à effet entre le goitre, l'exophthalmie et la tachycardie, indépendance qui s'observe aussi dans l'ordre de production de ces symptômes, qu'elle soit spontanée (pathologique) ou qu'elle soit déterminée expérimentalement.

La triade basedowienne forme, sans aucun doute, le groupe des symptômes les plus importants de la maladie dont elle est, pour ainsi dire, le cachet séméiologique.

Tous les cliniciens savent pourtant que cette triade est simplement une fraction de l'ensemble des symptômes qu'on observe dans la maladie de Basedow.

Les autres symptômes sont généralement appelés secondaires, souvent ils sont prodromiques, devançant de beaucoup l'apparition de la triade et permettant ainsi de soutenir la thèse suivante :

Il y des basedowiens en voie de formation et n'ayant pas le basedowisme classique, c'est-à-dire, la tachycardie, le goitre et l'exophthalmie.

Les symptômes accessoires sont très variables, mais il en existe toujours un certain nombre, isolés ou associés, d'une manière très variée, et caractérisés par des perturbations psychiques, sensorielles, motrices, sensitives, trophiques, vasomotrices, cutanées, digestives, respiratoires, génitales, urinaires, nutritives, etc.

Après avoir énuméré sommairement les raisons d'ordre anatomique et physiologique (auxquelles nous joindrons plus tard celles d'ordre clinique) qui ont fait placer la maladie de Basedow dans la classe des névropathies, nous passerons à l'analyse du 3.me problème que nous avons énoncé au commencement de cette étude : —Quel est dans son essence l'agent déterminant des anomalies fonctionnelles qui, dans leur ensemble, constituent le tableau du basedowisme?

C'est une des questions les plus intéressantes et en même temps une des plus controversées de toute la neuropathologie que celle de la pathogénie de la maladie de Basedow.

L'anatomie pathologique qui n'a pas encore constaté, comme nous l'avons montré, une lésion spécifique, univoque et constante dans cette maladie, l'expérimentation, les recherches biochimiques ont, sans doute, fourni, dans quelques cas, des données importantes pour l'interprétation pathogénique du syndrome basedowien, mais dans plusieurs circonstances elles n'ont fait que compliquer, en la rendant très difficile, la solution de ce problème.

D'autre part, les applications opothérapiques, avec leurs effets très variables ou inconstants, et les résultats des interventions chirurgicales, la thyroïdectomie, l'exothyropexie, la résection du sympathique cervical, n'ont également pas élucidé cette question de pathogénie.

Nous pensons qu'il est utile de rappeler quelles sont les principales hypothèses proposées pour expliquer la pathogénie basedowienne:

1.ª La maladie de Basedow est une névrose pure.

2.ª La cause des troubles nerveux qu'on observe dans le basedowisme doit être l'irrigation du système nerveux par un sang pauvre ou vicié quantitativement (anémie).

C'est la théorie hématique admise par Basedow, Begbie, Beau, Bouillaud, etc., et maintenant universellement rejetée.

3.ª La maladie de Basedow est une vraie intoxication qui localise ses effets dans le système nerveux surtout dans le sympathique.

La nature de l'agent toxique, l'endroit et le mécanisme de sa production dans le sein de l'organisme, ont été l'objet de plusieurs théories parmi lesquelles peuvent figurer, selon quelques pathologistes, la théorie thyroïdienne et selon d'autres la parathyroïdienne.

Chacune des théories pathogéniques du goitre a eu des défenseurs acharnés, mais elle a été aussi vivement attaquée.

Pas une seule n'a pu réunir l'unanimité des suffrages, parce qu'aucune ne semble à tous les pathologistes capable de s'appliquer invariablement à l'interprétation de tous les cas cliniques de la maladie de Basedow.

Il y a même des savants qui affirment que toute théorie exclusive de la pathogénie basedowienne est, quant à présent, insoutenable.

En examinant la première de ces théories pathogéniques nous devrons présenter d'autres arguments à ajouter à ceux déjà énoncés et qui nous paraissent favorables à l'inclusion de la maladie de Basedow dans la classe des névropathies et le chapitre des névroses.

1.° On constate chez la plupart des basedowiens typiques l'hérédité névropathique qui peut être semblable ou dissemblable.

Quelques pathologistes considèrent l'hérédité comme étant la cause prédisposante la plus efficace du basedowisme.

2.° Dans plusieurs cas le début de la maladie s'annonce par des manifestations psychiques (manie aiguë par exemple), souvent même avec une grande intensité, qui ont servi à établir d'étroites relations entre la maladie de Basedow et les psychoses.

On lit même dans les meilleurs auteurs que la dégénerescence, comme l'ont démontré le professeur Raymond et Sérieux, constitue un terrain singulièrement bien préparé pour l'évolution de la maladie.

3.° Les traumatismes craniens, les émotions subites, la terreur, les excès, le surmenage, les souffrances psychiques ou physiques de longue durée et surtout de fortes excitations très répétées du nerf dépresseur jouent un rôle très important, comme des causes immédiates ou déterminantes, dans l'apparition des symptômes de la maladie; c'est pour ces raisons qu'elle a été qualifiée de névrose émotionnelle par excellence.

A la suite d'émotions très vives, la maladie de Basedow peut se manifester aussi brusquement que les crises d'hystérie ou d'épilepsie, sans qu'aucun symptôme ait pu auparavant faire supposer l'existence du basedowisme. En quelques heures, comme dans le cas du professeur Dieulafoy, en une nuit, tous les symptômes surgissent suivis d'un état mental qui se rapproche singulièrement d'une vésanie psychosensorielle.

L'aggravement ou les progrès de la maladie de Basedow se produisent fréquemment par poussées successives à la suite d'émotions, terreurs, etc.

Souvent le début de la maladie est lent et insidieux.

4.° On voit associés aux symptômes de la maladie de Basedow et très souvent même les devancer, des symptômes qui appartiennent à des lésions organiques du système nerveux (tabès, polioencéphalite, poliomyélite antérieure aiguë, syringomyélie, sclérodermie, maladie de Raynaud, acromégalie, sclérose latérale amyotrophique, etc.) ou à des névroses pures, surtout l'hystérie, l'épilepsie, la tétanie et la migraine.

On a quelquefois constaté la coexistence de l'hystérie et de la maladie de Basedow et, ce qui est très curieux, des symptômes d'hystérie d'un côté du corps et de basedowisme de l'autre.

5.ª La maladie de Basedow est, comme l'hystérie, beaucoup plus fréquente chez la femme que chez l'homme.

Elle se manifeste aussi principalement dans la période
moyenne de la vie sexuelle et attaque de préférence les femmes
mariées.

L'analyse de la théorie qui voit dans le basedowisme l'expression d'une toxihémie d'origine thyroïdienne doit s'appuyer sur
les données fournies par l'anatomie, la physiologie, l'anatomie pathologique.

Elle doit aussi se baser sur les résultats des expériences faites chez des animaux (ingestion ou greffe du corps thyroïde, injection du suc thyroïdien) et finalement sur les faits avérés par
l'observation clinique.

La glande thyroïde appartient, comme on le sait, aux glandes
vasculaires sanguines.

Déjà, en 1835, King a reconnu que, par la compression des
lobes de cette glande, le contenu des follicules est poussé jusqu'aux voies lymphatiques périphériques.

Plus tard Langendorff et Hürible ont étudié avec succès cette
fonction sécrétoire dans les cellules de l'organe.

Des expériences réalisées jusqu'ici relativement à l'influence
de l'excitation des nerfs sur la sécrétion de la glande thyroïde
n'ont pas donné de résultats concluants.

Hürthle n'a pu rencontrer aucune altération anatomique bien
définie dans la glande excitée pendant longtemps; d'où l'on a déduit que les nerfs de la glande thyroïde n'exercent aucune influence sur la fonction sécrétoire de cette glande.

Comme on remarque, après la ligature du canal biliaire (du
chien), des signes d'une hyperactivité fonctionnelle de la glande, on
admet, avec Hürthle, que l'excitation sécrétoire est due à une composition déterminée du sang.

D'autre part, Katzenstein, après avoir coupé les nerfs de la
glande, a constaté certaines altérations structurales de la glande
thyroïde.

Schäffer affirme, en outre, que dans les cellules de la glande,
après une injection de pilocarpine, il se présente des altérations
analogues à celles qu'on observe dans les glandes sécrétoires.

En passant maintenant en revue les hypothèses relatives

aux fonctions attribuées à la glande thyroïde, nous rencontrons les suivantes:

La glande thyroïde détruit ou transforme des substances produites dans le cours du métabolisme organique et lesquelles possèdent des propriétés extrêmement toxiques, voire même mortelles.

Comme des preuves alléguées en faveur de cette fonction antitoxique de la glande thyroïde on cite celles qui suivent:

Les urines, le sérum sanguin, etc., des chiens thyroïdectomisés sont toxiques (Gley).

Les injections du liquide thyroïdien, chez les animaux thyroïdectomisés, améliorent les accidents consécutifs à l'extirpation de la glande thyroïde (Vassale).

Cette glande produit une ou plusieurs substances utiles et indispensables au système nerveux et au procès de nutrition et de vie.

Il est possible qu'il y ait une relation de dépendance entre ces deux fonctions, de manière que la glande utilise un produit nuisible quelconque fabriqué dans l'organisme, en le transformant en une substance utile à l'économie animale.

Nous reviendrons plus tard sur ce sujet.

Afin d'obtenir une base chimique pour la théorie de l'intoxication thyroïdienne dans le basedowisme, on a cherché les substances actives de la glande thyroïdienne et jusqu'ici on a décrit les suivantes:

Iodothyrine de Baumann; thyréoantitoxine de Fraenkel; deux substances différentes de l'iodothyrine extraites par Drechsel et Kœcher; thyréoprotéide de Notkin.

En plus de ces substances, Gauthier de Charolles admet l'existence d'une iodothyrine anormale à côté de l'iodothyrine normale.

On attribue à cette dernière substance la faculté d'agir sur la nutrition comme la substance de la glande entière, mais avec moins d'intensité.

On n'a pas encore déterminé l'action que l'iodothyrine, par elle-même, exerce sur la circulation.

On lui attribue une action vasodilatatrice, mais moins définie que celle obtenue avec l'extrait aqueux.

Elle peut guérir le myxœdème, mais elle n'a pas d'action sur les phénomènes convulsifs.

Le rôle de la thyréoantitoxine est d'influer sur la circulation en accélérant le pouls et il semble qu'elle ait également de l'influence sur la paralysie et les convulsions tétaniques qu'on observe après la thyroïdectomie (chez les chats).

On admet que normalement elle a une action neutralisante identique à celle de l'iodothyrine.

Relativement à la thyroprotéide on admet qu'elle est toxique et provoque, en injection sous-cutanée, des symptômes tétaniques.

On croit aussi que cette thyréoprotéide appartient aux combinaisons qui s'accumulent dans l'organisme après la thyroïdectomie et qui normalement sont détruites ou transformées dans la glande thyroïde qui les extrait de l'organisme.

Ce serait la thyréoprotéide, quand elle n'est pas neutralisée au sein de l'organisme, qui devrait produire le myxœdème (congénital ou spontané, opératoire de Reverdin, 1882; cachexie strumiprive de Kocher).

Il y a des pathologistes qui considèrent l'iodothyrine comme étant un produit de neutralisation de la thyréoprotéide.

On a été amené à conclure que le produit de la sécrétion thyroïdienne capable de neutraliser la thyréoprotéide est une enzyme.

Nous allons maintenant rappeler ce qu'on a observé relativement à l'anatomie pathologique de la glande thyroïde dans la maladie de Basedow.

Les lésions de cette glande sont constantes et pour quelques auteurs ce fait n'est plus discutable.

Or nous avons observé, ainsi que beaucoup d'autres médecins, des cas de basedowisme sans lésion perceptible de la glande thyroïde.

Quand il y a des lésions, elles peuvent présenter, selon l'opinion de pathologistes très autorisés (le professeur Brissaud par exemple), ces deux variétés d'où relève l'hypertrophie de la glande: des formations kystiques et une sorte de cirrhose hypertrophique, consistant en une pullulation de follicules ou grains thyroïdiens, au sein d'un tissu plus ou moins dense de sclérose interstitielle.

Ces formations vésiculaires qu'on voit disséminées dans le tissu conjonctif intralobulaire des goitres exophtalmiques sont susceptibles de sécréter un suc thyroïdien dont la quantité totale peut être considérable, sans que leur épithelium réalise les caractères de l'état adulte; ainsi s'expliquerait à la rigueur l'hyperthyroïdisation.

En étudiant de très près la structure de 25 corps thyroïdes prélevés au hasard, sur des sujets adultes et n'ayant jamais manifesté le moindre symptôme de la maladie de Basedow, le professeur Brissaud en est arrivé à conclure que le corps thyroïde n'est jamais sain, chez le sujet adulte qui succombe à une maladie chronique quelconque.

De son côté le professeur Renaut (de Lyon) a affirmé qu'au milieu des lésions variables et disparates de la thyroïdite on en trouve une qui ne manque jamais chez les basedowiens: c'est une variété particulière de thyroïdite, avec sclérose intralobulaire, effaçant les voies lymphatiques sauf dans les intervalles des lobules.

Il en résulte, suivant l'opinion du même professeur, que la sécrétion de la glande, au lieu de se faire à l'intérieur du lobule par les lymphatiques et par les veines, ne peut plus se débiter que par voie veineuse, en pénétrant directement dans le sang.

Fondées plus ou moins directement sur les notions que nous venons d'exposer relativement à l'anatomie, à la physiologie et à l'anatomie pathologique, ainsi qu'aux études biochimiques de la sécrétion thyroïdienne, on trouve dans la science les suivantes théories thyréogènes ou glandulaires.

1.° Quand le suc thyroïdien est sécrété en quantité supérieure à la normale, il réalise sur les centres nerveux des actions pathogènes diverses qui se traduisent par les symptômes du basedowisme.

Voilà dans sa plus grande simplicité la théorie de l'hyperthyroïdisation ou hyperthyroïdation de Moebius.

Suivant cette manière de voir la thyréoantitoxine de Frænkel ou l'iodothyrine de Baumann seraient produits en excès, c'est-à-dire, en quantité supérieure à celle qui suffit pour neutraliser la thyréoprotéide de Notkin produite en quantité normale.

Il en découle la pratique dans le traitement du basedowisme de l'injection du sang d'animaux chez lesquels on provoque l'accumulation de la thyréoprotéide en les éthyroïdant.

2.° La glande thyroïde sécrète une quantité moindre de son suc normal, ce qui ne suffit pas à neutraliser les produits toxiques, lesquels, accumulés dans le sang, et réagissant sur le système nerveux, déterminent le syndrome basedowien. C'est la théorie de l'hypothyroïdisation et de l'anantitoxisme.

Finalement dans une 3ème théorie on admet que la glande thyroïdienne, au lieu de sa sécrétion normale, sécrète un suc anormal dont l'action toxique sur le système nerveux produit le basedowisme.

D'après Renaut (de Lyon), un des partisans de cette théorie, appelée théorie de la dysthyroïdisation, la glande thyroïde sécréterait une thyromucoïne, substance embryonnaire et différente de la thyromucoïne normale.

S'appuyant sur des recherches histopathologiques, Renaut admet «que le centre du lobule thyroïdien est le siège d'une incitation formative là où les lymphatiques n'existent plus; ces follicules centraux néoformés sécrétant une matière colloïde différente de celle des follicules marginaux adultes.»

Avant de critiquer ces théories, examinons s'il y a des raisons suffisantes pour admettre comme probable une intoxication productrice de la maladie de Basedow.

La grande variété de symptômes du basedowisme pourrait être sans doute attribuable à une cause générale qui exerce son action sur les différentes régions du système nerveux, en déterminant dans chacune d'elles des perturbations se traduisant par autant de manifestations séméiologiques du basedowisme.

Cette cause générale pourrait être une intoxication et, en ce cas, la maladie de Basedow serait essentiellement l'expression d'une toxihémie à manifestations nerveuses.

Mais cette intoxication serait-elle due au mauvais fonctionnement quantitatif ou qualitatif de la glande thyroïde?

Considérons d'abord les arguments en faveur de la théorie de l'hyperthyroïdisation:

1.º On constate des symptômes d'autointoxication aiguë immédiatement consécutif à des exothyropexies désastreuses imputables à l'introduction brusque d'une grande quantité de suc thyroïdien dans la circulation.

2.º L'intoxication déterminée expérimentalement, par injection ou par greffe du corps thyroïde, produit quelques symptômes semblables à ceux du basedowisme: hyperthermie, tachycardie, crises de tremblement (Ballet et d'Enriquez).

On observe aussi d'autres symptômes d'intoxication tels que: céphalée, douleurs lombaires, modification de caractère, délire et parfois, dans quelques cas, la glycosurie.

On observe consécutivement à l'hyperthyroïdisation artificielle des perturbations cardiaques, de l'exophthalmie, des vaso-dilatations, etc., analogues à celles qu'on voit dans la maladie de Basedow.

En pratiquant l'injection intraveineuse du liquide thyroïdien,
chez le chien, Haskovec a produit l'accélération du pouls et la diminution de la pression sanguine.

3.º Quelques applications excessives d'opothérapie thyroïdienne ont aggravé les cas de basedowisme qu'elles devaient
guérir (Boinet et Béclère).

4.º Les symptômes du goître exophthalmique sont opposés
à ceux du myxœdème qui se produit comme on le sait par la
suppression de la fonction thyroïdienne.

5.º Le basedowisme peut s'améliorer, après la thyroïdectomie totale ou partielle, ou bien après l'introduction d'un tube avec
du radium dans le parenchyme de la glande.

6.º Le sang des glandes thyroïdes goîtreuses est plus toxique que celui des thyroïdes normales. On croit qu'il y a un excès
d'iode dans la glande parce que ce corps est susceptible de provoquer une aggravation de la maladie.

7.º On observe des modifications hématiques très fréquentes,
souvent parmi les symptômes avant-coureurs de la maladie chez
les basedowiens.

Le basedowisme a été même déjà considéré comme étant une
forme spéciale de chlorose (chlorose thyroïdienne, Basedow, Bouil-
land, Capitaine, etc.).

8.º On remarque dans quelques cas de basedowisme un
tremblement général semblable à celui qu'on observe dans plusieurs intoxications, alcoolique, nicotinique, plombique, etc.

Quelques symptômes psychiques du basedowisme ont été
attribués à l'action d'une substance toxique sur l'écorce intelligente.

9.º Il se manifeste chez quelques basedowiens un type particulier de fièvre signalé par Renaut, de Lyon.

10.º La toxicité de l'urine dans le goître est augmentée.

11.º On observe fréquemment dans les cas les plus graves
de maladie de Basedow, et constituant alors son accident terminal, une profonde cachexie considérée d'origine dyscrasique.

12.º Par l'examen microscopique de quelques goîtres chez
des basedowiens on a reconnu l'existence d'une hyperplasie épithéliale de la glande.

Après avoir exposé les arguments en faveur de la théorie de
l'hyperthyroïdisation, voyons maintenant ceux qui peuvent leur
être opposés.

1.º Les symptômes qui semblent être dûs à une autointoxication et la mort consécutive à des opérations désastreuses d'exo-

thyropexie peuvent être attribués an choc opératoire du système nerveux qui était de lui-même primitivement lésé.

2.º L'état morbide produit expérimentalement par l'ingestion de sucs ou préparations thyroïdiennes, ou encore par des applications opothérapiques excessives, ressemble à la maladie de Basedow, sans toutefois pouvoir être confondu avec elle.

On ne reproduit pas dans ces conditions un tableau parfait du basedowisme.

Bien plus, on trouve, chez quelques savants, la description de quelques-uns de ces symptômes observés à la suite d'injections de liquides organiques autres que le liquide thyroïdien.

3.º Quelques goîtres peuvent sans doute s'améliorer avec l'opothérapie thyroïdienne; mais ces goîtres sont véritablement ceux qu'on appelle basedowifiés, lesquels ne reproduisent pas intégralement la maladie de Basedow.

On cite aussi des améliorations (10 succès sur 11 cas) par ingestion de fragments du thymus qui passe pour être l'antagoniste du corps thyroïde.

4.º L'argument d'où ressort l'opposition entre les symptômes du goître exophthalmique et ceux du myxœdème est, comme l'a très bien dit P. Sainton, un syllogisme et non une démonstration.

5.º La thyroïdectomie améliore seulement quelques symptômes du basedowisme, mais elle n'a pas d'action sur le syndrome entier.

6.º Quelques expériences d'ingestion du suc thyroïdien de basedowiens paraissent démontrer, à l'encontre de ce que les partisans de l'intoxication thyroïdienne ont admis, qu'il est moins toxique que le liquide thyroïdien normal.

D'autre part le sang des basedowiens n'est pas plus toxique que celui des sujets sains.

Nous devons faire remarquer que dans le goître, même dans celui des basedowiens, l'iode est réduit à 1/10 de la normale.

Et mieux encore, on remarque une diminution du goître après l'ingestion du phosphore qui y élève le taux d'iode, tout en diminuant la proportion de phosphore.

7.º L'anémie précède fréquemment l'apparition des symptômes du basedowisme. Elle est accompagnée par des symptômes de la constitution lymphato-chlorotique et par l'hypermégalie splénique.

Au surplus l'anémie que l'on observe dans les périodes plus

avancées de la maladie de Basedow peut être attribuée à la réduction ou à la suppression de la fonction hématopoïétique de la glande thyroïde.

8.º Le tremblement n'est pas constant parmi les symptômes du basedowisme.

Il est plus fréquent dans les formes frustes que dans les formes complètes.

Il n'y a aucune proportionnalité entre son intensité et celle des autres symptômes; c'est un des symptômes les premiers à disparaître sous l'influence de la galvanofaradisation.

On l'observe aussi dans des cas où il n'y a pas d'hyperthyroïdisation, mais, par contre, dans lesquels il y a insuffisance thyroïdienne (chiens thyroïdectomisés.)

Il est certain que quelques symptômes cérébraux pourraient être dûs à l'action d'une substance toxique spéciale sur l'écorce intelligente, mais rien ne démontre l'origine thyroïdienne de cette substance.

Les rémissions du basedowisme sont difficiles à concilier avec l'existence d'une intoxication thyroïdienne (Brissaud).

9.º Le type particulier de fièvre obtenu expérimentalement par Renaut n'a pas d'équivalent dans le basedowisme.

10.º La toxicité de l'urine dans la maladie de Basedow n'a rien de spécifique et dépend de plusieurs circonstances comme cela arrive même dans l'état physiologique.

11.º La cachexie terminale du basedowisme peut être produite par des causes n'ayant aucun rapport avec l'intoxication thyroïdienne.

12.º L'hyperplasie épithéliale de la glande n'est pas constante dans la maladie de Basedow.

En faveur de la théorie de l'hypothyroïdisation admise par Cunningham, Gley, etc., on présente l'argument suivant:

L'opothérapie thyroïdienne améliore quelques cas de maladie de Basedow, en compensant la diminution ou l'absence du suc thyroïdien normal.

À cette considération on peut objecter que les goitres qui s'améliorent avec l'opothérapie thyroïdienne sont des goitres simples basedowifiés; les autres, au contraire, sont aggravés par cette même opothérapie.

Lors même qu'il se produirait dans ces derniers cas une amélioration, cela ne prouverait rien, puisque certains basedowiens s'améliorent ou guérissent avec le salicylate de soude, la quinine, etc., sans qu'on puisse en conclure par là que la maladie consistait dans l'absence de ces substances dans l'organisme.

Les résultats obtenus avec le sérum d'animaux éthyroïdés n'ont pas justifié jusqu'ici l'opinion de ceux qui expliquent le basedowisme par anantitoxisme consécutif à l'hypothyroïdisation.

Notons maintenant que les arguments pour et contre la théorie de la dysthyroïdisation sont les mêmes que ceux déjà présentés à propos de la théorie de l'hyperthyroïdisation.

A côté de ces théories qui font découler les symptômes basedowiens d'une intoxication thyroïdienne, il y a une autre théorie plus récente qui fait dériver le basedowisme d'une insuffisance parathyroïdienne.

Cette théorie parathyroïdienne est appuyée sur la non-existence des glandes parathyroïdes récemment découvertes.

Suivant les expériences de Walter Edmond, l'extirpation des glandes parathyroïdes fait augmenter le corps thyroïde, à cause du développement des vaisseaux et du tissu conjonctif.

La substance colloïde diminue dans les vésicules avec la diminution concomitante de l'iode dans la glande thyroïde qui, à cause de cette diminution, ne peut pas neutraliser un certain nombre de toxines, lesquelles, introduites dans la circulation, vont exercer une action élective sur les centres nerveux ou médullaires en produisant le syndrome basedowien.

D'autres auteurs pensent que les glandes parathyroïdes de Sändström n'auraient pas le rôle de substitution qui leur est attribué par Gley.

C'est leur ablation qui doit être responsable des phénomènes aigus de tétanie, de tachycardie, de dyspnée, etc.

Voici les arguments donnés à l'appui de la théorie parathyroïdienne:

1.º La suppression des glandes parathyroïdes est suivie d'accidents convulsifs et mortels.

2.º L'opothérapie parathyroïdienne a produit des améliorations dans un cas typique de la maladie de Basedow.

A ces deux arguments on peut opposer les suivants:

1.º Les symptômes observés après la suppression des glandes parathyroïdes ne reproduisent pas le syndrome basedowien dans sa totalité.

2.º L'opothérapie parathyroïde modifie autant le syndrome thyréoprive que le parathyréoprive (Gley et Lussana).

En outre, il reste encore à prouver qu'après l'extirpation des glandes parathyroïdes il y a une diminution d'iode et, dans le cas affirmatif, que celle-ci rend la glande incapable de neutraliser des toxines susceptibles de déterminer le basedowisme.

En admettant même la possibilité que la glande thyroïde ou les parathyroïdes jouent quelque rôle dans la production de certains symptômes du basedowisme, il faut encore démontrer:

1.º Qu'il y a toujours dans les cas de maladie de Basedow des altérations organiques ou fonctionnelles des glandes sus-dites.

2.º Que ces altérations sont primitives, c'est à dire, que leur production coïncide avec les premiers symptômes dans le vaste cortège séméiologique du basedowisme.

3.º Que les altérations glandulaires sont une cause, et non simplement l'effet des troubles nerveux qui exercent leur action sur la nutrition et le fonctionnement des glandes énumérées plus haut.

Nous ferons remarquer à ce propos qu'il existe un certain nombre de cas de maladie de Basedow, avec beaucoup de symptômes très nets, dans lesquels on n'a pas observé la moindre modification clinique du corps thyroïde.

Dans les cas où l'on a observé le goître il n'a pas été toujours le symptôme initial du basedowisme et on s'est assuré aussi qu'il n'y a aucune proportionnalité entre les dimensions du goître et l'intensité des autres symptômes basedowiens.

En nous basant sur ce qui vient d'être dit et sur les résultats d'une longue observation clinique personnelle, il nous paraît que la doctrine des pathologistes qui font entrer la maladie de Basedow dans le groupe des névroses est légitime.

Ballet, Brissaud et Huchard la considèrent comme étant une névrose bulbaire ou bulboprotubérantielle.

Il y a de fortes raisons pour admettre d'étroites analogies entre la nature intime de la maladie de Basedow et celle de l'hystérie qui, de même que le basedowisme classique, se manifeste avec une préférence très marquée chez les femmes et dans la période moyenne de la vie, de la même manière qu'on l'observe dans l'hystérie.

Si l'on accepte la théorie névrosique de la maladie de Basedow, on est en droit de supposer que celle-ci est congénitale comme l'hystérie ou l'épilepsie essentielles, et qu'elle reste latente jusqu'à ce qu'une cause occasionnelle vienne en déterminer l'éclosion.

On objecte contre la qualification de névrose donnée à la maladie de Basedow que «la permanence d'altérations glandulaires à la suite d'un trouble nerveux dynamique ou organique constituerait une exception en pathologie générale» (Brissaud).

Or les altérations glandulaires peuvent ou non exister dans la maladie de Basedow et l'hypercrinie thyroïdienne n'est rien moins qu'un fait scientifique rigoureusement démontré.

En tout cas nous ne jugeons pas insoutenable l'idée de considérer le goître parenchymateux de certains basedowiens typiques comme appartenant au groupe des trophonévroses.

Du reste, il y a beaucoup d'autres trophonévroses dans cette maladie, telles que: les œdèmes essentiels analogues, mais non identiques à ceux du myxœdème, la leucodermie, la chute partielle des cheveux, l'hydropisie intermittente des articulations, certaines altérations osseuses constatées par la rœntgologie, l'atrophie des seins coïncidant avec le grossissement progressif et exagéré des hanches, etc.

Le goître basedowien serait une des conséquences possibles mais non constantes des troubles d'innervation qui constituent le substratum physiopathologique de la maladie de Basedow.

La basedowification d'anciens goîtres simples, qui est relativement rare, pourra être, selon la théorie qu'on accepte, interprétée d'une de ces trois manières:

1.º — Elle est une pure coïncidence du goître idiopathique simple et des symptômes de basedowisme développés indépendamment, chez un même sujet.

2.º — La production de quelques symptômes de basedowisme survenus chez un goîtreux simple pourra être dûe à ce qu'au niveau de la glande, en conséquence d'altérations anatomiques spéciales y produites, le sympathique cervical éprouve les effets mécaniques correspondant par exemple à l'excitation des filets des nerfs laryngés.

3.º — En vertu des lésions spéciales dans les goîtres simples qui s'acompagnent de basedowisme, la sécrétion thyroïde serait altérée, devenant ainsi susceptible de déterminer, par toxihémie, les phénomènes nerveux qui ressemblent à ceux du basedowisme.

Quoique certains auteurs affirment qu'il est rationnel de concevoir avec Jamain, Gauthier de Charolles, etc., qu'il existe chez les goîtreux simples un thyroïdisme latent qui peut aller, depuis des manifestations simples jusqu'au basedowisme proprement dit, le fait est probant, que le nombre des goîtres simples qui se basedowifient est infiniment faible proportionnellement à ceux qui ne se basedowifient pas.

Il y a des goitres simples avec d'énormes dimensions qui forcément irritent le sympathique sans toutefois s'accompagner d'aucun symptôme net de basedowisme.

Dans les cas de goitre simple basedowifié, on observe plutôt un syndrome basedowiforme que le vrai syndrome basedowien classique.

C'est dans le goitre basedowifié et non dans la maladie de Basedow que l'opothérapie thyroïdienne et l'iode se montrent efficaces.

On peut dire la même chose en ce qui concerne la thyroïdectomie totale ou partielle.

Souvent on a considéré comme étant des symptômes de basedowisme, des symptômes qui véritablement appartiennent au syndrome cardiovasomoteur appelé cœur strumeux, avec toutes ses manifestations, telles que: palpitations, tachycardie, 90 à 140 pulsations par minute, hypertrophie unilatérale du cœur droit, principalement l'oreillette, dilatation du ventricule gauche déterminant la position presque horizontale du cœur, comme cela se constate rœntgoscopiquement, regard brillant et vif, rarement bilatéralité de l'exophthalmie, léger tremblement, sudation facile, etc.

Dans certains cas très rares, on a considéré comme des basedowiens des malades qui présentaient seulement la tachycardie sans doute parce que ce symptôme est d'après certains pathologistes fondamental et pathognomonique.

Quelques-uns même considèrent la tachycardie comme étant la condition nécessaire et suffisante du basedowisme.

C'est *elle* qui se présente la première, au moins en apparence; *elle* est aussi la première à se dissiper dans les cas de guérison.

Dans beaucoup des cas susindiqués, il s'agit seulement des crises de tachycardie essentielle paroxystique (dilatation cardiaque aiguë de Martins).

Comme suite à des infections (la syphilis, par exemple) ou presque en coïncidence avec d'autres (les thyroïdites par staphylococcus blanc), on a observé quelquefois l'apparition de certains symptômes semblables à ceux du basedowisme.

Le même fait a été constaté après quelques cas de fièvre typhoïde, rhumatisme aigu, *sous-aigu*, iridochoroïdite aiguë suivie d'abcès, intoxication saturnine, etc.

On pourra admettre dans ces circonstances, quand il ne s'agit pas d'une coïncidence sans relation de cause à effet, que l'agent infectieux ou toxique a choisi pour siège de son aggression les districts du système nerveux, ordinairement si vulnérable à presque tous les poisons ou toxines, et dont les troubles se traduisent par les symptômes qui caractérisent la maladie de Basedow.

On comprend aussi que des lésions organiques et progressives du système nerveux puissent dans leur marche envahissante compromettre celui-ci dans des régions du cerveau, de la moelle, du bulbe, de la protubérance ou du sympathique, en déterminant des altérations fonctionnelles qui se traduisent par un groupe de symptômes semblables à ceux de la maladie.

C'est ce qui, par exemple, a été observé dans des cas d'ataxie locomotrice, scléroses médullaires, encéphalites, poliomyélites, etc.

Souvent il est difficile d'*établir* s'il s'agit ou non d'une simple coïncidence de maladies différentes, sans qu'il existe entre elles quelque relation de dépendance.

On peut aussi admettre que toutes les régions nerveuses ci-dessus mentionnées (et surtout les centres bulboprotubérantiels) puissent être influencées par des excitations périphériques parties des régions les plus variées du corps et provoquant, par des actes réflexes, quelques symptômes semblables à ceux de la maladie de Basedow.

C'est par ce mécanisme qu'on peut expliquer le syndrome basedowiforme qu'on voit coïncider avec certaines maladies des appareils respiratoire (lésions nasales, bronchiques, laryngiques), circulatoire, digestif (gastroptose, enteroptose, atonie gastro-intestinale, etc.), utéro-ovarien, etc.; et qui disparaît quand ces maladies guérissent.

Les cas où l'on observe une symptomatologie semblable à celle du basedowisme et qui peuvent être attribués avec probabilité à des infections, autointoxications ou à des excitations capables de provoquer des réactions réflexes du système nerveux, sont des cas incomplets généralement curables et ressemblant plus aux formes frustes de la maladie de Basedow qu'au basedowisme dans ses exemples les plus complets.

En résumé, nous croyons marcher sur le terrain le plus solide en accompagnant les pathologistes qui placent la névropathie basedowienne dans le groupe des névroses.

Nous admettions la possibilité que quelques symptômes observés dans le basedowisme, avec des altérations du corps thyroïde, soient dûs à des modifications qualitatives ou quantitatives du suc thyroïdien, mais produisant dans ces circonstances une auto-intoxication.

Les résultats d'une observation clinique attentive nous ont amené à considérer comme étant un syndrome basedowiforme mais non le basedowisme classique:

1.º Celui que l'on observe chez d'anciens goîtreux simples, lesquels, suivant l'expression consacrée, se basedowifient.

2.º Le groupe de quelques symptômes semblables, mais non identiques à ceux du basedowisme qui se manifestent consécutivement à de certaines infections, de manière à faire croire à une relation déterminée de cause à effet entre ces dernières et le syndrome observé.

3.º Le syndrome qui se produit quand des lésions organiques, appartenant à certaines névropathies, se propagent aux régions du système nerveux, lesquelles extériorisent les perturbations de leur fonctionnement par certains symptômes analogues à ceux du basedowisme.

4.º Le syndrome qu'on a appelé basedowiforme réflexe et dont nous avons donné antérieurement la description.

THÈME 6. — LES LÉSIONS CÉRÉBRALES DANS LES PSYCHOSES D'ORIGINE TOXIQUE

(Des lésions corticales dans les psychoses d'origine toxique)

par MM. GILBERT BALLET

Professeur agrégé à la Faculté de Médecine de Paris, médecin de l'Hôtel-Dieu

et LAIGNEL-LAVASTINE

Chef de clinique à la Faculté de Médecine de Paris

INTRODUCTION

I. Définition.
II. Position de la question.
III. Division générale.

I. — Depuis 1898, époque où l'un [1] de nous a attiré en France, l'attention sur les lésions des cellules cérébrales dans les syndromes mentaux toxi-infectieux, les travaux dans cette voie se sont tellement multipliés qu'il faudrait un volume pour en épuiser la bibliographie. La thèse de Maurice Faure (170) faite dans notre laboratoire et la thèse de H. Carrier (96), élève de Tripier, de Lyon, signalent, analysent et critiquent les principaux documents fournis sur ces questions. Aussi n'allons-nous pas refaire une revue générale, dont on trouvera les matériaux dans ces deux thèses, ainsi que dans l'article de Cramer (122) du Traité de Flatau, Jacobson et Minor et le récent travail de Meyer (317), mais esquisser une synthèse de la cytologie nerveuse corticale des intoxiqués délirants.

Nous ne voulons pas envisager dans toute son ampleur la question très vaste *des lésions corticales dans les psychoses d'origine toxique*, mais la restreindre actuellement par une délimitation étroite des deux expressions «psychoses d'origine toxique» et «lésions corticales».

Les *psychoses* sont des syndromes mentaux, qui ne sont pas en rapport avec des lésions grossières ou inflammatoires de l'encéphale.

Les psychoses d'origine toxique sont l'effet de poisons, introduits du dehors directement dans l'organisme ou secrétés dans

---

cet organisme, par des microbes ou les cellules mêmes de l'économie. Il y a donc psychose toxique par hétéro et auto-intoxication. L'infecté est un intoxiqué. Les délires des infectés rentrent donc dans les psychoses d'origine toxique. Les lésions corticales dans les psychoses toxiques ne peuvent pas, par définition même, être inflammatoires.

Comme le dit Kiener (236), il paraît y avoir un intérêt pratique à réserver au trouble vasculaire le nom d'inflammation. Admettant cette opinion, nous éliminons des lésions corticales des psychoses toxiques les inflammations méningo-conjonctivo-vasculaires.

Restent les réactions du tissu ectodermique du cortex, cellules et fibres nerveuses d'une part, névroglie d'autre part. Accorder plus d'importance aux unes qu'aux autres est arbitraire, car elles paraissent corrélatives.

L'évolution des idées pathogéniques suit celle des techniques.

Quand on appliqua le microscope à l'étude de l'écorce cérébrale des fous, on fit deux grandes classes, selon que la méthode hématoxylique montrait ou non des lésions inflammatoires, et l'on opposa les psychoses aux méningo-encéphalites.

A l'histologie topographique, pourrait-on dire, s'occupant des rapports des tissus les uns vis-à-vis des autres, succéda, avec l'avènement de la méthode de Nissl, l'analyse cytologique. L'on vit dans l'écorce, avant tout, la cellule nerveuse et ses modifications d'aspect furent étudiées dans les psychoses.

Aujourd'hui, la cytologie, étendant au cerveau les méthodes hématologiques, cherche, dans les éléments anormaux non nerveux du cortex, des signes diagnostiques.

Cette troisième étape est encore à son aurore; elle donne des résultats dans les méningites et les méningo-encéphalites; elle est trop peu avancée dans l'étude des psychoses, pour qu'il soit utile d'en résumer l'ensemble.

Au contraire, la deuxième période a presque terminé son cycle. L'enthousiasme de la première heure est maintenant assez loin, pour qu'on puisse mesurer le chemin parcouru.

Dans les lésions corticales, c'est donc aux aspects des cellules nerveuses que nous nous attacherons surtout.

II. — La détermination des rapports qui existent entre deux objets suppose la connaissance complète de chacun d'eux. Exposer les lésions corticales des psychoses toxiques devrait se ramener à établir un premier rapport entre un fait anatomique, la lésion

corticale, et un fait de chimie biologique constaté cliniquement,
l'intoxication, et un second rapport entre un fait psycho-physiologique, le délire, et l'intoxication. L'identité dans ces deux rapports,
d'un même terme, l'intoxication, permettrait de poser un troisième
rapport entre le fait anatomique, la lésion corticale, et le fait
psycho-physiologique, le délire.

Le deuxième rapport est admis depuis les travaux de Bouchard, Régis, Klippel, etc. ... Restent à établir les deux autres.

III. — Pendant sept ans, dans notre laboratoire de S⁺ Antoine
et de l'Hôtel-Dieu, nous avons étudié systématiquement plus de
200 cerveaux provenant d'individus affectés des maladies les plus
diverses. Certains de ces examens ont été publiés. La plupart,
inédits, servent de contrôle pour juger de la valeur pathologique
de telle lésion qu'on observe dans tel cas.

C'est en nous basant sur la comparaison des différents échan-
tillons de cette collection que nous voudrions montrer l'importance,
niée par quelques-uns, discutée par beaucoup, des lésions cellulaires corticales dans les infections et intoxications avec troubles
mentaux.

I. — *Les aspects cellulaires que fournissent les méthodes cytologiques, la méthode de Nissl en particulier, ont à l'examen né-
cropsique une valeur pathologique.*

II. — *Il existe des lésions cellulaires corticales dans des psychoses d'origine toxique.*

III. — *Lésions cellulaires corticales et troubles mentaux sont
deux expressions d'un même trouble morbide toxique en deux
langues très différentes. Aussi leur parallélisme n'est pas toujours
rigoureux.*

C'est à soutenir ces trois propositions que sera consacré ce
travail.

Dans la *première partie, étude cytologique*, nous montrerons
la valeur pathologique des aspects cellulaires corticaux.

Dans la *seconde partie, revue critique*, nous rappellerons les
principaux aspects corticaux décrits dans les psychoses d'origine
toxique.

Dans la *troisième partie*, faite d'observations personnelles
inédites, nous essayerons d'établir la *valeur des lésions corticales
dans les psychoses toxiques.*

PREMIÈRE PARTIE

ÉTUDE CYTOLOGIQUE

I. Introduction.
II. Valeur de la méthode de Nissl comme expression lésionnelle.
III. Valeur parallèle et complémentaire de la méthode de Cajal.
IV. Conclusion: rapport d'intoxication à lésion.

I. INTRODUCTION

A la précision de la technique se mesure la valeur documentaire des recherches histologiques. La critique des techniques doit donc précéder toute exposition des résultats obtenus par elles.

Pour colorer l'écorce, on a recours aux méthodes banales et aux procédés électifs.

Nous n'insistons pas sur les premières — hématoxyline, éosine, picro-carmin, van Gieson — dont les résultats ne sont pas contestés. Il n'en est pas de même des seconds.

Parmi eux, nous passerons en revue les plus employés, les procédés électifs de Weigert-Pal, de Weigert, pour la névroglie, de Marchi, de Nissl, et de Cajal. Nous négligeons la méthode de Golgi, peu applicable à l'homme, et la méthode de Donaggio toute récente.

La méthode de Weigert pour la névroglie est difficile. La modification apportée par Anglade ne l'a pas encore fait se généraliser en France.

La méthode de Weigert-Pal ne fournit des résultats que dans les processus chroniques. Dans les psychoses aiguës, on peut avoir recours à la méthode de Marchi, mais l'interprétation de la valeur des granulations noires, qu'on trouve souvent dans le cortex même après la moindre infection terminale, est très délicate.

L'élégance et la facilité de la méthode de Nissl ont fait souvent rejeter les autres au second plan. Elle ne fournit pourtant que des renseignements fragmentaires.

Dernièrement, la méthode de Cajal, à l'argent réduit, est venue comme la compléter en mettant en évidence des neurofibrilles dans la partie du protoplasma non colorée par elle.

En raison de leur importance et des discussions auxquelles elles donnent lieu, nous étudierons de près ces deux méthodes.

De la comparaison des figures qu'elles fournissent à l'état sain et pathologique chez les animaux et chez l'homme, nous indirons la valeur pathologique de certains aspects cellulaires.

II. VALEUR DE LA MÉTHODE DE NISSL COMME EXPRESSION LÉSIONNELLE

I. Travaux généraux.
II. Quelques types cellulaires.
III. Leur valeur pathologique.
IV. Leur description dans la littérature.
V. Conclusion: Les aspects cellulaires, fournis par la méthode de Nissl, sont des modes de réaction pathologique sans spécificité.

1. Depuis la précieuse découverte de Nissl (329) et ses importants travaux, la structure de la cellule nerveuse a été fouillée dans ses moindres détails et le nombre est colossal des recherches poursuivies depuis quelques années en cytologie nerveuse normale et pathologique.

Après l'anatomie des centres nerveux de Van Gehuchten et son mémorable rapport au congrès de Moscou (191-192), l'œuvre de Goldscheider et Flatau (199), les notes de Marinesco (289-306), et l'article de Gombault et Philippe dans le Traité d'Anatomie pathologique de Cornil et Ranvier qui synthétisent cet effort, il faut encore citer les travaux de Flemming, Benda, Held (209), Von Lenhossek (266), Lugaro (276-277), Cajal, Sahrazès (373), Nageotte et Ettinger (327), França (184), Barbacci (44), Lagriffe (251), de Buck et Demoor (79), etc. qui nous dispenseront de revenir, à notre tour, sur des généralités aujourd'hui partout reproduites sur la cytologie nerveuse.

2. Négligeant les variétés de la morphologie cellulaire normale, nous n'esquisserons que quelques types cellulaires résultant de modifications des cellules pyramidales.

Voici d'abord un *Premier type* que l'un de nous, qui l'a le premier décrit dans les polynévrites avec confusion mentale [1], compare au type lésionnel de la grande cellule radiculaire antérieure de la moelle dont le cylindre-axe a été sectionné (Flatau, Sano, Van Gehuchten et de Buck) ou dont le nerf est atteint au cours d'une polynévrite (Marinesco, Ballet et Dutil).

---

[1] *Gilbert Ballet.* Soc. méd. des hôp. 13 mars 1896.

Les modifications, dans ces cas, consistent en *tuméfaction de la cellule qui, de triangulaire, devient arrondie, en chromatolyse périnucléaire ou diffuse*, enfin en *projection du noyau à la périphérie* [1]. Ce type (axonal lesion des anglais et des américains, type secondaire de Marinesco) présente des degrés.

Au *premier degré*, la cellule est simplement tuméfiée, à contours arrondis, avec noyau plus volumineux que le noyau normal; autour de ce noyau les granulations chromatiques sont encore nombreuses et très distinctes.

Au *deuxième degré*, la cellule a perdu sa forme triangulaire; son noyau s'est rapproché de la périphérie et les granulations au pourtour de ce noyau sont manifestement dissoutes. Quelques-unes subsistent à la périphérie de la cellule ou à la base de certains prolongements.

Au *troisième degré*, la cellule a conservé sa forme, mais la substance chromatique y a perdu sa disposition en amas granuleux, et s'est accumulée sous forme d'une bande foncée contre l'une des parois; les contours du noyau sont peu visibles et le nucléole a disparu.

Au *quatrième degré* enfin, la chromatolyse [2] est complète; la cellule est arrondie, gonflée, et le noyau, plutôt diminué de volume, est appliqué contre la paroi.

Un *deuxième type cellulaire* se rencontre, avec une très grande fréquence, dans les méningites aiguës et, d'une façon générale, dans les encéphalites toxiques [3].

La cellule a conservé sa forme, mais elle est moins nette, moins colorée; les dendrites ont presque complètement disparu; les grains chromatophiles n'existent plus, et la cellule paraît remplie d'une poudre colorée. Sur ses bords, elle présente des échancrures, des effacements, le noyau a complètement disparu et seul le nucléole persiste, généralement à sa place, mais un peu gonflé.

---

[1] Nous ne pouvons admettre l'opinion de J. Turner (112) qui ne voit dans le déplacement du noyau rien de pathologique.

[2] Nous ne pouvons pas entrer ici dans la description de la chromatolyse et de ses variétés et, d'une façon générale, de toutes les lésions cellulaires, qu'on trouvera exposées, avec figures, dans l'article de Goubaud et Philippe de la nouvelle édition du *Traité d'Anatomie pathologique de Cornil et Ranvier*. T. II. Alcan, éditeur, Paris, 1903.

[3] *Maurice Faure et Laignel-Lavastine*. Étude histologique de l'écorce cérébrale dans 18 cas de méningite. XII. Congrès des aliénistes et neurologistes. Grenoble, 1902, et E. Neurologique, 1902. p. 807.
Id. — A propos des lésions des méninges cérébrales aiguës. Arch. gén. de méd. 1903 p. 641-652.

160   GILBERT BALLET ET LAIGNEL-LAVASTINE

C'est là un type cellulaire, que nous avions signalé, avec Maurice Faure, au congrès de Grenoble, dans les méningites tuberculeuses. Peu après a été publiée, à Lyon, la thèse de Thomas (40) dans laquelle 7 observations de méningite ont amené l'auteur à des conclusions analogues aux nôtres.

Récemment, l'un de nous, avec Roger Voisin (¹) a retrouvé cette lésion dans l'encéphale des broncho-pneumoniques morts avec des phénomènes méningés.

Un *troisième type* est décrit par tous les auteurs (²), nous n'y insisterons pas. C'est l'aspect connu sous le nom de *figure de neuronophagie*, où l'on voit une cellule nerveuse à bords crénelés, entourée par un nombre plus ou moins considérable de petites cellules rondes.

Un *quatrième type*, qui nous paraît mériter une mention un peu plus longue, quoiqu'il soit bien connu aussi, est *l'état vacuolaire*. La cellule, plus ou moins déformée, un peu globuleuse ou déjà échancrée, présente dans son protoplasma, plus ou moins atteint par la chromatolyse, des taches claires, à chromatose partielle ou vacuoles. Dans les *ganglions solaires*, au cours des péritonites aiguës, l'un de nous a nettement vu ce type lésionnel précéder les figures de neuronophagie (³). Ces faits permettent de considérer ce quatrième type comme l'indice d'une atteinte très profonde de la cellule qui, frappée dans sa vitalité, est envahie secondairement par les neuronophages.

A l'inverse de ces deux derniers types, types de lésions destructives, nos types 1 et 2 nous paraissent répondre à des lésions réparables. Il est difficile de l'affirmer, puisque nous ne pouvons pas chez l'homme faire la contre-épreuve; mais nous avons des arguments *a priori*, et des faits expérimentaux. *A priori* rien ne nécessite la mort de la cellule, puisque son organe vital, le noyau, n'est pas détruit et que son protoplasma, s'il est modifié chimiquement, n'est pas détruit non plus dans une partie considérable de sa substance. Pour une lésion réparable il ne faut ni caryolyse,

---

(¹) *Laignel-Lavastine* et *Roger Voisin*. Recherches anatomo-pathologiques sur l'encéphale des broncho-pneumoniques. Arch. de méd. exp. 1904, N° 2. Mars, pag. 207.

(²) Voir, sur ce point, particulièrement les travaux de Valenza (1901), Français et Athias (1897), Crocq (1896), Devaux et Marinesco (1897), de Buck et Demoor (1901) et de H. Carrier (1901) relatant l'opinion de Tripier.

(³) Le plexus solaire dans les péritonites. Étude anatomo-clinique et expérimentale. Arch. de Méd. exp. et d'anat. pathol. 1904. Octobre.

sa neuronophagie. *Expérimentalement* (¹), chez l'animal intoxiqué, on voit des lésions cellulaires semblables aux lésions humaines, que nous disions réparables, quand on le sacrifie à la période aiguë de l'intoxication. Le laisse-t-on continuer à vivre, on constate, quand on le sacrifie après la fin des accidents toxiques, que les cellules nerveuses sont normales. Chez l'homme, quoiqu'il soit plus difficile que chez l'animal de trouver des cas comparables, nous avons eu l'occasion cependant d'en suivre plusieurs. En voici un exemple. Une femme alcoolique, tuberculeuse, atteinte de polynévrite, réalise le tableau de la psychose de Korsakoff. Elle meurt quand, depuis quinze jours, tout trouble mental a disparu. Il existe dans l'écorce des lésions atténuées du type 1 et que nous considérons comme un stade de réparation. Toutes ces lésions nous paraissent aiguës ou subaiguës.

Par contre, un *dernier type*, qui donna lieu à de multiples discussions de la part des auteurs, est la pigmentation cellulaire.

Sous ce terme nous n'envisageons pas la pigmentation noire ou brune normale de certaines variétés de cellules (du vague, des ganglions spinaux, du locus niger, etc.), mais l'envahissement de la cellule, à certains moments de son évolution et sous certaines conditions, par des granulations jaunes.

Ces granulations jaunes, d'après H. Carrier, n'ont chez l'homme ni la constance, ni les caractères histo-chimiques d'un pigment vrai.

De même Colucci (114), Rosin (370), Obrejá et Tatuses (337), Marinesco (293), refusent à ces granulations le nom de pigment, car elles ne représentent pas quelque chose d'univoque.

Contrairement à Schaffer, Obrejá et Tatuses et Olmer dans sa thèse (335), mais avec Olmer dans un autre travail (334), Conheim, Lord (275), Cajal, Colucci, Bevan Lewis, Marinesco, Muhlmann (324) d'Odessa, Carrier, nous les considérons comme un produit de dégénérescence cellulaire.

Récemment Marinesco (305) essaya de distinguer ce qu'il appelle le pigment jaune normal des cellules nerveuses du pigment jaune qu'il considère comme pathologique. Toute cellule qui contient du pigment jaune serait une cellule malade quand le pigment n'apparaît qu'après dégénérescence ou disparation des éléments chromatophiles; mais c'est surtout lorsque la formation du pigment

---

(¹) G. *Ballet* et M. *Faure*. Intoxicat. expérimentale aiguë et chroniq. par l'alcool et l'absinthe. Congr. de Toulouse. Avril 1902.

donne lieu à l'altération du réseau fibrillaire, que la vraie dégénérescence est constituée. Nous pensons, comme l'un de nous l'a soutenu ailleurs [1], qu'il n'y a pas de différence de nature entre pigment normal et pigment pathologique, que l'un et l'autre sont fonction de dégénérescence de la cellule, que celle-ci soit seulement due à l'âge, ou sous la dépendance de perturbations nutritives qui l'ont vieillie prématurément.

3. *Les aspects cellulaires que fournit la méthode de Nissl ont à l'autopsie une valeur pathologique.* Cette idée a soulevé plusieurs objections. Les uns ont dit que la multiplicité des aspects fournis par la méthode de Nissl lui enlevait toute valeur pathologique.

Les autres ont dit que la méthode de Nissl montrait bien des lésions, mais des lésions banales. Nous n'insisterons pas sur l'objection née des erreurs de technique. C'est une objection générale à toutes les méthodes et, dans chaque cas particulier, la critique doit toujours s'exercer pour permettre de reconnaître toutes les modifications artificielles. «On peut produire artificiellement des fissures et des vacuoles, bien que leur présence dénote le plus souvent un état pathologique. De même la rupture des prolongements peut être artificielle ou pathologique suivant les cas» [2].

A ce point de vue, H. Carrier [3] donne une solution éclectique. Il considère «les fentes, les vacuoles comme des *artifices de préparation*, mais qui ne sauraient apparaître que dans les *cellules altérées*, dont le protoplasma a subi l'imbibition cadavérique, ou est le siège d'un processus plus ou moins avancé de dégénérescence. Enfin la surcoloration massive de la cellule (état chromophilique) serait, pour Nissl, toujours artificielle, alors que nombre d'auteurs la décrivent comme une lésion.

Pour réfuter la seconde objection, il suffira d'éclaircir la notion de «lésion banales». Beaucoup plus importante est la première objection: la négation de la valeur pathologique des aspects seulement fournis par la méthode de Nissl. Nous ne pouvons pas connaître la véritable structure normale des êtres vivants. Tous nos fins procédés d'analyse histologique reposent sur la fixation, c'est-à-dire sur la déformation artificielle des éléments tués par le réactif. Mais comme le même fixateur employé de la même façon

---

[1] Recherches sur le plexus solaire, 1908, p. 194-196.
[2] Gombault et Philippe, loc. cit., p. 763.
[3] Loc. cit., p. 113.

fixe la même cellule dans la même forme, on peut néanmoins attacher à la figure obtenue une valeur représentative de la structure normale qu'on ignorera toujours. Et pour ne pas être entraîné à confondre *figure représentative* et *structure normale*, on recommande de se servir simultanément de plusieurs fixateurs dans l'étude d'un même élément (¹). Ainsi, chaque réactif mettant en évidence tel détail plutôt que tel autre, en même temps qu'il permettra une analyse plus complète, montrera d'une façon évidente son insuffisance à représenter l'objet dans sa totalité. La méthode de Nissl ne souligne que certains détails que les autres méthodes ignorent.

La méthode des contrôles réciproques est donc impossible et comme c'est en partie sur la variabilité d'aspect des grains chromatiques spéciaux à la méthode de Nissl que repose le diagnostic de lésion pathologique, on voit la facilité de l'argumentation adverse. Chez les animaux, la constance du même aspect de la cellule, prise dans les mêmes conditions, a permis de déterminer des types que tout le monde accepte pour normaux. Dès lors, les déformations cellulaires, consécutives aux traumatismes nerveux, aux intoxications, aux infections, et toujours les mêmes dans les mêmes conditions, ont permis de déterminer des *types pathologiques*.

Mais quand on a voulu étendre ces résultats à l'homme, certains auteurs ont immédiatement objecté l'altération cadavérique.

Chose curieuse, la méthode de Nissl ayant déjà fait faire de très nombreux travaux sur la cytologie nerveuse pathologique de l'homme, qu'on n'avait pas encore étudié d'une façon précise l'influence de la cadavérisation sur les transformations des aspects cellulaires.

Après Colucci (114), Tirelli (404), Barbacci et Campacci (47), G. Levi (269), Neppi (328), C. França (185), Favorski (178), Ewing (163), pour répondre aux objections qui avaient été faites à plusieurs communications (²), nous avons, avec Maurice Faure, chez

---

(¹) Cette méthode préconisée par Renaut sous le nom de méthode des observations convergentes (363) (T. I. p. 15) nous paraît bien supérieure au critérium de Gombault et Philippe. «A l'heure actuelle, disent ces auteurs (p. 714), l'anatomo-pathologiste doit et peut se contenter de données fournies par la comparaison des aspects de la cellule normale et de la cellule supposée malade, toutes deux ayant été soumises à une technique identique. Mais c'est préjuger en partie ce qu'il fallait démontrer.

(²) *Maurice Faure*. Sur les lésions cellulaires corticales observées dans six cas de troubles mentaux toxi-infectieux. R. Neurologique, décembre 1899.
LI. — Sur la physionomie et la progression de certaines lésions cellulaires corticales accom-

l'animal et chez l'homme, examiné, heure par heure, la physionomie et le moment d'apparition des *lésions cadavériques* [1]. Nous avons pris les cerveaux des individus morts dans les conditions les plus diverses et nous avons fixé plusieurs fragments de ces cerveaux à des temps variables *depuis deux heures jusqu'à 220 heures après la mort*.

Ces cerveaux étaient placés dans des cristallisoirs, recouverts d'une compresse humide, pour éviter la dessiccation de l'écorce, et conservés dans le laboratoire à une température de 16°.

Dans ces conditions, des fragments d'un cerveau retiré du cadavre 52 heures après la mort et fixé immédiatement nous ont montré des cellules absolument normales. Des fragments de divers cerveaux fixés 82 heures, 98 heures, 102 heures, 108 heures après la mort nous ont montré des cellules dont la grande majorité seraient considérées comme normales par beaucoup d'observateurs. Il faut les regarder avec attention pour y saisir le premier degré des altérations que nous allons voir ensuite se préciser et s'accentuer dans des cerveaux de 120 heures, 150 heures et 192 heures.

Les lésions cadavériques commencent par la substance blanche et les petites cellules, puis s'étendent aux contours et aux prolongements des grandes cellules. Ce sont ensuite les grains chromatophiles qui perdent leur aspect normal et enfin le noyau et le nucléole; mais l'aspect normal de la pyramidale géante persiste encore. Dans l'altération cadavérique avancée, la substance blanche est comme écrasée, déchirée. Les petites pyramidales sont méconnaissables. Les grandes sont encore nettes: leurs contours sont ondulés, flous, irréguliers, mais leur forme générale et leur aspect typique sont parfaitement conservés. Les grains chromatophiles sont encore reconnaissables, mais ils sont amincis, rétrécis et entre eux l'on voit, avec de forts grossissements (400 diamètres), sur le fond de la cellule, une sorte de réticulum coloré, qui donne à l'ensemble du contenu cellulaire l'aspect d'une *toile d'araignée*,

---

pagnant les accidents mentaux des maladies générales. Congrès des aliénistes et neurologistes. Limoges, 1901, pag. 321.

— *Laignel-Lavastine*. Deux cas de troubles mentaux toxi-infectieux avec lésions cellulaires corticales. Congrès de Limoges, 1901, p. 323.

[*] *Maurice Faure et Laignel-Lavastine*. Sur la physionomie et le moment d'apparition des lésions cadavériques dans l'écorce cérébrale de l'homme (méthode de Nissl). Soc. de Neurologie, 5 juin 1901. R. neurologique, pag. 562.

— Sur la physionomie et le moment d'apparition des lésions cadavériques dans les centres nerveux du lapin et du cobaye. Soc. de Neurologie, 7 nov. 1901. R. neurologique, p. 1085.

Le noyau des pyramidales *géantes* est grossi; il a pris la couleur et ses limites indécises se confondent avec le protoplasma cellulaire. Le nucléole est gros, irrégulier, très visible. Noyau et nucléole sont restés au centre de la cellule. Les dendrites, d'abord onduleux, irréguliers, finissent par disparaître.

L'aspect de ces lésions est très différent des quelques types aujourd'hui connus d'altérations pathologiques. Jamais dans la lésion cadavérique, nous n'avons vu, par exemple, la migration périphérique du noyau, l'aspect globuleux de la cellule, la disparition des grains chromatophiles dans certaines régions alors qu'ils persistaient dans d'autres, la coloration diffuse et fondue de la cellule, l'aspect laqué, vitreux, etc...

Nous pouvons donc dire, et nos conclusions ont été confirmées dans leur ensemble par Urbano Alessi (6), Luigi Comparini-Basdzky (115) et dans tous leurs détails par H. Carrier [1], que les lésions cadavériques de l'écorce cérébrale humaine, étudiées par la méthode de Nissl, se produisent à une date assez tardive pour qu'elles soient négligeables dans les conditions habituelles des recherches anatomo-pathologiques. Leur physionomie diffère assez de celle des lésions pathologiques, pour qu'elles ne puissent pas constituer une cause d'erreur pour un observateur prévenu.

D'autre part, les cellules nerveuses fixées vivantes chez les animaux, cobaye ou lapin, ayant absolument le même aspect que celles fixées six heures après la mort ou que les cellules humaines fixées deux heures, comme dans un cas exceptionnel, ou 24 heures après la mort (délai légal), nous sommes en droit de conclure que ces dernières n'ont pas subi de changement de structure appréciable depuis la mort jusqu'à l'examen.

Quand, à l'autopsie d'un infecté, mort sans qu'on ait noté de symptômes encéphaliques, on trouve, par la méthode de Nissl, des aspects cellulaires qui diffèrent des types normaux et qui ne sont pas cadavériques, certains en font des lésions *banales* (344). Cela évidemment, dans leur esprit, veut dire que ces lésions s'observent couramment aux autopsies et qu'elles ne répondent à aucun symptôme, qu'elles sont donc non avenues pour qui s'en tient strictement aux limites de la méthode anatomo-clinique, telle qu'elle fut créée de main de maître par Laënnec et Charcot. Nous croyons cette opinion trop étroite. Il n'est pas vrai que ces lésions

---

[1] H. Carrier, loc. cit., p. 64-68.

soient banales, puisque très souvent on ne les trouve pas. Sur dix infectés, deux ou trois seulement les présenteront peut-être.

En second lieu, ce n'est pas une raison parce que le clinicien n'a cru devoir noter aucun symptôme mental pour qu'il n'y ait eu chez le malade aucun trouble cérébral. La physiologie pathologique déborde de beaucoup la symptomatologie, qui n'en est que la floraison, et il nous paraît plus scientifique d'avouer que nous ne savons pas à quelle perturbation fonctionnelle était liée la déformation structurale, que nous observons, que de négliger la seconde, parce que nous n'avons pas su distinguer la première.

Passant d'un extrême à l'autre, d'autres auteurs ont voulu, dans les lésions cellulaires corticales, voir des lésions *spécifiques* [1] et l'on a parlé de lésion cellulaire alcoolique, absinthique, diphthéritique, comme d'anatomie pathologique du délire!

Une esquisse très rapide des principaux aspects cellulaires décrits par les auteurs en pathologie nous conduira à une conclusion également éloignée des extrêmes.

1. *Leur description dans la littérature.*

Gombault et Philippe ont résumé en quelques pages les nombreux travaux publiés sur les aspects des cellules nerveuses traitées par la méthode de Nissl en pathologie expérimentale et humaine.

La lésion cellulaire peut être primitive ou secondaire.

Dans la lésion primitive, le corps de la cellule est directement intéressé par l'agent nocif, dans la lésion secondaire, c'est le prolongement cylindraxile qui est frappé en premier lieu, et c'est réellement par contre-coup que sa cellule d'origine s'altère consécutivement.

Nous étudierons successivement les lésions secondaires et les lésions primitives en pathologie expérimentale et en pathologie humaine.

Lésions secondaires en pathologie expérimentale.

L'un de nous [2], avec M. Faure, Doto et Puzateri, a constaté, à la suite de la section expérimentale des faisceaux blancs de la capsule interne, des lésions des cellules pyramidales géantes du

---

[1] Dans ses recherches expérimentales sur les empoisonnements, Nissl (30) a décrit des altérations différentes suivant les intoxications auxquelles il soumettait ses animaux.

[2] *Gilbert Ballet et M. Faure.* Atrophie des grandes cellules pyramidales dans la zone motrice de l'écorce cérébrale après la section expérimentale des fibres de projection chez le chien. Soc. méd. des hôp. 24 mars 1899.

lobule paracentral analogues aux lésions des cellules radiculaires antérieures après section des nerfs moteurs correspondants.

Dans une première phase — réaction à distance (Marinesco), dissolution (Van Gehuchten) — , le centre de la cellule devient poussiéreux et décoloré, tandis que la périphérie conserve presque toujours un certain nombre de corps chromatiques bien reconnaissables (chromatolyse centrale, Marinesco, ou dégénération axonale.) La cellule malade prend tous les caractères assignés au gonflement avec déformation globuleuse.

Dans la seconde phase — dite de réparation (Marinesco) ou de réformation (Van Gehuchten) — la cellule reprend graduellement sa forme anguleuse, tout en restant plus volumineuse qu'à l'état normal; de même le noyau tend à redevenir central. Mais le caractère essentiel est la réapparition des corps chromatiques qui, devenus plus volumineux, plus serrés, peut-être plus colorables, donnent à la cellule un aspect particulier, surtout dû à sa coloration intense (état pyknomorphe de Nissl.)

Ensuite, ou les cellules reviennent à leur état normal, ou longtemps encore volumineuses et pyknomorphes elles se décolorent peu à peu et subissent la désintégration moléculaire jusqu'à disparition complète (Van Gehuchten, Nissl). Pour Marinesco, quand les cellules doivent mourir, la phase de réparation fait défaut et le gonflement avec déformation globuleuse et déplacement du noyau est immédiatement suivi d'atrophie.

Lésions secondaires en pathologie humaine.
Marinesco (295), von Monakow ont rencontré les cellules pyramidales altérées à la suite des lésions destructives de la capsule interne, et nous-mêmes (¹) à la suite d'un ramollissement sous-cortical de la première temporale. D'après Marinesco, la chromatolyse centrale caractériserait les lésions secondaires, tandis que la chromatolyse périphérique appartiendrait aux lésions primitives.

Cette dernière proposition n'est pas admise par tout le monde, comme nous allons le voir.

Lésions primitives en pathologie expérimentale.
Si les procédés expérimentaux permettent de produire aisé-

(¹) *Gilbert Ballet.* Un cas de surdité verbale par lésions sous-nucléaires (sous-corticale) avec atrophie secondaire de l'écorce de la première temporale. Revue Neurologique, 1903, N.° 12, p. 684.

ment des lésions cellulaires secondaires, si la même certitude existe à l'égard de certains faits de pathologie humaine, il n'en est plus ainsi quand il s'agit de lésions primitives.

Cependant il est d'usage courant de considérer comme primitives les lésions cellulaires observées dans certaines circonstances. Ces circonstances sont d'abord celles où l'organisme tout entier est intéressé, intoxication, infection, hyperthermie; ce sont encore celles dans lesquelles un grand territoire des centres nerveux se trouve brusquement privé de l'apport sanguin. Ces circonstances ne sont pas les seules, mais les autres, telles que les états inflammatoires, sont trop complexes, pour que nous ne bornions pas là cette revue.

Dans *l'anémie expérimentale*, la chromatolyse périphérique est la lésion la plus habituelle (Juliusberger, Sarbo, Marinesco, Ballet et Dutil [38] Rothmann, Righetti, Monti, Lamy, de Buck et Deroor).

Dans les empoisonnements aigus, la méthode de Nissl a permis de constater des lésions qui avaient échappé à toutes les autres techniques. A ce point de vue est remarquable le travail de Nissl sur huit empoisonnements expérimentaux à doses graduées, aiguës, subaiguës et chroniques.

L'arsenic gonfle et décolore les corps chromatiques qui se résolvent en fines granulations d'abord à la périphérie de la cellule (Nissl, Schaffer, Lugaro [278], Dexler, Marinesco [291]) Soukhanoff).

Le *plomb* produit, dans les cellules corticales, la désintégration des corps chromatiques et la colorabilité de la substance achromatique (Nissl, Lugaro [278], Schaffer, Mourek et Hess [322]).

La *strychnine* entraîne la surcoloration de la substance achromatique périphérique (Nissl, Dehio). Avec la strychnine comme avec la *caféine* et la *morphine*, Caterina (98), Alessi et Piéri (10) ont vu toutes les phases de la chromatolyse jusqu'à la nécrose du protoplasma.

Modica et Alessi (319), et K. H. Wright (430) ont décrit des lésions produites par les *iodures* et les *bromures alcalins*, Giani et Ligorio (197) par *l'iodoforme*, Drago (144) par le pyrogallol, Federici (179) par CO, etc.

Avec *l'alcool*, Vas a obtenu la chromatolyse centrale, Berkley la surcoloration du corps cellulaire avec fusion des grains chromatiques, Stewart la chromatolyse surtout périphérique, Nissl, Dehio, Trömner, Marinesco (292), Braun (75), des lésions variables.

Par injection *d'absinthe* à des lapins, Marinesco (296) a produit, dans les cellules de l'écorce cérébrale, de la chromatolyse périphérique avec tuméfaction du corps cellulaire.

Avec le *venin de vipère*, Phisalix, Charrin et Claude ont produit des lésions très profondes, Nageotte et Ettlinger de la fissuration avec chromatolyse.

Au début, le *bacille du botulisme* donne une chromatolyse à la fois périphérique et centrale (Marinesco, Klemperer et Polak.)

Dans l'*urémie*, les lésions sont variables: chromatolyse surtout périphérique, noyau souvent déplacé, parfois surcoloré (Acquisito et Pusateri, Sacerdotti et Ottolenghi, Donetti). Nageotte et Ettlinger, après néphrectomie, n'ont trouvé qu'un simple gonflement du protoplasma avec fragmentation de la substance chromatique, sans fissures. Alessi (7) a vu des lésions analogues dans les *néphrites expérimentales*, Alessi et Pieri (8), U. Gabci et G. Antinosi (189) dans l'empoisonnement par l'urine, le chlorate de potasse et le carbonate d'ammoniaque.

L'auto-intoxication *biliaire* produit, d'après Barbacci (46), Malfi et Antinori (286) les lésions cellulaires que l'on trouve dans la généralité des intoxications, dans la *coprostase expérimentale* (Alessi [4]), l'insuffisance hépatique (Canizzo [94]) et l'établissement de la fistule d'Eck (Giannettano et Lombardi [198]).

Après *extirpation des capsules surrénales*, Donetti trouve du gonflement cellulaire avec chromatolyse centrale, Nageotte et Ettlinger des lésions généralisées à toutes les cellules du cerveau.

Dès le début, la substance chromatique paraît se fondre dans le reste du protoplasma qui se colore en bleu sale; en même temps le noyau est gonflé et ses contours deviennent irréguliers. Les fissures protoplasmiques, très nombreuses, affectent la forme d'éclatements en croissant.

Dans le *tétanos*, à part Courmont, Doyon et Paviot, tous les auteurs, Beck, Marinesco, Claude, Goldscheider et Flatau, Pachontre, Nageotte et Ettlinger, de Buck et Demoor ont trouvé des lésions: chromatolyse surtout périphérique, coloration diffuse de la substance achromatique, vacuoles, hypertrophie du nucléole.

Dans la *rage* (Nagy, Babès, Sabrazès et Cabannes, Marinesco, Nélis, Paviot), dans la *diphthérie* (Pernici et Scagliori, Murawjeff) la chromatolyse peut être complète avec sur-coloration de la substance achromatique.

Dans l'*inanition*, Schaffer et Jacobsohn décrivent des lésions légères de chromatolyse avec état vacuolaire et chromophilie du noyau, Lugaro et Chiozzi des lésions plus profondes, Tanczeck aucune et L. Marchand et Vurpas (288) ont vu dans le cortex trois types de lésions cellulaires, diminution des grains chromatiques, excentricité du noyau, atrophie de la cellule qui présente des vacuoles.

Dans l'*hypo* et l'*hyperthermie*, Alessi et Pieri (9) ont obtenu des lésions. Il en est de même de Verger et Soulé (417) qui, dans l'hyperthermie ont décrit la chromatolyse périphérique avec état chromatophilique et lymphocytes transsudés autour de la cellule nerveuse.

Dans leurs expériences, faites sur le lapin, Goldscheider et Flatau (199) ont vu les cellules nerveuses augmenter de volume, les granulations disparaître et les prolongements devenir variqueux. Ces lésions sont réparables.

Ewing est seul à mentionner dans l'hyperthermie une forme anatomique spéciale caractérisée par la décoloration des corps chromatiques sans désagrégation.

Chez des chiens épuisés de *fatigue*, Guerrini (203) a constaté l'augmentation des espaces péri-cellulaires, des figures de neuronophagie, la pulvérisation des grains chromatiques et la migration périphérique du noyau, ratatiné.

Pour Mourek et Hess (322), les lésions se ressemblent dans les diverses intoxications et ne varient pas avec tel ou tel poison. L'intensité des altérations correspond à l'intensité des symptômes.

En somme, actuellement on tend à admettre que, si dans les empoisonnements aigus la forme de la lésion varie avec le poison, sans toutefois être absolument caractéristique, il n'en est plus de même dans les empoisonnements chroniques, au cours desquels les cellules nerveuses ont été trouvées altérées suivant des modalités excessivement variées et dépourvues de toute spécificité.

Lésions primitives en pathologie humaine.

Dans un cas d'*anémie* aiguë par métrorrhagie, Scagliosi (377) a trouvé les mêmes lésions qu'expérimentalement : gonflement et désagrégation des coupes de Nissl.

Dans les *intoxications exogènes*, *l'alcoolisme* tient la première place. Ses lésions seront étudiées à propos des psychoses.

Dans l'*arsénicisme chronique*, Erlicki et Rybalkin ont vu des cellules arrondies et pigmentées.

Auto-intoxications.

Dans six cas d'*urémie*, Ewing a rencontré des lésions de chromatolyse irrégulièrement distribuées. Dans deux cas avec forte élévation de température, les lésions étaient plus prononcées que dans les cas avec hypothermie.

Dans l'éclampsie, Anglade et Poux (24) ont vu la chromatolyse totale des cellules pyramidales avec neuronophagie.

Dans l'*insuffisance surrénale* suraiguë, l'un de nous (¹) a trouvé, dans deux cas, les grandes pyramidales de forme normale, mais leur protoplasma finement poussiéreux et leur noyau coloré. Dans le syndrome d'Addison, Amabilino (14) a vu dans l'écorce la chromatolyse très marquée avec déformation des grandes et des petites pyramidales.

Dans le *coup de chaleur*, Ira, van Gieson, Ewing, décrivent des lésions de chromatolyse généralisée avec colorabilité anormale du noyau.

Infections.

Hoch (213), étudiant dans le laboratoire de Nissl les lésions cellulaires corticales dans les maladies numatiques, insiste sur la chromatolyse périphérique et la rétraction cellulaire. Cette dernière figure est souvent artificielle.

Dans la *fièvre typhoïde*, Marinesco a vu des lésions légères, Ewing des lésions intenses.

Dans les *bronchopneumonies*, Leonti (267) a vu de la chromatolyse périphérique; Pieri (345) dans la *tuberculose*, et Weisenburg (498) chez des *cancéreux*, les lésions cellulaires des intoxications en général.

Dans le *tétanos*, Goldscheider et Flatau, Westphal, Gœbel, Ewing mentionnent des vacuoles, des fissures, et la karyolyse, Rispail (364) et Hunter la tuméfaction chromatolytique, l'un de nous [253 (²)] la karyolyse, la chromatolyse centrale et la neuronophagie névroglique secondaire à ces lésions.

Dans la *rage*, Ewing, Sabrazès et Cabannes, ont relevé la chromatolyse.

Les lésions cellulaires corticales observées chez les infectés sont d'origine toxique.

Dans l'infection le microbe attaque; le tissu mésodermique

(¹) Hémorrhagie des glandes surrénales. Examen histologique. Soc. anatomique, 3 fév. 1903, p. 135.

Tuberculose du ganglion semi-lunaire. Soc. Anatomique, 16 janv. 1903, p. 59.

(²) Cytologie nerveuse d'un cas de tétanos. Arch. de méd. exp. et d'anat. pathol. 1903, n° 5, Sept. p. 553.

réagit. Dans l'encéphale, la cellule nerveuse peut donc être touchée directement par le microbe et par la réaction conjonctivo-vasculaire.

La recherche des agents pathogènes dans l'encéphale, le liquide céphalo-rachidien, le sang des malades atteints d'encéphalites infectieuses ou de troubles mentaux liés à une infection générale de l'organisme a déjà donné lieu à des travaux nombreux, surtout italiens [1]. Or chez plus de cent malades morts de maladies infectieuses diverses sans localisations méningées — tuberculose, pneumonie, grippe, fièvre typhoïde, etc. — avec des troubles mentaux allant du délire fébrile transitoire ou terminal aux délires durables avec idées systématisées, et aux syndromes les plus accentués de confusion mentale, nous avons examiné systématiquement le parenchyme cérébral, la pie-mère et les vaisseaux, pour y rechercher les microbes avec les colorations appropriées [2].

Nous n'avons rencontré des microbes sur les coupes que dans cinq cas. Or, dans quatre cas, ils étaient certainement d'origine cadavérique.

Reste un cas de *septicémie puerpérale*. De même, dans les méningites, les microbes des méninges ne pénètrent pas dans l'écorce [3]. Ce n'est donc pas par son contact que le microbe produit des lésions cellulaires diffuses. On a une preuve de ce fait avec le bacille de Koch. Quand, chez un tuberculeux, mort sans phénomènes méningés, on trouve un tubercule caséeux dans l'écorce, immédiatement à 1 millimètre au-delà de la couronne de cellules embryonnaires, les cellules nerveuses sont normales [4]. Au contraire, quand un même tuberculeux meurt de méningite tuberculeuse qui a duré quelques jours, on trouve dans toute l'écorce, privée de tout tubercule, des lésions cellulaires diffu-

---

[1] *Bianchi et Piccinino*, Annali di nevrolog., fasc. 1 et 2, 1893, Naples, et 1894, f. 1 et 2, p. 3-16.
Rasori. Riforma medica. 1893.
Martinotti. Riv. di frenatria. 1894.

[2] *Maurice Faure et Laignel-Lavastine*. Sur la recherche des microbes dans le cerveau, le liquide céphalo-rachidien, le sang, dans 100 cas de troubles mentaux ou nerveux. XI congrès des aliénistes et neurologistes. Limoges, 1901, et R. Neurologique, 1901, p. 880.

[3] *Laignel-Lavastine*. Méningite à bacilles d'Eberth. Soc. méd. des hôp. 28 déc. 1900.
Id. et Mermier. Trois cas de suppuration des méninges chez les paralytiques généraux. Soc. anatomiq. Nov. 1902.
Id. et Delherm. Un cas de méningite séreuse à streptocoques chez un nourrisson. Revue mensuelle des malad. de l'enfance. Avril 1903.

[4] Collection du laboratoire de M. Gilbert Ballet.

ses [1]. Ces faits n'ont pas été vus par Armand-Delille [2], parce qu'il a expérimenté avec des poisons *locaux* du bacille tuberculeux, chloroformo-bacilline, éthéro-bacilline d'Auclair [3], et non avec les poisons diffus, qui produisent les phénomènes généraux des tuberculoses aiguës ou subaiguës.

Armand-Delille explique toutes les lésions cellulaires de l'écorce dans la méningite tuberculeuse par les lésions conjonctivo-vasculaires, thromboses qui, arrêtant les liquides nutritifs, entraînent la nécrose des éléments nobles. Ces lésions sont depuis longtemps classiques, mais elles ne sont pas les seules. Il y a loin de la nécrose cellulaire complète qu'on trouve au niveau de ces foyers disséminés d'oblitération vasculaire aux lésions diffuses et relativement légères que nous avons décrites.

Celles-ci ne sont dues pas plus à l'oblitération vasculaire qu'au contact du microbe. Elles s'expliquent au contraire clairement par un empoisonnement, que le poison soit d'origine microbienne ou cellulaire et que ces modifications soient l'œuvre directe des toxines ou bien le résultat des principes spéciaux, nés des tissus sous l'influence de ces toxines. L'expérimentation et l'anatomoclinique montrent la quasi-identité des réactions des cellules corticales intoxiquées, qu'elles le soient par toxi-infection, hétéro ou auto-intoxication. Le mécanisme général est donc le même, c'est un mécanisme toxique, mécanisme toxique éminemment complexe; *c'est le degré, la nature, la rapidité de l'empoisonnement qui déterminent les variétés des lésions, le degré d'intoxication influant d'ailleurs plus que la nature du microbe.*

La grande fréquence des lésions de la cellule nerveuse corticale dans les intoxications et les infections montre qu'elle est essentiellement vulnérable. On a cherché à donner à ces lésions une triple valeur étiologique, pronostique et symptomatique. Au point de vue *étiologique*, nous avons vu l'essai de division fait par Marinesco des lésions en primitives et secondaires, selon le mode de topographie de la chromatolyse.

Mais si la chromatolyse est toujours centrale après la section traumatique du cylindre-axe, il n'est nullement démontré que la

---

[1] M. *Faure et Laignel-Lavastine*, loc. cit.

[2] P. F. *Armand-Delille*. Rôle des poisons du bacille de Koch dans la méningite tuberculeuse et la tuberculose des centres nerveux. Th. de Paris. 1903. Steinheil, éditeur.

[3] *Auclair*. Ét. expérimentale sur les poisons du bacille tuberculeux humain. Thèse de Paris. 1898.

chromatolyse centrale existe seule toutes les fois que le cylindre-axe est frappé.

En second lieu, dans bien des cas, la chromatolyse centrale a été rencontrée côte-à-côte avec la chromatolyse périphérique, toutes deux étant développées sous l'influence des facteurs généralement considérés comme produisant des lésions primitives.

On a, dans les lésions primitives, cherché des formes spéciales à certaines circonstances étiologiques.

Dans les intoxications expérimentales, Nissl semble être le seul auteur qui ait voulu atteindre ce but en procédant d'une façon méthodique. Avec un certain nombre de poisons, Nissl détermina tout d'abord les doses maxima et minima susceptibles de produire ces intoxications aiguës et subaiguës. Puis, examinant avec beaucoup de soin les cellules nerveuses de l'écorce, il arriva à conclure que chaque poison produit une forme anatomique spéciale caractérisée et par sa localisation et par ses lésions élémentaires; c'était soutenir la spécificité des lésions des cellules nerveuses dans les intoxications aiguës. Mais il convient de remarquer que Nissl n'a pas observé semblable spécificité dans les intoxications chroniques, si bien que ses conclusions premières demeurent à l'état de propositions qui attendent encore leur confirmation.

D'après Ewing, la diminution uniforme des corps chromatiques se produirait dans les processus lents (obstruction des vaisseaux encéphaliques). La subdivision uniforme des corps chromatiques se rencontrerait dans les toxémies chroniques. Enfin la division granuleuse avec aspect poussiéreux de la cellule appartiendrait aux processus très aigus.

Comparant leurs résultats expérimentaux, Nageotte et Ettlinger (p. 148) écrivent:

En somme, les fissures longues et minces de la décapsulation, et les fissures losangiques de l'iodisme et du tétanos appartiennent à un même processus, puisqu'il existe entre elles tous les intermédiaires; les différences de forme et d'aspect semblent être sous la dépendance des différences d'intensité et de rapidité de l'intoxication sans qu'on puisse y voir des caractères spécifiques.

C'est à tort, d'ailleurs, qu'on considérerait les lésions nerveuses des intoxications comme des lésions banales et sans valeur pathologique. Elles interviennent dans le mécanisme de la mort.

Au point de vue *pronostic*, l'atrophie primitive simple, pigmentaire ou scléreuse, la dégénérescence calcaire, les atrophies secondaires avec effritement du protoplasma, perte des prolongements et dégénérescence bien nette du noyau, sont évidemment irréparables.

Au contraire, ont été, expérimentalement par Goldscheider et Flatau, démontrées séparables la chromatolyse simple, la chromatolyse avec gonflement homogène, la coloration anormale de la substance achromatique et du noyau. On admet aussi comme réparables les états vacuolaires et fissuraires. Quant au gonflement avec déformation globuleuse, chromatolyse centrale et déplacement du noyau, il peut préparer la destruction définitive ou aboutir à la restitution *ad integrum*, comme nous l'avons montré. Dans cet aspect cellulaire, l'analyse des détails prédominants permettrait peut-être de faire le diagnostic de l'évolution, comme Durante (155) a montré qu'on pouvait le faire pour les cas d'évolution divergente désignés couramment, en histologie musculaire, sous le nom unique de tuméfaction trouble.

La chromatolyse, comme l'un de nous l'a dit dès 1897 (¹), est la révélation d'un trouble de la nutrition dans les cellules et la méthode de Nissl constitue ainsi une méthode qui permet de reconnaître que la cellule est en voie de désorganisation, alors que les autres procédés n'ont encore rien donné.

La chromatolyse, début de toutes les modifications, sauf l'atrophie pigmentaire, le gonflement, la colorabilité anormale de la substance achromatique, la migration périphérique avec état vésiculeux du noyau, les vacuoles, les fissures sont réparables. Par contre, la déformation, l'irrégularité des contours avec plissement de la membrane d'enveloppe, à plus forte raison l'atrophie excessive et la disparition sont l'indice d'une lésion irréparable, de même que l'achromatose totale avec état vitreux.

En somme, comme dans toute autre cellule, le protoplasma peut être bouleversé ; tant que le noyau est intact, rien n'est perdu au point de vue vital. Il peut d'ailleurs n'en être pas de même au point de vue fonctionnel spécialisé.

Au point de vue *symptomatique* enfin, on sait, en pathologie expérimentale, depuis Ballet et Dutil, Goldscheider et Flatau, que la restauration anatomique complète de la cellule n'est pas indispensable au rétablissement de la fonction (²).

(¹) G. Ballet. Lésions de l'écorce et de la moelle dans un cas de démence. Pr. méd. 97.

(²) Pour Marinesco (1896) il y a une corrélation constante entre les altérations anatomiques et les symptômes nerveux observés.

En pathologie humaine, les observations peuvent se ranger en trois catégories.

1.º Il n'existait aucun symptôme nerveux spécial. Ainsi Déjerine (131) a trouvé chez une pneumonique avec hyperthermie des lésions de chromatolyse très prononcées.

2.º Les symptômes nerveux sont peu accusés, mal caractérisés, sans localisation spéciale.

C'est ce qui s'observe dans la généralité des intoxications et des infections qui presque toutes comportent un certain degré d'obnubilation intellectuelle et un affaiblissement musculaire plus ou moins prononcé. Parmi ces troubles, les uns, très variables suivant les agents toxiques et pouvant donner à la maladie des caractères cliniques spéciaux, sont indépendants des lésions cellulaires dégénératives; les autres au contraire leur appartiennent, ils en sont la conséquence. Ceux-ci, disent Nageotte et Ettlinger (327), sont beaucoup moins apparents que les premiers. Ils appartiennent à des lésions extrêmement diffuses et étendues et sont communs à toutes les intoxications: troubles circulatoire, respiratoire, parésies, paralysies, coma, syncope. A ce moment l'ensemble des fonctions cellulaires nerveuses fait défaut.

«Il y a donc un syndrome d'insuffisance nerveuse terminale.»

3.º Enfin, il existe des syndromes qui ont une physionomie plus caractérisée et qui se distinguent des précédents par des lésions cellulaires plus profondes et affectant une localisation spéciale, comme Klippel et nous l'avons montré avec M. Faure. Ils seront plus particulièrement l'objet de la seconde partie de ce travail.

5. *Conclusion.*

Jugeant la valeur des lésions des cellules nerveuses trouvées dans les infections et les intoxications, Gombault et Philippe aboutissaient en 1902 à une conclusion négative (p. 818).

Nous serons moins découragés.

En effet, nous croyons pouvoir dire que, dans l'état actuel de nos connaissances, *les aspects cellulaires, fournis par la méthode de Nissl, sont des modes de réaction pathologique sans spécificité.* Il existe des types cellulaires pathologiques, mais ils n'ont pas de constante étiologique.

III. VALEUR PARALLÈLE ET COMPLÉMENTAIRE DE LA MÉTHODE
DE RAMÓN Y CAJAL

1. Travaux généraux.
2. Les neurofibrilles en pathologie expérimentale et humaine.
3. La valeur pathologique des aspects décrits.
4. Conclusion.

1. Depuis longtemps on cherchait une coloration élective et facile de la substance achromatique de la cellule nerveuse, où l'on soupçonnait des fibrilles entrevues déjà par Remak, Max Schultze et Ranvier.

Les travaux de Stephan Apàthy (27) (1897), Albrecht Bethe, Donaggio (141), Simarro, Ramón y Cajal ont démontré leur existence, le beau volume de Nissl (332) et la toute récente étude de Nageotte (325) sont là pour l'attester.

En particulier, la nouvelle méthode de Ramón y Cajal, au nitrate d'argent, a d'abord entre les mains de son auteur donné des résultats remarquables en cytologie normale, apportant des arguments de premier ordre contre l'existence de la portion extra-cellulaires des réseaux d'Apàthy et de Bethe, raffermissant ainsi la théorie du neurone et, en histologie pathologique, permettant de compléter les indications fournies par la méthode de Nissl. Nous n'avons pas à entrer dans les détails de technique de la méthode de Cajal, dont on a déjà donné des variantes (Max Bielschowsky [59]), ni à nous étendre sur les résultats de cytologie normale obtenus par cette méthode. On les trouvera dans les mémoires de Cajal (85), originaux ou traduits en français par Azoulay (31), qui s'est fait, depuis longtemps déjà, le vulgarisateur des travaux de l'histologiste espagnol.

La découverte de Cajal a déjà fait éclore une foule de travaux de cytologie nerveuse normale et pathologique.

Après Cajal, Azoulay, Marinesco, Michotte (318), Enrico Rossi (371), ont mis en évidence les neurofibrilles normales.

Marinesco (305) a montré qu'au niveau du pigment jaune des cellules nerveuses, il existait un réseau spécial, différent du réseau fibrillaire par des mailles plus larges et des travées plus épaisses. Nous confirmons de tout point dans les cellules pyramidales géantes de l'écorce de l'homme la description de Marinesco. Ce réseau n'existe pas dans les cellules à pigment noir. Marinesco pense qu'il s'agit là d'une sorte de sclérose des neuro-fibrilles.

2. Cajal a préludé lui-même aux études de cytologie patholo-

gique en constatant des variations morphologiques du réticulum neurofibrillaire dans certains états normaux et pathologiques. Il a vu que, dans la rage (90), chez le lapin, les neurofibrilles, raréfiées, étaient énormes. En même temps, son élève Tello vit, chez le lézard hibernant, des fibrilles tout à fait semblables. Cet aspect disparaissant l'été ou simplement sous l'influence d'une chaleur modérée artificielle, Cajal en conclut que les neurofibrilles changent de forme suivant leur fonction, devenant plus rares et plus grosses dans les périodes de repos relatif, leur activité se révélant au contraire par l'épanouissement et la ténuité du réticulum.

Ainsi le réticulum neurofibrillaire est un organisme éminemment modifiable à l'état physiologique et pathologique.

Dans une série de mémoires (302-304), Marinesco vit que l'arrachement de l'hypoglosse s'accompagne de la disparition des neurofibrilles qui commence dans la région péri-nucléaire.

Seul l'arrachement entraîne la disparition définitive des neurofibrilles; la section simple est suivie d'altérations qui mettent plusieurs mois à se réparer.

Les neurofibrilles sont très sensibles aux troubles de la circulation artérielle. Elles sont fragmentées déjà deux heures après la ligature de l'aorte abdominale.

Dans l'*anémie* relative, l'augmentation de volume des neurofibrilles et la diminution de leur nombre donnent à la cellule un aspect semblable à celui qui a été décrit par Cajal (90), dans la rage. Gentes et Bellot (195), par ligature de la carotide primitive, ont retrouvé ces lésions dans les cellules pyramidales de l'écorce.

Ainsi les neurofibrilles sont encore plus sensibles que la substance chromatophile à l'action de l'anémie. Dans la *rage*, Marinesco (301) a confirmé la description de Cajal: le réseau est simplifié, les fibres primaires sont pourvues d'épaississements fusiformes.

Dans le *tétanos* (300), les lésions varient depuis la désintégration granuleuse et la fragmentation des fibrilles jusqu'à la dégénérescence complète avec pâleur extrême des cellules et vacuoles.

Ces aspects concordent avec ceux décrits au Nissl, par Nageotte et Ettlinger.

Marinesco conclut de ces quelques recherches que les neurofibrilles du cytoplasma sont beaucoup plus vulnérables que celles des prolongements.

En *pathologie humaine*, Marinesco (299) a fourni des résultats intéressants, montrant que toutes les fois que la substance chromatophile s'altère profondément, les neurofibrilles subissent des modifications correspondantes».

Gentes et Bellot (196) ont, dans l'écorce cérébrale des hémiplégiques, constaté des altérations des neurofibrilles.

Dans un cas de pellagre avec troubles cérébro-spinaux, Parhon et Papinian (341) ont trouvé des altérations variables, moins intenses dans les petites pyramidales que dans les grandes. Dans les petites, les fibrilles sont souvent normales; dans les grandes elles apparaissent amincies ou fragmentées. Dans les géantes, dont le cytoplasma est rouge acajou, elles manquent à peu près complètement.

Dès l'apparition de la méthode de Cajal, il nous parut intéressant de rechercher l'état des fibrilles dans la paralysie générale. Comme Marinesco (301), nous (¹) avons constaté des lésions dans la majorité des cellules pyramidales petites et moyennes et dans quelques pyramidales géantes.

La région périnucléaire, plus ou moins claire, est privée de fibrilles et à la base des prolongements souvent des fibrilles sont brusquement rompues, onduleuses, ou réduites à des points noirs.

Ces lésions, vues également par Marchand (287), n'ont pas été trouvées par Dagonet (128). Le premier travail d'ensemble sur les lésions des neurofibrilles du cortex dans les affections mentales est dû à Marchand (287). Dans la *confusion mentale* et le *délire aigu*, les lésions se ressemblent beaucoup et consistent en une raréfaction des neurofibrilles qui débute dans la zone périnucléaire pour s'étendre ensuite irrégulièrement à l'un des côtés de la cellule. Ces prolongements protoplasmiques contiennent de nombreuses fibrilles. Il est fréquent de rencontrer une partie de la cellule bien fournie en fibrilles par rapport aux autres parties qui en sont dépourvues. Dans le délire aigu, les lésions paraissent toujours plus accentuées que dans la confusion mentale, mais leur diffusion est semblable. Dans les démences, les lésions des neurofibrilles sont très accentuées et atteignent leur maximum d'intensité dans la démence paralytique, leur maximum de diffusion dans la démence sénile. Dans la démence précoce, les lésions

---

(¹) *Gilbert Ballet et Laignel-Lavastine.* Soc. de Neurologie, 9 juillet 1902. R. neurologique, p. 752.
— Soc. méd. psychologique, janv. 1908.

cellulaires sont des plus irrégulières : à côté des cellules dépourvues en grande partie de fibrilles, on en rencontre d'autres dont les corps cellulaires et les prolongements sont encore riches en fibrilles.

Pour juger de la valeur de ces constatations, il était indispensable de connaître les modifications apportées aux neurofibrilles par la *cadavérisation*. Déjà Cajal avait remarqué que, chez le lapin autopsié 24 heures après la mort, les neurofibrilles paraissent variqueuses par suite d'une coagulation ou d'une désintégration spontanée.

Marinesco a examiné le bulbe d'un chien, 24, 46 et 60 heures après la mort.

Vingt-quatre heures après la mort, la mortification la plus répandue est la désintégration granuleuse des neurofibrilles. Les cellules à fibrilles noires sont moins atteintes que celles à fibrilles rouges. Le fond du protoplasma est souvent teint en rouge pâle ou foncé. La destruction partielle des neurofibrilles donne parfois lieu à la formation de vacuoles. Le réseau intra-nucléaire est altéré.

Après 46 heures, toutes les lésions ont progressé. C'est le réseau intra-cellulaire qui est le plus altéré ; l'altération consiste dans la fragmentation et la réduction en granulations de ses travées. Après 60 heures, les lésions sont plus grandes et plus étendues. Les cellules contiennent à leur intérieur, à la place des neurofibrilles primitives, un grand nombre de granulations fines, rondes, inégales de volume, réfringentes, se teignant en jaune pâle ou bien en brun.

Quelques prolongements des cellules offrent encore des vestiges de neurofibrilles sous forme de granulations dispersées en séries linéaires. Le réseau intra-cellulaire est partout détruit. Néanmoins, certaines cellules offrent, dans la région pigmentée, une structure réticulée, dont les travées sont colorées en noir. Ce réseau est donc beaucoup plus résistant que le réseau normal, qui est complétement désorganisé. Les massues terminales sont évidemment altérées ; leur volume est diminué ; elles affectent des formes irrégulières, sont fortement granuleuses et vacuolaires. Marinesco a également étudié la moelle d'un chien dont le cadavre fut maintenu à 20° pendant soixante heures. Les lésions sont beaucoup plus graves que dans le bulbe.

Un certain nombre de cellules sont rétractées ; le réseau périphérique est en partie détruit ; il n'en reste que de longues travées, rares, s'étendant de la périphérie vers le centre de la cellule.

Dans les cellules, on voit des masses denses de granulations, au milieu desquelles on aperçoit le noyau rétracté, fortement granuleux, un nucléole foncé et d'aspect homogène ou un peu granuleux.

En dehors de cette lésion extrême, on trouve des cellules moins altérées, mais même ces dernières ne contiennent plus de neurofibrilles mais un cytoplasma d'aspect plus ou moins uniforme parsemé de fines granulations. Dans les prolongements, on voit par-ci par-là une striation résultant de la présence de fibrilles ou de fragments fibrillaires. A côté des cellules complètement désorganisées, sans traces fibrillaires, on en voit où des fibrilles sont visibles sur une certaine longueur. Dans ces cellules, d'aspect foncé, on voit des canalicules intra-cellulaires. Les cellules à fibrilles noires, tout au moins quelques-unes d'entre elles, offrent une grande résistance au processus de destruction cadavérique. Ainsi, à côté de cellules à fibrilles noires ne présentant qu'un commencement de fragmentation, Marinesco a pu voir des cellules à fibrilles rouges présentant des lésions cadavériques très graves.

Chez l'homme, 26 heures après la mort, Marinesco a déjà constaté la désintégration granuleuse. La conclusion de Marinesco est que les pièces du système nerveux recueillies en été ne peuvent pas servir pour l'étude des lésions fines de la cellule, car au processus pathologique s'ajoutent les lésions cadavériques.

De notre côté, nous avons étudié, par la méthode de Cajal, les altérations produites par la cadavérisation dans les cellules nerveuses de l'écorce cérébrale du lapin et de l'homme. Nous nous sommes mis dans les mêmes conditions que lors de nos recherches parallèles faites avec la méthode de Nissl [1].

Chez le lapin, les cellules nerveuses de l'écorce, fixées immédiatement au moment de la mort, donnent de très belles imprégnations; fibrilles primaires et secondaires sont, sur tout leur trajet, de même calibre et de même teinte; elles ne sont nulle part granuleuses; les massues terminales sont nettes; les noyaux sont clairs et bien dessinés.

Après dix minutes, l'aspect est le même. Pourtant déjà, dans la région périnucléaire de quelques petites cellules pyramidales, nous avons vu de très rares fibrilles secondaires un peu onduleuses.

Après une heure, dans la région périnucléaire des petites py-

---

[1] Sur la physionomie et le moment d'apparition des lésions cadavériques dans l'écorce cérébrale de l'homme (Soc. de Neurologie, 2 Juin 1901. R. Neurol. p. 562; du lapin et du cobaye (Soc. de Neurologie, 7 Nov. 1901. R. Neurol. p. 1089).

ramidales, les fibrilles secondaires sont légèrement moniliformes. Tout le reste est absolument normal.

Après deux heures, dans la région périnucléaire des petites pyramidales, les fibrilles secondaires sont encore en majorité normales, les autres sont non seulement onduleuses ou moniliformes, mais granuleuses, mal imprégnées, et si pâles qu'invisibles à l'objectif 1ᵐ,5 apochromatique à immersion de Zeiss avec un fort éclairage, elles n'apparaissent qu'avec très peu d'ouverture du diaphragme.

Après trois heures, pour les mêmes lésions des petites pyramidales, on trouve encore les grandes pyramidales intactes. Seuls, quelques-uns de leurs nucléoles ont tendance à se colorer fortement.

Après quatre heures, dans toutes les cellules, les fibrilles primaires sont normales. Mais à partir de ce moment il n'est plus possible de se prononcer sur la valeur pathologique des aspects des fibrilles secondaires. Le plus souvent invisibles dans les petites pyramidales, elles sont polymorphes dans les grandes pyramidales.

Le nucléole des grandes pyramidales est souvent très teinté.

Après cinq heures, quelques fibrilles primaires sont parfois un peu sinueuses. Le fond des préparations, dans les aires des cellules, devient très légèrement granuleux; le noyau est uniformément jaune, le nucléole s'imprègne d'une façon massive.

Après six heures, les fibrilles primaires, bien imprégnées, sont, dans leur ensemble, normales. Les massues terminales sont encore visibles en beaucoup de points; mais leur imprégnation n'a pas de constance.

Après sept heures, les fibrilles primaires sont encore intactes. Les fonds deviennent plus granuleux, sans que cependant ils gênent l'étude des fibrilles.

Après huit heures, les fibrilles primaires des grandes pyramidales sont moniliformes. L'aspect général est le même qu'après sept heures.

Après onze heures, les fibrilles primaires des cylindre-axes et des dendrites sont intactes, ainsi que celles qui occupent la périphérie du corps cellulaire; les fibrilles primaires sont d'autant plus difficilement imprégnées qu'elles sont plus éloignées de la périphérie de la cellule. Aussi est-ce dans la région périnucléaire des grandes pyramidales qu'on trouve les seules fibrilles primaires anormales, flexueuses, moniliformes, ou mal imprégnées. Le nucléole est manifestement teint en noir.

Après vingt heures, les fibrilles des prolongements et de la périphérie des corps cellulaires ne sont toujours pas altérées.

Dans la région périnucléaire des grandes pyramidales, on voit des fibrilles normales mélangées à d'autres onduleuses, moniliformes, fragmentées en bâtonnets ou réduites en granulations. La désintégration granuleuse n'existe que dans les grandes pyramidales; dans les petites, la région périnucléaire contient des fibrilles primaires presque toutes intactes et quelques-unes onduleuses, moniliformes ou fragmentées en longs bâtonnets. Dans les grandes pyramidales, quand on regarde la région périnucléaire, du bord du noyau à la périphérie, on voit le passage de la désintégration granuleuse juxta-nucléaire à la fragmentation en bâtonnets.

La masse nucléaire est partout granuleuse.

Après trente heures, les neuro-fibrilles primaires des prolongements et de la partie périphérique des corps cellulaires sont encore très bien et très régulièrement imprégnées.

Après quarante heures, l'imprégnation perd une partie de sa finesse élective. A un faible grossissement, les grandes pyramidales se détachent sur le fond uniformément poussiéreux en silhouettes noires à prolongements onduleux.

A un fort grossissement, ces prolongements se résolvent d'autant mieux en fibrilles nettes qu'on les étudie plus près du corps protoplasmique. Dans celui-ci, elles ne sont pas toujours distinctes, confondues par places dans des taches noires opaques, ou se détachant à peine sur un protoplasma marron. Le noyau est jaune granuleux, avec un nucléole noir.

Après soixante-sept heures, les avantages de la méthode de Cajal n'existent plus. Les dendrites et les cylindre-axes sont bien imprégnés, mais d'une façon massive, sans différenciation fibrillaire. Les corps cellulaires sont remplis de granulations brunes. Autour des cellules, on voit des espaces clairs. Beaucoup de cellules se désagrègent; quand elles ne sont pas bordées par un vide, leurs limites sont floues.

En résumé, les fibrilles secondaires sont très fragiles.

Après trente heures, on ne peut plus affirmer l'intégrité que des fibrilles des prolongements et de la périphérie des corps cellulaires.

Chez l'homme, vingt-quatre heures après la mort (délai légal), le fond de la préparation n'est pas granuleux; il est sillonné de multiples fibrilles noires très nettes et uniformément calibrées. Les pyramidales, petites et grandes, sont parcourues de superbes fibrilles noires qui, par leur grosseur et leur longueur, attirent l'attention; entre elles, sillonnant le protoplasma en mille sens, courent de fines fibrilles secondaires plus pâles qui perdent très souvent leur netteté dans la région périnucléaire. Les fibrilles primaires des pyramidales géantes, variant de teinte du bistre au rouge brun, ne sont pas dans le corps cellulaire aussi parfaitement distinctes que dans les prolongements. Il faut souvent diaphragmer pour les voir avec netteté se détacher sur le fond de la substance non fibrillaire dans la masse protoplasmique. Ce qui rend l'étude de ces fibrilles plus délicate, c'est que leur teinte est moins foncée et qu'elles s'entrelacent avec des fibrilles secondaires beaucoup plus nombreuses.

Vingt-huit heures après la mort (quatre après l'autopsie) le fond de la préparation est rempli de fines granulations marron clair.

Les massues terminales sont, en certaines régions, très nettes autour de corps protoplasmiques mal imprégnés. Les fibrilles noires des pyramidales, petites et grandes, sont tout à fait normales; les fibrilles secondaires des mêmes cellules sont souvent visibles; mais on ne peut juger de leurs altérations pathologiques à cause de l'irrégularité de leur imprégnation.

Les fibrilles primaires des pyramidales géantes sont très nettes dans les prolongements et la périphérie des corps protoplasmiques; dans les régions plus centrales, à l'exception des zones pigmentées où elles conservent leur grosseur et leur teinte noire caractéristiques, elles tranchent de moins en moins sur le treillis fauve des fibrilles secondaires, de telle sorte qu'il faut diaphragmer beaucoup pour les bien distinguer les unes des autres.

Après trente et une heures, le fond granuleux brunâtre des préparations est souvent percé d'espaces clairs autour des cellules. Le nombre des granulations brunes est plus grand sur l'aire des cellules que dans les espaces intercellulaires.

Les fibrilles primaires des grandes et des petites pyramidales, très belles et très noires dans les prolongements et à la périphérie des corps cellulaires, manquent d'élection, semblent fragmentées, ou réduites à des grains noirs dans les régions périnucléaires.

Les fibrilles secondaires des mêmes cellules n'ont aucun caractère constant.

Dans les pyramidales géantes, les prolongements et l'écorce cellulaire ont leurs fibrilles primaires encore nettes, de même pour les régions pigmentées; le centre protoplasmique est plus ou moins uniformément teinté; en diaphragmant presque au maximum et par des mouvements alternatifs de la vis micrométrique on distingue encore dans cette masse une structure fibrillaire.

Les noyaux s'emplissent de grains brun van Dyck.

Après quarante-six heures, le fond de la préparation n'est pas plus granuleux qu'après trente et une heures, mais les veines, les artères, les capillaires et les globules qu'ils contiennent dessinent en noir des raies sinueuses. Les fibrilles noires sont intactes dans les prolongements et la partie périphérique des pyramidales grandes et petites.

Les fibrilles des pyramidales géantes sont perceptibles dans les prolongements, la partie périphérique de la cellule et la zone pigmentée.

Après cinquante-trois heures, les fibrilles noires des prolongements sont encore très nettes. A mesure que les corps cellulaires sont moins imprégnés, les prolongements le sont davantage.

Après soixante et onze heures, les vaisseaux sont beaucoup plus fortement marqués. Les grandes pyramidales, imprégnées dans leur ensemble, se dessinent en silhouettes à prolongements sinueux. L'analyse des fibrilles est difficile à mesure que les prolongements s'amincissent.

Des fibrilles sont encore parfaitement perceptibles autour du noyau; mais leur imprégnation est inconstante. Il existe une désintégration complète des fibrilles dans le centre des petites pyramidales.

Le protoplasma des pyramidales géantes se résout en un chevelu brun extrêmement fin se détachant sur fond ocre et paraissant plus réticulaire que fibrillaire, par suite de la mauvaise imprégnation des fibrilles primaires.

Enfin *après soixante-dix-huit heures*, sur fond brun granuleux se détachent en noir les vaisseaux et les cellules, en clair des taches où manque l'imprégnation, et en blanc des vides par rupture, éclatement, vacuolisation des tissus. Dans les cellules, entre les prolongements sinueux imprégnés en noir par excès, d'une façon massive, et le centre où manque l'élection par défaut, on voit encore des fibrilles à la base des dendrites et dans la zone pigmentée.

En résumé, les fibrilles secondaires sont trop délicates pour qu'on puisse, chez l'homme, accorder une valeur pathologique à leurs divers aspects.

Par contre, les fibrilles primaires, vingt-quatre heures après la mort, avec des températures ne dépassant pas 20°, sont intactes. Parmi elles les noires sont plus résistantes que les brunes, les périphériques que les centrales, celles des dendrites que celles du corps cellulaire, celles des zones pigmentées que celles du protoplasma ordinaire.

Comparée à la méthode de Nissl, la méthode de Cajal fournit donc de la structure du cortex des figures plus vite altérées par la cadavérisation.

La plus grande réserve est donc indispensable dans leur interprétation, après connaissance approfondie des conditions précises de prélèvement des pièces examinées.

4. *Conclusion* : La comparaison, par les méthodes de Nissl et de Cajal, des différentes espèces de cellules nerveuses montre qu'il existe une relation étroite entre la texture du spongioplasma et la forme de l'élément chromatophile.

Le même rapport existe à l'état pathologique comme le mettent en évidence les recherches pratiquées sur les cellules nerveuses à l'aide de la méthode de Cajal après la solution de continuité de leur cylindre-axe, et dans les intoxications et les infections expérimentales et humaines.

IV. CONCLUSION

De cette première partie se dégagent facilement les conclusions suivantes :

1. *Les aspects cellulaires que fournissent les méthodes cytologiques, les méthodes de Nissl et de Cajal en particulier, ont, à l'autopsie, une valeur pathologique.*

2. Dans les intoxications — et les infections rentrent dans le mécanisme général des intoxications — dans les intoxications, les aspects fournis par les méthodes de Nissl et de Cajal sont des modes de réaction pathologique sans spécificité.

3. *Il existe des types cellulaires pathologiques, mais ils n'ont pas de constante étiologique.*

4. Il existe un rapport théoriquement nécessaire entre l'intoxication et la lésion cellulaire corticale, mais il est pratiquement contingent du fait de la possibilité d'une majoration toxique mortelle sur un autre tissu, et de l'insuffisance des techniques actuelles.

A l'autopsie d'un intoxiqué, on peut donc trouver dans l'écorce :

1) soit aucune lésion (insuffisance technique);

2) soit des lésions légères (majoration de l'intoxication sur un autre tissu que le nerveux, évolution mortelle sans rapport direct avec l'écorce cérébrale);

3) soit des lésions évidentes (majoration de l'intoxication sur l'écorce cérébrale).

DEUXIÈME PARTIE

LES ASPECTS CORTICAUX DANS LES PSYCHOSES TOXIQUES. HISTORIQUE ET CRITIQUE

Depuis que l'usage de la méthode de Nissl est devenu courant dans l'examen histologique du cerveau, la conception des troubles fonctionnels sans altération anatomique perdant chaque jour du terrain, les études anatomo-pathologiques de l'écorce cérébrale chez les délirants se sont multipliées. Leur nombre étant considérable, nous n'envisagerons que les principales, celles qui ont mis en évidence un fait nouveau, renvoyant pour l'exposé critique de la méthode au mémoire classique de Nissl (331) et aux travaux de Colucci (114) et d'Ivanoff (216).

A la liste des lésions corticales chez les délirants étudiées par la méthode de Nissl, nous ajouterons les observations où fut appliquée la nouvelle méthode de Ramón y Cajal; que ces méthodes aient été employées seules ou associées aux méthodes ordinaires de Weigert-Pal, de Marchi, de van Gieson, de l'hématoxyline-éosine ou à des méthodes plus spéciales, telles que celle de Donaggio par exemple, nous ne rapporterons que les résultats des diverses observations concernant seulement des intoxiqués délirants.

Nous classerons ces intoxiqués délirants sous 5 chefs:

I. *Intoxication externe*;

II. *Auto-intoxication*;

III. *Infection*;

IV. *Encéphalopathies toxiques sans lésion macroscopique ou psychopolynévrites*.

V. Enfin, en appendice, nous énumérerons quelques travaux concernant des syndromes mentaux d'origine encore inconnue, mais vraisemblablement toxique.

Nous ne nous dissimulons pas le caractère assez arbitraire

de cette classification. Les troubles mentaux des alcooliques, par
exemple, loin de ressortir toujours directement à l'alcool ingéré,
dépendent davantage d'une auto-intoxication par insuffisance hépatique. De même, le délire des infectés, typhoïdiques, érysipéla-
teux, pneumoniques, etc., est plus sous la dépendance de l'auto-
intoxication, résultant d'insuffisances fonctionnelles multiples dues
à l'infection, que de la virulence même du microbe infectant. Enfin, les encéphalopathies toxiques, sans lésions macroscopiques,
les psychopolynévrites, dépendent de facteurs multiples diversement combinés, infections, hétéro et auto-intoxications. Cette réserve faite, ce classement, plus étiologique que pathogénique, a
l'avantage de la clarté, chacun pourra facilement y retrouver une
observation.

I. INTOXICATION EXTERNE

Dans ces psychoses toxiques, le cortex présente surtout des
lésions dégénératives. Chez ces intoxiqués, il faut distinguer les
troubles mentaux accidentels et transitoires, les ivresses, qui sont
vraiment les conséquences de l'introduction massive du poison,
des délires qu'on observe chez les empoisonnés chroniques. Chez
ceux-ci, à l'hétéro-intoxication, s'ajoute l'auto-intoxication.

a. *Les ivresses.*

Les ivresses toxiques sont multiples, causées par l'alcool,
les essences (absinthe, fenouil, anis), l'oxyde de carbone, l'opium,
la morphine, la cocaïne, etc., etc.

Les autopsies sont rares.

Toujours le cerveau est hyperémié. L'étude histologique du
cortex, dans les ivresses par le vin, l'alcool, les essences, l'opium
etc... est tout entière à faire. Elle est d'ailleurs très difficile car
exceptionnelles, à part les intoxications aiguës par CO, sont les
ivresses suivies de mort chez des individus auparavant indemnes
de lésions d'intoxication chronique.

Nous ne connaissons pas d'examen histologique du cortex
dans l'intoxication aiguë par CO.

b. *Intoxications externes chroniques.*

Par opposition à l'anatomie pathologique très pauvre des accidents transitoires des intoxications externes aiguës, l'étude histologique de l'écorce des délirants par intoxication externe chronique a été très fréquemment faite, surtout en ce qui concerne
l'alcoolisme chronique.

C'est par lui que nous commencerons.

1.° *Alcoolisme chronique.*

Parmi les alcooliques chroniques délirants, une première division s'impose, selon qu'ils sont morts accidentellement sans infection, sans fièvre, et sans avoir présenté d'autres troubles délirants que les symptômes cérébraux de l'alcoolisme chronique, ou qu'ils ont été enlevés au milieu d'accidents délirants aigus, confusion mentale, délire onirique, delirium tremens ou délire aigu, à l'occasion d'un traumatisme physique ou moral ou d'une affection intercurrente, infection ou intoxication.

A. *Lésions corticales des alcooliques chroniques à déficit mental sans accidents aigus délirants.*

Indépendamment des lésions bien connues de pachyméningite, de méningite alcoolique, d'atrophie ou de sclérose plus ou moins manifeste des circonvolutions, on trouve, dans l'écorce des alcooliques avérés, des lésions histologiques plus ou moins marquées, mais constantes, particulièrement bien décrites par Lancereaux (207) et Klippel (239-240) auxquels nous renvoyons.

Avec l'avènement de la méthode de Nissl, les lésions de dégénérescence granulo-graisseuse des cellules nerveuses et des vaisseaux passent au second plan et disparaissent même bien souvent au milieu des descriptions des diverses formes de chromatolyse.

Voici, rapporté par Klippel, un exemple typique de ces lésions chroniques.

Chez un alcoolique chronique mort avec de la confusion mentale, Klippel (238) a trouvé le foie jaune paille et des lésions de l'écorce cérébrale. Il n'y avait pas d'inflammation; mais les vaisseaux et les cellules corticales présentaient de la dégénérescence graisseuse caractérisée, dans les vaisseaux, par des amas granuleux pigmentaires et graisseux et, dans les cellules, par ces mêmes granulations occupant le protoplasma et s'accompagnant d'un certain degré d'atrophie des éléments nobles. Les tubes nerveux de l'écorce et de la substance blanche étaient à peu près sains. Ce sont là plus des lésions démentielles que des lésions de psychose. Nous n'y insisterons pas. On en trouvera la bibliographie complète dans les ouvrages de P. Schmidt (378), Gilbert Ballet (37) et H. Carrier (96).

Elles sont pourtant les témoins manifestes de l'évolution chronique. Elles aboutissent à la perte d'un grand nombre de cellules. C'est ce qui explique que, chez beaucoup d'alcooliques chroniques, on trouve d'une part une légère hyperplasie névroglique, limitée à certaines zones, et d'autre part çà et là des cellules et des fibres nerveuses altérées.

Quant aux altérations cellulaires décelables par la méthode de Nissl, elles existent aussi constamment. Elles se caractérisent, pour Carrier, par l'atrophie de toutes les parties constituantes de la cellule, la raréfaction, surtout périnucléaire, des corps de Nissl, raréfaction qui aboutit à l'achromatose centrale, le plissement et l'estompement de la membrane nucléaire, enfin la dégénérescence pseudo-pigmentaire et graisseuse, la vacuolisation, l'achromatose totale d'un plus ou moins grand nombre de cellules.

Il résulte, en effet, de ces recherches (p. 204) que dans tous les états délirants alcooliques il existe d'une part des lésions chroniques atrophiques et dégénératives, qui doivent être considérées comme produites par l'intoxication alcoolique, et d'autre part, des lésions récentes de gonflement, de chromatolyse, de déplacement du noyau, qui sont dues à la toxi-infection, qui a déterminé les troubles cérébraux et entraîné la mort.

Cette division a le mérite de la clarté, mais elle est peut-être un peu trop schématique. En voici un exemple. Carrier veut bien rappeler en détail l'aspect cellulaire — déformation globuleuse, avec chromatolyse centrale et noyau périphérique — que l'un de nous (1) décrivit avec M. Faure. Il ajoute que ce type cellulaire doit être considéré comme une lésion chronique imputable non seulement à l'intoxication alcoolique, mais à toutes les intoxications ou auto-intoxications qui agissent sur les cellules nerveuses.

Mais, si alors elle est chronique, il paraît bien difficile d'établir une frontière entre elle et les autres lésions décelables par la méthode de Nissl chez les alcooliques délirants aigus.

B. *Accidents délirants aigus de l'alcoolisme chronique.*

α. — *délire onirique.*

β. — *delirium tremens.*

Les accidents aigus délirants suivent une gamme croissante d'intensité depuis le délire subaigu jusqu'au delirium tremens fébrile mortel. A l'autopsie on constate des lésions, toujours de notre ordre, mais variables dans leur intensité.

α. — *délire onirique.*

Andriezen a signalé, dans le délire alcoolique, des lésions

---

(1) G. *Ballet*, Soc. méd. des hôp., 11 mars 1898. Ac. méd., 18 juin 1898. Pr. méd., 30 nov. 1898.

des cellules de l'écorce, chromatolyse légère, chromophilie peu accusée de la substance achromatique, épaississement du réseau intra-nucléaire.

Etudiant, dès 1897, des cerveaux de délirants alcooliques, Bonhœffer (66) constate, par la méthode de Marchi, une dégénérescence très étendue des gaines de myéline des fibres radiaires du centre ovale, alors qu'il trouve intactes les fibres tangentielles. Mais il fait remarquer qu'il faut être très prudent sur l'interprétation des lésions constatées au Marchi, comme au Nissl.

H. Carrier a examiné quatre alcooliques tuberculeux ayant présenté du délire onirique.

Il a constaté, d'une part, des lésions chroniques dues à l'intoxication alcoolique et, d'autre part, des lésions récentes dues à l'état toxi-infectieux.

Les lésions chroniques, nous les connaissons.

Les lésions récentes, chromatolytiques et sub-inflammatoires, ne sont en rapport ni avec l'intensité de l'infection, ni avec l'élévation de la température.

Elles sont caractérisées essentiellement (¹) par le gonflement, la chromatolyse, la teinte bleu foncé, périphérique, centrale ou diffuse de cellules ayant conservé leur forme; la chromatolyse centrale avec migration périphérique et homogénéisation du noyau des cellules atrophiées et arrondies; l'aspect pâle, en achromatose, de la région centrale, la teinte bleu pâle uniforme de certaines cellules qui prennent un aspect vitreux et terne particulier; la présence de petits éléments ronds anormaux disséminés dans la couche profonde de l'écorce, soit auprès de certains points des capillaires, soit auprès de certaines cellules.

«Ces cas de délires para-alcooliques semblent, en définitive, être dus à des encéphalites parenchymateuses primitives diffuses, d'origine toxi-infectieuse, s'accompagnant d'une légère réaction inflammatoire secondaire et survenant sur un fond lésionnel ancien parenchymateux et interstitiel.»

5. — *delirium tremens.*

A l'autopsie des sujets morts dans un accès de délirium tremens, on trouve les méninges et l'écorce fortement congestionnées, la pie-mère est œdématiée.

_____

(¹) *Carrier*, loc. cit., p. 231.

Au point de vue histologique, nombreux sont les auteurs qui ont étudié le delirium tremens.

Klippel a montré que, dans le delirium tremens, comme dans tout délire alcoolique, il existe des lésions dégénératives des parois vasculaires et de la dégénérescence granulo-pigmentaire et graisseuse des cellules nerveuses. Sur ces lésions anciennes viennent s'ajouter l'hypérémie exsudative et la diapédèse inflammatoire.

Dans deux cas de delirium tremens terminés par la mort, Ewing a constaté de la chromatolyse surtout centrale. Cette chromatolyse peut être complète au point de laisser la cellule totalement décolorée, déformée, avec noyau excentrique.

Hoch (212) a trouvé le corps cellulaire souvent déformé en massue, le protoplasma finement et indistinctement tacheté, le noyau élargi ou normal, contenant de nombreuses granulations brillantes, la membrane nucléaire étant plus apparente que normalement.

Rapprochant ce cas de delirium tremens d'un cas de délire aigu, il conclut que, dans les deux, les altérations corticales analogues sont probablement fonction d'intoxication.

Il résulte de la dernière publication de Bonhœffer (68) que les lésions cellulaires dans le delirium tremens ne diffèrent pas de celles que Sander, Juliusberger, Meyer, Biswanger et Cramer ont trouvées dans le délire aigu.

Dans un second travail, Bonhœffer (67) résume en tableaux douze observations nouvelles, dont cinq sont des cas purs, cinq sont compliqués de pneumonie et deux de tuberculose aiguë.

Voici ses conclusions:

Dans les cas graves de delirium tremens, on trouve, à l'autopsie, un processus dégénératif diffus, répandu dans toutes les circonvolutions, parfois surtout dans les rolandiques.

Ces modifications des cellules, que l'on découvre par la méthode de Nissl, n'ont rien de caractéristique pour le delirium tremens. Par contre, l'intensité des altérations correspond à peu près à la gravité des symptômes.

La substance grise centrale périépendymaire est un lieu de prédilection pour l'infiltration hémorrhagique dans les cas graves de délire alcoolique. C'est la démonstration de l'affinité clinique qui existe entre le delirium tremens et la polioencéphalite hémorrhagique supérieure.

En appendice, Bonhœffer s'occupe des recherches récentes de Trömner et dit qu'il n'a pas constaté les différences que décrit ce dernier entre les lésions des cellules des régions cérébrales antérieures et postérieures. Il ne croit pas non plus, comme le pense Trömner, que les hémorrhagies microscopiques soient la conséquence de l'altération chronique des vaisseaux. Le grand nombre des foyers très récents prouve, au contraire, qu'il s'agit bien d'un processus toxique aigu. Bonhœffer ne vit pas de lésions constatables par le Marchi.

Trömner a, par le Weigert, observé des lésions légères, mais incontestables des fibres nerveuses.

Cramer trouve la tunique interne des petits vaisseaux épaissie.

Comparant le travail de Trömner à celui de Bonhœffer, Cramer accepte les conclusions de celui-ci, comme concordant le mieux avec nos connaissances actuelles, et rapprochant les lésions décrites dans le delirium tremens de celles trouvées dans le délire aigu, il conclut que les lésions des fibres et des cellules nerveuses sont impossibles à distinguer dans les deux cas, et que, pour faire ce diagnostic, il faut avoir recours aux hémorrhagies et aux lésions vasculaires.

Nissl (330), entre autres lésions, insiste sur la fréquence, dans le delirium tremens, de la dégénérescence granuleuse des cellules. Elle s'accompagne de tuméfaction du corps cellulaire, de décoloration et d'aspect granuleux du protoplasma dans lequel les lacunes, fentes, vacuoles sont fréquentes; le noyau est plus ou moins déformé.

Alzheimer, dans divers cas de confusion mentale suraiguë, décrit une forme spéciale de dégénération trouble des cellules nerveuses (trübe Schwellung). La cellule dégénérée est gonflée, pâle, parsemée d'une poussière bleue verdâtre. Cette lésion serait caractéristique de la confusion mentale aiguë; elle ne s'accompagne pas de prolifération névroglique. Elle est bien distincte des dégénérations troubles qu'on rencontre dans la paralysie générale, la démence ou les délires séniles, l'urémie, la syphilis cérébrale et d'autres psychoses toxiques. H. Carrier a trouvé, dans le delirium tremens fébrile ou le délire aigu, une dégénération trouble absolument analogue ou tout au moins très proche.

De l'examen de cinq cas très minutieusement décrits, il tire les conclusions suivantes:

Histologiquement, le delirium tremens est une neuro-myélo-encéphalite parenchymateuse toxique aiguë, c'est-à-dire le résultat d'une action toxique ou auto-toxique sur tous les centres nerveux, qui sont préalablement altérés par l'intoxication alcoolique. Si l'on sait reconnaître et isoler ces altérations chroniques, on peut dire que cette encéphalite parenchymateuse aiguë toxique ne s'accompagne pas d'encéphalite interstitielle manifeste, cette dernière se réduisant à une congestion récente plus ou moins marquée avec une infiltration diffuse ou disséminée des couches profondes de l'écorce par de petites cellules inflammatoires.

Les altérations histologiques cérébrales que l'on rencontre dans ces cas peuvent se diviser ainsi qu'il suit:

1.º lésions anciennes: atrophie, dégénérescence pseudo-pigmentaire et graisseuse, vacuolisation d'un grand nombre de cellules; dégénérescence fibroïde hyaline et graisseuse de certains vaisseaux. Légère hyperplasie de la névroglie. Dégénérescence d'un certain nombre de fibres corticales (Weigert-Pal).

2.º lésions récentes: gonflement cellulaire. Déplacement périphérique et homogénisation du noyau. Chromatolyses diverses: périphérique ou diffuse, avec, comme type dominant, l'aspect vitreux, bleu pâle uniforme de Nissl (dégénération trouble) d'un grand nombre de cellules, dont certaines présentent des granulations fines de *dégénérescence jaune globulaire aiguë*. Infiltration diffuse de la couche profonde de l'écorce et de la substance médullaire des circonvolutions par de petits éléments ronds, qu'on retrouve en certains points le long des parois vasculaires. Dégénérescence de quelques fibres (Marchi).

Citons enfin les travaux de Elzholz (160) et de Krukenberg (248).

En somme, l'ensemble des lésions, comme les caractères des altérations cellulaires sont incomplètement fixés. L'ensemble pathologique n'est pas rigoureusement semblable, pour chaque cas de delirium tremens, pris en particulier.

Il n'en est pas moins vrai que, parmi les lésions si variées, on peut distinguer, dans tous les cas, d'une part des lésions anciennes dues à l'alcoolisme chronique et d'autre part des lésions récentes, proportionnelles, encore plus qu'à l'intensité des symptômes, à la durée de l'évolution, et dues à crise hypertoxique terminale.

2.º *Chloralisme chronique.*

Nous ne connaissons aucune observation avec autopsie.

3.º *Morphinisme chronique.*

Chez trois morphinomanes, Ewing n'a trouvé que des lésions mal caractérisées.

4.º *Cocaïnisme chronique.*

Le cocaïnisme chronique est généralement associé. Nous n'avons pas trouvé d'autopsies de cas simples.

5.° Saturnisme chronique.

Depuis Tanquerel des Planches (398), beaucoup d'auteurs, Raymond (353), Vallon (415), Charlier (101), etc., ont étudié l'encéphale des saturnins chroniques.

Il paraît hypertrophié. Les circonvolutions, très rapprochées les unes des autres, réduisent les sillons à l'état de simples lignes; elles sont jaunâtres, résistantes, donnant au doigt qui les comprime la sensation de pâte de guimauve (¹).

La pâleur de la substance grise anémiée est telle qu'on la différencie difficilement de la substance blanche. On ne trouve généralement aucune trace d'inflammation; il n'y a pas de méningite (²).

Parfois on constate la présence d'un peu de sérosité jaunâtre dans les cavités ventriculaires. L'analyse chimique de la substance cérébrale a permis de déceler la présence du plomb (Empis et Robinet (162), Bouchard (71), Troisier et Lagrange (407)).

Laissant de côté ces lésions bien connues des saturnins chroniques, nous tenons à rappeler les travaux de Quensel (350) et de Ménétrier (309). Le premier a démontré l'existence des lésions encéphaliques dans l'intoxication humaine et expérimentale. Le second a vu des lésions cellulaires à l'autopsie d'un saturnin encéphalopathique.

Or, comme l'a montré Meillière (308), d'après les observations d'Achard et de Ménétrier, l'encéphalopathie peut exister en dehors de toute lésion rénale. Ce n'est donc pas à l'intoxication urémique qu'il faut rapporter les lésions suivantes.

A l'autopsie d'un saturnin de 21 ans, mort d'encéphalopathie développée dans le décours d'une crise de colique de plomb, Ménétrier (309) a observé qu'après l'incision de la dure-mère le cerveau apparaît tuméfié, à l'étroit dans ses enveloppes, les circonvolutions aplaties et comme écrasées sous la voûte.

La pie-mère de la convexité est peu colorée et ses vaisseaux à peu près vides de sang. Le tissu nerveux est pâle, comme lavé, la substance grise est à peine teintée et la substance blanche plus blanche que normalement. Le tissu présente une consistance

---

(¹) Kowalewski, Loc. cit. p. 459.

(²) Cependant dans leur récente observation, Mosny et Malloizel ont trouvé des lymphocytes dans le liquide céphalo-rachidien. E. Mosny et L. Malloizel, Note sur une forme d'encéphalopathie saturnine. Méningo-encéphalite saturnine aiguë précoce, Acad. de Méd. 1906, et Tribune Méd. 6 oct. 1906.

de pâte imbibée de liquide; c'est un œdème uniforme de tout le cerveau.

«Au microscope, la substance nerveuse au niveau d'une coupe pédiculo-frontale, présente une apparence poreuse, en raison des vides qui existent, non seulement autour des vaisseaux, mais aussi autour des cellules pyramidales, qui sont comme isolées dans une logette du tissu cortical [1]; ce qui est dû à l'œdème qui distendait les tissus au moment de la fixation des pièces.»

A part cela, il n'y a pas d'autre altération grossière de la texture du tissu, et notamment ni exsudats au niveau des méninges, ni diapédèses leucocytaires autour des vaisseaux, soit dans la pie-mère, soit dans le parenchyme nerveux lui-même;

«Les cellules nerveuses pyramidales, toute réserve faite sur l'altération cadavérique possible [2], présentent un certain degré de chromatolyse. Dans un certain nombre d'entre elles, le protoplasma se colore d'une manière diffuse, sans grains distincts, mais le plus souvent les grains de chromatine sont plus petits, moins colorés et plus écartés que normalement, comme si la cellule elle-même avait subi un certain degré d'hydropisie et que ces éléments constituants en aient été distendus. Quant aux noyaux, ils sont nettement dessinés et les nucléoles sont bien colorés. Les artères sont absolument saines et ne présentent notamment aucune trace d'endartérite.»

6.° *Intoxication oxy-carbonée chronique.*

Depuis le travail de W. N. Chardine (100), qui décrivit, dès 1885, des altérations des centres nerveux dans cette intoxication, les recherches se sont multipliées. Nous citerons celles d'Obersteiner (336), Briand (76), Boulloche (76), Greidenberg (202), Le Dosseur (263) et surtout Agostini (2), qui a décrit des lésions nettes des cellules pyramidales visibles par la méthode de Nissl.

7.° *Intoxication cérébrale d'origine alimentaire. Pellagre.*

Dans les centres nerveux, on a constaté l'épaississement des méninges, leur adhérence à la substance corticale, et l'induration de celle-ci; Déjerine a publié un cas à l'Académie des Sciences.

Parhon et Papiniau (341) ont vu par la méthode de Cajal des lésions des neurofibrilles.

---

[1] On ne dit pas si ces coupes ont été faites à la paraffine. Dans ce cas, la valeur de cet aspect serait discutable.
[2] Cette hypothèse peut être éliminée. L'autopsie fut faite en mars, au bout de 23 heures.

II. AUTO-INTOXICATIONS

Depuis que Régis (358), suivant l'enseignement de Bouchard
(72), a montré les rapports étroits qui unissent certaines psychoses aux auto-intoxications, multiples sont les travaux faits dans
cette voie par les français, les allemands, les anglais, les américains, les belges, les italiens, Raymond, Dieulafoy, Joffroy, Charrin, Klippel, Gilbert Ballet et Séglas (381), Chevalier-Lavaure (358),
Léopold Lévi, Vigouroux et Juquelier (419), Florant (182), Boudaire
(367), Dupouy (148) Albu (3), Alzheimer (13), Binswanger et
Berger (61), Cramer, Dansch, Ewald, Eichhorst, Grawitz, Has-
korec, Jacobson, E. Meyer, Muller et Brieger, Raecke, Raimann,
Sander, Sénator, Siemuling, von Solder, Sturtz, Wagner, Allen,
Coriat, Duckworth, Hurd, Clouston, Robertson, Lambrazi, etc.

Ne pouvant les passer tous en revue, nous nous attacherons
surtout d'une part aux travaux faits dans notre laboratoire et
déjà publiés par nous ou par Maurice Faure, et d'autre part à
l'excellent article de Cramer dans le Traité d'Anatomie pathologique du système nerveux de Flatau, Jacobson et Minor, qui est la
synthèse des travaux publiés en Allemagne, et le récent travail de
E. Meyer où sont rapportées 8 nouvelles observations avec examen histologique.

On n'a guère encore, disait Roubinowitch en 1903 (1), de
données suffisamment précises sur les lésions des centres nerveux
dans les psychoses endo-toxiques. L'étude en est à peine ébau-
chée et on ne connaît que quelques-unes des altérations de neurones corticaux dans la psychose polynévritique (Gilbert Ballet).
A la même époque en Allemagne, c'est le même langage que tient
Cramer (2).

Pour éclaircir cette question obscure, nous avons d'abord
rangé sous le titre d'auto-intoxications définies: diabète, urémie,
insuffisance hépatique, insuffisance digestive, perturbations thyroïdiennes et pituitaires, insuffisance surrénale, perturbations génitales, insuffisance cardiaque, les psychoses qui paraissent s'y
rapporter, réunissant ensuite en un groupe d'attente celles des
psychoses auto-toxiques qui semblent ressortir à des insuffisances viscérales trop complexes pour qu'on puisse actuellement les
analyser avec profit.

----

(1) In : Traité de pathologie mentale de G. *Ballet* Paris, 1903, p. 377.
(2) Loc. cit. p. 178.

Accidents mentaux des diabétiques.

Si les troubles mentaux des diabétiques sont bien connus depuis Marchal de Calvi, Laillier (256), Cotard (118), Bernard et Féré (53), Guinon et Souques (205), Roques, Devic et Hugonnenq, etc., etc., les auteurs, à notre connaissance du moins, sont muets sur l'état histologique de l'écorce cérébrale qui leur est concomitant.

Urémie délirante.

Lasègue (261), un des premiers, parla de l'urémie délirante; depuis elle a été étudiée cliniquement par Aran (28), L. Monod (329), Raymond (354-355), Bonval (73), Pierret, Dieulafoy (139), Joffroy (223), Florant (182), Alice Bennett (52), Toulouse (406), Vigouroux (420), Juquelier (229), Lacombe (250), et anatomo-cliniquement par Ballet, M. Faure (170), Vigouroux et Juquelier (420), Rondaire (367) et Coulonjon (119).

L'œdème cérébral est la lésion macroscopique la plus souvent notée. M. Faure (170, p. 19, obs. iv), chez une cancéreuse de l'utérus en urémie terminale, trouva la déformation globuleuse avec noyau périphérique qu'il a décrite avec l'un de nous.

Au contraire, chez une urémique confuse par sclérose sénile (¹) il ne vit pas de lésions corticales. Mayer (315, obs. iii), chez un homme de 43 ans qui mourut de délire aigu par auto-intoxication rénale, trouva les reins malades et dans l'écorce cérébrale les pyramidales géantes non déformées, mais en chromatolyse centrale, et autour des vaisseaux du pigment et des amas cellulaires.

Dans leur importante étude sur le délire et le petit brightisme, A. Vigouroux et Juquelier (420) ont rapporté l'examen histologique de l'écorce d'un brightique atteint de méningo-encéphalite du type Klippel (obs. v).

La substance cérébrale était le siège d'une inflammation relativement faible, les artérioles étaient également altérées en leur paroi; mais la périvascularité était peu intense. Dans la substance blanche se trouvaient des espaces lacunaires au centre desquels étaient des artères à parois hyalines remplies de sang.

Les cellules nerveuses, à l'exception des cellules géantes, paraissaient peu lésées, mais les cellules géantes présentaient des

______

(¹) M. Faure, Thèse, obs. xv, p. 6.

altérations manifestes. Toutes renfermaient une quantité énorme de pigment. Elles étaient, en outre, déformées et globuleuses; les unes étaient en état de chromatolyse, d'autres avaient leur noyau excentrique, d'autres enfin n'avaient plus de noyau et étaient en voie de dégénérescence.

La néphrite chronique était très profonde, le foie normal.

Chez ce malade, sur le fond démentiel de l'état mental, apparaissaient des alternatives d'euphorie et d'hypochondrie. Les périodes d'hypochondrie avec anxiété coïncidaient avec la diminution de la quantité d'urine et l'augmentation de l'albumine. L'euphorie se manifestait quand, grâce au régime lacté intégral, la fonction rénale était aussi active que possible.

Insuffisance hépatique.

Les relations, qui unissent les troubles mentaux et les affections hépatiques, sont connues de toute antiquité; mais le rôle de l'insuffisance hépatique et de l'auto-intoxication qui en résulte dans la genèse de certains délires a seulement dans ces dernières années été bien mis en évidence, à la suite de Klippel (237) et Charrin (102), Damsch et Cramer (129), Kichkine (235), Léopold Lévi, et nous-mêmes avec Maurice Faure (39), Vigouroux et Juquelier.

Klippel (241) a démontré que l'insuffisance hépatique se trouve à la base d'une foule de psychoses, même dans la folie alcoolique. «Il nous a paru bien remarquable, dit-il, de rencontrer chez tous ces malades (de St^e Anne) les lésions du foie atrophique de l'alcoolisme, tandis qu'on sait que, dans les autopsies faites dans les hôpitaux, c'est-à-dire chez des alcooliques n'ayant pas présenté de délire, la cirrhose atrophique est loin de se rencontrer avec cette fréquence. Il serait difficile de voir là une simple coïncidence des lésions du foie et des troubles mentaux constatés pendant la vie».

A l'autopsie d'un de ces malades atteints de folie hépatique, Klippel (238) ne trouva dans l'écorce qu'un certain degré d'atrophie de quelques cellules pyramidales et la prolifération des cellules rondes voisines des pyramidales géantes, sur des points rares et isolés.

Parmi les signes de la petite insuffisance hépatique, G. Carrière a fait une place pour le délire simple, délire de parole et d'action, incohérent, s'accompagnant de niaiseries, le délire aigu (folie hépatique de Klippel), la pseudo paralysie générale hépatique (Joffroy [224], Vigouroux et Laignel-Lavastine (421)).

Klippel (241), Léopold Lévi (271), Vigouroux et Jaquelier (419) ont publié des observations où, chez des alcooliques, l'insuffisance viscérale se montre nettement créatrice du délire et où ils constatent une amélioration parallèle de l'état fonctionnel de la cellule hépatique et de l'état psychique.

De même chez les infectés qui délirent, les altérations hépatiques sont fréquentes (M. Faure [169]. Chez les délirants par insuffisance hépatique, Léopold Lévi (th. p. 158) insiste surtout sur l'œdème histologique du cerveau (272).

«Pour banal qu'il puisse être, l'œdème cérébral, réduit à sa plus simple expression, se traduit en général par une apparence réticulée du tissu qui résulte de la mise en évidence des filaments névrogliques. La substance amorphe interstitielle semble disparue, chassée par le liquide. Les mailles qui sont la traduction de l'œdème apparaissent vides d'habitude, car l'œdème du cerveau est peu coagulable. Dans des cas spéciaux, elles sont comprises dans un exsudat plus ou moins albumineux qui s'est laissé colorer par l'acide osmique. La disposition des mailles est variable suivant le sens de la coupe: arrondies, ovales, oblongues. Elles sont plus ou moins volumineuses, peuvent résulter de la fusion de plusieurs mailles l'une dans d'autres».

M. Faure, dans sa thèse, rapporte cinq observations de délire avec insuffisance hépatique et deux avec insuffisance hépato-rénale.

Dans la première [1] — phthisie — quelques groupes cellulaires seulement de l'écorce ont la déformation globuleuse avec chromatolyse centrale et migration excentrique du noyau.

Dans les quatre autres [2], pas d'autopsie.

Des deux tuberculeuses délirantes avec insuffisance hépato-rénale, une seule [3] eut le cortex examiné. Faure ne trouva pas de lésions. Cramer [4], avec Damsch, a observé en 1896 un mélancolique avec excitation dont il rapporte les troubles mentaux à une auto-intoxication par insuffisance hépatique.

Il s'agit d'un homme de 56 ans ne présentant aucun signe d'hérédité pathologique qui, chaque année, souffrait d'affections de l'appareil digestif compliquées d'ictère.

Macroscopiquement, on constata l'adhérence de la dure-mère à la calotte crânienne. On ne remarqua pas d'hyperémie de l'écorce.

---

[1] Obs. III, p. 15. V. Soc. de Biologie, 3 juin 1899, et Revue neurologique, Décembre 1899.
[2] Obs. VI, p. 26; obs. VIII, p. 29; obs. XII, p. 50; obs. XIII, p. 54.
[3] Obs. V, p. 23, et M. Faure et Descente, Méd. moderne, Août 1899.
[4] Cramer, loc. cit. p. 1538.

Au Weigert, les fibres d'Exner étaient intactes. Au Nissl, on ne vit, en dehors d'une chromatolyse centrale commençante, aucune grosse lésion cellulaire. Seulement, autour de rares hémorrhagies sans lésions vasculaires appréciables, les cellules avaient l'aspect laqué.

Les vaisseaux avaient leurs parois minces et transparentes. Dans quelques vaisseaux de la pie-mère et de l'écorce, on trouvait une légère augmentation des noyaux, mais pas d'épaississement.

Cependant, autour des capillaires dilatés, on trouvait quelques leucocytes.

Au niveau des hémorrhagies, les hématies étaient intactes; il n'y avait pas de pigment.

Cramer n'a pas vu de microorganismes.

Il fait remarquer que les caractères du sang épanché étant ceux d'hémorrhagies récentes, celles-ci ne peuvent être la cause des troubles mentaux. Il les croit liées à l'intensité de l'intoxication et cite, à l'appui de sa thèse, une observation de Jacobson analogue à la sienne et les cas de delirium tremens étudiés par Bonhœffer.

L'un de nous (421), avec A. Vigouroux, a rapporté l'observation d'un homme de 57 ans, dont le délire par insuffisance hépato-rénale donna lieu au syndrome paralysie générale avec idées absurdes de grandeur, idées de persécution, hallucinations du goût, parole embarrassée, pupilles inégales, etc. A l'autopsie, l'écorce cérébrale, dont les méninges étaient normales, ne présentait pas d'infiltration cellulaire. Les vaisseaux, dilatés, n'étaient pas enflammés. Il n'y avait nulle part de péricapillarité.

Les grandes cellules pyramidales étaient évidemment et profondément altérées. La plupart, plus ou moins déformées et globuleuses, avaient leur noyau périphérique et des granulations seulement visibles autour du noyau. Les autres cellules étaient réduites à des masses sans aucun détail de structure, d'aspect vitreux, colorées en bleu lion, ou à peu près incolores.

Les fibres d'Exner et de Baillarger et, d'une façon générale, toutes les fibres tangentielles étaient intactes. Foie et rein présentaient une dégénérescence granulo-graisseuse massive (¹).

(¹) A. *Vigouroux et Larguet-Lancastine* Délire par insuffisance hépato-rénale ayant donné lieu au syndrome paralysie générale. XIII Congrès des Aliénistes et Neurologistes français, Bruxelles, 1903. Tome II, p. 224.

Juquelier (229, p. 52), dans sa thèse sur les délires par auto-intoxication, faite sous l'inspiration d'A. Vigouroux, a rapporté l'observation d'un alcoolique chronique, qui mourut au cours d'un accès subaigu de délire hallucinatoire avec confusion mentale et à l'autopsie duquel il trouva une stéatose prononcée du foie et un certain degré de cirrhose péri-portale. Les méninges et le cerveau étaient normaux à l'œil nu. L'examen microscopique, fait par Vigouroux, montre les lésions suivantes.

A l'hématoxyline-éosine, la pie-mère, peu épaissie, est infiltrée d'hématies. L'écorce est recouverte à la périphérie d'une couche fibreuse contenant des hématies. Dans l'écorce même, mais toujours à la périphérie, on voit de nombreuses petites hémorrhagies interstitielles récentes.

Les capillaires de l'écorce ne sont pas congestionnés; il n'y a pas de périvascularite. Les parois des vaisseaux sont infiltrées de pigment; il y a de l'endartérite.

Par la méthode de Nissl, au niveau du lobule paracentral, les grandes cellules pyramidales paraissent très altérées. Elles sont en majorité déformées et globuleuses. Leur noyau est excentrique ou a disparu. Dans certaines le noyau ne s'est pas décoloré et c'est à peine si le nucléole tranche par sa couleur plus foncée.

Toutes les cellules sont chargées de pigment ocre; cette pigmentation est constante. Chez les unes, les grains chromatiques, qui subsistent à côté des pigments, ont leur volume normal et leur coloration habituelle. Chez les autres, les grains ont disparu et le protoplasma de la cellule se colore uniformément.

Les grandes pyramidales de la frontale ascendante sont également chargées de pigment; elles ont des noyaux excentriques, ou en sont privées.

La méthode de Weigert-Pal montre la persistance des fibres d'Exner et de Baillarger. Les fibres de la couronne rayonnante paraissent normales.

Enfin Meyer (315) a rapporté deux observations de troubles mentaux par insuffisance hépatique avec autopsie.

Chez une femme de 22 ans (obs. I), il trouva dans le lobule paracentral des lésions cellulaires intenses caractérisées par la déformation globuleuse avec chromatolyse centrale.

Chez un homme de 48 ans mort de pneumonie, les pyramidales géantes étaient en déformation globuleuse avec migration périphérique du noyau et chromatolyse ou achromatose centrales. Il existait du pigment jaune assez abondant.

Insuffisance digestive.

Les observations cliniques de troubles mentaux d'origine digestive sont innombrables. Leven (268), Alt, Albu (3), Feyat (180), Wagner (424), Gravitz, Solder (388), Régis, Hutchinson, Budger, Jacobson, Massaro (307), Stürtz (397), du Pasquier, Anglada en ont rapporté des exemples; mais nous n'avons trouvé que deux cas de Meyer (315) où l'on fasse une mention détaillée de l'état des cellules de l'écorce.

Chez un homme de 41 ans (obs. IV), Meyer trouva les pyramidales géantes très altérées, gonflées, en chromatolyse centrale. Il ne constata pas de lésions par la méthode de Marchi.

Chez une femme de 45 ans cachectique (ob. VIII) atteinte de confusion mentale avec stupeur et crises d'excitation, il existait des lésions cellulaires analogues, mais plus accentuées, caractérisées soit par la déformation globuleuse avec chromatolyse ou achromatose centrale et migration périphérique du noyau, soit par des déformations du noyau périphérique avec augmentation des petites cellules rondes.

Perturbations thyroïdiennes.

Joffroy (221), Renaut (362), Jacquin (219), Devay (138), Steen (396), etc., admettent l'existence d'une folie symptomatique basedowienne.

D'ailleurs, la guérison du goitre exophthalmique entraîne celle des accidents psychiques. Inversement l'ingestion de corps thyroïde en excès a produit en même temps syndrome de Basedow et troubles psychiques (Boinet [64]). «Rapprochons des délires paraalcooliques, dit Joffroy (221), certaines psychoses hallucinatoires signalées chez les basedowiens: là encore nous voyons un trouble mental, analogue à celui que nous étudions, se manifester sous l'influence de l'auto-intoxication due aux troubles sécrétoires du corps thyroïde». Joffroy (222) accepte encore la folie thyroïdienne dans le goitre simple.

Dans ces travaux, il n'est pas fait d'examen histologique.

Nous ne connaissons pas d'étude détaillée de l'écorce chez les basedowiens délirants.

Par contre, dans le myxœdème, Bogowitsch et Hadden ont décrit des lésions, peu caractéristiques d'ailleurs, tandis que Hofmeister et de Quervain n'ont rien noté de spécial. Chez les crétins, les circonvolutions sont peu développées.

La débilité et l'insuffisance mentales du crétin et du myxœdémateux ne se confondent d'ailleurs pas avec une psychose.

Insuffisance surrénale.

Les modifications mentales de l'insuffisant surrénal subaigu ou chronique en général et de l'addisonien en particulier n'allant pas dans les cas jusqu'alors publiés jusqu'à l'individualité d'une psychose, nous renvoyons pour l'étude des lésions corticales à la première partie.

Perturbations pituitaires.

Les troubles intellectuels des acromégaliques sont, d'après Brunet (77), très analogues à ceux du myxœdème. Joffroy en a vu un cas avec démence. «Les troubles mentaux du début semblent liés à des altérations concomitantes de la thyroïde; ceux de la période terminale seraient déterminés par l'abolition de la fonction pituitaire» (Brunet).

Nous ne connaissons pas de lésions corticales décrites chez des acromégaliques délirants.

Psychoses génitales.

Les glandes génitales, à la puberté, peuvent par leurs sécrétions anormales déterminer les psychoses dites de la puberté. On sait le rôle que Freund accorde à ces faits dans la genèse de la démence précoce. C'est là un territoire trop considérable pour que nous l'abordions incidemment. D'ailleurs, à notre avis, c'est gratuitement que certains auteurs considèrent la démence précoce comme relevant exclusivement d'une auto-intoxication. Cette démonstration est loin d'être faite, et les lésions citées comme caractéristiques dans les quelques autopsies publiées jusqu'à ce jour ne ressemblent que de fort loin aux lésions qu'on rencontre dans les psychoses toxiques. La nature de ces lésions, qui sont encore très incomplètement connues, ne semblerait pas en faveur de l'hypothèse à laquelle nous faisons allusion.

A toutes les époques de la vie génitale de la femme, menstruation, grossesse, suites de couches, ménopause, peuvent survenir des troubles mentaux, qui ont donné lieu à de très importants travaux cliniques, synthétisés dans la thèse de Dupouy (148), mais dont les rapports avec la structure de l'encéphale ne sont pas encore, à notre connaissance, établis.

Insuffisance cardiaque.

Depuis Ball, le tableau de la folie cardiaque est classique. Après s'être occupé exclusivement des troubles mentaux chez les cardiaques au point de vue clinique (165), on en est venu à discuter leur pathogénie. Les récents travaux sur la rétention chlorurée ont été l'occasion de recherches très suggestives sur les rapports pouvant exister entre les troubles mentaux et la résorption des œdèmes chez les cardiaques, mais l'étude histologique est restée dans l'ombre.

Pierre Merklen et Jean Heitz (311, p. 26), de leur très importante étude des accidents cérébraux, qui surviennent en cours de la résorption de certaines humeurs, concluent qu'un œdème cérébral, plus ou moins diffus, plus ou moins persistant, en rapport avec une dilution sanguine trop considérable ou trop prolongée, est la cause probable des accidents nerveux de résorption. L'existence de cette « apoplexie séreuse » n'est d'ailleurs pas une simple hypothèse. Andral a constaté, dans un cas (16) une telle distension des ventricules latéraux que la sérosité en jaillit avec force et abondance au moment de leur incision. Ce que l'on trouve presque toujours, c'est de l'œdème sous-arachnoïdien, comme chez la plupart des cardiaques et des brightiques qui succombent dans le coma ou dans la torpeur avec respiration de Cheyne-Stokes.

Il est possible que, pour une certaine part, la crise cérébrale des œdèmes soit d'origine toxémique.

C'était, pour l'éclampsie des brightiques, l'explication adoptée par Picard, par Vogel, par Bartels.

C'est aussi la pathogénie proposée par Eichhorst (156) pour le délire qui, parfois, accompagne la résorption des œdèmes, chez les vieux cardiaques. Il y aurait réintégration dans le sang des principes excrémentitiels retenus dans les tissus, d'où toxémie et urémie. Les dernières recherches sur la composition chimique et la toxicité des œdèmes semblent en contradiction avec cette hypothèse. Sans doute Boix-Teissier et Rouslacroix (74) ont vu que les sérosités d'œdèmes se chargeaient en vieillissant de matières protéiques et de glucose, en même temps qu'elles s'appauvrissaient en chlorures. Mais Bayliac a pu injecter dans les reins des animaux des quantités considérables de sérosité œdémateuse (jusqu'à 273 gr. par kilog.), avant de provoquer la mort. Il en a conclu à la non-toxicité de ce liquide. Quelques faits de la thèse de Loeper (271) plaident dans le même sens.

Kostkewitch (247) a relevé les accidents de résorption (verti-

ges, somnolence ou insomnie, excitation, hallucinations, délire
chez 10 100 environ des cardiaques hydropiques. Pour lui, ces
diverses manifestations seraient à la fois d'origine mécanique
(surcroît de travail du cœur par suite d'une plus grande quantité
de sang circulant dans les vaisseaux) et d'origine toxique (intoxication du myocarde et des centres nerveux par les substances
contenues dans la sérosité résorbée). Pour Telgmann (400), les
délires chez les cardiaques sont également d'origine toxémique.
En conclusion, P. Merklen et J. Heitz (312) écrivent que «la question est certainement très complexe et difficile à résoudre avec
les données actuelles.»

Enfin, Deroubaix (135) se demande si l'asystolie ne provoque
pas des troubles mentaux par l'insuffisance fonctionnelle du foie
qu'elle provoque et, à l'appui de sa thèse, il décrit les lésions
qu'il a observées dans les lobes frontaux d'un cardiaque chronique. Cellules pyramidales, vaisseaux et névroglie étaient altérés.

Auto-intoxications complexes.

Il resterait à étudier les nombreux cas, où des psychoses
paraissent bien relever de l'autointoxication, sans qu'on puisse
nettement déterminer celle-ci.

Meyer a rapporté plusieurs cas de ce genre (obs. II, V et VII).
Pendant la vie, il constata délire onirique, étourdissements, tremblement, mussitation, confusion mentale.

A l'autopsie, il existait dans le lobule paracentral, au Nissl,
de profondes transformations cellulaires, déformation globuleuse,
gonflement, raréfaction des grains chromatiques, et, au Marchi, des
granulations noires. On voyait, de plus, de petites hémorrhagies
corticales; nulle part il n'y avait de microbes.

En résumé, dans leur ensemble les psychoses auto-toxiques
se ressemblent au double point de vue clinique et anatomo-pathologique. Bien que Régis (359) fasse, sur des nuances, le diagnostic de
trois types de confusion mentale par insuffisance hépatique, rénale
ou gastro-intestinale, la majorité des cliniciens (Wagner, Siemerling, Meyer, Vigouroux, etc.) retrouvent toujours dans ses grandes
lignes le même délire hallucinatoire, état de rêve prolongé avec
confusion mentale profonde, qu'il s'agisse de délire alcoolique, de
délire infectieux ou de délire auto-toxique.

Le même manque de spécificité qu'on s'accorde à reconnaître
en clinique à ces psychoses auto-toxiques se retrouve en anatomie
pathologique. Les lésions cellulaires, quand elles existent, n'ont

aucun caractère spécifique. Leur aspect n'est pas lié à celui du délire. Elles ne sont qu'une preuve anatomique visible de l'action, exercée sur les cellules nerveuses, par l'auto-intoxication.

En conclusion, nous dirons donc que, de même que tous les délires toxiques se ressemblent, de même les lésions corticales, observées dans les psychoses auto-toxiques, ont les mêmes caractères généraux que celles constatées à l'autopsie des délirants intoxiqués par un poison quelconque.

III. INFECTIONS

Les délires, au cours des infections, peuvent être très variables dans leur intensité.

Sont-ils légers, transitoires, on les dira *délires fébriles* ; sont-ils suraigus, intenses, occupant la première place dans le tableau clinique, on en fera des *cas de délire aigu* ; les uns et les autres d'ailleurs ne sont le plus souvent que des incidents au cours de l'évolution plus prolongée du syndrome, aujourd'hui bien connu, de la *confusion mentale*. Délire fébrile, confusion mentale, délire aigu sont trois étiquettes suffisantes pour cataloguer les différents cas. Il nous paraît donc inutile d'admettre encore un délire des septicémies qui fait double emploi avec le délire fébrile et un délire de collapsus qui dépend de l'insuffisance cardiaque et a été étudié déjà.

Le «délire aigu», par sa violence même, a une individualité tranchée. Les délires dits fébriles au contraire offrent toutes les transitions depuis le simple état de rêve, dont on tire immédiatement le malade en l'interrogeant, jusqu'à la confusion mentale complète, avec perte des idées de temps et de lieu, pouvant aller jusqu'à la stupeur. La confusion mentale peut évoluer sans laisser à sa suite d'altérations des neurones, appréciables au moins avec le secours des techniques dont nous disposons actuellement. Mais il n'en est pas toujours ainsi, et les cas dans lesquels on a trouvé des lésions indiquent assez nettement que les substances toxiques, quelles qu'en soient l'origine et la nature, n'arrivent à déterminer le syndrome confusion qu'en agissant sur les cellules de l'écorce.

Au degré le plus léger, il semble qu'on puisse n'avoir affaire qu'à un trouble fonctionnel transitoire et promptement curable; aux degrés plus avancés, au contraire, la structure de la cellule a souffert et la lésion qui en résulte est durable, peut-être même quelquefois indélébile. Dans cette variété de confusion mentale, qui accompagne la polynévrite et qu'on désigne, avec Korsakoff, sous le nom de psychose polynévritique, l'un de nous [1] a relevé des altérations indéniables des cellules de l'écorce grise du cerveau : tuméfaction et déformation de ces cellules, chromatolyse centrale, migration nucléaire. L'importance de cette forme nous la fait étudier à part.

Aussi n'allons nous rapporter, dans ce chapitre, que des observations de délires infectieux, les uns d'allure relativement calme, les autres très bruyants ou délire aigu.

1.° *Délires infectieux*. Ces délires ont été étudiés dans toutes les infections, dans la fièvre typhoïde, surtout par Régis (357), Bacquoy et Hanot (82), Doubrovine (143), Pagliano (340), Oeilers (130), etc.; dans l'influenza, surtout par Joffroy (226), J. Voisin (422), Bidon (58); Carnia (91); dans la pneumonie, par Fontaine (183); la scarlatine, par Mouneyre (323); l'érysipèle, par Beigbeder (50); dans le choléra, par Séglas (382); dans la tuberculose, par Ball, Grasset, Bernheim, Roger, Séglas, Dufour (146), Pitres et Régis (348), la Bonnardière (249), Kara Eneff (233); dans le cancer, par Klippel (243), Schuster (380), Oppenheim (339), Hoppe (214), Pieri (346), etc., etc. On en trouvera ailleurs la bibliographie [2].

Au contraire, sont assez rares les observations avec examen histologique complet.

Voici les principales.

Dans un article «sur les lésions cellulaires observées dans six cas de troubles mentaux toxi-infectieux», M. Faure (168) montre la même lésion, déformation globuleuse, chromatolyse centrale et déformation périphérique du noyau coexistant avec la confusion mentale chez une femme très rachectique morte d'un cancer utérin, une phtisique avec hépatite graisseuse, une alcoolique tuberculeuse avec hépatite graisseuse et syndrome de Korsakoff [3], une autre femme également alcoolique et tuberculeuse avec hépatite graisseuse présentant aussi le syndrome de Korsakoff, mais très atténué dans ses manifestations névritiques [4], et enfin un alcoolique mort de tuberculose aiguë avec albuminurie, et une femme de 50 ans morte de pneumonie.

[1] G. *Ballet*, Lésions des cellules de l'écorce cérébrale dans certaines formes de confusion mentale (psychose polynévritique), Acad. de Méd. 28 juin 1898.

[2] V. *Roubinowitch* in G. Ballet, Tr. de path. ment., p. 331.

[3] V. *Gilbert Ballet*, Soc. méd. des hôp. 11 mars 1898, et Gilbert Ballet et M. Faure, Presse méd. 1898, p. 318.

[4] V. *Gilbert Ballet*, Académie de Méd. 28 juin 1898, et Gilbert Ballet et M. Faure, Presse médicale, 1898, p. 320.

M. Faure, au Congrès de Limoges, a présenté quinze photographies microscopiques reproduisant l'aspect des cellules pyramidales géantes du lobule paracentral de douze malades morts de maladies générales (pneumonie, tuberculose, lésions du foie, lésions du rein), avec des troubles mentaux plus ou moins accentués. Il constate que, dans cinq cas, les cellules ont conservé le type normal, «ce qui démontre que l'on peut avoir certains troubles fonctionnels cérébraux, même accentués, sans que la lésion correspondante de l'organe soit appréciable à nos investigations». Dans sept cas, au contraire, les cellules sont manifestement altérées et cette altération présente exactement les mêmes caractères dans tous les cas, c'est-à-dire : forme globuleuse de la cellule, migration périphérique du noyau, décoloration centrale de la cellule. «Ces faits mettent très nettement en évidence le parallélisme d'intensité des lésions corticales, des troubles mentaux et des accidents généraux de la maladie... Ces lésions, dont le type est fort différent des lésions banales que l'hyperthermie, l'agonie, la décomposition cadavérique peuvent réaliser, paraissent devoir être rencontrées dans les cas où une toxi-infection, quels qu'en soient la nature et le siège, agira sur les cellules nerveuses pour en modifier la nature et la fonction. Dans les neurones spino-périphériques, de semblables actions donneront naissance aux polynévrites, qui s'accompagnent précisément fort souvent d'altérations cellulaires spinales, exactement semblables aux lésions cérébrales rencontrées dans ces cas. De même que les polynévrites sont formées de symptômes et de lésions toujours les mêmes ou à peu près, quelle que soit leur cause (alcoolisme, tuberculose, etc....), de même les lésions corticales resteront les mêmes, bien que dues à des causes variées (fièvre, infection, intoxication, etc.) ; il en est ainsi d'ailleurs pour les troubles mentaux qui les accompagnent, et qui varient peu, malgré la variété des maladies qui les engendrent (délire de typhoïde, de pneumonie, d'infection puerpérale, etc.)». A ce propos, l'un de nous [1] affirme à nouveau l'importance des lésions cellulaires. Leur extrême fréquence n'infirme en rien leur valeur, comme on serait tenté de le supposer. Autrefois Charcot pensait qu'il ne fallait pas attacher d'importance aux signes anatomo-pathologiques de dégénérescence observés dans

---

[1] Gilbert Ballet. XI Congrès des aliénistes et neurologistes français. Limoges, 1901. C. R. p. 573.

les nerfs atteints de névrite post-typhique. On connaît aujourd'hui l'importance de ces lésions anatomiques.

Il en est de même pour les lésions cellulaires, que l'on est tenté de considérer comme insignifiantes, simplement parce qu'on les trouve très souvent.

C'est un tort, leur fréquence ne leur enlève rien de leur valeur, ni de leur importance.

L'un de nous (¹), au Congrès de Limoges, à la suite de la communication de Maurice Faure, a rapporté deux cas où les lésions cellulaires corticales pouvaient être schématiquement exprimées par la même formule: forme globuleuse de la cellule, chromatolyse périnucléaire ou diffuse, projection du noyau à la périphérie.

Il s'agissait, dans le premier cas, d'une alcoolique chronique, Marguerite D..., qui depuis quatre mois avait des troubles intellectuels consistant surtout en perte de mémoire. Elle offrait le tableau complet de la confusion mentale avec délire de rêve.

A l'autopsie, en plus des lésions corticales, on trouva des névrites périphériques.

Dans le second cas, c'était une femme de 50 ans, Célestine T..., alcoolique chronique, amenée à l'hôpital en hypothermie (T. 35° 4 dans le vagin) avec confusion mentale, subdélire tranquille, tremblement des lèvres et purpura.

A l'autopsie, le cortex, sans lésions méningées ni conjonctivo-vasculaires, présente de grosses lésions cellulaires. Les petites pyramidales ont un noyau moins clair que d'habitude; leur protoplasma, finement granuleux dans le plus grand nombre, contient, dans quelques-unes, des grains chromatiques nets. Les pyramidales géantes sont, pour la plupart, en chromatolyse complète; la cellule, bien teinte sur les bords et décolorée au centre, est arrondie, gonflée et le noyau plutôt diminué de volume, est appliqué contre la paroi. Dans beaucoup de cellules, la migration périphérique du noyau est accompagnée d'une chromatolyse moins totale, quelques grains chromatiques étant encore visibles à la périphérie. Le reste des pyramidales géantes, en petit nombre, est beaucoup moins altéré. Le noyau a conservé sa place; dans le protoplasma les grains chromatiques se sont effrités en poussière plus ou moins ténue, allant par places jusqu'à la chromatolyse.

Dans un cas de rhumatisme cérébral, Josué et Salomon (226) ont avec soin décrit des lésions.

Chez une femme de 38 ans, morte de rhumatisme cérébral, ils ont trouvé dans le cortex les altérations suivantes. Au niveau du lobe frontal, les méninges étaient saines; par contre les cellules des circonvolutions étaient toutes altérées. Partout les grains chromatiques ont disparu. La substance achromatique, de teinte

---

(¹) Deux cas de troubles mentaux toxi-infectieux avec lésions cellulaires corticales. Congrès des aliénistes et neurologistes français, Limoges, 1901, p. 523.

uniforme, à l'aspect grenu et semble avoir tendance à se fragmenter. Le protoplasma est gonflé. Dans certaines cellules, il existe une fissure autour du noyau; quand les fentes sont très considérables, elles arrivent à fragmenter la cellule. On trouve par places du pigment jaune verdâtre. Dans certaines cellules le protoplasma a disparu. Dans presque toutes les cellules, le noyau est plus coloré qu'à l'état normal. Le nucléole se voit nettement, il est souvent déplacé vers le bord du noyau. Parfois on observe un réseau grenu coloré dans le noyau; parfois aussi on y distingue des fragments de substance chromatique. Dans certaines cellules, les limites du noyau sont peu distinctes et se confondent avec le protoplasma. A un degré de plus, il peut y avoir disparition complète du noyau, mais le fait est très rare. On note dans les coupes de nombreuses figures de neuronophagie. Ces neuronophages offrent deux aspects différents : les uns ont un gros noyau clair, vésiculeux et ressemblent à des macrophages; les autres ont un petit noyau rond prenant fortement les couleurs basiques et ont l'apparence de lymphocytes. Les vaisseaux sont normaux.

Dans la zone motrice, les méninges présentent une réaction leucocytaire à mononucléaires peu intense. Dans l'intérieur des vaisseaux de la première, on trouve une grande quantité de polynucléaires avec de gros diplocoques et des bâtonnets prenant le Gram. Les cellules nerveuses sont moins atteintes que dans le lobe frontal; leur contour est plus net; mais les granulations ont également disparu. Le noyau est mieux limité et il est plus rare de le voir séparé du protoplasma par une fissure. Le nombre des neuronophages est moins grand et les cellules pénétrées par ces éléments sont moins nombreuses. Le foie est en stéatose totale. Les reins sont normaux.

En présence de ces lésions, Josué et Salomon se demandent s'il n'y aurait pas lieu d'incriminer, pour une certaine part au moins, l'auto-intoxication déterminée par la destruction des cellules du foie. C'est ce qu'avaient déjà admis, dans des cas analogues, Souques et Castaigne (392) et Boisset (65). Olmer (333), dans un cas de convulsions de cause infectieuse chez un enfant, a trouvé dans l'écorce cérébrale la chromatolyse des cellules pyramidales avec turgescence du noyau un peu déplacé, désagrégation du nucléole; mais pas de neuronophagie.

Dupré a observé un tuberculeux de 83 ans, qui mourut de phthisie subaiguë trois mois après le début des accidents. Cet homme présenta constamment les caractères classiques de la mentalité des phthisiques subaigus : euphorie, optimisme, inconscience de la gravité de sa situation, acceptation d'emblée des suggestions rassurantes et des explications quelconques relatives à ses malaises.

A l'autopsie, on trouva le foie et les reins gras, mais aucune trace de tuberculose méningo-encéphalique.

L'examen histologique, pratiqué par Nissl, révèle les altérations suivantes : "Méningite hyperplasique, collagène simple, ni exsudative, ni inflammatoire, ni spécifique; aucune diapédèse, à peine quelques rares macrophages clairsemés, au milieu de la stratification imbriquée des fibrilles piemériennes. Légère prolifération de l'endothélium vasculaire, avec pigmentation jaune disséminée autour de certaines cellules de cet endothélium; quelques cellules en bâtonnets (Stäbchenzellen) au voisinage immédiat des capillaires. Prolifération à peine marquée de la névroglie. Lésions profondes et diffuses des cellules nerveuses frontales; disparition du protoplasma avec dégénérescence en anneaux épineux, à la périphérie du corps cellulaire; excentricité du noyau, déformation du nucléole qui se rapetisse et dont la membrane est plissée, vacuolisation de certaines cellules pyramidales. Dégénération hyaline de la plupart des capillaires. Dans la substance blanche, lésions de début de putréfaction; lacunes avec dissolution de la substance médullaire, quelques traînées de streptobacilles le long de certains vaisseaux. Les mêmes lésions, mais beaucoup plus discrètes et moins avancées, s'observent dans les régions muqueuses et postérieures du cortex. A ce niveau, simple vascularisation de la pie-mère.

Ces lésions, d'ordre toxique, de date récente, nullement subordonnées, d'ailleurs, aux altérations vasculaires, qui sont minimes, ni aux lésions méningées, qui sont plus anciennes et d'une autre nature, doivent être, dans leur siège cellulaire et leur localisation frontale, rapprochées du syndrome psychopathique offert par le malade et invoquées pour l'expliquer. Elles n'existent pas à ce degré et sous cette forme chez les tuberculeux qui n'ont pas présenté d'état mental particulier. Cet état mental, d'ordre démentiel (Nissl), se rapproche par ses caractères des manifestations psychiques des cancéreux morphinisés, chez lesquels on peut observer la même euphorie optimiste, le même illusionisme délirant, grâce aux doses élevées et rapidement croissantes du poison.

Cette analogie entre ces deux états psychopathiques démentiels subaigus chez des cachectiques est un argument de plus pour rapporter à une intoxication l'euphorie délirante des phthisiques.

Cette intoxication a ses facteurs dans les poisons bacillaires, l'insuffisance hépato-rénale et l'anoxhémie subaiguë.

Récemment, Dupré (153) avec Devaux a rapporté un nouveau cas assez analogue au précédent. Chez un tuberculeux avec abcès cérébral double et lésions nécrotiques diffuses de l'écorce, ils ont observé un syndrome méningé subaigu complexe où dominait la torpeur et qu'ils expliquent par les lésions corticales diffuses de nécrose cellulaire avec intégrité relative des fibres

En somme, chez les tuberculeux qui délirent, l'encéphale peut présenter des aspects très différents: ou bien il est atteint de lésion spécifique, tubercule solitaire ou méningite tuberculeuse, ou bien il est le siège de réaction inflammatoire d'origine bacillaire mais sans caractéristique histologique — on connaît bien aujourd'hui dans le foie, et dans le rein, etc. ces inflammations banales dues au bacille de Koch — ; ou bien il ne présente que des lésions cellulaires toxiques, dans les psychopolynévrites, dans la confusion mentale par insuffisance hépatique, intoxications lentes multiples, etc. — ou bien il ne révèle aucune lésion appréciable par les techniques actuelles.

Chez les *cancéreux cachectiques* sans tumeur cérébrale, on ne trouve le plus souvent dans l'écorce que de l'atrophie cellulaire pigmenteuse, quand il ne s'y voit pas des lésions toxiques aiguës par insuffisance hépatique ou rénale.

Elzholz (158), qui a fait une excellente revue de tous les cas de psychoses aiguës observées chez les cancéreux depuis Esquirol, apporte trois nouvelles observations. Il s'agit de trois cachectiques déprimés et anxieux, dont l'un eut de plus une agitation motrice considérable trois semaines avant la mort. L'examen des circonvolutions cérébrales, fait par la méthode de Marchi, ne montra aucune dégénérescence dans les fibres de projection ou d'association.

Dans les tumeurs cérébrales, Dupré a particulièrement bien étudié les troubles mentaux et les lésions cellulaires corticales diffuses qu'on peut y observer, à propos d'un cas d'endothéliome arachnoïdien publié avec Devaux (151).

En juin 1905, à l'Association neurologique américaine, Knapp (244) rapportant 104 cas de tumeurs cérébrales autopsiées, dont 79 avec troubles mentaux, est d'avis que les troubles mentaux sont plus souvent associés aux tumeurs de l'hémisphère gauche qu'à celles de l'hémisphère droit, mais ils dépendent moins de la localisation des tumeurs que des effets généraux que leur présence détermine, augmentation de la pression intra-crânienne et formation de toxines. Taylor (399) cita ensuite une malade porteuse d'un cancer inopérable du sein qui succomba au milieu de troubles cérébraux supposés toxiques; l'auteur trouva, par la méthode de Nissl, une dégénérescence rétrograde des cellules comme après la section des cylindre-axes.

En résumé, si la pathogénie des troubles psychiques des tumeurs cérébrales doit être rapportée à un ensemble de causes très variées: compression cérébrale, hypertension céphalo-rachidienne, troubles circulatoires, lésions locales concomitantes ou secondaires, infection de voisinage, l'intoxication de l'écorce par les produits cellulaires et microbiens de la néoplasie paraît jouer souvent le rôle primordial, comme en font foi les lésions cellulaires diffuses toxiques de l'écorce trouvées dans un certain nombre d'observations récentes.

Le petit nombre de documents histologiques et les résultats

variables des autopsies expliquent les divergences des auteurs sur la pathogénie des délires dans les maladies infectieuses.

M. Faure (167) et Desvaux (135), constatant qu'à l'autopsie des infectés délirants il existe tantôt des lésions grossières de congestion ou d'œdème, tantôt seulement des lésions cellulaires fines, tantôt rien, admettent que délire fébrile et confusion mentale sont de même nature, et que l'apparition de la déformation globuleuse avec chromatolyse centrale et noyau excentrique, qu'on voit dans la confusion mentale, est liée à la prolongation du délire fébrile. Cette opinion s'allie avec la doctrine aujourd'hui classique de l'origine toxique du délire fébrile inaugurée par Régis (361) et soutenue par Klippel, nous-mêmes, Siemerling (385), Binswanger (60) et Berger (61). Au contraire, les italiens, Betti (56) et Amantini (15), constatant la disparition du délire après l'application de sangsues sur les apophyses mastoïdes, admettent le rôle primordial des troubles vaso-moteurs dans la production des délires infectieux et post-infectieux et trouvent que Richet va trop loin en refusant toute influence à ces troubles. Enfin les récentes constatations, faites par Legendre et Terrien (264), Dapter, Roger Voisin, etc., de leucocytes dans le liquide céphalo-rachidien d'infectés ne peut-il pas faire penser que certains délires pourraient être le reflet d'un début de réaction corticale inflammatoire susceptible de disparaître sans reliquat, mais perceptible un moment comme dans les préparations de Binswanger (60), de Roger Voisin et de l'un de nous [1].

2. *Délire aigu.* L'opinion, que l'un de nous [2] émettait naguère, que le délire aigu n'était qu'un syndrome clinique, à étiologie diverse, et dont le tableau avait plus d'analogie avec la confusion mentale qu'avec la manie, est depuis le Congrès de Limoges et le rapport de Carrier (95) universellement acceptée. C'est la manifestation cérébrale très bruyante d'une toxi-infection sur l'organisme tout entier et particulièrement sur le cerveau; c'est la forme la plus violente du délire dans les infections [3].

A l'autopsie de malades morts de délire aigu, dit Angiade [4], on rencontre

[1] *Laignel-Lavastine et Roger Voisin.* Recherches anatomo-pathologiques sur l'encéphale des broncho-pneumoniques. Arch. de méd. exp. 1904, N. 2, p. 207.

[2] *Gilbert Ballet.* In: Charcot, Bouchard, Brissaud, Traité de Méd. T. VI, p. 615, art. Délire aigu.

[3] L'opinion soutenue par Alessi (11), Ceci (108), que l'infection est un phénomène secondaire surajouté au délire nous paraît de moins en moins admise.

[4] Loc. cit. p. 250.

quelquefois des lésions macroscopiques. La congestion des vaisseaux et la surabondance de liquide arachnoïdien sont la règle. La dure-mère est hyperémiée et comme distendue par l'augmentation de volume du cerveau, les vaisseaux de la pie-mère sont gorgés de sang, particulièrement au voisinage de la scissure de Sylvius; autour des fines artérioles, il y a souvent de petites suffusions sanguines; les espaces sous-arachnoïdiens sont distendus. La substance grise est hyperémiée et la pie-mère s'en sépare aisément, découvrant un fin piqueté vasculaire, qui apparaît aussi à la coupe, au niveau surtout des couches moyenne et profonde de l'écorce. La congestion de la substance nerveuse présente parfois une teinte améthyste ou hortensia sur laquelle Calmeil a appelé l'attention.

Le processus peut quelquefois dépasser la phase hyperémique; l'on trouve alors des lésions de nature phlegmasique: traînées blanches périvasculaires le long des vaisseaux de la pie-mère, adhérences par places de cette membrane à l'écorce sous-jacente.

Dans certains cas, au contraire, l'examen le plus attentif du cerveau ne permet de constater à l'œil nu aucune altération. Ce sont les faits de cet ordre que Thulié avait visés dans son travail sur le délire aigu sans lésions. Cet auteur pense que, dans ces cas, les troubles seraient attribuables à l'anémie cérébrale. L'hypothèse n'est pas admissible. L'examen microscopique révèle en effet des lésions, même quand l'observation macroscopique n'en décèle pas. Calmeil avait déjà signalé l'accumulation de corps granuleux entre les parois des vaisseaux ou à leur pourtour. Gottfried Jehn (256), avec une technique moins imparfaite, a trouvé, le long des vaisseaux, des granulations pigmentaires, des noyaux ronds et granuleux; il a noté l'augmentation des noyaux de la névroglie, la déformation et la dégénérescence granuleuse des cellules, enfin la présence de gouttelettes graisseuses nombreuses dans le champ du microscope.

Il a, en même temps, constaté du côté de la moelle des altérations des cordons postérieurs (cellules granuleuses, modifications de volume des tubes).

Dans ces derniers temps, l'application, à l'histologie pathologique du délire aigu, des procédés de coloration récents, a permis de relever des altérations plus délicates encore. Dans un cas, Hoch (212) a vu, à l'aide de la méthode de Nissl, une chromatolyse très accusée des cellules de l'écorce: les grains chromatiques avaient complètement disparu dans le corps et les prolongements cellulaires; le noyau était diminué, homogène, ovale ou triangulaire, dépourvu de membrane; le nucléole était élargi. Dans les petites cellules pyramidales existait un réseau en gâteau de miel.

Dans trois cas, A. Cristiani (124) a également observé de la chromatolyse périphérique ou totale qu'il a trouvée, d'ailleurs, non seulement dans les cellules de l'écorce, mais aussi dans celles du cervelet, du bulbe, des noyaux des nerfs crâniens ou des nerfs rachidiens. De plus, la méthode de Golgi lui a permis de voir l'atrophie variqueuse, l'état moniliforme des prolongements. Ces lésions, au dire de Cristiani, contrastaient avec l'intégrité des vaisseaux et de la névroglie. Celle des vaisseaux n'est pas admise par Joukowski.

La méthode de Nissl a montré à Cristiani que les altérations, au début, consistent en une chromatolyse qui frappe la périphérie de la cellule. Les masses chromatiques sont moins abondantes, plus petites, décolorées, pâles, morcelées, granuleuses. A une phase plus avancée, ces masses finissent par disparaître et on n'en voit plus çà et là que quelques-unes avec les altérations signalées. A un stade très avancé la chromatolyse, de partielle et marginale qu'elle était, devient diffuse et se généralise.

Alors la cellule se montre décolorée, bleu clair, avec un aspect pulvérulent; les contours apparaissent bleu pâle, indécis, confus. Le noyau est souvent peu coloré, indistinct et orienté vers la périphérie au point de faire hernie et de s'énucléer. Le nucléole est tantôt normal, tantôt décoloré. Souvent le noyau tuméfié, gonflé, peu coloré, contient un nucléole pâle et indistinct.

Les prolongements, en chromatolyse, se montrent à peine dessinés, courts, décolorés. Dans le corps cellulaire, on rencontre aussi un gonflement louche avec dégénérescence granuleuse et dégénérescence jaune globulaire (Coincé). Alors la cellule se montre, encore mieux que dans l'état de chromatolyse, déformée, globuleuse, ridée, à contours irréguliers, avec un noyau tuméfié, déformé.

Les vaisseaux sont normaux.

Les fibres nerveuses du cortex sont tantôt grêles, tortueuses, tantôt renflées, moniliformes.

En somme, pour Cristiani, il s'agit d'un *processus de dégénérescence cellulaire primitive*.

L'infiltration nucléaire ne résulte pas d'un processus inflammatoire primitif; c'est un processus secondaire de réaction contre les lésions cellulaires.

Si, en effet, cette infiltration était l'indice d'un processus inflammatoire primitif, ce seraient les vaisseaux qui devraient être les premiers et le plus gravement atteints. Ici, au contraire, non seulement les parois vasculaires sont normales, mais encore l'infiltration nucléaire n'existe pas ou est très légère et n'a rien de comparable à ce qui se passe autour des cellules où l'infiltration est en rapport direct avec la lésion.

Ces lésions cellulaires, avec leur stade initial de chromatolyse périphérique, sont en pleine harmonie avec l'origine toxi-infectieuse du délire aigu.

Elles concordent, en effet, avec les recherches anatomiques et expérimentales de Marinesco.

Chez deux infectées avec confusion hallucinatoire et violente agitation, compliquées de convulsions chez une, Binswanger et Berger (61) ont trouvé, dans le cortex, une dégénération aiguë des fibres à myéline et une infiltration leucocytaire diffuse sans prolifération névroglique, ni lésions vasculaires primitives. Les cellules nerveuses ont fréquemment un aspect homogène; la substance achromatique est colorée; entre les cellules existe un lacis de fibres se colorant anormalement par la thionine et des corps granuleux en voie de formation.

En opposition avec tous les auteurs précédents, et à la suite de Popoff (349), Dobrotworski (140), Veidengammer et Broukhanski (416) voient dans le délire aigu une méningo-encéphalite diffuse.

Joukowsky (228), d'après le résultat de trois autopsies faites dans le laboratoire de V. Bechterew, admet aussi dans le délire aigu une méningo-encéphalite aiguë diffuse. Les éléments nerveux ne lui paraissent pas prendre une part active au processus inflammatoire; ils subissent une dégénération consécutive sous l'influence de troubles de nutrition, de l'augmentation de la pression et de la température intra-crânienne.

Joukowski croit que l'altération vasculaire est primitive et que l'élément nerveux est secondairement atteint. Contre cette manière de voir on peut invoquer les faits dans lesquels il y a altérations cellulaires sans lésions vasculaires.

Que la lésion cellulaire soit primitive ou secondaire, un fait certain c'est qu'elle existe.

Anglade a, dans deux cas, constaté de la chromatolyse avec lésions destructives de la trame achromatique, migration et déformation du noyau, etc. Il y avait aussi et surtout hyperplasie névroglique.

La névroglie, dit Anglade, réagit, dans le délire aigu, par prolifération autour des vaisseaux, dans la couche moléculaire de l'écorce et dans la couche sous-jacente aux épithéliums ventriculaires.

Il a vu les noyaux se multiplier et le réseau fibrillaire se faire plus dense autour de quelques groupes de cellules pyramidales, bulbaires et radiculaires antérieures.

Cramer (121), chez un buveur mort de délire aigu hallucinatoire post-traumatique, constatant, en plus d'hémorrhagies et de dégénérescence graisseuse des reins, des hémorrhagies récentes autour des veines de l'écorce cérébrale, des leucocytes et des amas pigmentaires dans les gaines capillaires du cerveau et la chromatolyse des cellules pyramidales, voit dans ce cas un exemple d'encéphalite hémorrhagique.

Au contraire, Guerwer, dans un cas d'amentia aiguë, constatant l'atrophie des cellules pyramidales, leur chromatolyse, leur dégénérescence graisseuse, la migration de leur noyau, leurs bords érodés, leur vacuolisation, et l'aspect moniliforme des fibres nerveuses, en fait des lésions toxiques.

C'est aussi l'opinion de Tomlinson (405), qui voit dans la désintégration cellulaire le résultat du surmenage cellulaire et de l'intoxication, auto ou hétéro-intoxication. Il s'appuie sur la similitude des lésions cellulaires corticales dans les différents délires, quelle que soit leur origine, septique, urémique, alcoolique, etc.

Dans le délire aigu, Lander (259), de Francfort, a constaté, par la méthode de Nissl, une chromatolyse progressive, une augmentation du pigment, une colorabilité de la substance fondamentale avec déplacement ou disparition du noyau. Le résultat final est la dissolution de la cellule, la congestion vasculaire avec extravasations, infiltration des parois des vaisseaux, prolifération de l'endothélium des petits vaisseaux en particulier, corps granuleux et processus de dégénération de la myéline, décelés par la méthode de Marchi.

Parfois on constate une réaction névroglique marquée et des leucocytes polynucléaires en amas. Lander n'a jamais vu les grandes cellules décrites par Friedemann dans l'encéphalite.

En somme, les lésions cellulaires sont analogues à celles qu'on rencontre dans les affections fébriles. Lander n'ose donc pas en affirmer la spécificité; mais il insiste sur ce que leur intensité est incomparablement plus grande dans le délire aigu.

Contemporains de ces travaux sont ceux d'Alzheimer (12), Semidaloff et Weidenhammer (383), Schukowsky (379), Kazowsky (234), Buckholz (78), Förstner (188), Snell (387), Turner (410) et Crisafulli (123).

Ce dernier nous paraît particuliérement intéressant. Constatant, dans un cas, des lésions cellulaires, qui sont celles des intoxications, Crisafulli remarque qu'elles n'ont pas une intensité en rapport avec la gravité du délire aigu et pense qu'il en est là comme dans les intoxications, les aiguës altérant moins les cellules nerveuses que les chroniques.

En somme, il résulte de ces travaux que si le délire aigu est un syndrome clinique sur lequel on s'entend, ce n'est pas un syndrome anatomo-clinique, puisque la majorité des auteurs rapporte le délire à des lésions toxiques, tandis que quelques-uns y voient l'expression d'une encéphalite.

La conclusion générale qui ressort de ces faits est que les psychoses par infection ne sont que des psychoses par intoxication et même le plus souvent par auto-intoxication.

En effet, très rares sont les microbes au niveau du cortex des délirants (M. Faure et Laignel-Lavastine [173]).

C'est par l'intermédiaire de leurs produits solubles qu'ils agissent, c'est en modifiant le milieu intérieur qu'ils provoquent des phénomènes pathologiques d'ordre toxique» (Charrin et Hugounencq [105]). «Les microbes engendrent donc la maladie par voie d'intoxication, en troublant le jeu des appareils, en modifiant la structure des tissus à l'aide de leurs sécrétions.   Ils utilisent les principes issus de leur fonctionnement, comme aussi ceux qui viennent des tissus influencés par eux.

Charrin (104), Courmont et Doyon, en expérimentant avec les toxines du bacille de Nicolaïer, n'ont-ils pas admis que les toxines agissent en partie en faisant produire des poisons par les tissus influencés par elles?

L'infection peut encore agir sur les centres nerveux, non plus seulement par les altérations cellulaires produites par l'intoxication, mais par des destructions plus ou moins étendues de la substance cérébrale dues à la colonisation des microbes à son intérieur et à la formation de lésions circonscrites ou diffuses (encéphalite, méningite) et par des troubles de la circulation cérébrale.

A côté des troubles correspondant à des lésions appréciables, dit Charrin, il en est qui sont le résultat de simples imprégnations, de simples accidents circulatoires; l'anémie ou la congestion d'une circonvolution occasionée par l'intervention d'une toxine vaso-constrictive ou vaso-dilatatrice provoquera suivant la circonvolution, des perturbations dans le mouvement, dans la sensibilité, dans la parole, dans l'intelligence.

En conclusion, chez les infectés, les délires sont d'origine toxique, mais leur mécanisme est divers.

IV. PSYCHOPOLYNÉVRITES *(Encéphalopathies psychiques
toxémiques sans lésions macroscopiques).*

Ce groupe n'a qu'une valeur d'attente et ne contient pas de
faits étiologiquement différents des trois groupes précédents. Ici
comme là ils sont fonction d'infection, d'auto et d'hétéro-intoxication; mais ce qui leur donne une physionomie un peu à part,
c'est la prédominance clinique des troubles mentaux et nerveux,
à tel point qu'on pense dès l'abord à un syndrome cérébral et
c'est l'importance des lésions corticales qui, pour n'être pas inflammatoires, mais seulement toxiques, n'en sont pas moins manifestes.

Lorsqu'en 1889, Korsakoff (245) signala l'existence de troubles
mentaux au cours des polynévrites, sa description provoqua, tout
d'abord, une sorte d'étonnement et de surprise. Mais on ne tarda
pas à recueillir de divers côtés des faits qui vinrent en montrer
la justesse. Bien plus, on constata que certains des troubles, qui
trouvaient place parmi ceux de la psychose nouvelle, avaient été
déjà entrevus et au moins sommairement signalés; c'est ainsi que
Charcot avait appelé l'attention sur l'amnésie qui accompagne
souvent la polynévrite alcoolique.

Aujourd'hui, la réalité de la psychose polynévritique n'est
plus mise en doute par personne. Pour Korsakoff, il ne saurait
être question de son syndrome sans polynévrite. Au contraire,
Tiling, Gudden, Schultze l'admettent indépendant.

Raymond (350), Soukhanoff (389) et Orloff (390), Vaindrach
(413), Wernicke (429), Haury (210), Chancelley (99), Libermann
(273), F. Pascal (342), etc., ont vulgarisé les notions que l'un de
nous (¹), dès 1898, a dégagées de l'observation anatomo-clinique de
plusieurs cas suivis d'autopsie.

Voici deux cas, résumés:

Dans le premier cas, il s'agissait d'une femme de trente ans, alcoolique, tuberculeuse et chez laquelle, sous l'influence de l'alcoolisme et peut-être de la tuberculose, s'était développée une cirrhose

---

(¹) *Gilbert Ballet.* Lésions corticales et médullaires dans un cas de psychose polynévritique.
Soc. méd. des hôp. 15 mars 1896.
Id. Lésions des cellules cérébrales dans la confusion mentale. Ac. de médecine, 26 juin 1896.
Id. avec M. Faure, Contribut. à l'anat. pathol. de la psychose polynévritique et de certaines
formes de confusion mentale primitive, Presse médicale, 30 nov. 1898.
Id. Les psychoses polynévritiques. X. Congrès des aliénistes et neurologistes français,
Marseille, avril 1899.

avec dégénérescence graisseuse du foie. On constatait, chez cette femme, des signes nets de polynévrite (douleurs, impotence, amaigrissement des muscles) avec du délire à forme onirique et des symptômes de confusion mentale.

A l'autopsie, on trouvait les lésions ordinaires de la polynévrite, et du côté des cellules des cornes antérieures de la moelle, les altérations que d'habitude la polynévrite y provoque par réaction à distance. Mais le fait intéressant et nouveau, c'est qu'il existait des lésions analogues à ces dernières sur les coupes de l'écorce, particulièrement sur les coupes du lobule paracentral.

Les altérations, constatées sur les préparations colorées par la méthode de Nissl, étaient limitées aux cellules. Celles-ci n'avaient pas subi de modification dans leur ordonnance générale, ni dans leur nombre et, à un faible grossissement, les coupes ne différaient pas sensiblement de coupes du cerveau normal. Mais à un grossissement plus fort on constatait qu'un grand nombre de cellules étaient altérées. Ces altérations étaient surtout manifestes au niveau de la troisième couche (couche des grandes cellules pyramidales); elles intéressaient à la fois les éléments fondamentaux de cette couche et les cellules géantes de Betz. Sur cinq cellules, il y en avait une saine, trois ou quatre de malades: l'une à un haut degré, les deux ou trois autres à un degré moindre.

Voici la série des altérations qu'on notait en procédant des plus légères aux plus accusées; quelques cellules étaient simplement tuméfiées, à contours arrondis, avec un noyau plus volumineux que le noyau normal; autour de ce noyau, les granulations chromatophiles étaient encore nombreuses et très distinctes. Beaucoup d'éléments avaient perdu leur forme triangulaire; leur noyau s'était rapproché de la périphérie et les granulations du pourtour de ce noyau étaient manifestement dissoutes. Quelquesunes subsistaient à la périphérie de la cellule ou à la base de certains prolongements.

D'autres cellules, plus rares, avaient conservé leur forme, mais la substance chromophile y avait perdu sa disposition en amas granuleux, et s'était accumulée sous forme d'une bande foncée contre l'une des parois; les contours du noyau étaient peu visibles et le nucléole avait disparu. Enfin dans certains éléments la chromatolyse était complète; la cellule était arrondie, gonflée et le noyau, plutôt diminué de volume, était appliqué contre la paroi.

L'examen des noyaux sur les coupes colorées à l'hématoxyline montrait qu'un certain nombre d'entre eux avaient subi, dans leur forme, des modifications qui impliquent des changements dans leur structure; les uns étaient irréguliers, déchiquetés sur leurs bords, d'autres d'aspect réniforme.

Dans un second cas semblable au précédent, mais dans lequel la polynévrite était très peu accusée, on trouvait les mêmes lésions corticales. Postérieurement à ces deux cas, d'autres analogues ont été rapportés particulièrement par M. Faure. Sur les préparations colorées par la méthode de Pal, on n'avait rien relevé qui autorisât à avancer que chez la première ou chez la seconde malade les fibres à myéline, corticales ou sous-corticales, fussent altérées ou raréfiées. La méthode de Marchi, utilisée dans le second cas, n'a pas donné davantage de résultats positifs nets. Ces constatations amènent à penser que, dans les cas de cet ordre, les lésions cellulaires sont des lésions primitives et non comme on pouvait se le demander des lésions secondaires aux lésions des fibres nerveuses.

Quelle que soit d'ailleurs la pathogénie des lésions cellulaires corticales dans la psychose polynévritique, on peut affirmer aujourd'hui leur réalité.

Mais ces lésions existent-elles dans tous les cas? et conditionnent-elles les troubles psychiques de la psychose de Korsakoff?

Il ne paraît pas douteux que les lésions cellulaires puissent faire défaut dans les formes simplement délirantes de la psychose polynévritique.

L'un de nous a observé un malade qui, au cours d'une hépatite chronique, présenta pendant huit à dix jours du délire onirique avec symptômes de confusion mentale. La mort survint brusquement par la rupture d'un anévrisme du cœur. L'écorce cérébrale était intacte.

Depuis, des faits analogues ont été publiés par Larkin et Scliffe (260), Cristiani (125), Statkevich (395), Soukhanoff et Tchelzoff (391), Bonhœffer (69), Cole (113), Siefert (384) et Vyrouboff (123), etc.

Luekerath (283) montre que le syndrome peut se rencontrer en dehors de l'alcoolisme.

Dans un cas suraigu, Siefert a, par la méthode de Marchi, constaté des lésions dégénératives généralisées à la substance blanche du cerveau, la moelle et le cervelet étant restés intacts. Cette observation présentée au Congrès de Halle en 1901 fut l'objet d'une discussion de la part de Biswanger, Cramer et Heilbronner qui firent ressortir les grandes difficultés qu'on rencontre pour apprécier la valeur des lésions cellulaires corticales dans le syndrome de Korsakoff.

Heilbronner (207), au cours de ses recherches sur les lésions médullaires dans les névrites alcooliques, n'a trouvé dans le cerveau que des lésions cellulaires dans les cas subaigus et de plus, des dégénérescences visibles par la méthode de Marchi dans les cas chroniques.

Juliusberger et Meyer (231) ont fait les mêmes constatations. Pour Cramer ces lésions ne s'observent que dans les cas très graves. Il explique ainsi le résultat négatif de Korsakoff et Solski dans une autopsie de psychopolynévrite.

Dans un cas de Juquelier et Perpère (230), Vigouroux a constaté l'aspect suivant: la substance corticale ne présente pas d'altérations interstitielles. Les vaisseaux sont un peu dilatés; leur paroi est normale; il n'y a pas de cellules rondes dans la gaine périvasculaire. Les cellules pyramidales contiennent beaucoup de pigment.

Au bleu d'Unna, les altérations des cellules pyramidales géantes sont plus appréciables. La plupart sont déformées, rondes, globuleuses. Beaucoup ont leur noyau excentrique, présentant un certain degré de chromatolyse et une coloration anormale de la substance achromatique. Au Weigert-Pal les fibres sont conservées.

Les cellules des cornes antérieures de la moelle sont pigmentées et un certain nombre sont en état de chromatolyse et ont un noyau excentrique à l'état laqué.

Le foie est extrêmement gras.

Enfin dans deux observations, F. Robertson Sims (366), sur un fond dégénératif alcoolique et artério-scléreux, a constaté, avec des lésions de polynévrite, des dégénérescences non systématiques des fibres intramédullaires, et des altérations aiguës de diverses variétés des cellules corticales avec prédominance de la chromatolyse centrale avec noyau périphérique et souvent neuronophagie.

Une fois, de nombreuses cellules névrogliques avaient proliféré autour des cellules de Betz altérées.

Vyrouboff (423), par un examen très détaillé des lésions corticales d'un individu atteint de polynévrite avec syndrome de Korsakoff, confirme les observations françaises.

Au contraire, Cramer (122), dans deux faits qu'il étiquette

psychoses de Korsakoff, où il existait des névrites, mais qui se terminèrent par des phénomènes de paralysie, comme dans la paralysie générale, a constaté un épaississement notable de la pie-mère, une abondante infiltration cellulaire de l'écorce cérébrale non-seulement périvasculaire, mais diffuse, avec par places des amas leucocytaires, des cellules névrogliques monstrueuses, des lésions vasculaires très profondes avec infiltration pigmentaire, et des altérations diffuses des cellules nerveuses avec raréfaction des fibres tangentielles.

Elzholz et Raymann rapprochent la psychose de Korsakoff de la poliencéphalite aiguë hemorrhagique.

Cramer voit le trait d'union de ces deux affections dans leurs profondes lésions vasculaires communes.

Il conclut que dans la psychose de Korsakoff il existe de profondes altérations du cerveau, mais qu'elles n'ont rien de spécifique.

Si nous comparons entre eux ces divers faits, nous remarquons que les lésions trouvées dans l'écorce cérébrale sont avant tout dégénératives.

A la vérité, les observations de Cramer tendraient à rapprocher la maladie de Korsakoff des encéphalites, mais le fait anormal dans l'histoire clinique d'un de ses deux cas, que l'affection a présenté une symptomatologie analogue à la paralysie générale, nous porte à nous demander si, chez les malades de Cramer, il s'agissait vraiment de psychose polynévritique.

Dans les observations de psychose polynévritique répondant au type clinique décrit par Korsakoff, on a trouvé des lésions exclusivement cellulaires associées ou non à quelques lésions des fibres visibles au Marchi.

Ces faits permettent de conclure que le syndrome mental est le résultat d'une dégénérescence cellulaire et accessoirement, mais d'une façon inconstante — ce qui n'a rien de surprenant — d'une altération de la fibre.

De toute façon, en ce qui nous concerne, des faits déjà nombreux que nous avons eu l'occasion d'étudier en dehors de ceux rappelés au cours de ce rapport, il résulte que, dans la psychose polynévritique, le processus n'est nullement inflammatoire, mais exclusivement dégénératif.

Ce n'est d'ailleurs pas affirmer que la lésion soit toujours la même et ne puisse pas parfois se compliquer d'inflammation. Tout dépend du moment de la mort. Le processus, dans l'écorce comme dans les nerfs, se fait lentement par étapes, avec des accidents aigus véritables et contingents.

Si la mort survient brusquement au début, les lésions manquent complètement; arrive-t-elle plus tard au cours d'une confusion mentale subaiguë, on trouve dans le cortex les lésions que nous avons décrites. L'évolution régulière de la psychose de Korsakoff est-elle au contraire entravée par des accidents tumultueux de délire aigu, par exemple, les lésions seront beaucoup plus profondes et plus étendues et pourront même se compliquer d'encéphalite. On trouvera alors des lésions inflammatoires, car il n'est pas interdit à un malade atteint de psychopolynévrite de faire de l'encéphalite, comme un ramolli du cerveau peut faire, à l'occasion d'une infection intercurrente, une réaction inflammatoire autour de son foyer, mais ces lésions d'encéphalite restent inconstantes. Les lésions inflammatoires sont contingentes; seules les lésions dégénératives sont nécessaires. Ces lésions d'ailleurs doivent être cherchées avec minutie, sous peine de passer inaperçues, car elles ne sont pas diffuses, mais disposées en foyers.

A l'occasion de deux psychoses polynévritiques communiquées par Marinesco (396) et dans lesquelles il n'existait pas dans l'écorce rolandique de lésions visibles avec la méthode de Nissl, l'un de nous (1) faisait encore récemment remarquer que les lésions corticales ne sont pas toujours diffuses, mais se localisent souvent sur des points épars du lobule paracentral, si bien que, si les coupes ne portent pas sur ces nids de lésions, les altérations peuvent passer inaperçues. De là, la nécessité de faire des coupes sériées de l'écorce. D'ailleurs on peut parfois ne pas trouver de lésions. La cellule peut être troublée dans sa *nutrition*, et par suite dans sa *fonction*, avant de l'être dans sa morphologie et sa *structure* (2).

Enfin, quand le processus a duré très longtemps, on constate une importante réaction névroglique; mais cette réaction est évidemment secondaire aux lésions dégénératives. Ce n'est pas dans un tissu de sclérose qu'il faut chercher la caractéristique d'un processus anatomo-clinique.

En résumé, quand du point de vue clinique on envisage les troubles cérébraux que leur étiologie et leur physionomie permettent de faire rentrer dans le groupe que Korsakoff a eu en vue,

(1) *Gilbert Ballet*. Soc. de neurologie, Juillet 1905. Revue neurologique, 1905, p. 784.
(2) *Gilbert Ballet*. Congrès de Marseille, 1899.

on constate que tantôt ils s'associent à une polynévrite accusée, que tantôt ils s'associent à une polynévrite légère, que tantôt enfin ils se développent indépendamment de tout signe ou de toute lésion de polynévrite. Aussi l'expression de *psychose polynévritique* est-elle défectueuse.

On devrait y renoncer et lui substituer celle qui, dès le début d'ailleurs, avait eu les préférences de Korsakoff: *encéphalopathie psychique toxémique*.

Cette encéphalopathie ne devient qu'éventuellement une neurocérébrite toxique.

Aujourd'hui comme il y a huit ans, nous concluons donc en disant que le syndrome mental isolé par Korsakoff, qu'il s'accompagne ou non de polynévrite, se caractérise dans l'écorce cérébrale par les lésions dégénératives que nous avons décrites. Elles n'ont d'ailleurs rien de spécifique, et peuvent apparaître, selon certaines conditions, dans tous les processus toxiques de l'écorce cérébrale.

V. PSYCHOSES D'ORIGINE INCONNUE, VRAISEMBLABLEMENT TOXIQUES

Nous devons citer ici beaucoup de travaux qui, envisageant l'anatomie pathologique des psychoses dans leur généralité, n'ont pas trouvé place dans les différents chapitres antérieurs.

Campbell (93), Clouston (110), Belar Nagy (51), Antonini (26), Falk (164), Maciulich (284), Peeters (347), Friedländer (187), Angiolella (18), Alzheimer, Heilbronner (208), Turner (411) et surtout E. Meyer (315) dans cinq mémoires, ont décrit des lésions corticales dans les psychoses les plus diverses.

Dans trois cas de confusion mentale aiguë, Guerwer (204) a trouvé des lésions corticales très profondes: cellules atrophiées, graisseuses, noyaux hypertrophiés, excentriques, bords cellulaires érodés, vacuoles.

Dans un autre cas de confusion mentale, Ryclisintki (372) a noté l'augmentation des cellules névrogliques et la pigmentation des cellules pyramidales dont le protoplasma est altéré.

Les travaux de Wagner (425), Tirelli (402), Hoch, Sander (375), Camia (92) et Deroubaix concernent particulièrement les psychoses aiguës. Dans un cas de confusion mentale post-fébrile, Emminghaus (161) a constaté l'état trouble des cellules.

Enfin Cramer (122, p. 1527), consacrant un chapitre aux psychoses sans aucune donnée étiologique, décrit des lésions de chro-

matolyse totale des pyramidales géantes dans un cas de mégalomanie avec excitation, etc.

Nous n'avons voulu qu'indiquer ici quelques travaux sur la
matière. Il ne peut être en effet question, dans ce rapport, d'envisager dans sa complexité l'anatomie pathologique du cortex des
malades multiples et divers étiquetés pendant la vie maniaques,
mélancoliques, déments précoces, etc., etc.

Ce serait vouloir établir «l'anatomie pathologique de la folie».

Or ce dernier terme aujourd'hui n'a plus qu'une valeur sociale,
administrative. Il n'a plus de signification en pathologie.

CONCLUSIONS

De cette revue des principaux travaux parus sur l'histologie
de l'écorce cérébrale dans les psychoses d'origine toxique se dégagent, à notre avis, les conclusions suivantes:

1.° Il y a des lésions de l'écorce cérébrale dans des psychoses d'origine toxique.

2.° Ces lésions ne sont pas constantes (nous donnons plus
loin l'explication de cette inconstance).

3.° Elles ne diffèrent pas suivant la nature de la psychose.

4.° Elles ne sont pas inflammatoires, mais dégénératives.

Dans quelques cas, des signes cliniques d'encéphalite et de
délire aigu peuvent venir compliquer le tableau morbide. On trouve
alors des altérations inflammatoires: il ne s'agit plus d'une psychose toxique simple, mais d'une psychose toxique compliquée.

TROISIÈME PARTIE

VALEUR DES LÉSIONS
CORTICALES DANS LES PSYCHOSES TOXIQUES. NOUVELLES
OBSERVATIONS PERSONNELLES

L'existence de lésions corticales est démontrée dans les psychoses toxiques.

Reste à déterminer leur valeur.

Pour résoudre ce problème, nous avons, parmi nos observations d'intoxiqués et d'infectés, relevé les examens histologiques
des cortex pris dans les meilleures conditions, et nous les avons

divisés en deux groupes, selon que pendant la vie le délire avait manqué, ou au contraire attiré l'attention.

Voici résumées en tableaux (¹) ces deux séries, d'abord celle des non délirants, puis celle des délirants.

A. 31 non délirants :

1	Fièvre typhoïde.	Cortex normal
1	Fièvre typhoïde avec granulie.	Cortex normal
2	Broncho-pneumonies sans convulsions.	Cortex normal
1	Péritonite tuberculeuse.	Cortex normal
1	Péritonite purulente suraiguë par rupture salpingienne.	Cortex normal
2	Asystolies.	Cortex normal
1	Ictère grave.	Cortex normal
1	Cirrhose de Laënnec.	Cortex normal
1	Maladie d'Addison.	Cortex normal
1	Phthisie pulmonaire avec névrite des membres inférieurs.	Cortex normal
7	Phthisies pulmonaires.	Cortex normal
5	Cancers d'estomac.	Cortex normal
1	Cancer d'estomac avec morphinomanie et albuminurie.	Lésions cellulaires
2	Cancers d'utérus.	Cortex normal
1	Cancer du rectum.	Cortex normal
1	Carcinose généralisée.	Cortex normal
1	Endothéliome de l'angle bulbo-protubérantiel.	Cortex normal

B. 28 délirants :

2	Phthisies pulmonaires avec polynévrites.	Lésions cellulaires
1	Pneumonie avec delirium tremens de 24 heures.	Cortex normal
1	Delirium tremens de 5 jours.	Lésions cellulaires
1	Rhumatisme articulaire aigu avec delirium tremens de 6 jours.	Lésions cellulaires
1	Erysipèle avec delirium tremens de 8 jours.	Lésions cellulaires
1	Pneumonie avec délire nocturne.	Cortex normal
3	Insolations chez des alcooliques.	Lésions cellulaires
1	Cirrhose de Laënnec avec ictère grave.	Lésions cellulaires
1	Cirrhose de Laënnec.	Cortex normal
1	Phthisie pulmonaire avec stéatose hépatique.	Cortex normal
1	Démence précoce et phthisie pulmonaire avec stéatose hépatique.	Lésions cellulaires
1	Phthisie pulmonaire avec insuffisance hépatique.	Lésions cellulaires

____

(¹) Nous publierons, au Congrès de Lisbonne, en dehors du rapport, ces observations.

1	Ictère sans fièvre chez un alcoolique délirant la veille de la mort............................	Cortex normal
1	Urémie chronique............................	Lésions cellulaires
1	Urémie suraiguë............................	Cortex normal
5	Fièvres typhoïdes............................	Lésions cellulaires
1	Asystolie............................	Cortex normal
1	Sarcomatose mélanique............................	Lésions cellulaires
2	Gliomes du lobe frontal gauche............................	Lésions cellulaires
1	Sarcome du lobe frontal gauche............................	Lésions cellulaires

De cette double série de faits ressort, à notre avis, cette constatation que dans les toxi-infections les altérations corticales ne sont très marquées que chez les délirants. Cependant cette règle générale souffre des exceptions. Chez 3 insuffisants hépatiques et un urémique délirants nous n'avons pas trouvé de lésions; nous en avons vu, au contraire, chez un cancéreux cachectique sans troubles mentaux appréciables. Ces exceptions peuvent s'expliquer.

Il existe, chez les toxi-infectés, des lésions cellulaires corticales sans délire, comme parfois du délire sans altérations corticales appréciables.

On connaît les lésions cellulaires corticales de toxi-infectés sans délire apparent; mais il n'est pas sûr que ces malades aient toujours été sans troubles mentaux. Les conditions dans lesquelles on observe les toxi-infectés, particulièrement à l'hôpital, ne permettent de relater des troubles mentaux que quand ceux-ci sont relativement accusés. Des troubles psychiques légers peuvent aisément passer inaperçus, quand on ne vit pas à côté du malade.

Inversement, dans quelques cas de délire, nous n'avons pas relevé de lésions corticales appréciables, mais nous n'avons pas coupé en série toute l'écorce, nous avons examiné seulement IIIe frontale, lobule paracentral, cunéus. Or, l'absence de toute lésion ne pourrait être affirmée qu'après examen complet de l'écorce cérébrale toute entière. Il se peut donc que des altérations soient passées inaperçues.

Ces réserves faites, il n'est pas impossible qu'avec des lésions légères les délires fassent défaut et il est démontré qu'au début des troubles délirants les lésions ne sont pas encore perceptibles.

Ainsi le parallélisme entre lésions corticales et délires n'est pas toujours rigoureux. Mais il n'en existe pas moins. C'est un rapport non de causalité, ni même de simultanéité, mais d'identité. Trouble mental et perturbation cellulaire structurale sont l'expression, fixée par deux méthodes différentes, la physiologique et l'anatomique, d'un même phénomène toxique. De ce qu'on entend le son en même temps qu'un style inscrit la courbe des oscillations, est-ce une raison pour dissocier en deux phénomènes distincts la vibration du diapason, et celle-ci n'existe-t-elle plus dès que notre oreille cesse de la percevoir?

CONCLUSION GÉNÉRALE

Dans ce rapport nous pensons avoir démontré la vérité des propositions émises au début:

1.º Les aspects corticaux mis en évidence par les méthodes cytologiques de Nissl et de Cajal ont une valeur pathologique.

2.º Il existe des lésions corticales dans les psychoses d'origine toxique.

3.º Ces lésions corticales ont une valeur explicative, c'est-à-dire sont l'expression anatomique de la majoration de l'empoisonnement sur l'écorce cérébrale dont le délire est l'expression fonctionnelle.

On peut encore aller plus avant.

Nous ne pensons pas qu'on démontre l'existence d'un syndrome anatomo-cortico-psychique à signes caractéristiques, pas plus qu'un syndrome anatomo-cortico-toxique à lésion pathognomonique, mais la durée du processus, plus que sa cause et son aspect clinique, influe sur l'histologie du cortex. Une évolution foudroyante et dramatique n'a pas le temps d'installer des lésions corticales profondes. Au contraire, une longue maladie à troubles mentaux plus effacés aboutira à des perturbations anatomiques beaucoup plus considérables.

L'intensité des accidents mentaux qui attirent l'attention du public et fait parler de «folie» est loin d'être proportionnelle à la profondeur des perturbations encéphaliques.

Ces premiers points acquis, il resterait à montrer les nuances apportées aux syndromes mentaux par la prédisposition et les qualités des poisons, les nuances apportées aux lésions corticales par le degré de fragilité cellulaire et les propriétés des toxiques, enfin les rapports existant entre les localisations lésionnelles et les formes de troubles mentaux, selon la traditionnelle méthode anatomo-clinique. C'est ce qu'il est impossible de faire dans l'état actuel des choses.

BIBLIOGRAPHIE

1 — d'*Abundo* (G.) : Les intoxications et les infections dans les maladies mentales et les névropathies. Pr. méd. 1900, p. 317.

2 — *Agostini* : Les cellules nerveuses corticales dans l'empoisonnement par CO. — Rivista sperimentale di freniatria. 1900, p. 313.

3 — *Alba* : Ueber die Autointoxicationen des Intestinaltractus. Berlin, 1895.

4 — *Alessi* (E.) : Lésions des cellules nerveuses dans la coprostase expérimentale. Ann. di Freniatria e Sc. affini. VIII. f. 2, p. 132, juin 1898.

5 — — Interno alla patogenesi del delirio acuto. Riforma med. an XV. Vol. III. N.os 54, 55, p. 659 et 651, sept. 1899.

6 — — Resistenza alla putrefazione delle cellule della corteccia cerebrale nella serie animale. Il Manicomio moderno, an XV. N.os 1, 2, p. 205-212. 1899.

7 — — Lésions de l'écorce cérébrale dans les néphrites expérimentales. Riforma med. 5 nov. 1900.

8 — *Alessi et Pieri* : Altérations de l'écorce cérébrale dans l'intoxication par l'urine. Il Manicomio, Nocera Inferiore, 1901, fasc. 1-2, p. 225.

9 — — Altérations de l'écorce cérébrale dans l'hypothermie et l'hyperthermie expérimentale. Il Policlinico, Roma. Vol. IX, janv. 1902, p. 31.

10 — — Le alterazioni nervose nell'avvelenamento acuto e cronico per caffeina, stricnina e morphina. Il Morgagni, an XLIII. N.o 6, p. 345-374, juin 1901.

11 — — Délire aigu urémique. Gazzetta degli ospedali e delle cliniche. N.o 135, p. 1413, 11 nov. 1900.

12 — *Alzheimer* : Das Delirium acutum. Monatsschr. f. Nevrol. u. Psych. 1897. Bd. II, p. 64.

13 — — Beitrag zur pathol. Anat. der Hirnrinde und zur anatomischen Grundlage einiger Psychosen. Monatsschr. f. Neurol. u. Psych.

14 — *Amaldino* : Sopra un caso di morbo di Addison con lesioni dei centri nervosi. Riforma med., 17 avril 1899. Vol. II, n.o 13, p. 147.

15 — *Amantini* : Pathogénie du délire au cours des maladies infectieuses. Gazzetta degli Ospedali e delle Cliniche. 8 fév. 1902, p. 171.

16 — *Andral* : Cliniques médicales. 4.me édit. 1840. T. III, p. 161.

17 — *Angiolella* (G.) : Le minute indagini citologiche in patologia mentale. Annali di Nevrologia, 1898, fasc. IV-V, p. 853-386.

18 — — Altérations des cellules nerveuses dans les états d'excitation et de dépression. Rivista sperimentale di freniatria. 1900, p. 940.

19 — *Anglade* : Polynévrite tuberculeuse et psychoses. Soc. de Neurolog., fév. 1900.

20 — — Deux aspects histologiques d'épendymite ventriculaire tuberculeuse. R. Neurologique, 15 fév. 1902.

21 — — La tuberculose des centres nerveux. Soc. méd. de Toulouse, 1901.

22 — — La tuberculose chez les aliénés. Ann. méd. psychologiques, janv. 1902.

23 — — Art : Confusion mentale. Tr. de path. mentale de G. Ballet.

24 — *Anglade et Pons* : Lésions de l'écorce grise du cerveau dans l'éclampsie. Xe congrès des aliénistes et neurologistes. Marseille, 1899.

25 — *Anglade et Chocreur* : Sur une forme chronique et anatomo-pathologique de méningo-encéphalite tuberculeuse. Soc. de Neurologie, 1903.

26 — *Antonini* : Note cliniche con autopsie sopra alcuni casi di lesioni cerebrali a focolaio negli alienati. Bull. de soc. med. prov. de Bergamo, 1896. N.os 2, 3, 6, 10.

27 — *Apáthy* : Das leitende Element des Nervensystems, etc. Mitth. aus der zool. Stat. zu Neapel. Bd. 12, H, 4, 1897, p. 566.

28 — *Aran* : Des accidents nerveux dans l'urémie. Gaz. des hôp., 1860.

29 — *Armand-Delille* : Rôle des poisons du bacille de Koch dans la méningite tuberculeuse et la tuberculose des centres nerveux. Thèse de Paris, 1903.

30 — *Azoulay* (*L.*) : Les nouvelles idées sur la structure du système nerveux chez l'homme et les vertébrés, par. R. Cajal, trad. française, 1895.

31 — — Les neurofibrilles d'après la méthode et les travaux de R. y Cajal. Pr. méd., 1904. N.ᵒˢ 59, 68, 74, 80.

32 — *Ballet* (*Gilbert*) : Art. délire aigu. Traité de méd. de Charcot, Bouchard, Brissaud, T. ᵈI, p. 1113.

33 — — Lésions de l'écorce et de la moelle dans un cas de démence. Pr. méd. 1897.

34 — — Lésions corticales et médullaires dans un cas de psychose polynévritique. Soc. méd. des hôp., 11 mars 1898.

35 — — Lésions des cellules cérébrales dans la confusion mentale. Acad. de méd., 28 juin 1898.

36 — — La psychose polynévritique. Xᵉ congrès des aliénistes et neurologistes. Marseille, 1899. R. Neurologique, N.ᵒ 3, Gazette hebd. de méd. et de chir. 27 avril, Journ. de neur. et d'hypnologie, IV. N.ᵒ 10. Arch. de Neur. N.ᵒ 41. Progrès méd. N.ᵒ 15.

37 — — Traité de pathologie mentale, Doin, 1903.

38 — *Ballet* (*G.*) et *Dutil* : Lésions expérimentales de la cellule nerveuse. Congrès de Moscou, 1897.

39 — *Ballet* (*G.*) et *M. Faure* : Contribution à l'anatomie pathologique de la psychose polynévritique et de certaines formes de confusion mentale primitive. Pr. méd. 30 nov. 1898.

40 — — Atrophie des grandes cellules pyramidales de la zone motrice de l'écorce cérébrale après la section expérimentale des fibres de projection chez le chien. Soc. méd. des hôp., 24 mars 1899.

41 — — Intoxication expérimentale aiguë et chronique par l'alcool et l'absinthe (chiens, lapins, cobayes). Congr. de Toulouse, avril 1902.

42 — *Ballet* (*G.*) et *Laignel-Lavastine* : Lésions des neurofibrilles dans la paralysie générale. Soc. de Neurol. 9 juillet 1904. Soc. médico-psychologique, janv. 1905.

43 — *Ballet* (*G.*) et *F. Rose* : Méningite scléro-gommeuse du lobe frontal droit. Syndrome de confusion mentale. Soc. de Neurol. fév. 1905.

44 — *Barbacci* : La pathologie générale de la cellule nerveuse suivant les plus récentes recherches. Clinica moderna, 1899.

45 — — Lésions des éléments nerveux au cours de la péritonite par perforation. Rivista di patol. nervosa e mentale, mars 1899.

46 — — Altérations des éléments nerveux dans la cholémie permanente par ligature du cholédoque. Ar. des sc. physiol. de Sienne, 30 janv. 1899.

47 — *Barbacci* et *Campacci* : Sulle lesioni cadaveriche delle cellule nervose. Riv. di patol. nerv. Firenze, 1897, p. 337.

48 — *Bartels* : Les maladies des reins, trad. franç., 1884, p. 132.

49 — *Baylac* : Recherches sur la toxicité des liquides d'œdème. Soc. de biologie. Nov. 1899.

50 — *Beigbéder* (*F.*) : Délire dans l'érysipèle. Thèse de Paris, 1898.

51 — *Belar Nagy* : Altérations de l'écorce cérébrale dans les maladies mentales. Magyar orvosi archivium, 1893.

52 — *Bennett (Alice)*: American journ. of Insanity, Oct. 1890.

53 — *Bernard et Féré*: Troubles mentaux observés chez les diabétiques. Arch. de Neurol., 1882, IV, p. 336.

54 — *Bernheim*: Troubles psychiques d'origine tuberculeuse. Indépendance méd. 1890.

55 — *Betke*: Allgemeine Anatomie und Physiologie des Nervensystems, 1903.

56 — *Betti U. A.*: Contributo allo studio della patogenesi del delirio nel corso delle malattie infettive. Gazzetta degli ospedali e delle cliniche, 10 fév. 1901, p. 182.

57 — *Bevan Lewis*: Text-Book of mental diseases, 1899, 2e édit.

58 — *Babon*: Étude clinique de l'action exercée par la grippe, 1889-1890, sur le système nerveux. R. de Méd. 1890.

59 — *Bielschowsky Max*: L'imprégnation argentique des neurofibrilles. Neurol. Centralbl. N.o 21, 1903, p. 997. Journal für Psychol. u. Neurol. Bd. III, L. 4. 1904.

60 — *Binswanger*: Z. P. der post-infectiösen Psychosen. Allg. Ztsch. f. Psychiatrie. t. VI, L. 4, août 1899.

61 — *Binswanger et Berger*: Z. Klinik und pathol. Anat. der post-infectiösen und Intoxicationspsychosen. Arch. f. Psych. Bd. 34, L. 1, p. 107, 1901.

62 — *Biron*: Psychoses d'origine thyroïdienne. Thèse de Lyon, 1904.

63 — *Bischoff*: Contribution à l'anatomie pathologique de la confusion mentale aiguë grave. Allg. Z. f. Psychiatrie, oct. 1899.

64 — *Bonnet*: Mal. de Basedow avec troubles psychiques provoqués par l'ingestion de corps thyroïde en excès. R. Neurol. 1899, p. 564.

65 — A propos du rhumatisme cérébral. Soc. méd. des hôp., 7 juill. 1899, p. 712.

66 — *Bonhöffer (K.)*: Klinische u. anatomische Beiträge zur Kenntniss der Alkoholdelirien. Monatsschrift f. Neurol. u. Psych. Bd. 1, H. 3, 1897.

67 — — Pathologisch-anatomische Untersuchungen an Alkoholdeliranten. Monatsschrift f. Psychiatrie u. Neurologie. V. 1899, p. 265 et 379.

68 — — Pathogénie du délirium tremens. Berlin. klin. Woch. 12 août 1901.

69 — — Die akuten Geisteskrankheiten der Gewohnheitstrinker, 1901.

70 — *Boulloche*: Arch. de Neurol. 1896. N.o 59, p. 212.

71 — *Bouchard*: Soc. de biologie. 1863.

72 — — Leçons sur les auto-intoxications, 1887.

73 — *Bourcart*: Essai sur l'urémie délirante. Thèse de Lyon, 1883.

74 — *Roy-Tessier et Rousdacroix*: Composition chimique des liquides d'œdème. Pr. méd. 27 sept. 1902.

75 — *Braun*: Ueber die experimentell durch chronische Alkoholintoxication hervorgerufenen Veränderungen im centralen und peripherischen Nervensystem. Tübingen. 1899. Ref. in Jahresb. f. Neurol. u. Psych. 1899, p. 186.

76 — *Briand*: Semaine méd. 1890.

77 — *Brunet*: État mental des acromégaliques. Thèse de Paris. 1899.

78 — *Buchholz*: Zur Kenntniss des Delirium tremens. Arch. f. Psych. XX, p. 789.

79 — *de Buck et Demoor*: Du défaut de spécificité des lésions des cellules nerveuses. Belgique méd. 1899, p. 129.

80 — — Neuronophagie. Soc. belge de Neurol. 30 juin 1900.

81 — — Lésions des cellules nerveuses sous l'influence de l'anémie aiguë. Ac. de méd. de Belgique. juill. 1900. Le Névraxe. Vol. II, L. 1.

82 — *Bréquet et Hanot*: Quelques remarques cliniques sur le délire dans la fièvre typhoïde. Arch. gén. de méd. 1881.

83 — *Cajal (S. Ramon y)* : Notas preventivas sobre algunos metodos de coloración de los cilindroejes y ciertas variaciones normales y patológicas de las neurofibrillas.

84 — — Considérations critiques sur la théorie de Bethe sur la structure et les connexions de la cellule nerveuse; Trabajos del laboratorio de investigaciones biológicas de la Universidad de Madrid. Vol. II, f. 1-2. 1903.

85 — — Sobre un sencillo proceder de impregnación de las fibrillas interiores del protoplasma nervioso. Nuovo metodo di impregnazione delle fibrille intrinseche del protoplasma nervoso. Arch. lat. de méd. et de biologie. T. 1. N.º 1. Madrid. 20 oct. 1903.

86 — — Méthode nouvelle pour la coloration des neurofibrilles. Soc. de biologie. 12 déc. 1903, p. 1565.

87 — — Un sencillo metodo de coloración selectiva del reticulo protoplásmico. Trabajos del laboratorio de investigaciones biologicas de la Universidad de Madrid. II, f. 4. 28 déc. 1903.

88 — — Structure des neurofibrilles. Traduct. Azoulay in Nicolas, Bibliographie anatomique.

89 — — Variations morphologiques du reticulum neurofibrillaire dans certains états normaux et pathologiques. Soc. de biologie. 27 fév. 1904.

90 — *Cajal (R. y) et Garcia (D.)* : Les lésions du réticule des cellules nerveuses dans la rage. Trabajos del laboratorio de investigaciones biologicas de la U. de Madrid. III, f. 1. 1904.

91 — *Camia* : Deux cas de psychose consécutive à l'influenza. Riv. di pat. nerv. e ment. 1900, mars.

92 — — Sur quelques formes des altérations de la cellule nerveuse dans les psychoses aiguës confusionnelles. Riv. di pat. nerv. e ment., 1900, sept.

93 — *Campbell* : The morbid changement in the cerebro-spinal nervous system of the age insane. The journ. of ment. sc., 1894.

94 — *Canizzo* : Altérations fines du système nerveux dans l'intoxication par insuffisance hépatique expérimentale. Pisani. N.º 2. 1899.

95 — *Corrier (A.)* : Du délire aigu, au point de vue clinique, a. pathologique et bactériologique. XI congrès des aliénistes et neurologistes. Limoges. 1901.

96 — *Corrier (H.)* : La cellule nerveuse normale et pathologique. Thèse de Lyon. 1904.

97 — *Carrière (G.)* : De l'insuffisance hépatique. Gaz. des hôp. N.º 3. 1890.

98 — *Caterina (E.)* : Sulle alterazioni delle cellule nervose in alcune malattie infettive, tifo, rabbia, infezione puerperale, nell'avvelenamento per morphina e nel morbo di Parkinson. Riv. di pat. nerv. e ment. III, f. 8, p. 360. août 1898.

99 — *Chancelley* : La psychose polynévritique. Thèse de Paris. 1901. Gaz. des hôp. 31 déc. 1901.

100 — *Chardine (W. N.)* : Sur les affections nerveuses d'origine oxy-carbonée et sur les altérations des centres nerveux dans l'intoxication par l'oxyde de carbone. Thèse de Pétersbourg. 1885.

101 — *Charlier* : Saturnisme cérébro-spinal. Étude pathogénique. Thèse de Paris. 1882.

102 — *Charrin* : Mal. du foie et folie. Soc. de biologie. juill. 1892.

103 — — Délire avec cirrhose alcoolique et tuberculeuse. Soc. méd. des hôp. janv. 1896.

104 — — Art. Infection, in: Bouchard. Traité de path. gén.

105 — *Charrin et Hugounenq* : Les sécrétions microbiennes, in: Bouchard, loc. cit. T. II.

106 — *Chartier (J.)* : De la phthisie et en particulier de la phthisie latente dans ses rapports avec les psychoses. Thèse de Paris. 1899.

107 — *Chauffard* : des suites éloignées des méningites cérébro-spinales. Soc. méd. des hôp. 22 mars. 1901.

108 — *Ceni (C.)* : Action de la toxine diphtérique sur le système nerveux. Etude expérimentale. Riforma méd. N° 31. 1896.

109 — — Nuovo contributo allo studio della patogenesi del delirio acuto. Riv. sper. di freniat. e med. leg. d. alien. XXXVII, f. 1, p. 70-81. 15 avril 1900.

110 — *Clouston* : Lésions cérébrales dans la folie. Ass. méd. psychologique d'Angleterre et d'Irlande, juin 1894.

111 — *Clouston et Robertson* : Toxaemia in the etiology of mental disease. Journ. of ment. sc. juill. 1902.

112 — *Coe (H. W.)* : Acute chloral dementia simulating paretic dementia. Detroit. IV. p. 655. 1898.

113 — *Cole* : On changes in the central nervous system in neuritic disorders of chronic alcoholism. Brain. 1902, p. 526.

114 — *Colucci* : La cellule nerveuse dans quelques mal. mentales. Ann. di neurol. 1897. Vol. XV, f. 1. II.

115 — *Comparini-Bardzky (Luigi)* : Sulle modificazioni che il processo putrefattivo può imprimere alle cellule nervose già patologicamente alterate. Riv. di pat. nerv. e ment. Vol. V, f. 2, p. 49-63, fév. 1900.

116 — *Coppelletti* : Sulla origine infettiva del delirio acuto. Ferrare. 1899.

117 — *Coriat* : Some observations upon the elimination of Indican, Acetone and diacetic Acide in various psychoses. Amer. journ. of insan. T. 58, p. 635.

118 — *Cotard* : Aliénation mentale et diabète. Arch. gén. de méd. 1877. XXIX, p. 257.

119 — *Caufinton* : Folie urémique, sans néphrite et à forme de paralysie générale. Ann. méd. chirurgicales du Centre. 5 mars 1905.

120 — *Courtellemont* : Contribution à l'étude des accidents nerveux consécutifs aux méningites aiguës simples. Thèse de Paris. 1901.

121 — *Cramer (A.)* : Pathologisch-anatomischer Befund in einem acuten Falle der Paranoia-Gruppe. Arch. für Psych. Bd. XXXII, H. 2.

122 — — Pathol. Anatomie der Psychosen. Handbuch der pathol. Anat. des Nervensystems von Flatau, Jacobson und Minor. Berlin. 1904, p. 1470.

123 — *Crisafulli* : Ricerche istologiche sul delirio acuto. Annali di Neurologia. An XVII, f. 6, p. 380. 1899.

124 — *Cristiani* : L'anatomia patologica e la patogenesi del delirio acuto. Rivista quindicinale di psychiatria e neuropatologia, 15 juin 1898, et. Ann. di freniatria. Vol. IX, f. 1, p. 37-50, avril 1899.

125 — — La nevriti negli alienati di mente. Rivista quind. di Psych. II. 21-22. 1899.

126 — *Crocq* : Neuronophagie et phagocytose. Journ. de Neurol. 1890.

127 — *Dagonet (J.)* : Soc. de biologie. 22 oct. 1904, p. 255.

128 — — Les neurofibrilles dans la P. G. Soc. méd. psych. 1904-1905.

129 — *Damsch et Cramer* : Ueber Katalepsie und Psychose bei Icterus. Berlin. klin. Wochenschrift. 1898.

130 — *Deiters* : Contribut. à la connaissance des psychoses typhiques. Münch. med. Woch. 1900, p. 1623.

131 — *Dejerine :* Sur la chromatolyse de la cellule nerveuse au cours des infections avec hyperthermie. Soc. de biologie. 17 juill. 1897.

132 — *Deny :* Pathogénie des folies sympathiques. Sem. méd. 1893, p. 371.

133 — *Deroubaix :* Action toxique des troubles viscéraux dans la genèse des psychoses. Soc. méd. ment. de Belgique. 1901.

134 — — Étude histologique de 5 cas de psychose aiguë. Journ. de Neurologie, 23 déc. 1904.

135 — *Derouaux :* Contribut. à l'étude du délire dans les mal. aiguës. Thèse de Paris. 1899.

136 — *Devaux :* Endothéliome des méninges. Étude histologique, clinique, et pathogénique. Thèse de Paris. 1901.

137 — *Devaux et Merklen :* Neuronophagie. Pr. méd. 1902, 16 avril.

138 — *Devay :* Lyon méd. 1897.

139 — *Dieulafoy :* Folie urémique. Soc. méd. des hôp. 10 juill. 1885, 9 juin 1893.

140 — *Dobrotworski :* Délire aigu. Congr. des méd. russes de Kazan. Vratch. 1899, p. 584.

141 — *Donaggio :* Le reticulum fibrillaire endocellulaire et le cylindraxe de la cellule nerveuse des vertébrés. Différentes méthodes de coloration élective du reticulum endocellulaire et du reticulum périphérique basées sur l'action de la pyridine sur le tissu nerveux. Rivista sperimentale di Freniatria. XXX, f. 2-3, p. 297, sept. 1904.

142 — *Doxelli :* Les altérat. du syst. nerveux central après l'ablat. des capsules surrénales. An. in R. Neurologique. 1897, p. 568.

143 — *Doubrovine :* Cas de trouble mental post-typhoïdique. C.R. des séances des neurologues et aliénistes de Moscou. 1890-91, p. 32.

144 — *Drago :* Contributo alle alterazioni dei centri nervosi nell'avvelenamento da pirogallolo. Gazzetta degli ospedali e delle cliniche. N.° 24, 9 mars 1902, p. 219.

145 — *Duckworth :* Mental disorder dependant en taxaemia. Journ. of mental. sc. 1901, p. 221.

146 — *Dufour et Dide :* Tuberculose, tuberculine et encéphalopathies délirantes. Soc. de Neurol. 1899.

147 — *Dufour et Rabaud :* Tuberculose pulmonaire et mélancolie. Soc. Anat. mars 1893.

148 — *Dupouy (R.) :* Les psychoses puerpérales et les processus d'auto-intoxication. Thèse de Paris. 1901.

149 — *Dupré (E.) :* Euphasie délirante des phthisiques. Étude anatomo-clinique. Congrès des Aliénistes et Neurologistes. Pau, p. 400 R. Neurologiq. 1904, p. 920.

150 — — Art. : Tr. de path. ment. de G. Ballet.

151 — *Dupré (E.) et Devaux :* Endothéliome cérébral. Soc. Neurol. 18 avril 1901.

152 — — Tumeur cérébrale. Nouv. Icon. de la Salpêtrière. 1901, N.° 3.

153 — — Abcès cérébral double et lésions nécrotiques diffuse. de l'écorce chez un tuberculeux. Syndrome méningé complexe. Soc. de Neurol. 1905. R. Neurol. p. 453.

154 — *Dupré (E.), Hauser et Schilbach :* Méningo-myélite tuberculeuse subaiguë. Soc. de Neurol. 1902.

155 — *Durante :* Anat. pathol. des muscles, in: Cornil et Ranvier. Manuel d'histologie pathol. II. 1902, p. 34.

156 — *Eichhorst :* Délires toxiques dans les maladies du cœur. Deutsche. med. Woch. 28 juin 1898.

157 — — Toxämische Delirien bei Herzkranken. Deutsche medicin. Woch. 1898.

158 — *Elzholz (A.)*. Les psychoses dans la cachexie carcinomateuse. Jahrbücher für Psychiatrie. XVII, 1-2 f., p. 144. 1898.

159 — — Ueber Beziehungen der Korsakow'schen Psychose zur Polioencephalitis acuta haemorrhagica superior. Wien. klin. Woch. XIII. N.º 15, p. 597.

160 — — Beitrag zur Kenntniss des Delirium tremens. Jahrb. f. Psych. XV.

161 — *Emminghaus*. Zur Pathologie der postfebrilen Dementia. Arch. f. Psych. XVII, f. 3.

162 — *Empis et Robinet*. Arch. gén. de physiol. 1851.

163 — *Ewing*. Medical Record. 9 avril 1898. Arch. of neurol. and psycho-pathol. V. N.º 3. 1898.

164 — *Falk*. Microscopical alterations of the kidneys and liver in 52 cas of psychoneurosis. Vastnik klin. psych. i. nevropath. St Pétersbourg. 1897.

165 — *Fencemeau*. De la folie d'origine cardiaque. Thèse de Paris. 1890.

166 — *Faure (M.)*. Troubles mentaux d'orig. toxi-infectieuse accompagnés de lésions cellulaires de l'écorce cérébrale. Soc. de biologie. 3 juin 1899.

167 — — Délire dans les maladies aiguës. Ve Congrès français de médecine interne. Lille. 28 juill. 1899.

168 — — Sur les lésions des cell. corticales observées dans 6 cas de troubles mentaux toxi-infectieux. R. Neurologiq. 1899, p. 982.

169 — — Fréquence des lésions hépatiques dans les cas de délire au cours des maladies infectieuses. Congr. de méd. Paris, 1900. Soc. de Psychiatrie, p. 523.

170 — — Sur un syndrome mental fréquemment lié à l'insuffisance des fonctions hépato-rénales. Thèse de Paris. 1900.

171 — — Les troubles mentaux dans les maladies générales (délire fébrile, folies viscérales). Gaz. des hôp. 1900.

172 — — Sur la physionomie et la progression de certaines lésions cellulaires accompagnant les accidents mentaux des maladies générales. XIe Congrès des aliénistes et neurologistes. Limoges. 1901.

173 — *Faure (M.) et Laignel Lavastine*. Sur la recherche des microbes dans le cerveau, le liquide céphalo-rachidien, le sang, dans 200 cas de troubles mentaux ou nerveux. XIe Congrès des aliénistes. Limoges 1901. C-R. p. 516.

174 — — Sur la physionomie et le moment d'apparition des lésions cadavériques dans l'écorce cérébrale de l'homme (méth. de Nissl). Soc. de Neurol. 9 juin 1901. R. Neurol. p. 562.

175 — — Sur la physionomie et le mom. d'apparit. des lés. cadavériques dans les centres nerveux du lapin et du cobaye. Soc. de Neurol. 7 nov. 1901. R. Neurol. p. 1089.

176 — — Etude histologique de l'écorce cérébrale dans 18 cas de méningite. XIIe Congrès des aliénistes et neurologistes. Grenoble. 1902. R. Neurol. p. 807.

177 — — A propos des lésions des méningites cérébrales aiguës. Arch. gén. de méd. 1903, p. 641-652.

178 — *Favorski (A.)*. Altérations cadavériques dans les cellules nerveuses de la moelle d'un animal sain. Cliniq. neurologiq. de Kazan. Vratch. 1900, p. 483.

179 — *Federici*. Contribut. à l'étude des altérat. des éléments nerveux centraux et périphériques consécutifs à l'empoisonnement suraigu et chronique par CO. Rivista di Patologia nervosa e mentale. VIII, f. 3, p. 112-119. mars 1903.

180 — *Feyat*. De la constipation et des phénomènes toxiques qu'elle provoque. Thèse de Lyon. 1890.

181 — *Flatau* : Altérations expérimentales de la cellule nerveuse (altérat. mécaniques, toxiques, auto-toxiques). Fortschritte d. Med. 1897. 15 avril. N.° 8, p. 281-297.

182 — *Florand* : Des manifestations délirantes de l'urémie ou folie brightique. Thèse de Paris. 1891.

183 — *Fontaine (A.)* : Délire dans la pneumonie et en particulier du délire tardif. Thèse de Paris. 1898.

184 — *França (C.)* : La méth. de Nissl dans l'ét. de la cell. nerv. Thèse de Lisbonne. 1898.

185 — — Altérat. cadavériques des cellules radiculaires de la moelle épinière. Arch. de Medicina. 1898. N.° 1.

186 — *França et Athias* : Rôle des leucocytes dans la destruction de la cellule nerveuse. Soc. de biologie. 29 avril 1899, p. 317.

187 — *Friedländer* : Neue Erfahrungen über die Anwendung von Bacteriengiften bei Psychosen. Arch. f. Psych. Berlin. 1898-99. XXXI, p. 931.

188 — *Förster* : Ueber Delirium acutum. Arch. f. Psych. 1881. Bd. XI, p. 517.

189 — *Gobci et Antonsi* : Le alterazioni dei centri nervosi nel avvelenamento per urina, chlorato potassico e carbonato di ammoniaco. Riforma med. 1898. II. N.° 30, p. 349.

190 — *Gamble (C. B.)* : Mental phenomena and visceral disease. John's Hopkins Hosp. Bull. juill. 1904.

191 — *Van Gehuchten* : Anatomie du syst. nerv. de l'homme. 3° édit. 1903.

192 — — Anat. fine de la cell. nerveuse. Rapport du Congrès de Moscou. 1897. La Cellule, XIII, p. 315. R. Neurol. p. 494. Neurol. Centralbl. p. 605.

193 — — Le phénomène de la chromatolyse. Bull. Acad. royale de méd. de Belgique. 1897-98.

194 — — Chromatolyse centrale et périphérique. Bibliographie anat. N.° 5, p. 251. 1897.

195 — *Gombs et Ballot* : Altérat. des neurofibrilles des cellules de l'écorce cérébrale du chien, après ligat. de la carotide primitive. Soc. de biologie. 23 déc. 1904.

196 — — Altérat. des neurofibrilles des cell. pyramidales de l'écorce cérébrale dans l'hémiplégie. Soc. de biologie. 1905, p. 453.

197 — *Giani (R.) et Liperia (R.)* : Les altérat. de la cell. nerv. dans l'empoisonnement aigu ou chronique par l'iodoforme. Rivista di Patol. nervosa e mentale. VII, f. 9, p. 389-400. 1902.

198 — *Giannettano et Lombardi* : Des altérat. du syst. nerv. central chez les chiens opérés de la fistule d'Eck. Bibliographie anat. 1902, f. 1.

199 — *Goldscheider et Flatau* : Normale und pathol. Anat. der Nervenzellen. Rapp. au Congrès de Moscou, 1897. Fortschritt der Medicin. N.° 7. 1897. Neurol. Centralbl. 1897, p. 913. Berlin. 1898.

200 — *Gottfried John* : Beiträge zur pathologischen Anatomie acuter Delirien. Arch. f. Psych. VIII, p. 591.

201 — *Gréhant (N.)* : Nouvelles recherches sur l'alcoolisme aigu. Soc. de biologie. 1900, p. 891.

202 — *Greidenberg (B.)* : Des psychoses consécutives à l'intoxication oxy-carbonée. Ann. méd. psychol. juill. 1900.

203 — *Guerrini (G.)* : Delle minute modificazioni di structura della cellula nervosa corticale nella fatica. Rivista di patol. nerv. e ment. V, f. 1, p. 1, 18 janv. 1900.

204 — *Guerrier* (A. V.): Lésions de l'écorce dans la démence aiguë (amentia.) Conf. de la cliniq. neuro. de Pétersbourg. Vratch. 1899, p. 319.

205 — *Guinon et Souques*: Association du tabes au diabète sucré. Arch. de Neurol. 1891, XXII, p. 311.

206 — *Haskovec*: Die Autointoxicat. bei den Nerven und Geisteskranken. Wiener. klin. Rundz. 1898.

207 — *Heilbronner*: Referat eines Falles von Korsakowscher Krankheit mit Neuritis u. Demonstration des Präparats. Allg.-Z. f. Psychol. 1895.

208 — — Ueber den heutigen Stand der pathologischen Anatomie der sogenannten functionellen Psychosen. S. A. aus den Ergebnissen der allgemeinen Pathologie und pathologischen Anatomie der Menschen und der Thiere. IV. Jahrg. Supplementband, Wiesbaden. Bergmann. 1905.

209 — *Held* (Hans): Arch. f. Anat. u. Physiol. Abth. 1895, p. 396. id. 1897. Arch. f. Psych. 1897.

210 — *Haurg*: Neurocérébrite toxique. Thèse de Lyon. 1896.

211 — *Hoch*: Un cas de folie aiguë associée à des changements de structure des cellules nerveuses. Boston med. Journ. 1897, p. 182.

212 — — Modificat. des cell. nerv. dans un cas de délire aigu et dans un cas de delirium tremens. American Journ. of insanity. Avril 1898, p. 589.

213 — — Modificat. des cell. nerv. dans les mal. somatiques. American Journ. of insanity. 1899, LV, p. 231.

214 — *Hoffa* (F.): Psychosis in Brain tumors. Neurol. Centralbl. Janv. 1904.

215 — *Hurd*: Clinical aspects of autointoxication. American Journ. of insanity. LIII, p. 45.

216 — *Ivanoff* (E.): L'anat. pathol. des cell. nerv. et les mal. mentales. Quest. russes de méd. neuro-pathol. 1902, VII, f. 1, p. 62-87.

217 — *Jacobson*: Ueber Autointoxicationspsychosen. Zeitschrift. f. Psychiatrie. LI, p. 579.

218 — *Jacquin* (G.): Contribut. à l'ét. de quelq. manifestations mentales de la syphilis secondaire. Thèse de Lyon. 1892.

219 — *Jacquin*: Et. critique des rapports du goitre exophthalmique et de l'aliénation mentale. Thèse de Montpellier. 1891.

220 — *Joffroy*: Délire avec agitation maniaque dans l'influenza. Soc. méd. des hôp. 28 mars 1890.

221 — — Troubles psychiques et hallucinations dans le goitre exophthalmique. Soc. méd. des hôp. 1890.

222 — — Des troubles nerveux consécutifs aux lésions du corps thyroïde. Gaz. des hôp. 14 mai 1891.

223 — — De la folie brightique. Bull. méd. 1891, p. 109. 1894, 11 nov.

224 — — Pseudo P. G. hépatique. Soc. méd. des hôp. février 1896.

225 — — Sur un cas d'acromégalie avec démence. Progrès méd. 23 fév. 1898.

226 — *Josué et Salomon*: Un cas de rhumatisme cérébral avec examen anatomopathologique. Soc. méd. des hôp. 16 oct. 1903.

227 — — Lésions corticales des méningites tuberculeuses. Soc. méd. des hôp. 1903, p. 1130.

228 — *Joukowsky*: Altérat. pathol. du cerveau dans le délire aigu. Revue russe de psychol. et de neurol. 1898, Nos 4-5.

229 — *Jupalier*: Contribut. à l'étude des délires par auto-intoxication. Thèse de de Paris. 1903.

GILBERT BALLET ET LAIGNEL-LAVASTINE

230 — *Jaquelier et Perpère* : Psychose polynévritique avec insuffisance hépatique. Soc. méd.-psychol. 18 nov. 1904.

231 — *Juliusberger et Meyer* : Über den Einfluss fieberhafter Processe auf die Ganglienzellen. Berlin. klin. Woch. 1898. N.° 31.

232 — — Beitrag zur Pathologie der Ganglienzelle. Monatsschrift f. Neurol. u. Psych. Bd. II, p. 317.

233 — *Kara Eneff* : Influence de la tuberculose pulmonaire sur l'aliénation mentale. Thèse de Montpellier. 1890.

234 — *Katowsky* : Zur pathologischen Anatomie u. Bacteriologie des Delirium acutum. Centralbl. f. allg. Pathol. u. path. Anat. X, p. 489.

235 — *Kichkine* : Deux cas de cérébropathia psychica toxaemica à la suite de l'ictère. Moniteur russe de psychiatrie et de neuropathologie.

236 — *Kiener* : Sem. méd. 30 sept. 1896.

237 — *Klippel* : De l'insuffisance hépatique dans les mal. mentales (folie hépatique). Arch. gén. de méd. 1892, II, p. 173.

238 — — Loc. cit. 1893, p. 189.

239 — — Anat. pathologique et pathogénie du délire des alcooliques. Congrès des aliénistes et neurologistes. La Rochelle. 1893, p. 537; Mercredi méd. 1893.

240 — — Art.: alcoolisme chirurgique. in: Debove et Achard. Manuel de méd. VII p. 42.

241 — — De l'origine hépatique de cert. délires alcooliques. Ann. méd. psychol. 1894, p. 262.

242 — — Délire et auto-intoxication hépatique. R. de psychiatrie. sept. 1897, p. 227.

243 — — Les accidents nerveux du cancer. Arch. gén. de méd. 1899.

244 — *Knapp* : Les troubles mentaux dans les tumeurs cérébrales. Ass. neurologique américaine. 1-3 juin 1905.

245 — *Korsakoff* : Trouble mental dans la paralysie alcoolique et son rapport avec le dérangement de la sphère psychique dans la névrite multiple d'origine non alcoolique. Moniteur russe de la psychiatrie et de la neuropathologie. 1887. IV, I. 2. (Pour les autres travaux de Korsakoff, v. Traité de path. mentale de G. Ballet, p. 1122).

246 — *Korsakoff et Serbski* : Ein Fall von polyneuritischer Psychose mit Autopsie. Arch. f. Psych. XXIII, p. 112. 1892.

247 — *Kostkaritch* : Des phénomènes toxiques qui surviennent pendant le développement et la résorption des hydropisies cardiaques. Roussky Vratch. 1903. N.° 50.

248 — *Krackenberg* : Beiträge zur Kenntniss des Delirium tremens. Zeitschr. f. klin. Medicin. Bd. XIX, supplément, p. 1.

249 — *La Bonnardière* : Rapports de l'aliénation mentale et de la tuberculose. Thèse de Lyon. 1898.

250 — *Lacoste* : Les délires urémiques chez les aortiques. Journ. des praticiens. 1 oct. 1904.

251 — *Lagriffe* : Pathologie générale de la cellule nerveuse. Paris. Rueff. 1902.

252 — *Laignel-Lavastine* : Deux cas de troubles mentaux toxi-infectieux avec lésions cellulaires corticales. X.e congrès des aliénistes et neurologistes. Limoges. 1901, p. 523.

253 — — Cytologie nerveuse d'un cas de tétanos. Arch. de méd. expérimentale. 1903, p. 653.

254 — — Note histologique sur l'écorce cérébrale des tuberculeux. Congrès de la tuberculose. Paris. oct. 1905.

255 — *Laignel-Lavastine et Roger Voisin*: Recherches anatomo-pathologiques sur l'encéphale des broncho-pneumoniques. Arch. de méd. expérimentale, 1904, N° 2, p. 207.

256 — *Lailler*: De la glycosurie chez les aliénés. Ann. méd-psychol. 1869, II, p. 1.

257 — *Lancereaux*: Art. Alcoolisme in Dict. encyclopédiq. des Sc. méd. 1865, p. 649.

258 — *Lander*: B. z. Ætiologie u. path. Anat. acuter Geistesstörungen. Arch. f. Psychiatrie. XXXIV, f. 5.

259 — *Lannois et Porot*: Un cas de tumeur cérébrale à forme psychoparalytique et à évolution fébrile. Soc. méd. Lyon oct. 1902.

260 — *Larkin et Schiff*: Report of a case of alcoolic multiple neuritis with autopsy. Med. Record, 50, N.° 2.

261 — *Lasègue*: Des accidents cérébraux qui surviennent dans le cours de la maladie de Bright. Études méd. T. II.

262 — *Leclerc et Surcouval*: Un cas de rage humaine par léchement sans morsure de la peau. Soc. méd. Lyon, 21 juin 1904. Lyon méd. 1904, T. II, p. 39.

263 — *Le Dascour*: Des troubles intellectuels consécutifs à l'intoxication oxycarbonique. Thèse de Paris. 1901.

264 — *Legendre et Terrien*: Réaction méningée atténuée avec lymphocytose au cours de la grippe. Soc. méd. des hôp. 6 mai 1904.

265 — *Le Mouayer*: La cellule nerveuse. Thèse de Paris. 1901.

266 — *von Lenhossek*: Structure des cellules nerveuses. Verhandl. d. anat. Gesellschaft. 1896.

267 — *Leonti*: Altérat. cérébrales dans quelq. affect. broncho-pulmonaires. Riforma med. 28 mars 1898.

268 — *Levco*: Maladie cérébro-gastrique. Soc. de biologie. 1881.

269 — *Levi (G.)*: Altérat. cadavériques de la cellule nerveuse (méth. Nissl). Rivista di Patol. nerv. e ment. 1898, III, f. 1.

270 — *Lévi (Léopold)*: Contribut. à l'étude du délire au cours des affections hépatiques. Arch. gén. de méd. 1895, I, p. 219.

271 — — Troubles nerveux d'origine hépatique (hépatotoxémie nerveuse). Thèse de Paris. 1896, Gaz. des hôp., juin 1896.

272 — — Soc. de biol. 27 avril 1895, p. 312.

273 — *Liberman (M.lle)*: La psychose polynévritique de Korsakoff. Thèse de Paris. 1902.

274 — *Lacper (M.)*: Mécanisme régulateur de la composition du sang. Thèse de Paris. 1903.

275 — *Lord*: Journ. of ment. sc., oct. 1898.

276 — *Lugaro*: Valeur respective de la part. chromatique et achromatique de la cellule nerveuse. Rivist. di Patol. nerv. e ment. 1895, f. 1.

277 — — Nuovi dati e nuovi problemi nella patol. della cellula nerv. loc. cit. 1896, f. 8.

278 — — Sur les altérat. des éléments nerveux dans les intoxications par l'arsenic et le plomb. Rivista di Patol. nerv. e ment., fév. 1897.

279 — — Altérat. des cellules nerveuses dans la peste bubonique expérimentale, loc. cit. 8 juin 1897, p. 241.

280 — — Significat. des modifications pathologiques de la partie chromatique de la cellule nerveuse. Rivist. sper. di freniat. 1902, p. 138.

281 — — I recenti progressi dell'anatomia del sistema nerv. in rapporto alla psicologia della psich. Riv. di Patol. nerv. e ment. 1899, f. 11-12.

282 — *Luisada*: La cellula nervosa nelle meningiti. Rivista di clinica pediatrica, 1903, f. 7.

283 — *Luckerath*. Beitrag zu der Lehre von der Korsakow'schen Psychose. Neurol. Centralbl. 15 avril 1900, p. 341.

284 — *Machalek* (P.) The condition of the medullated fibres of the cortex cerebri in 25 cases of insanity. Brain. 1900, p. 582.

285 — *Magnus Huss*: Chronische Alkoholkrankheit oder Alkoholismus chronicus; deutsch, von v. d. Busch. 1852.

286 — *Malfi et Antinori*: Sulle modificazioni del sistema nervoso centrale nella cachessia sperimentale. Riforma med. 9 fév. 1899, p. 387.

287 — *Marchand* (L.): Lésions des neurofibrilles des cell. pyramidales dans quelq. mal. mentales. Soc. de biologie. 22 oct. 1904.

288 — *Marchand et Vurpas*: Lésions du système nerveux central dans l'inanition. Soc. de biologie. 16 mars 1901.

289 — *Marinesco*: Sur les lésions du syst. nerv. central au cours des mal. infectieuses. Congr. de Moscou. 6 août 1897. Soc. de biologie. 24 juillet 1897.

290 — — L'histopathologie de la cell. nerv., loc. cit.

291 — — Pathol. générale de la cell. nerveuse. Lésions secondaires et lésions primitives. Pr. méd. 1897, N.º 8, p. 41.

292 — — Structure fine de la cellule nerveuse; lésions produites par certaines intoxications, loc. cit. p. 273.

293 — — Evolution et involution de la cell. nerveuse. R. scientifiq. 10 fév. 1900, p. 161. R. Neurol. 1899, p. 714.

294 — — Lésions fines des cell. nerveuses dans les poliomyélites chroniques. Centralbl. f. Nervenheilk. u. Psych. 1898.

295 — — Altérat. des grandes pyramidales consécutives aux lésions de la capsule interne. Rev. Neurologiq. 1899, p. 358. Soc. méd. des hôp. 24 mars 1899.

296 — — Lésions histologiques dans l'intoxication absinthique expérimentale. Ac. sc 5 juin 1899. Sem. méd. 14 juin 1899.

297 — — Sur la dégénérescence des neurofibrilles après l'arrachement et la rupture des nerfs. Soc. de biologie, 5 mars 1904.

298 — — Lésions des neurofibrilles consécutives à la ligature de l'aorte abdominale, loc. cit. 16 avril 1904.

299 — — Recherches sur la structure de la partie fibrillaire des cell. nerveuses à l'état normal et pathologique. R. Neurol. 1904. N.º 9, p. 405.

300 — — Lésions des neurofibrilles produites par la toxine tétanique. Soc. de biologie 9 juill. 1904

301 — — Nouvelles recherches sur les neurofibrilles. R. Neurol. 1904, p. 813.

302 — — Sur la réparation des neurofibrilles après les sections nerveuses. Soc. de biologie 19 nov. 1904.

303 — — Sur la présence d'un réseau spécial dans la région du pigment jaune des cell. nerveuses. loc. cit. 10 déc. 1904.

304 — — Sur la réparation des neurofibrilles après la section du nerf hypoglosse. R. Neurol. 1905 N.º 1, p. 5

305 — — Recherches sur le pigment jaune des cell. nerveuses. R. de Psychiatrie. XI, N.º 2, fév. 1905

306 — *Marinesco et Minea*: Deux cas de psychose polynévritique avec examen des centres nerveux. Soc. Neurol. juill. 1905. R. Neurol. p. 782.

307 — *Massaro*: Les auto-intoxications dans les mal. mentales. I. Pisani. 1896 III.

308 — *Meillère* : Le saturnisme. Thèse de Paris, 1903.

309 — *Ménétrier* : Encéphalopathie saturnine. Soc. méd. des hôp. 1904, p 113.

310 — *Mery et Armand-Delille* : Méningite tuberculeuse, art. in: Grancher, Marfan, Comby, Mal. de l'enf. 2,e édit. IV, p. 52.

311 — *Merklen (P.) et Heitz (J.)* : Des accidents cérébraux qui surviennent au cours de la résorption de certains œdèmes. Soc. méd. des hôp. 15 janv. 1904.

312 — — Note additionnelle, loc. cit. 22 janvier 1904.

313 — *Meyer (E.)* : Wesen und Bedeutung der Ganglienzellenveränderungen, insbesondere bei Psychosen. Berlin. Klin. Woch. 1900 N° 32, p. 697.

314 — — Beitr z. Kenntniss der acut. entstandenen Psychosen und der katatonischen Zustände. Arch. f. Psych. Bd. XXXII, f. 51-52, p 780

315 — — Zur Pathol. der Ganglienzelle, unter besonderer Berücksichtigung der Psychosen. Arch. f. Psych. XXXIV, f. 2, 1901.

316 — — Die pathologische Anatomie der Psychosen. Orth'sche Festschrift, 1903.

317 — — Ueber Autointoxicationspsychosen. Arch. f. Psych. XXXIX, f. 1, p. 286.

318 — *Michotte* : Contribut. à l'étude de l'histologie fine de la cell. nerveuse. Bull. de l'Acad. Royale de méd. de Belgique, sept. 1904. Le Névraxe, 1904.

319 — *Modica (O.) et Alessi (S.)* : L'azione degli alogeni sugli elementi del sistema nervoso centrale, iodure e bromuri. Riforma med. XVI, f. N.os 16, 17, p 181, 20-22 janv. 1900.

320 — *Monod L.* : De l'encéphalopathie albuminurique aiguë. Thèse de Paris, 1868.

321 — *Mossy et Malloizel* : Note sur une forme d'encéphalopathie saturnine. Méningo-encéphalite saturnine aiguë précoce. Ac. méd. 1905.

322 — *Monod et Hun* : Les lésions fines des cell. motrices de la moelle épinière dans divers états d'un empoisonnement. An. in R. Neurol. 1897, p. 697.

323 — *Montagna* : Des manifestat. nerveuses de la scarlatine. Psychoses intra et post scarlatineuses. Thèse de Paris, 1899.

324 — *Mühlmann* : Modifications des cell. nerveuses aux différents âges. Arch. f. mikr. Anat. u. Entwick. 11 juill. 1901.

325 — *Napolis* : La structure fine du système nerveux. R. des Idées, 1905.

326 — *Nageotte E. Ettinger* : Lésions des cell. du syst. nerveux central dans l'intoxication adrénalienne experimentale (décapsulation). Soc. de biologie, 1898, 26 nov.

327 — — Lésions des cell. nerveuses au cours de diverses intoxications et auto-intoxications. Pr. méd. 25 mars 1898, p. 146.

328 — *Neppi* : Alterat. cadavériques de la cell. nerveuse. Riv. di Patol. nerv. e ment. 1897, p. 152.

329 — *Nissl* : Kritische Fragen über Nervenzellen. Anat. Neurol. Centralbl. 1896.

330 — — Psychiatrie u. Hirnanatomie. Monatsschr. f. Neurol. u. Psych. III, p 141, et 241, 1898.

331 — — Ueber einige Beziehungen zwischen Nervenzellenerkrankungen u. gliösen Erscheinungen bei verschiedenen Psychosen. Arch. f. Psych. XXXII, f. 2, 1899.

332 — — Die Neuronenlehre und ihre Anhänger. Ein Beitrag zur Lösung des Problems der Beziehungen zwischen Nervenzelle-Faser und Gran. Iena, 1903.

333 — *Oddo* : Note sur l'état des cell. nerveuses de la moelle et du cerveau dans un cas de convulsions de cause infectieuse chez un enfant. R. de méd. 1892, p. 645.

334 — — Note sur le pigment des cell. nerveuses. Soc. de biologie, 11 mai 1901, p. 507.

335 — — Recherches sur les granulations de la cell. nerveuse. Thèse de Lyon, 1901.

336 — *Obersteiner* : Sem. méd. 1886, p. 27.

337 — *Obréja et Tataru* : Le pigment des cell. nerveuses. Soc. sc. méd. de Bucharest. Nov. 1898. R. Neurol. 1899, p. 326.

338 — *Opikals* : Ueber Ependym-Veränderungen bei tuberculoser Meningitis. Virchow's Arch. Cl, t. 2, p. 1807.

339 — *Oppenheim* : Die Geschwülste des Gehirns. Vienne, 1902.

340 — *Pagliano* : Troubles de l'intelligence dans la fièvre typhoïde. R. de méd. 1891.

341 — *Parhon et Papinian* : Note sur les altérat. des neurofibrilles dans la pellagre. Soc. de biologie. 1905, p. 363.

342 — *Pascal (P.)* : Contribut. à l'étude de la polynévrite alcoolique. Thèse de Montpellier, 1901. N.º 28.

343 — *Pernice et Scaliki* : Riforma méd., 1895. N.º 251.

344 — *Philippe et L. de Gothard* : Méthode de Nissl et cellules nerveuses en pathologie humaine. Sem. méd. 14 déc. 1930, p. 51.

345 — *Pieri* (a) : Altérat. histologiques de l'écorce cérébrale et cérébelleuse dans la tuberculose. La clinica med. ital. 1902. N.º 5.

346 — — Contribut. à l'étude des troubles psychiques dans le cancer. La clinica moderna. 26 avril 1905, p. 193.

347 — *Peeters* : Cerveaux d'aliénés. Préparations microscopiques. Bull. de l'Acad. de Belgique. janv. 1898, p. 37.

348 — *Pitres et Régis* : Les obsessions et les impulsions. Paris, Doin. 1902.

349 — *Popof* : Anat. pathologique du délire aigu. Soc. de neur. et de psychiatrie de Kazan. 29 sept. 1895. R. Neurol. 1896, p. 724.

350 — *Quensel* : Lésions encéphaliques dans l'intoxication par le plomb, in Vagnes. Soc. méd. des hôp. 1901, p. 174.

351 — *Raimann* : Ein Fall von cerebropathia psychica toxaemica (Korsakoff) gastro-intestinalen Ursprungs. Monatsschr. für Psychiatrie und Neurol. XII, p. 329.

352 — — Polioencephalitis superior acuta u. Delirium alkoholicum als Einleitung einer Korsakoff's Psych. ohne Polyneuritis. Wien. Klin. Woch. 1899 N.º 2

353 — *Raymond (F.)* : Saturnisme chronique. Soc. de biologie, 1876.

354 — — Sur certains délires simulant la folie survenant dans le cours des néphrites chroniques et paraissant se rattacher à l'urémie. Arch. gén. de méd. 1882, p. 294.

355 — — Relat. de l'albuminurie avec les psychoses. À propos d'un cas de folie du doute coïncidant avec une néphrite chronique. Soc. méd. des hôp. 1890 juin.

356 — — Leçons de la Salpêtrière.

357 — *Régis* : Folie consécutive à une fièvre typhoïde. Encéphale, 1881.

358 — *Régis et Chevalier-Lavaure* : Rapport sur les auto-intoxications dans les mal. mentales. Congrès des aliénistes et neurologistes. La Rochelle, 1893.

359 — *Régis* : Note sur les délires d'auto-intoxication et d'infection. Pr. méd. 1898. N.º 64, p. 57.

360 — — La psychose post-éclamptique. R. mensuelle de gynécologie, d'obstétrique et de pédiatrie de Bordeaux, 1899, p. 206.

361 — — Le délire onirique dans les intoxications et les infections. Ass. de méd. 7 mai 1901.

362 — *Renaut* : Observ. pour servir à l'histoire des troubles cérébraux dans la mal. de Basedow. Soc. méd. des hôp. 23 mars 1880.

363 — — Traité d'histologie pratique, t. I, p. IX.

364 — *Roepel* : Lésions histologiques fines de la cell. nerveuse dans le tétanos chez l'homme. Congrès de Montpellier, Avril 1898.

365 — *Robertson (W. Ford)* : Histologie normale et pathologique de la cell. nerveuse. Brain, 1899.

366 — *Robertson (F. Sims)* : Examen anatomique de 2 cas de syndrome de Korsakoff. The journ. of nerv. and mental disease. Mars 1905, p. 160.

367 — *Roubinovitch* : Pathogénie du délire chez les brightiques. Thèse de Lyon, 1901.

368 — *Roque, Devic et Hugounenq* : Coma diabétique. Rev. de méd., 1898, p. 295.

369 — *Rosin* : Beitrag zur Lehre vom Bau der Ganglienzellen. Deut. med. Woch. 1896. N° 31.

370 — — Arch. f. Psych., 1897.

371 — *Rossi (E.)* : Structure intime des cellules nerveuses de l'homme. Névraxe. VI, f. 3, p. 311. 1904.

372 — *Rychlinski* : Beitrag zur path. Anat. der Amentia. Gazeta Lekarska, 1891, an. in Jahresbericht. 1891, T. III, 1ᵉ part., p. 49.

373 — *Sabrazès* : Pathologie de la cellule nerveuse. Congr. de Moscou. 1897.

374 — *Sabrazès et Cabannes* : Lésions des cellules nerveuses dans un cas de rage. Nouv. Icon. de la Salpêtrière. 1897. N° 3.

375 — *Sauber* : Beitr. z. Aetiologie u. pathol. Anat. acuter Geistesstörungen. Arch. f. Psych. XXXIV.

376 — *Sioli* : Sur l'ectopie du noyau des cell. nerveuses. Journ. de Neurol. 20 juin 1900, p. 221.

377 — *Scagliosi* : Contribut. à l'étude de l'anat. pathol. du syst. nerveux central dans l'anémie aiguë. Deutsche med. Woch. 19 mai 1898.

378 — *Schmidt (P.)* : Bibliographie des Alkoholismus der letzten 20 Jahre. Dresden. 1900. I. 272-306.

379 — *Schukowsky* : Zur Frage über die pathologische Anatomie des Delirium acutum. Neurol. Centralbl. 1893, p. 441.

380 — *Schuster (P.)* : Psychische Störungen bei Hirntumoren. Stuttgart. 1902.

381 — *Séglas* : Autointoxication et délire. Pr. méd. 1898.

382 — — Un cas de folie postcholérique à forme de confusion mentale primitive. Ann. méd.-psychol. 1893.

383 — *Semidaloff et Weidenhammer* : Zur Frage über das Delirium acutum. Neurol. Centralbl. 1898, p. 188.

384 — *Siefert* : Zur Anat. der polyneuritischen Psychosen. Versammlung mitteldeutscher Psychiater u. Neurologen. Arch. f. Psych. XXXIV. p. 331.

385 — *Sommerling* : Ueber Psychosen im Zusammenhang mit acuten und chron. Infektionskrankheiten. Deutsche Klinik. 1903.

386 — *Silvestrini (R.)* : Notes cliniques et anatomo-pathologiques sur quelq. cas de meningite tuberculeuse. Lo Sperimentale. LVII, f. 4, p. 389. 1903.

387 — *Snell* : Präparate aus der Hirnrinde einer am Delirium acutum Gestorbenen. Zeitschrift f. Psych. 58. p. 483.

388 — *Shiller* : Ueber acute Psychosen bei Koprostase. Jahrb. f. Psych. u. Neurol. 1898. XVII, p. 175.

389 — *Soukhanoff* : Du trouble mental dans la névrite multiple. R. russe de méd. 1898. N° 14.

390 — *Soukhanoff et Orloff* : Contribut. à l'étude de la psychose polynévritique. Soc. des neuropathologues et des aliénistes de Moscou. 18 déc. 1898.

391 — *Soukhanoff et Tchaloff* : Un cas de polynévrite et de psychose polynévriti-

que, mal. de Korsakoff, à la suite d'anthrax dans le cours d'une psychose mélancolique aiguë. Ann. méd. psychol. 1902, p. 365.

392 — *Souques et Castaigne* : Contribut. à la pathogénie de rhumatisme cérébral. Soc. méd. des hôp. 9 juin 1899, p. 365.

393 — *Spiller (W. G.)* : A case with the symptoms of cerebro-spinal meningitis, with intense and general altérat. of the nerve cell bodies, but with little evidence of inflammation. The Journ. of neur. and ment. diseases, XXVIII. N.° 3, p. 140, 1901.

394 — *Spitzoff* : Modifications des cell. corticales sous l'influence de l'intoxication par CO. Moniteur russe neurologique, 1893.

395 — *Statkevitch* : Psychose de Korsakoff aiguë combinée à la prébénie chez un alcoolique. Med. Obozr. Moscou, 1890, p. 427.

396 — *Stern (B. H.)* : Mal. mentales avec goitre exophthalmique. The Journ. of ment. sc. LI. N.° 212, p. 128, janv. 1905.

397 — *Sturtz* : Ein Fall von schwerer intestinaler Autointoxication. Berlin. Klin. Woch. 1903, p. 517.

398 — *Tanquerel des Planches*. Tr. des mal. du plomb ou saturnisme. 1840.

399 — *Taylor* : Cancer du système nerveux. Associat. neurol. américaine, 1-3 juin 1903.

400 — *Tchismann* : Délires toxémiques dans les mal. du cœur. Deutsche med. Woch. 11 mai 1899, p. 505.

401 — *Thomas P.* : Essai sur les altérat. du cortex dans les méningites aiguës. Thèse de Lyon, 1902.

402 — *Tirelli* : Anat. pathol. des folies et particulièrement de la folie épileptique. Soc. méd. di Pavia, juin 1895.

403 — — Chronologie de la mort des éléments nerveux. Ann. di Frenia. 1897, f. 3-4.

404 — — Altérations pathologiques et altérat. cadavériques des cellules nerveuses. Ann. di Freniat. e sc. aff. VIII. f. 4, déc. 1898.

405 — *Tomlinson (H. A.)* : The pathology of acute delirium. Americ. journ. of Insanity. N.° 2, 1903.

406 — *Toulouse* : Troubles mentaux dans l'urémie. Gaz. des hôp. 1894, p. 649.

407 — *Tromner et Lagrange* : Recherches du plomb dans l'encéphale... Gaz. méd. de Paris, 1874.

408 — *Trömmer* : Pathol. anat. Befunde bei Delirium tremens, nebst Bemerkungen zur Struktur der Ganglienzellen. Arch. f. Psych. XXXI. p. 709, 1898.

409 — *Tschistowitsch* : St. Petersb. Med. Woch. 1895. N.° 51, p. 273.

410 — *Turner* : Acute delirious mania. The British med. journ. 22 sept. 1900, p. 804.

411 — — An account of the nerve-cells in 33 cases of insanity. Brain 1903. CI. p. 27.

412 — — The significance of central chromatolysis with displacement of nucleus in the cells of the central nervous system of man. Journ. of ment. sc., juill. 1903.

413 — *Valadrach* : Psychosis polynevritica s. cerebropathia psychica toxaemica. R. russe de méd. 1889. N. 16.

414 — *Valenza* : Rôle joué par les leucocytes et les noyaux névrogliques dans la destruction de la cellule nerveuse. Atti della R. Acad. di Scien. fis. e mat. Napoli. Vol. VIII, 1894. Vol. III, 1895. Soc. de biol. 26 déc. 1896.

415 — *Vaillon* : Pseudo-P. G. saturnine alcoolique, 1894.

416 — *Vederevsky et Broukhanski* : Soc. de Neur. et de Psych. de Moscou, 11 fév. 1900. Vratch 1900, p. 373.

417 — *Verger et Soulé* : Cell. nerveuses dans l'hyperthermie expérimentale. Soc. de
      biologie, 1902, p. 427.

418 — *Vigouroux (A.)* : L'état mental dans les tumeurs cérébrales. R. de Psychiatrie,
      fev. 1903.

419 — *Vigouroux et Juquelier* : Insuffisance hépatique et délire. Soc. méd.-psychol.
      juin 1902.

420 — — Délire et petit brightisme. Arch. de Neurol. 1903. N os 91, 92, 93, p. 22
      du tirage à part.

421 — *Vigouroux et Laignel-Lavastine* : Délire par insuffisance hépato-rénale ayant
      donné lieu au syndrome paralysie générale. XIIIe congrès des Aliénistes et
      Neurologistes, Bruxelles 1903, II, p. 224.

422 — *Vaisis (J.)* : Idées de persécution à la suite de la grippe. Gaz. des hôp. 1890,
      p. 1012.

423 — *Ygrouboff* : Modifications du cerveau et de la moelle dans la psychose poly-
      névritique. R. russe de Psychiatrie et de Neurol. 1902.

424 — *Hoche* : Wiener Klin. Woch. 1896.

425 — — Ueber die körperlichen Grundlagen der acuten Psychosen. Jahrb. Psych.
      1892, X, p. 180.

426 — *Wagner et Jauregg* : Ueber Psychosen durch Autointoxicat. vom Darme aus.
      Jahrb. f. Psych. 1902, XXII.

427 — *Weber* : De quelq. signes anatomiques de l'œdème cérébral aigu. Medizi-
      nische Gesell. in Göttingen, 3 mars 1904.

428 — *Weisenburg* : Altérat. toxiques du cerveau et de la moelle dans un cancer.
      Soc. méd. de Philadelphie, 25 janv. 1905.

429 — *Wernicke* : Fälle von polyneuritischer Psychose. 1899.

430 — *Wright (H. K.)* : The cerebral cortical cell under the influence of poisonous
      doses of potassi bromidum. Brain 1898, part 82, p. 186.

THÈME I — NATURE ET PHYSIOLOGIE PATHOLOGIQUE DU TABES

Par M. le Prof. ALBERT EULENBURG (Berlin)

Die am gewöhnlichsten als TABES DORSALIS — nach einem
ihrer hervortretendsten Hauptsymptome als *Ataxie locomotrice
progressive*, nach ihrem pathologisch-anatomischen Hauptbefunde
als *graue Degeneration (Sklerose) der hinteren Rückenmarkstränge*
angesprochene Erkrankung des Nervensystems bietet, trotz man-
nigfacher Varianten, ein der Hauptsache nach in Erscheinungs-
form und Verlauf so typisches und charakteristisches klinisches
Bild dar, dass das Bestreben durchaus gerechtfertigt ist, dafür
eine auf aetiologischer und pathologisch-physiologischer Grundlage ruhende, einheitliche pathogenetische Erklärung zu for-
mulieren.

An Versuchen dazu hat es denn auch, seit dem ersten Be-
kanntwerden und der Begründung unseres klinischen und pathologisch-anatomischen Wissens von dieser Krankheit, die wir horn,

Steinthal und Romberg, Duchenne und Topinard, Ollivier, Cruveilhier und Rokitansky, Friedreich, v. Leyden und anderen verdanken, fast niemals gemangelt. Diesen Bestrebungen war jedoch bisher nicht der Erfolg beschieden, dass wir zu einem völlig befriedigenden pathogenetischen Verständnisse und zu einer auf wirklicher Einsicht in die Krankheitsvorgänge beruhenden, allgemein anerkannten «Theorie» der Tabes auf diese Weise gelangten. Vielmehr klafft noch eine nicht wegzuleugnende Diskordanz zwischen den vorwiegend aetiologischen, den pathologisch-anatomischen und den funktionell-biologischen (oder pathologisch-physiologischen) Anschauungen und darauf beruhenden Krankheits-Theorieen.

Als sicher festgestellt und demnach als Ausgangspunkt aller weiteren Betrachtung kann immerhin die Tatsache gelten, dass wir es bei der Tabes dorsalis, ihrer pathologisch-physiologischen und anatomischen Ausbreitungsweise zufolge, mit einer *Degenerativerkrankung der zentripetal leitenden (sensibeln) Fasersysteme im Rückenmark und teilweise ausserhalb des Rückenmarks, in hinteren Wurzeln, Spinalganglien, peripherischen Nervenstämmen und -Zweigen* — mit einer Erkrankung der SENSIBELN «NEURONE» (das Wort «Neurone» nicht im strikten Sinne anatomischer, sondern biologischer, funktioneller Nerven-Einheiten verstanden) zu tun haben.

Diesem festzuhaltenden Ausgangspunkte der Betrachtung entspricht von denjenigen nosologischen Theorieen, die eine Erklärung der klinischen Haupterscheinungen, namentlich der Ataxie, auf anatomisch-physiologischer Grundlage anstrebten, unzweifelhaft am besten und vollständigsten die von Leyden (1863 zuerst) aufgestellte und weiterhin ausgebildete, sog. «sensorische» Theorie, die bekanntlich die Ataxie bei Tabes als spinale, sensorische Leitungsataxie auffasst und von den voraufgehenden Laesionen in den zentripetalen (sensibeln) Bahnen der hinteren Wurzelfaserung und ihrer virtuellen Fortsetzungen im Rückenmark herleitet. Da in der Tat Störungen der Sensibilität in der Form von Paraesthesien und Dysaesthesien, verlangsamter und perverser Leitung der Tast- und Schmerzeindrücke, Hyp- und Anaesthesien, besonders aber von Beeinträchtigung der in tieferen Teilen, Knochen, Gelenken, Muskeln, lokalisierten Empfindungen, der passiven Lagerungs- und aktiven Bewegungsempfindungen zu den konstantesten, häufig zu den initialen und beherrschenden Erscheinungen der Tabes dorsalis gehören, so bedarf es für diese

Theorie nur der Voraussetzung, dass einer mehr oder weniger
ausgedehnten Störung der spinalen Sensibilitätsleitung auch eine
entsprechende Störung, ein Defekt oder Ausfall koordinatorischer
Leistung als notwendige Wirkung folgen müsse, oder doch eben zu
folgen pflege. Gibt man dies zu, so ist gegen die Theorie kaum
etwas von Belang einzuwenden. Ihr Begründer, v. Leyden, hat
denn auch selbst bereits die Einwände entkräftet, die aus älteren
klinischen Beobachtungen stammten, wo entweder bei ausge-
bildeter Tabes jede nachweisbare Sensibilitätsstörung gefehlt
haben sollte, oder wo es trotz hochgradiger Anaesthesie nicht
zu Ataxie gekommen sein sollte. Es dürfte sich hierbei wohl zumeist um ungenügende Untersuchung mit zum Teil unzulänglichen
Methoden der technisch so schwierigen und komplizierten Sensi-
bilitätsprüfungen — oder um nicht ganz einwandfreie Diagnosen-
stellung gehandelt haben. Von mehr prinzipieller Bedeutung
erscheint dagegen das Bedenken, dass ein eigentlicher direkter,
experimenteller Beweis für die obige Voraussetzung strengge-
nommen bisher nicht geliefert ist, da es meines Wissens durch
ausschliessliche Verletzung der Hinterwurzelfaserung bei Tieren
noch niemals gelungen ist, schwere, erhebliche und unzweifel-
hafte Störungen der Koordination, vielmehr nur Reflexstörungen
(durch Verlust des zentripetalen Bogenschenkels der Reflexleitung)
zu erzielen. Auf die überaus verwickelten Verhältnisse der Ko-
ordinationsmechanismen und die Beziehungen der koordinations-
leitenden Bahnen zu ihren supponierten Zentren in Kleinhirn und
Grosshirnrinde will und kann ich hier natürlich nicht näher ein-
gehen. Wie weit man dem ausgesprochenen Bedenken Rechnung
zu tragen geneigt ist, das hängt nicht unwesentlich von dem
Grade der Wertschätzung ab, die man dem Tierexperiment für
die Beurteilung umstrittener Fragen der menschlichen Pathologie
überhaupt zugestehen mag — und die wenigstens bei mir (und,
wie ich vermute, bei recht vielen von uns) mit den Jahren immer
mehr abnimmt. Uebrigens stehen auch sonst noch mancherlei Aus-
wege aus dem scheinbaren Dilemma offen, da natürlich die experimentelle Zerstörung einzelner Nervenabschnitte bei Tieren und
deren langsam fortschreitende Entartung beim Menschen sich
keineswegs als pathogenetisch gleichwertige Faktoren ansehen
lassen, und da überdies mit der Möglichkeit mehr oder weniger
rasch sich vollziehender *kompensatorischer* Vorgänge zu rechnen
ist, wie sie für die sogen. zerebellare Ataxie namentlich von
Luciani erwiesen und in ihrer Bedeutung gewürdigt wurden. Im-

merhin bleibt hier noch eine durch weitere experimentelle und klinische Untersuchung auszufüllende Lücke.

Zur Ausfüllung dieser Lücke verhilft uns freilich am allerwenigsten jene andere (zuerst durch Friedreich, nachmals durch Erb vertretene) Auffassung der Ataxie bei Tabes, als einer zwar von der Spinalerkrankung abhängigen, die aber durch eine Läsion besonderer *koordinationsleitender*, von den sensibeln geschiedener, im Gegensatz zu diesen als *zentrifugal* zu betrachtender Bahnen hervorgebracht werde. Man hat diese Theorie der Tabes, oder richtiger der Ataxie, auch wohl als «motorische» der vorstehend gewürdigten «sensorischen» gegenüber, gekennzeichnet. Sie hat mit Recht wenig Beifall gefunden, da die Existenz solcher speziell koordinationsleitender Zentrifugalbahnen in den bei der Tabes beteiligten Rückenmarksabschnitten bisher durch nichts dargetan, vielmehr einstweilen gänzlich hypothetischer Natur ist. Macht man, wie es auch geschehen ist, nicht die Hinterstränge, sondern die Kleinhirnseitenstränge für die Tabes-Ataxie verantwortlich, so bleibt natürlich wieder die Frage unerledigt, warum diese Stränge in typischen Tabes-Fällen meist unverändert gefunden werden, während doch die Hinterstränge in der bekannten Ausdehnung regelmässig degenerieren. Kurz, man verfällt hier in weit grössere und unlösbarere Schwierigkeiten, als bei der «sensorischen» Theorie, die nach Seite ihrer klinischen sowohl wie der anatomisch-physiologischen Begründung entschieden den Vorrang behauptet.

Neben dieser Meinungsverschiedenheit über die pathologische Physiologie ging der Streit über die spezifische *Aetiologie* der Tabes einher, ein Streit, der wegen der unmittelbar praktischen Bedeutung und der Konsequenzen seines Objektes mit ungleich grösserer Heftigkeit und Leidenschaftlichkeit geführt wurde und noch bis in die allerletzte Zeit hinein recht viel Staub aufwirbelte. Bekanntlich hatte zuerst Fournier die *Syphilis* als direkte und eigentliche Ursache der Tabes hinzustellen versucht — eine Anschauung, die seit 1879 von Erb aufgenommen und, besonders auf Grund statistischer Ergebnisse, mit grossem Nachdruck vertreten, von Leyden und seiner Schule, Benedikt, O. Rosenbach, mir und anderen dagegen angefochten wurde. Die Polemik darüber dauert, wie gesagt, noch fort, ohne jedoch von beiden Seiten wichtige neue Momente zu Tage zu fördern. Die Frage ist natürlich von grossem praktischem, namentlich therapeutischem Interesse, da die Anhänger der Syphilis-Theorie meist auch grosse Hoffnungen an eine in den Frühstadien geübte antiluetische, besonders mercurielle Behandlung der Tabes knüpfen, während die Gegner eine derartige Behandlung als unnütz und unter Umständen selbst schädigend mehr oder weniger vollständig verwerfen.

Andererseits hat uns die Zeit der letzten 10 bis 12 Jahre mit verschiedenen Tabes-Theorieen (oder, bescheidener ausgedrückt, Hypothesen) bereichert, die alle das Gemeinschaftliche haben, dass sie die *angeborene Anlage* zur Tabes in Form mangelhafter, wenig ausdauernder Präformierung der betreffenden Nervenabschnitte betonen und auf diese das Hauptgewicht legen, während sie den später zur Einwirkung kommenden schädigenden Momenten mehr den Charakter sekundärer, accidenteller und occasioneller Ursachen oder Auslösungsvorgänge vindizieren. Ich möchte besonders die sogenannte *Ersatztheorie* von Edinger und die von O. Rosenbach aufgestellte Lehre von der *spinalen muskulotonischen Insuffizienz* in Kürze hervorheben.

Die von Edinger (zuerst 1894) dargelegte Theorie, die sich übrigens nicht blos auf Tabes, sondern ebenso sehr auf andere Degenerativprozesse im Nervensystem (Neuritis usw.) bezieht, hängt in eigenartiger Weise mit der Weigert'schen Reizlehre und der Roux'schen Lehre vom Kampfe der Teile im Organismus zusammen. Den allbekannten und nachgewiesenen groben Schädigungen von Zelle und Faser müssen nach Edinger ergänzend die Schädigungsvorgänge angeschlossen werden, die durch die *normale Funktion* selbst fortdauernd herbeigeführt werden; denn die normale Funktion bedeutet an sich schon eine »Schädigung im weiteren Sinne«. Wenn nämlich der normalen Tätigkeit kein normaler *Ersatz* im Stoffwechsel von Nerv und Zelle entspricht — oder wenn, bei sonst normaler Ersatzmöglichkeit, die Leistung über das normale Mass hinaus gesteigert wird, müssen sich im Nervensystem an den schwächer angelegten oder zumeist beanspruchten Teilen Zeichen von Zerfall geltend machen; sie zerfallen, wenn zu viel von ihnen verlangt, zu wenig vom Verbrauchten ersetzt wird. Diese eine allgemeine Theorie der Degenerativvorgänge auf physiologischer und biologischer Grundlage in sich schliessenden Ausführungen werden in ihrer besonderen Anwendung auf Tabes durch Versuche bestätigt, die an Tieren gemacht wurden, die durch Pyrodin-Injektionen geschwächt waren; wurden diese zu starker Arbeitsleistung längere Zeit hindurch angehalten, so entwickelten sich bei ihren Degenerationen im Rückenmark, die sowohl bezüglich der Lokalisation (in Hinterwurzeln, einem grossen Teil der Hinterstränge und Grau der Hinterhörner), wie bezüglich der Natur der Veränderungen den Erkrankungen bei Tabes nahe zu stehen schienen (Edinger und Helbing).

Diese experimentelle Stütze erscheint von etwas fragwürdiger Tragfähigkeit; andererseits bleibt vom klinischen Standpunkte die Frage offen, warum bei Tabes die funktionellen Störungen in so typischer und konstanter Weise an bestimmten Körperteilen hervortreten, auch wo deren starke oder gar excessive Inanspruchnahme gänzlich ausgeschlossen erscheint und die für den «Ersatz» günstigsten Bedingungen obwalten; warum z. B. die gewöhnliche Form der lokomotorischen Ataxie bei Leuten, die in den besten Verhältnissen leben und die sich ihrer Gehwerkzeuge kaum je zu hervorragenden Leistungen bedienen. Nicht minder unverständlich bleibt in den ziemlich seltenen Fällen von sog. hoher (cervicaler) Tabes — mit der bekannten abweichenden Verteilung der Degenerationsfelder im Halsmark — das frühere und zuweilen ausschliessliche Befallenwerden der oberen Gliedmassen, ohne dass durch den funktionellen Gebrauch dazu besondere Veranlassung gegeben wäre; und auch für die oft schon lange vorausgehenden, transitorischen Augenmuskelstörungen lässt sich eine zureichende Erklärung auf dieser Grundlage nicht geben. Wir stehen also auch dieser Theorie, so geistreich ersonnen und verlockend sie auch erscheint, immerhin noch mit manchen Zweifeln gegenüber.

O. Rosenbach (1899) will die in ihrer späteren, ausgebildeten Form als Tabes dorsalis imponierende, in ihren frühesten Anfängen nach ihm oft schon in ein sehr jugendliches Alter hinaufreichende Erkrankung auf eine bereits *embryonal* gegebene Disposition, auf eine fehlerhafte primäre Anlage gewisser spinaler Apparate zurückgeführt wissen. Infolge dieser mangelhaften Anlage kommt es zunächst zu geringfügigen, aber deutlichen Abnormitäten des Muskeltonus, zu Atonie und Hypertonie gewisser antagonistischer Muskelgruppen, deren Ermittelung in den Anfangstadien oft mit Schwierigkeiten verknüpft ist und besondere Prüfungsmethoden erfordert. Rosenbach weist u. a. auf das gegensätzliche Verhalten der Hautreflexe und der Sehnenreflexe (Verstärkung der Bauchreflexe bei herabgesetztem oder fehlendem Kniephänomen usw.) hin, wobei es sich seiner Meinung nach um «kompensatorische Vorgänge» handelt. Er hebt hervor, dass alle Sehnenreflexe an Streckmuskeln (oder Erweiterern), alle Hautreflexe an Beugemuskeln (Verengerern) vor sich gehen, und dass die Beuger vor-

zugsweise unter dem tonischen Einflusse des Rückenmaks, die
Strecker unter dem des subkortikalen Gehirns stehen. Ein anderes,
gleichfalls der «initialen muskulären Dystonie» entsprechendes
Symptom findet er in der Unfähigkeit, mit geschlossenen Augen
auf die Zehen zu stellen, selbst in Fällen wo noch gar keine Sensi-
bilitätstörung vorhanden ist; später können die Kranken auch
mit offenen Augen nicht mehr die Zehenstellung ausführen. (Ich
habe die Verstärkung der Bauchreflexe sowohl wie die Unfähigkeit zur Zehenstellung oft, aber allerdings nicht konstant in den
Frühstadien der Tabes angetroffen). — Die eigentliche Ursache
dieser «spinalen muskulären Dystonie» oder «Insuffizienz des muskulotonischen Apparates» — wie Rosenbach die Frühstadien der
Tabes zu bezeichnen vorschlägt — ist demnach in der angeborenen
fehlerhaften Präformation dieser Apparate zu suchen; damit
können sich natürlich allerlei accidentelle (sekundäre) Faktoren
verbinden, die einerseits als Auslösungsvorgänge; andererseits bei
beträchtlicher Stärke auch als ausreichende Ursache, auch ohne
Disposition wirken, wobei es wesentlich auf den Grad und die
Form der jeweilig erzeugten *Betriebstörungen* (als Störungen der
kraftliefernden, kraftverteilenden und kraftausgebenden Apparate)
im Nervensystem ankommt. Der Ort der anatomischen Degeneration braucht übrigens dabei nicht notwendig auch der primäre
Sitz krankhafter Störung (Angriffsort der abnormen Reize) zu sein,
es kann sich vielmehr auch um «kompensatorische Atrophie», um
eine infolge der geleisteten Mehrarbeit eintretende «sekundäre Insuffizienz» handeln.

Mit diesen, hier nicht weiter zu verfolgenden Ausführungen
Rosenbach's berühren sich zum Teil auch die Betrachtungen, die
Benedikt in einer geistvollen Schrift («Tabesfragen vom Standpunkte der Erfahrung und der Biomechanik», 1901) diesem Ge-
genstand widmet. Benedikt erblickt gleichfalls die Ursache der
Tabes — die er anatomisch als «Keilstrangschwund» zu bezeichnen
liebt — wesentlich in einer angeborenen Anlage; er stellt sogar
den Satz auf: «Tabicus non fit, sed nascitur» — d. h. eben es gibt
Leute, die den Keim einer frühzeitigen Einschrumpfung der betreffenden Nervenorgane von Geburt aus mitbringen. Die verschie-
densten Schädlichkeiten (worunter auch die Syphilis, mehr freilich
noch die gegen sie eingeleiteten Heilverfahren) mögen «die Le-
benskraft der Keilstränge modifizieren»; sie mögen die Veranlagung für die Krankheit erhöhen, ohne jedoch in der Regel tabi-
sche Symptome unmittelbar zu erzeugen. Gewöhnlich wirken ver-

schiedene Ursachen der Erkrankung zusammen. Die mit Syphilis
unmittelbarer zusammenhängenden Fälle (vorzugsweise bei dazu
Veranlagten) verlaufen überdies in der Regel atypisch. Uebrigens
spielen die von Benedikt so bezeichneten *biomechanischen* Grund-
gesetze der wechselnden Ladung und Entladung des lebenden
Gewebes, und die Abweichungen *biodynamischer* Vorgänge —
eine als Reiz wirkende gesteigerte Ladungsbedürftigkeit, die als
solche «funktionelle Hyperaemie» oder selbst «Entzündung» hervorrufen kann — bei dem «angeborenen Keilstrangschwund» wie
bei den meisten Entartungsneurosen eine hervorragende Rolle.

Es ist leicht ersichtlich, dass alle diese in Kürze charakteri-
sierten Anschauungen, trotz weiten Auseinandergehens im Einzelnen, in den Hauptpunkten manches Gemeinsame darbieten. Gemeinsam ist die starke Betonung der angeborenen individuellen
Veranlagung, über die wir uns allerdings, soweit sie die Tabes
und andere im Nervensystem lokalisierte Degenerativprozesse betrifft, noch keine genauere Rechenschaft zu geben im stande sind;
gemeinsam ist ihnen aber vor allem auch die weniger auf den
anatomischen Endprozess, als auf die allmälige und langsame
Entwickelung der Krankheitserscheinungen gerichtete *funktionelle*
— oder richtiger *biologische* — Betrachtungsweise der Störung.
In dieser Hinsicht macht es kaum einen allzu wesentlichen Unterschied, ob wir mit Edinger von Anomalien des Stoffverbrauches
und Stoffersatzes, mit Rosenbach von betriebsenergetischen Veränderungen sprechen, oder im Sinne Benedikt's an biomechanische
Ladungsgesetze, an die fortwährende Ueberspannung und Ladungsbedürftigkeit des lebenden Gewebes usw. anknüpfen. Wir
sehen auch, es sind von verschiedenen Seiten Arbeiter, und gewiss
nicht untüchtige, am Werke, um das Dunkel, das noch über Natur
und Entstehung der Tabes ausgebreitet liegt, hier und da zu er-
hellen. Möge es der fortschreitenden Wissenschaft gelingen, dieses
Ziel zu erreichen — und möge die errungene Erkenntnis, wie es auf
anderen Krankheitsgebieten erfreulicherweise so oft der Fall war
— sich auch für die Verhütung und Behandlung dieser gefürch-
teten Krankheit nutzbringend erweisen!

THÈME 6 — RÉFORME PÉNALE AU POINT DE VUE ANTHROPOLOGIQUE ET PSYCHIATRIQUE

Par M. le Prof. G. A. van HAMEL, de l'Université d'Amsterdam

1 — Toute réforme pénale doit se poser comme but unique la diminution de la criminalité, ce qui est en soi un but absolument pratique et réaliste.

Pour les effets d'éthique sociale ou individuelle que l'administration de la justice pénale pourra et devra nécessairement produire, ils ne doivent être considérés que comme des *résultats naturels* d'une politique pénale réaliste organisée dans le but susdit, résultats qui en découlent par la force même des choses.

Lorsque la justice pénale prendrait, au contraire, comme point de départ un dogmatisme religieux, philosophique ou éthique quelconque, elle se paierait de phrases et courrait grand risque de manquer absolument à sa grande vocation, le combat contre la criminalité, la défense sociale contre les attaques criminelles.

Il ne s'agit pas de faire accroître le nombre des criminels punis, mais de faire décroître le nombre des criminels.

Or, la tendance de réforme qui se pose ainsi, devra pénétrer le droit pénal dans son entier, la doctrine scientifique, ainsi que le système pratique.

2 — Le combat contre le crime doit se régler sur l'étude des causes du crime, comme en médecine la thérapeutique se règle sur l'étude des causes des maladies. Et de même qu'en médecine le docteur sait qu'il aura à guérir non pas des maladies mais des malades, de même la politique criminaliste doit avoir en vue le traitement non pas des crimes, mais des criminels.

Or, l'étude des causes dont proviennent les actes criminels, science qu'on pourra désigner sous le nom *d'étiologie criminelle*, fait distinguer déjà au premier abord les causes générales et les causes individuelles.

Les *causes générales* sont pour la plupart des causes sociales, les *causes individuelles* sont en grande partie des causes anthropologiques.

Toute politique sociale qui contribue à l'amélioration de la situation sociale du peuple et à l'amélioration des rapports sociaux, contribuera de même à affaiblir l'influence funeste des causes sociales de la criminalité. C'est une œuvre d'hygiène sociale, une œuvre de prévention.

La justice pénale, c.-à-d. la politique pénale appliquée directement aux individus criminels, est, au contraire, généralement considérée comme une œuvre de répression. Mais elle ne mérite ce nom que par le simple fait qu'elle vient après l'acte et non pas avant. Cependant, comme arme dans le combat contre le crime, comme moyen de défense sociale, ce qu'on nomme l'administration de la justice pénale ne pourra viser qu'à la prévention d'une criminalité future; ou d'autres termes, de nom elle est répressive, par sa nature elle aussi ne pourra être que préventive. Mais c'est là une prévention qui n'agit pas en gros, mais en détail, qui n'agit pas sur les masses, mais sur les individus. Son but devra donc être de prévenir la rechute des condamnés.

Pour atteindre ce but, il faudra donc suivre comme méthode l'individualisation de la peine ou plutôt des mesures pénales.

D'après ce système de prévention individuelle chaque prévenu offre au juge — ou à telle autre autorité qui sera chargée de l'administration de la justice pénale — un problème de politique pénale individualisée à résoudre.

Ce système, par son principe, est un système éducatif, non pas vindicatif. Mais comme parmi les malades il y a des incurables, et comme parmi les enfants il y en a qui résistent à toute éducation, il y aura aussi parmi les criminels des individus incorrigibles. Incorrigibles du moins en ce sens que parmi les moyens d'éducation, de correction, de prévention pénale qui sont à la disposition de l'état dans un certain temps et dans un certain pays, il n'y en a pas un dont on puisse se promettre quelque effet sur ces individus-là. Dans les cas de cette espèce il n'y a que les mesures de sûreté ou de protection sociale qui restent.

En résumé, la justice pénale devra donc disposer de *mesures d'éducation sociale* envers les criminels corrigibles et de *mesures de protection sociale* contre les criminels incorrigibles.

Notons toujours, afin d'éviter tout malentendu, que tout système répressif, tant éducatif que protecteur, trouve aussi des limites dans le devoir de l'état d'épargner, autant que possible, les droits et les intérêts de tous les individus, de tous les citoyens, donc aussi ceux des criminels eux-mêmes.

3 — Ayant ainsi posé les bases philosophiques, sociales et juridiques de la justice pénale, nous pouvons procéder à nous

occuper des bases anthropologiques et psychiatriques, c.-à-d., de la question spéciale que nous avons à traiter.

A ce point de vue il s'agit de grouper les individus criminels.

Dans l'état actuel où se trouvent les idées de réforme pénale, nous pouvons distinguer d'abord les *jeunes* délinquants et les délinquants *adultes*.

Non pas que je croie à la valeur principielle de cette distinction. Au contraire; je suis d'avis que le traitement varié des jeunes délinquants, que la plupart des législations actuelles connaissent dès maintenant, devra servir de prototype pour le traitement des adultes. Mais je fais appel à cette distinction puisque les réformes dans le traitement des jeunes délinquants se sont déjà réalisées en grande partie et que les réformes dans le traitement des adultes sont encore à leur début.

Pour donner un aperçu des mesures pénales par rapport aux jeunes délinquants et des principes qui en régissent l'application, je n'ai qu'à citer le système depuis quelques mois en vigueur dans le royaume des Pays-Bas, d'après une législation très récente.

Dans ce système, toute distinction théorique entre les enfants qui ont agi avec ou sans discernement est abolie et le juge a le choix presqu'absolument libre parmi plusieurs mesures au caractère éducatif et protecteur, qu'il applique aux jeunes délinquants d'après leur *état psychologique*, leurs *besoins sociaux* et *leur état dangereux*.

Voici la série de ces mesures: renvoi simple; réprimande solennelle devant le tribunal; condamnation conditionnelle à l'internement dans une école de discipline; amende; condamnation directe à l'internement de courte durée dans une école de discipline; mise à la disposition du gouvernement jusqu'à la majorité pour être élevé soit dans un établissement d'éducation correctionnelle de l'état, soit dans un établissement de réforme particulier, soit même sous la simple surveillance de la charité privée; libération conditionnelle de la mise à la disposition du gouvernement avant l'époque de la majorité; internement après l'époque de la majorité dans un établissement de sûreté pendant un laps de temps de longue durée, mais avec la possibilité d'un sursis à l'exécution ou d'une libération conditionnelle; internement dans une maison d'aliénés dans les cas d'aliénation mentale.

Pour une juste application de ces mesures, le juge et les collègues administratifs, qui auront à juger et à décider sur chaque cas particulier, devront être renseignés sur l'état psychique et social de l'individu par les parents, par les instituteurs, par des collèges de tutelle et par des experts dans le domaine de la psychiatrie.

A chaque école de discipline et à chaque établissement d'éducation correctionnelle est attaché un médecin psychologiste.

4 — Or, il s'agira simplement de transférer les mêmes principes au traitement des adultes. Quoiqu'au point de vue de la vie individuelle ceux-ci aient passé l'âge de l'éducation, au point de vue de la vie sociale ils ne diffèrent pas des jeunes. Pour eux aussi il s'agit de connaître leur état psychique, leur état social et leur dangerosité. Pour eux aussi il faudra une série de mesures variées parmi lesquelles, le juge en premier lieu et les administrations pénitentiaires ou autres plus tard, pourront choisir selon les exigences des cas particuliers.

Pour pouvoir juger de l'état psychique il faudra alors, comme une institution de première nécessité, l'organisation d'un service régulier de psychiatrie.

Ce service devra être attaché à chaque tribunal et à chaque établissement pénitentiaire (prisons, maisons de travail, établissements de sûreté ou autres).

La question du choix de la mesure pénale ou pénitentiaire que le juge devra décerner ou que l'administration devra prendre vis à vis de tel ou tel inculpé ou condamné est une question pratique et c'est comme telle, dans toute sa simplicité, qu'elle devra être posée au *médecin*.

Un grand défaut principal des législations actuelles consiste dans la séparation absolue des inculpés en *responsables* et *non responsables*; c'est une distinction théorique dont la réalité se moque et qui a donné naissance, dans les dernières années, au grand problème du traitement des délinquants «à responsabilité limitée». Toutes les difficultés qui se présentent par rapport à la solution de ce problème aux législateurs, aux juristes et aux médecins, proviennent de ce que la séparation susdite elle-même est fausse et devra être abolie, comme la distinction entre les enfants sans et avec discernement a été abolie déjà dans la législation de mon pays.

Aujourd'hui les médecins qui sont consultés par les juges sur la responsabilité d'un individu, hésitent dans leurs réponses, et les juges qui s'attendent à une conclusion nette s'irritent à cause de ces hésitations.

La seule cause de ces malentendus est que la question est

mal posée. Les médecins, de par leur profession, sont des hommes pratiques. Lorsqu'on les appelle auprès d'un malade ils se posent deux questions: la question de diagnostic et la question de thérapeutique. Pourquoi donc, lorsque le juge les consulte comme experts, ne pas leur poser de même les deux questions: quel est l'état psychique de l'inculpé dont on peut dire qu'il a influencé son crime, et quelle serait la mesure la plus efficace pour combattre ses tendances antisociales?

Dès que la législation pénale offrira aux juges et aux autorités administratives l'occasion de choisir parmi plusieurs mesures de répression au caractère préventif, et qu'elle autorisera les juges et les autorités administratives à ne poser aux médecins que les deux questions susdites, toutes les difficultés qui aujourd'hui troublent la justice pénale dans sa marche et dans ses résultats, toutes ces difficultés disparaîtront.

5 — Les mesures pénales qui dans un tel système devront être mises à la disposition des juges (et des autorités administratives) sont des mesures simplement *exhortatives* comme la réprimande, la condamnation aux dommages-intérêts, l'amende; des mesures de *discipline sévère*, comme l'emprisonnement cellulaire de durée restreinte avec et sans sursis à l'exécution; des mesures de *sûreté*, comme l'internement de longue durée, même pour un temps relativement indéterminé s'il le faut, dans une maison de travail, avec isolement pendant la nuit, possibilité d'isolement pendant le jour, classification des détenus et travail en commun, révision périodique de la durée de l'internement et libération conditionnelle; en outre, pour les pays qui en ont l'occasion, la relégation; des mesures de traitement *curatif*, comme les hospices d'aliénés et les annexes psychiatriques attachés aux établissements d'emprisonnement et de sûreté.

Je m'abstiens d'entrer dans les détails d'une classification ou d'un groupement des inculpés vis à vis de ces mesures. Notons seulement qu'il faudra considérer et distinguer trois éléments: a) *l'état psychique*, le caractère et le tempérament (les aliénés, les débiles, les déséquilibrés, les alcooliques, les passionnels); b) la *dangérosité*, tant du côté de la chance de récidive, que du côté de la nature des actes à redouter (attentats contre la vie, blessures graves, attentats violents à la pudeur, attentats aux mœurs sur des enfants, vols avec violences ou autres vols graves, faux et escroqueries); c) les chances de *corrigibilité* ou d'*incorrigibilité* (les aliénés, les déséquilibrés, les alcooliques curables ou incurables).

6 — Dans ce système, la consultation des *médecins-psychologistes* doit former un élément fixe de la *procédure criminelle* qui conduit à la première décision judiciaire et de la *procédure administrative* qui prépare les décisions ultérieures concernant la continuation du traitement, la libération conditionnelle, etc.

Cependant, nous ne voulons pas exiger cette consultation médicale dans *tous* les cas, même dans des cas peu graves dans lesquels elle serait superflue.

Notons deux règles à suivre. Une telle consultation sera indiquée 1.° par la *nature de l'acte* ou la *nature de l'individu*, telles qu'elles se révèlent dans le cours des informations (donc comme aujourd'hui); 2.° par la *nature de la mesure* sur l'application de laquelle le juge ou les autorités administratives délibèrent, dans ce sens que lorsqu'il s'agit de mesures de sûreté, de mesures de guérison et même de discipline sévère au-dessus d'une certaine durée (disons un emprisonnement de plus de six mois), cette consultation serait *obligatoire*.

Voici dans ses grandes lignes comme je me représente une réforme pénale qui peut tenir compte des résultats des études d'anthropologie et de psychiatrie criminelle.

THÈME 16 — PROPHYLAXIE ET TRAITEMENT DES CRIMINELS RECIDIVISTES

(Prophylaxis and treatment of criminal recidivists)

Par M. le Dr. J. F. SUTHERLAND, F. R. S. E. (Edinburgh)

His Majesty's Deputy Commissioner in Lunacy for Scotland; Late Member and Secretary of Government Commission on Habitual Offenders, Inebriates, Vagrants, and Juvenile Delinquents; Late Medical Officer to His Majesty's Prison, Glasgow; etc. etc.

Contents

12. Criminal Physiognomy.
13. Degeneracy.
14. The causation of Recidivism (a) *Inherent* (internal): Bad heredity, and *degeneration* both of the genetic, and toxine induced kind *plus* an unfavourable ante-natal environment—Mental warp and weakmindedness. (b) *External*: Post-natal environment—the most potent factor of all—embraces slum dwellings with a noxious moral and material atmosphere, alcoholic excess, poverty, lack of employment & low wages, parental neglect, illiteracy and truancy.
15. Jurisprudence & Penology.
16. Prophylaxis and Treatment.

1. *Introduction*

Recidivism is the French-coined term most appropriate to express the persistent, reiterated lapses of the same individual in that small section of habituals found in every country both among criminals engaged in serious crimes against the person and property, and among petty offenders whose delinquencies or misdemeanours are drunkenness (l'ivrognerie), breaches of the peace, public disorder, prostitution, and vagrancy. The former are aggressive, noxious, anti-social, and to a slight extent industrious and productive; the latter, as a rule, are passive, idle, debauched, parasitic, and unproductive. The two types are quite distinct, and there is little or no intermingling. That is to say, the recidivist engaging in the major crimes in the criminal calendar does not forsake the ranks of that class to become a recidivist or recruit in the ranks of the minor and petty offender class, and *vice versa*.

Whatever the causes of its existence and vitality, within or without the individual, recidivists of both types live, move, and have their being in spite of, and in antagonism to the laws made by society, for the protection of the person and property of the individual, and of the common-wealth as a whole.

The laws of progressive countries are fortunately not like those of the Medes and Persians, unchangeable and liable to be broken suddenly. And thus it comes about that persons who in one age and generation were denounced, subjected to every humiliation, and confined as felons, in another were hailed as heroes, martyrs and altruists, and that those, who to-day in exalted stations under the aegis of the law are carrying on in the name of *haute finance*, etc., with the aid of wealth, gigantic frauds against the weak and trusting members of society, may to-morrow find themselves carrying on their schemes under laws calculated to check this refined and subtle development of that human or rather inhuman acquisitiveness and avarice which like a demon spreads its dusky wings over mankind, and enveloped in the legal mesh just as surely as the vulgar thief is now.

Recidivism has always had for psychologists and alienists a special interest. The propositions put forward by the Italian school of criminal anthropology with Lombroso at its head quickened that interest for some years as well as criticism often unmeasured, until that inevitable reaction set in, which as a rule happens when extreme claims based on slender data are put forward and cannot upon further investigation be maintained.

What applied to, and might be true of a few, was claimed as covering the many. Absolute certainty in methods of observation and of results was claimed, when these, in the most favourable light, could only be considered of relative and uncertain value.

For some reason or other the problem of recidivism has all but eluded the grasp of legislators, jurists, sociologists, penologists, and psychologists, only indifferent success up till now attending their separate and combined efforts, and what little success could be shown followed experiment after experiment made in a haphazard way without any real guiding principle. The beneficial changes, slowly and constantly evolving in wisely governed communities, which have arrested the growth of recidivism or prevented that growth beyond the growth which could only be justified by the increment of population, the latter not much to boast of, have taken place by an adjustment of the laws referable to land and property more in harmony with the views of the many. The government of the people by the people, and not by the few, has brought about a better state of society, better laws, better conditions of living and labour, a fairer distribution of the wealth accruing from labour, the extension of liberty, the spread of education, and equal opportunities for all to rise in the social scale, and last of all a better understanding of penological principles. Under favourable conditions, such as these, it will be possible to discover the large number of reformable recidivists at present in a rebellious mood. A residuum will always remain requiring to be suitably dealt with, and treated as pathological entities of various types and degrees. It is coming to be recognised in Great Britain, the United States, and on the Continent, and this is the view of your rapporteur that in the study of habitual criminals much may be done for them and through them for society, on the following lines, *first*, in importance by a study of the post-natal environment in its numerous and far reaching aspects from childhood to manhood, *second*, by a study of heredity including ante-natal environment which might reveal degeneracy, mental and physical defects of such a nature as to make the proper exercise of the will in conduct and duty a very doubtful one, and *third*, by means of criminal anthropometry in order to view him in contrast with the entire population and with the classes from which the different types of recidivists chiefly come.

The honour of being requested by the Lisbon Executive of this Congress to prepare this Report for the consideration and criticism of the savants to whom it is respectfully submitted with all the defects incidental to a most complicated and comprehensive subject, your rapporteur ascribes it rather to the fact that he represents a country which, in several directions in which it was possible to attack and solve this hitherto apparently insoluble problem, has done much and at great cost by experiments of a juridical, penological, and social nature, to combat this irrepressible Frankenstein rearing its hydra head, and stalking with limbs of brass through every land, than this other, that for quarter of a century your rapporteur has been closely identified with the criminality and lunacy of Scotland,—a country which in population resembles that of Portugal,—and further, that he has looked into the problem as it presents itself in France, Canada, and the United States of America.

It is becoming abundantly clear that the line of investigation in the future which promises to all nations good results is that which recognises the two principal causes of criminality, the sociological one *external* to the recidivist, namely environment and the economic conditions bringing it about and perpetuating it, the other *internal* and hereditary to be estimated by the psychological and the psycho-pathological method. Racial differences are not of much moment except in regard to the drink habit so prevalent among the Celtic, Teutonic, and Slavonic peoples in Northern France, the United States, Northern Germany, Denmark, Sweden, Russia, Belgium, the Netherlands, and Great Britain and Ireland, and the habit of carrying lethal weapons practised by the Celtiberian peoples of Spain, Portugal, the Balkan States, Italy, and along the Littoral of the Mediterranean.

2. *Statistic of Crimes and Petty Offences in Scotland and England for 1903.*

It has been the custom of not a few who speak and write with some authority on criminal matters to decry the presentation of vast masses of figures as not only puzzling, but of little value. The puzzling nature of them to many is admitted, but not the lack of value. National as well as international statistics have a relative if not an absolute value even when the methods of compilation & classification of crimes are not the best, or indeed what one would expect them to be. Before a nation attempts to grapple by newer methods, or indeed by any method with the problem of crimes, and minor offences in their various noxious and persistent forms, it very properly demands that a rough estimate should be made of habitual criminals and delinquents who have failed to benefit by past methods. If any investigation of masses of figures such as are presented to Congressistes revealed on analysis only a few recidivists whether felons of the *hostes humani generis* type, or drunkards, vagrants, tramps, etc., then it may safely be assumed that society, sociologists, and penologists would not trouble much about *une quantité négligeable*, but would be inclined to allow them to fulfil speedily their destiny in their own way, thereby giving testimony to a full belief in the doctrine of the survival of the fittest. Some would revert to Sparta's methods. But the humanitarian, the political, judicial, and penal reformer, and the psychological observer have to be reckoned with, in every civilised land, and the question which cannot thus be disposed of, is not allowed to rest or slumber. Like the problem of poverty and the unemployed, while the aggregate is small, not much is heard of either, but let it grow in dimensions and obtrude itself on a nation's notice, then legislators make an effort to ascertain the causes and to remove them. Two statistical tables (I & II) with graphic representations of each class of crimes and minor offences (misdemeanours) in Scotland and England for 1903, are submitted. At this stage some comments and explanations are called for.

Scotland. The total apprehensions in colum 1, namely 166,180 or 1 to 27 of the population, have at first sight an alarmist look, and would suggest that things social and ethical are not well in Scotland and England, in which the liberty of the subject secured under many Magna Chartas is the palladium of the people. It will

1903. — SCOTLAND

Population 4,580,000. Apprehensions & Prosecutions for Crimes 25,680, for Offences 140,500. Total 166,180

CLASS I Crimes	Sex Ratio	Crimes known to Police	1 Apprehensions	2 Convictions	3 Imprisonments	4 Number of individuals imprisoned	Number of Recidivists free & convict
A — Homicides, grave assaults, cruelty to children, &c	11 to 1	4,590	4,762	3,975	1,976		
B — Rape, unnatural sexual crimes, libidinous practices		362	349		233		
C — Malicious injury to property	14 to 1	4,321	4,627	3,627	635		
D — Crimes against property *with* violence, robbery, housebreaking, burglary &	16 to 1	4,736	1,568	1,282	1,219		
E — Crimes against property *without* violence, theft, reset, fraud, forgery, etc.	3 to 1	21,152	13,834	10,928	6,198		
F — Other crimes	2 to 1		473				
Total of Class I	5 to 1		25,574	20,329	10,921	8,340	(b) 1,700
CLASS II *Petty offences*							
A — Breach of peace & drunkenness	3 to 1		95,681	70,096	36,108		
B — Prostitution			2,886	2,714	2,006		2,000
C — Vagrancy, begging &c	7.5 to 1		4,037	3,357	2,561		1,000
D — Other petty offences	6 to 1		38,002	38,200	8,220		
Total of Class II	3 to 1		140,606	92,166	48,956	29,370	(c) 3,000
Grand total of I & II	3.5 to 1		166,180	112,709	60,076	36,710	4,700

Homicides apprehended 6r.
Arson (fire-raising) 38, known to police 34.

be observed that the totals in the five different columns not only diminish in the size of the numerals used to represent each total, but in reality until the noxious aggressive and anti-social recidivists in class I. number approximately 1,700 or 1 to 2,690 of the

SCOTLAND. *Crimes and offences*

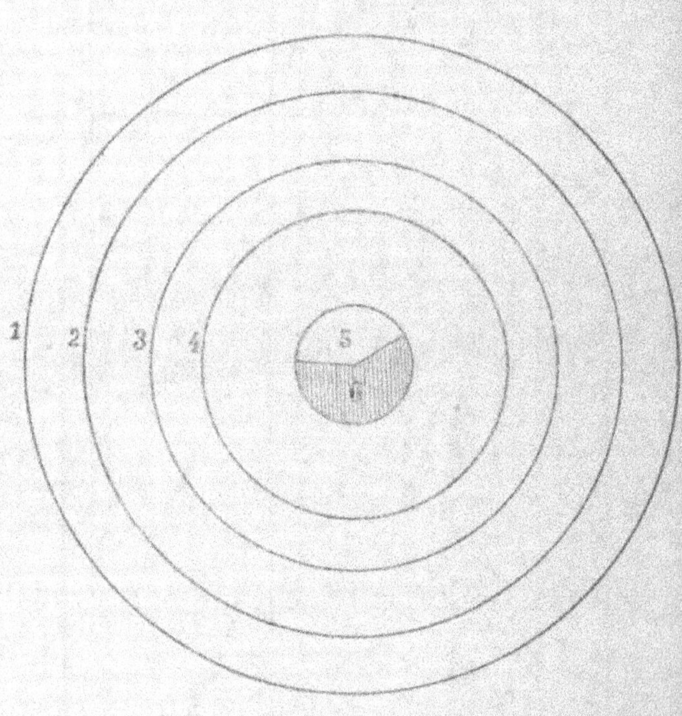

1. From circumference to centre — Apprehensions
2.   „   „   — Convictions
3.   „   „   — Imprisonments
4.   „   „   — No. of individuals imprisoned
5.   „   „   — Habitual criminal recidivists
6.   „   „   — Habitual petty offender recidivist

population, and the parasitic and passive recidivists, in class II. 3,000 or 1 to 1,500, every one of whom, unlike the worst type of recidivist who escapes justice three out of four times, are accounted for by the police.

Both kinds number 4,700 or 1 to 1,000 of the population,

38 per 1,000 of the population waging an aggressive war against society does not look bad, although the annual cost of maintenance, supervision, and the machinery of the law, and the loss to the nation when at liberty for these alone fall little short of a million sterling annually (25,000,000 francs)!

The recidivist in Scotland, it is true, does not increase beyond the figure justified by growth of population, and that is not much to boast of. Neither do they diminish. The gaps made in their ranks by the ravages of debauchery, disease and premature death, and by the wearing down of prolonged penal sequestration, are soon filled up, and will continue to be filled up so long as that pernicious moral environment possible in cities and towns in slum, insanitary dwellings is allowed to continue. It will be noted that all those coming under cognizance of the police are divided into *two* classes, the authors of crimes, and the authors of petty offences (misdemeanours), the former numbering 25,570 being 15 % of all crimes and offences, and 1 to 180 of the population; the latter 140,690 being 75 per cent, and 1 to 39 of the population. Of the 25,570 apprehended in Class 1, 20,330 are convicted after trial on indictment, and 10,920 representing 8,340 individuals or 1 to 550 of the population go to jail, and among those in confinement and their comrades at large are to be found 1,700 noxious and hitherto incorrigible recidivists in the proportion of 1 to 2,690 of the population. In the case of larceny (thefts), reset, fraud, and forgery, the sex ratio is 3 to 1, not a few women and girls in the latter class being degenerate and weak-minded, pilfering both when sober and under the influence of alcohol when they become reckless and unconcerned. The sense of shame and remorse is a *minus* quantity. No less than 25 per cent of the authors of crimes in this category escape apprehension, «slimness» and cunning being exercised by the smart ones. In regard to crimes of blood and violence, namely, murder, culpable homicide, assaults on wives, and cruelty to children, the authors betray a coarse, callous and cruel nature, but not, except in rare instances, calculation or deliberation in their execution. Speaking for Scotland, the mental attributes of hatred, malice and revenge in evidence in this class of crime suggested by the foregoing sentence requires modification, for it is within the mark to say that 70 per cent of such crimes are committed by persons more or less in a state of alcoholic intoxication, and therefore more or less irresponsible, or by persons degraded by chronic alcoholism. Jurists working upon precedents and judicial dicta generations if not centuries old, declare that intoxication, which in the view of your «rapporteur» is temporary insanity pure and simple, is no excuse for the greatest of all crimes, homicide. There can be no freedom of will in such a state. Others again having better conceptions of what the intoxicated state means in relation to crime and responsibility advocate that at least he should be punished and sequestrated, if not for the resultant crime, for imbibing too freely of a toxic agent, which he knew or ought to know in himself, and by its action upon others, would deprive him of inhibition, and of clear judgment as to conduct. There is something, indeed much, to be said for this view in any rational system of jurisprudence. But even here the question is begged so far as chronic drunkards are concerned, and it has yet to be determined by alienists in what cases the alcoholic habit is a vice, and in what cases an evidence of a neurasthenic or defective organisation, or the outcome of a pathological state both of mind and body induced by long indulgence to excess. In many of the latter class no doubt there was a stage in the life of the buveur when responsibility might be assumed, but it is by no means an easy task for the alienist to fix the stage when responsibility began. For some murders committed in passion or frenzy to avenge a wrong real or imaginary, it is possible to plead justification and extenuation, but for the foul cold blooded, deliberate homicides of notorious criminals and prisoners, who for lust or gain have put out of existence wives, helpless children and others, no shadow of an excuse can be offered, in view of the fact that without resorting to such extremes, the former passion could be gratified to the full sexual pitch, and the latter realized with the risk of loss of liberty to himself rather than the loss of life to another, and the term «instinctive criminal» should not be set up as a shield to protect such inhuman monsters from the justice, not the *lex talionis*, of all laws both divine and human. For such elimination or perpetual sequestration is called for in the interests of society. Such criminals, moral monsters if you like, are not one in a million, and unfortunately being so rare it is indefensible to erect them into a class and write as if they were in evidence on all sides and a standing menace to life and property.

The number of recidivists in this class of law breakers is few. It could not be otherwise, seeing their acts of violence are the outcome of passion, hatred, and malice, gratified with or without the aid of an intoxicant, and in their graver forms are seldom repeated, punition having a salutary effect.

With regard to the perpetrators of crimes against chastity, rape, incest, unnatural crimes, etc., it has to be said that in no class of crime is the psycho-pathological element so apparent. Krafft-Ebing has for all time shown how many of these abnormal acts are due to sexual perversion and obsessions. The abnormality, and unnaturalness, of them all is self evident to every unprejudiced physiological being. The numbers known to the police in the nature of things are few, and all are committed by males. But for obvious reasons all such crimes do not come to light, and females take part in them, it is true, to a less extent, the sexual function being a less impelling one in them than in the male. Not only do these crimes, one and all, suggest to the normal individual a psycho-pathological and pathological side, but the repetition of them in spite of severe punishment confirms this view. The recidivists known to the police are few, fewer than they really are.

Of crimes entitled «Malicious Injury to Property» arson (fire-raising) is the most serious, and suggests obsession when deliberately done. Malice is at the root of it, and the male sex are mainly engaged in it. Recidivism is rare.

Coming to class II, Petty Offences (misdemeanours), no less than 140,600 apprehensions or 85 % of all crimes were made by an unnecessarily vigilant police who pounce automatically upon any staggering object on the streets.

The zeal and activity hitherto displayed by the guardians of public order is being curbed by the timely action of the Secretary of State. The ratio of such is 1 to 33 of the population. Of this enormous total, drunkenness and breach of the peace (95,680), prostitution (2,886), account for 98,567 or 1 to 46 of the population. The great majority are in no sense criminal or recidivist, being males who get drunk on pay or fête days, but work hard during the week and maintain a home.

The phase of prostitution, which has for its votaries the *demi-monde*, is synonymous with drunkenness, alcohol having perhaps as much or more to do with it than lust. The ranks of prostitution are not recruited, except to a very small extent, by the progeny, rather from those who up to adolescence have lived respectable lives upon small earnings. There is to be found among drunkards and prostitutes 2,000 habituals, four fifths of whom are women, not many considering the total apprehensions, and the number of individuals, 30,000, which they represent. But the 2,000 are parasitic, lazy, debauched recidivists, for a proper estimate of whose moral and mental qualities and of their future destiny the psycho-pathological tape is required. They are, without a moral crutch, unable to guide and support themselves, and like jetsam and flotsam drift through society.

The great majority of petty offenders are (casuals) engaged in honest, often profitable, labour, the rewards of which are on occasion put to the worst use to the detriment of themselves, their homes, dependents, and society. And such getting into the hands of the authorities three or four times a year cannot by any stretch of the imagination be reckoned «habitual drunkards» or recidivists requiring prolonged reclusion in some other place than a jail.

In this class also are to be found the vagrant and beggar, and they are responsible for 4,037 apprehensions, a total far short of the breaches of the vagrancy laws. A timid, superstitious and hospitable public will lodge them in outhouses, and support them rather than report them to the police, and have them put behind bars and bolts, or in labour colonies, or workhouses. The brief term in jail does no good to the nomad or «Knight of the Road». Very different treatment is required. The ablution on reception is not considered a boon. On discharge they are again enveloped in filthy rags, and thus the cycle goes on. This class, being migratory and not long amenable to one jurisdiction, contributes few recidivists, fewer than they really are. They are in the proportion of 8 males to 1 female. The hardships are too great for the latter sex, except for the hardiest. In a legal sense the attachment of sex may be said not to exist, and in any sense the progeny is few, what there is being in infancy decimated by hardships, exposure, and disease. They manifest a conservative element when with the approach of winter the majority seek for months the shelter of the workhouse, and with the advent of spring resume the lines of march.

Others seek out the «dossers» houses and night shelters of each town on the line of march. For a proper understanding of many of the tribe of the wandering foot and weary breast also the pyscho-pathological tape is required, and a different destiny than the jail which society has erected for them and for other delinquents and *déséquilibrés* with mental warp, as a fortress of dispair, not a house of hope. With truer conceptions of psychology, ethics, and social pathology, there is no reason why in coming years the incorrigible lazy tramp suffering from the *cacoethes ambulandi*, or what German writers designate Vagabundwahnsinn, whose mode of life is a puzzle to ordinary observers, and to the officials of workhouses and night shelters, suggests to the normal man one of great discomfort, misery and misdirected energy because 20 miles of the road daily is not accomplished without loss of energy, should not find his place in the ranks of the large army of mental degenerates, and thereby of lunacy. But a life of *ennui*, footsoreness, and an outhouse with or without a pallet of straw, no more disturbe him than the embedded grime on his skin, and the pediculi and acari which thrive undisturbed on his body.

In England there were 36,800 apprehensions of tramps making up a *corps d'armée* of ragged regiments roaming at large over the whole country, with a full knowledge of the roads, and the shelters and billeting themselves *nolens aut volens* on a hospitable or terrified public who are thus largely responsible for the existence and continuance of this parasitic army constantly on the move in singles or in couples.

There is no need, it is assumed, to trouble Congressistes with anything but a casual reference to that large mass of offences (88,000) against Education Acts, Road Acts, byelaws and regulations of Police Acts, Game laws, Sanitary laws, etc. They are of little significance in a criminal or delinquent sense. They are bound to exist in all self-governing and progressive communities striving to attain to a more ideal and perfect state, when the humblest, poorest and least intelligent in the community will be educated up to a full observance of such statutes.

England. Having dealt at some considerable length with the delinquent statistics of Scotland there is no call to write much about those of England. Whatever differences there are in the whole, and in sections, is not due to any racial difference, or to any difference in the laws governing serious crime, these being the same in both countries, and enforced with swift, unerring and impartial certainty, but rather to a difference in the laws appertaining to petty offenders, and the method or lack of method of their application.

The grand total of apprehensions 745,000 or 1 to 44 of population, like the Scottish one, dissolves through convictions (1 to 104), imprisonments (1 to 146), and number of individuals (1 to 200) engaged both in crimes and offences, to 33,000 recidivists,

1903. — ENGLAND

Population 32,716,710. Apprehensions & Prosecutions for Crimes 99,750, for Petty Offences 635,225. Total 745,403.

CLASS I Crimes	Sex Ratio	Offences known to Police	1 Apprehensions	2 Convictions	3 Imprisonments	4 Number of Individuals Imprisoned	5 Number of Recidivists free & confined
A — Homicides, grave assaults, cruelty to children.................	4.5 to 1	18,254	18,050				
B — Rape, unnatural sexual crimes		1,401	1,391				
C — Malicious injury to property	8 to 1	16,176	16,073				
D — Crimes aga. property *with violence*, robbery, housebreaking, burglary, &c.	30 to 1	9,920	3,284				
E — Crimes against property *without violence*, theft, reset, fraud, forgery, &c.	4.5 to 1	69,145	57,636				
F — Other crimes	1.5 to 1	3,054	3,099				
Total of class I			99,383				¾ 13,000
CLASS II *Petty Offences*							
A — Breach of peace & drunkenness	3 to 1		282,320				
B — Prostitution			11,530				
C — Vagrancy, begging, etc.	9 to 1		33,680				
D — Other trivial offences	10 to 1		308,695				
Total of Class II	11.5 to 1		635,225				¾ 20,000
Grand Total of I & II	5 to 1		745,403	314,060	223,910	167,000	33,000

Homicides 363 Made known to Police 436
Arson (fire-raising) 113 27

13,000 of noxious, anti-social recidivists of the burglarious fraudulent and larcenous type being in Class I, or 1 to 2,500 of population; and 20,000 in Class II, or 1 to 1,630 of the drunken, prostitute, and vagrant order who are parasitic and passive, and only in small measure anti-social if under the present *regime* they are to be allowed to live at all, and be at large when unoffending.

ENGLAND. *Crimes and offences*

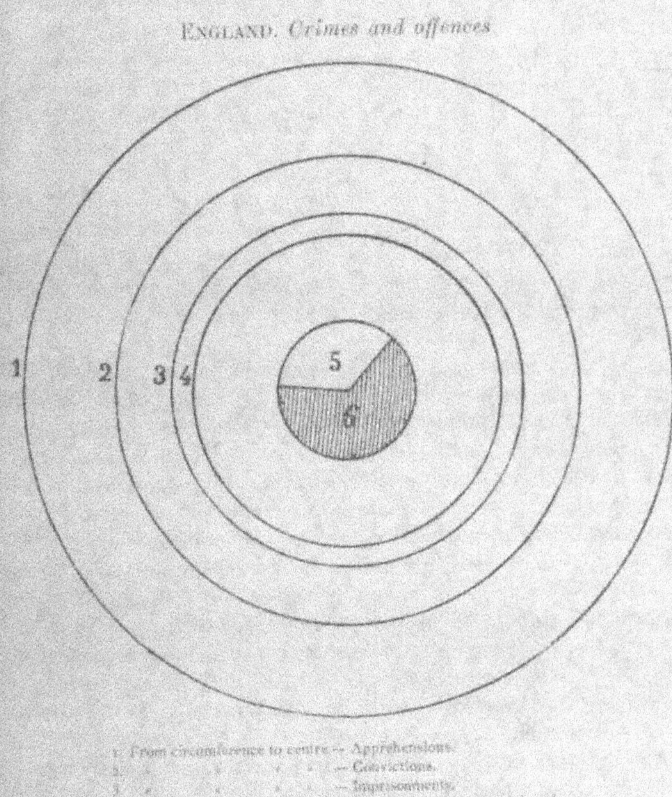

1   From circumference to centre -- Apprehensions.
2   »   »   »   -- Convictions.
3   »   »   »   -- Imprisonments.
4   »   »   »   -- No. of individuals imprisoned.
5   »   »   »   -- Habitual criminal recidivists.
6   »   »   »   -- Habitual petty offenders (»).

Both types of recidivists combined are in the proportion of 1 to 1,000 of the population.

Of the 745,400, there were apprehended for homicides, assaults, wounding, sexual crimes, crimes against property *with* or *without* violence 99,980, or 13.4 % of the whole, and 1 to 327 of the population. Crimes against property totalled 61,370, being 61 % of all serious crime, and equivalent to 1 to 533 of the population. Sexual crimes amount to 1.4 % of grave crime.

The petty offences in class II number 635,225, or 85 % of all crimes and offences, and are in the proportion of 1 to 51 of the population. Of those in this class calling for notice it has to be observed that drunkenness, disorder, prostitution, vagrancy and begging account for 327,530, the apprehensions for the first there being 293,850 or 1 to 111 of population, and the fourth 36,680 or 1 to 1,000 (circa).

The other petty offences, numbering 308,695 or nearly 50 % of the whole are no evidence either in their numbers or in their nature of delinquent tendencies, but rather the measure of imperfection of a large section of society not educated to, or not in a position to adapt themselves to a variety of recent laws passed with the object of attaining to a more perfect social and civil state.

To a proper understanding and appreciation both of criminals and offenders, and especially the *habitués* among them, certain civil and social conditions require to be stated, and among these obviously are sex, age, and usual place of abode, housing; training in childhood and youth, education; occupation; civil condition, single or married, widower or widow, living in family or separated and the probable cause; habits; and frequency of conviction. All these are embraced in the great environmental factor *external* to the criminal to be discussed later alongside of other factors in criminality *inherent* in the criminal himself and evidenced by a physical and mental make up of such a kind that judgment as to a true sense of right and wrong is so warped as to suggest that freedom of will to choose between right and wrong does not in many instances in reality exist. The presence of congenital mental defect or mental warp, it may be of small degree, is often sufficient to make the acquisition of the most elementary knowledge all but impossible, and if that be so, what is to be expected in regard to the moral sense.

The difference between Great Britain and other countries is only one of degree both as to crimes and their causation.

3. Age, sex-ratio, frequency of conviction for different crimes and offences at certain ages periods

Sex and age. This alone of all the points is stated with that fullness which makes the figures valuable, and refers to crimes and offences *en masse*, and also in detail at certain well defined and critical age periods in life. In this way the proneness of sex to different crimes and offences at these ages is made known, and it is significant from the sex point of view that in regard to crimes of blood and violence, sexual crimes, crimes against property *with* violence, and the offence of vagrancy, females play small part. On the other hand, for crimes against property *without* violence, and for the minor offences of drunkenness, breach of the peace, and prostitution, they are strongly in evidence. In Scotland and England these important age periods, the relative percentage of crimes and offences were in 1903 as follows:

Percentage of criminals and petty offenders of both sexes at certain age periods

CRIMES	SCOTLAND			ENGLAND		
	Under 16	16 years to 31	30 years & over	Under 16	16 to 21 years	30 years & over
Homicides, assaults	.2	1.8	10.6	.5	10.8	10.
Rape, unnatural crimes etc.	2.5	2.5	12.	.4	21.	11.
Crimes against property *with* violence	20.	30.	13.	.2	25.	5.
Crimes against property *without* violence	27.	17.	7.	18.	19.	7.4
Petty Offences						
Drunkenness, breach of peace	1.2	10.	12.4			
Prostitution, etc. Vagrancy	2.4	9.5	22.3			

Instructive also are the following figures for England, as to the relative proportion of the sexes at all age periods.

ENGLAND	Under 12	Under 16	16/21 years	21/30 years	30/40 years	40/50 years	50/60 years	above 60	all ages
Indictable crimes against property *without* violence, theft, reset, fraude, etc.		100.17	100.8	100.11	100.14	100.20	100.20		100.12
Larcenies & petty thefts tried in Courts of summary jurisdiction.	100.6	100.14	100.19	100.20	100.31	100.40	100.40	100.28	100.25

In Scotland the sex ratio at three well defined age periods is as follows.

SCOTLAND	Under 16 years	16 to 21 years	Above 21 years
Crimes against property *without* violence	100.17	100.22	100.30
Petty offences of drunkenness, breach of peace & prostitution	100.10	100.36	100.55

Sex ratio in relation to frequency of conviction or recidivism is a matter of some moment, and in Scotland is as follows:

OFFENCES & CRIMES	3 times	4 to 10 times	11 to 20 times	21 to 50 times	50 to 100 times	101 & upwards
(a) Drunkenness, breach of peace & prostitution.	100.50	100.70	100.70	100.90	100.180	100.330
(b) Crime against property *with* violence ...		100.6	100.2	100.27		
(c) Crimes against property *without* violence.		100.26	100.40	100.50	100.130	

It is strikingly borne out by this last set of figures that as frequency of conviction advances the female sex advance with it until ultimately it exceeds the male sex in a remarkable manner.

It is significant that in England of those convicted of indictable crimes 18 % were under 16 years of age; at one time it was higher, but a judicious use of reformatory and industrial schools, of fining and of the lash (birch) in lieu of the prison has reduced the number. It is still, will be admitted, a high figure and one calling for searching inquiry in order to determine how far it is due to their organisation, and how far to the lack of opportunity for doing good, and to the lack of education. These juvenile felons and delinquents have not attained adolescence, and the inhibitory power of the brain has not been developed.

4. *Education.*

In England of 188,678 persons imprisoned, 19 % could «neither read nor write» (a fact at the first glance not creditable to a country with the freest institutions, and in the enjoyment of free and compulsory elementary education); 78 % could «read and write imperfectly»; 24 % could «read and write well», and .08 had a «superior» education. These startling figures would seem to justify Victor Hugo's estimate of the part illiteracy plays in crime. But any deduction from those figures must be qualified by the statement that a great many from mental incapacity and weak-mindedness from birth were incapable of receiving that elementary instruction which would raise them in the social scale above the lower labouring classes. Not a few who do possess sufficient mental capacity are in this position from parental neglect and bad upbringing. These percentages it should be explained are given for all sorts and conditions of prisoners *en masse.* It would be much more helpful to those on the outlook for preventive measures if the state of education was given for prisoners in each of the different classes of criminals and offenders, and likewise an estimate of their moral and mental capacity. It is well known however, that crimes against the person show a lower level of intelligence than crimes against property.

5. *Occupation.*

To be of value this, like education, should be given for criminals and offenders in each class, and not *en masse* as is done at present. The state of education reached and ascertained practically decides what the vocation in life will be.

In England of 188,680 prisoners, 38 % were styled «labourers», 25 % «trades & handicrafts», 3.7 % «prostitutes», — and 1.8 % «domestic servants». And of the occupations of 268 convicts in Scotland, 110 of whom or 48 % had former sentences of penal servitude, «labourers» amounted to 56 %, «handicrafts & trades» 30 %; «professional» 2 %; and miscellaneous 11 %. Of the 268, 19 % were guilty of homicides and grave assaults; 40 % of housebreaking, burglary and garotte robberies; 30 % of theft, reset and fraud; and 9 % of rape and unnatural sexual crimes.

From a return prepared for me in 1905, of 370 male convicts and long term prisoners in Scotland, 199 of whom were convicted of housebreaking and burglary with violence, no less than 67 % of the 199 were in the social scale «labourers» by occupation or something very much akin to it, and 31 % had learned handicrafts. The latter figure, a large one for this class, is not surprising although disappointing, as among them there are to be found skilled workmen capable of earning more than a competency, or living wage by honest industry; of 110 convicted of theft, reset, fraud, etc., 47 % were «labourers» and 41 % «skilled workmen», and 6 % professional men. Of 55 convicted of homicides and assaults 54 % were labourers, and 27 % tradesmen, and of 14 convicted of sexual crimes 80 % belonged to the labouring class, and 21 % had acquired the ordinary trades. In all the four classes of crime, 60 % were of the labouring class, and 33 % had learned trades. Some trades yield a larger proportion than others, but unless one knew the number of each in the general population no good purpose would be served by further analysis. It is clear that the great majority committing the four kinds of crimes come from the labouring and least educated class, and that many of them are illiterate. Between occupation and education there is a close intimacy. The obvious moral is, in spite of Lombroso's contention to the contrary, that ignorance is a danger to the state.

It is evident that our criminal statistics to be of use and helpful to reformers require recasting.

6. *Interchange of crimes and of crimes and offences, and of criminals and offenders*

Your *rapporteur* has been at some pains to find out how far this takes place, and the answer must be only to a slight and negligeable extent. The types of felons engaging in the different crimes in Class I (tables 1 & 2) differ from each other in regard to the dominant mental characteristics (revenge, malice, lust, acquisitiveness and avarice), governing each to such an extent that there is little or no interchange save between those who attack property *with* and *without* violence, in which it is considerable.

The large number of petty offenders (misdemeanants) in Class II commingle freely during the year and through life their offences of drunkenness, breach of peace, and prostitution, and to a much less extent vagrancy and begging. But few of them pass into the category of major criminals, and these few are the drunkards and riotous whose frequent deeds of violence, disorder, and cruelty, more often than not by the merest accident resulting in slight bodily injury to their victims, end in their being charged with homicide and indictable assaults. It could not be otherwise. An intoxicated person in a state of anger and frenzy is a constant and potential danger in any community. Reckless and unmeasured violence are the characteristics of the individual thus temporarily insane. Prostitutes frequently vary their mode of living, and offending with drunkenness, and less often with theft, their victims, as a rule, intoxicated, or apparently so, being persons of the opposite sex. A minority of vagrants and tramps are apprehended for drunkenness, breach of peace, assaults, fire-raising, and malicious injury to property, but the great majority are comparatively harmless, homeless wandering tramps and beggars.

With the view of testing to what extent an interchange took place between the perpetrators of the four major crimes your reporter prepared a return of 370 convicts and long term prisoners in Scotland convicted of (1) homicides, assaults, etc., (2) crimes against property *with* violence and (3) *without* violence, and (4) crimes against chastity. The result, an interesting one, finds expression in the following figures:

	1	2	3	4	5
	No previous conviction	Convicted of homicides, assaults, etc.	Convicted of burglary, housebreaking etc	Convicted of larceny, theft, fraud &	Convicted of sexual crimes
1. Homicides, assaults etc..............	47. %	34. %	5. %	8. %	nil
2. Housebreaking, burglary, etc...........	1.8 %	1.2 %	68.5 %	28.5 %	nil
3. Thefts, fraud, reset, etc..............	1.5 %	1.5 %	30.3 %	63.4 %	nil
4. Sexual crimes	53.3 %	33. %	nil	nil	13. %

It is strikingly noticeable how the three dominant mental factors in one's composition, viz. malice, acquisitiveness and lust, govern the criminal problem, and the irrepressible assertiveness of acquisitiveness and avarice as shown in columns 3 & 4, and the fact of few or none having *no* previous convictions. With homicides it is the reverse, nearly one half have had no previous convictions of any kind, and very few manifest that degree of acquisitiveness of which the criminal law takes cognizance. With crimes against chastity (sexual) more than one half had no previous convictions of any kind, 13 % repeat, and none have shown any inclination for burglary and theft.

A minority of physically and mentally weak ones, in short degenerates, vary their larcenous propensities with over indulgence in alcohol, and not infrequently do their pilfering in a confused state with the result that the conception of *meum* and *tuum* never clear, disappears, and they are taken by the sufferers or by the police in *flagrante delicto*. How far they are «free» at any time may be a moot question. Not so however, with the perpetrators of robbery, etc., with violence. After a big «haul» yielding plunder such as a whole year of honest labour could not give, he, like the apostles of *haute finance* who manage by stratagem to keep outside the meshes of the criminal law, indulges his palate to excess, although in the execution of his aggressive work he is sober, cunning, and in the possession of all his faculties, more often than not very considerable. This is the type of recidivism at once most vital, noxious, and costly to the commonwealth.

These observations are called for, in order first to understand and appreciate how far crimes themselves, and how far crimes and petty offences are interchangeable, and second to correct a wrong impression given by penologists who consider that alcoholic excess is identified with all crimes and offences, indeed in the opinion of some of them falling little short of direct cause and effect. This idea is not shared by your «rapporteurs» for the reasons already stated.

7. *Prevalence and significance of insanity among the authors of the different crimes*

Perhaps in the investigation made, the *pièce de résistance* is the conclusion now submitted that for a proper and effective study of recidivism in any of its forms, the psychological and psycho-pathological method of inquiry aided and supported by the great environmental one, is that most likely to combat the evil, and to prepare the way for different rational and remedial measures. The following table is both highly instructive and suggestive on this point as showing the liability to certifiable insanity, and by implication mental states more or less allied to the certifiable one.

Indictable crimes in England for 1908	Apprehensions	Per cent age of each	Number of insane before & after trial	Percentage of insane
a. Homicides, assaults, etc.	1,656	2.7	54	39.
b. Sexual crimes	1,391	2.3	16	11.5
Arson	243	.35	6	4.3
c. Malicious injury to property	216	.35	5	3.5
d. Housebreaking, robbery, etc., with violence	3,734	6.58	16 } 58	11.5 } 41.7
e. Theft, reset, fraud, etc. without violence	54,745	88.3	42 }	30.2 }
	61,955	100.	139	100.

It amounts to this that of the apprehensions during the year for homicides and assaults, 1 in 30 become insane, before or after trial; for sexual crimes 1 in 87; arson (fire-raising) 1 in 85; robbery, burglary, housebreaking *with* violence, 1 in 233; and larcenies, fraud, reset, etc., *without* violence, 1 in 1,300. Calculating for crimes a) b) & c) on the number and percentage of insanity found respectively in d) and e) viz. 58 persons and 41.7 %, that

for homicides and assaults should be 1.5 persons, and not 51,
and the percentage 1.2 and not 39. Or reversing it, if the insanity
ratio in the former applied to the latter, the latter would not merely
produce as it does 58 insane but 1,780 or thirty times as many! Similarly if crimes against chastity produced insanity in the same
ratio as crimes against property, it would amount to 1 % and not
11.5 %, and arson .15 % and not 4.3 or thirty times less. Thus
it appears that certifiable insanity is highest and most frequently
met with amongst crimes in which the elements of malice, passion,
revenge and lust predominate than in those in which acquisitiveness and avarice are the governing mental factors. Among the
authors of crimes of blood and violence against the person are
to be found homicidal maniacs, paranoiacs, both with declared and
carefully concealed delusions of persecution calling for revenge,
and drunkards and intoxicated persons acting either from motives
of malice, revenge and jealousy, or from the state of violence,
exaltation and recklessness induced by the toxic agent. It has to
be observed in this connection that there is relatively little insanity occurring among the plundering and thieving class which
presents the ugliest and most persistent phase of recidivism in
any country; and yet so much of it among the perpetrators of
other crimes with little recidivism resulting. It has again to be
reiterated however, that among the thieving classe there are a
number of degenerate and weak-minded persons.

8. *Geographical distribution and loci of recidivism*

Without exception recidivism of every description is in the
main in every country a product of urban life. It is rarely met
with in rural districts. The felon who robs a country mansion is
a city dweller, and the *loci* in towns and cities of the recidivist
are the slum, insanitary, overcrowded wretched abodes in which
the decencies of life are known to be impossible. And under present economic conditions it is bound to increase as it is doing in
consequence of the trend of modern life, which is bringing about
in every country a depopulation of rural districts and a corresponding increase in the poorest and most squalid districts of cities and towns. Apart from changing economic conditions and the
ways of industry there can be no question that intemperance in
alcohol in any country has much to do with slum areas, and the
submerged tenth who are content to dwell in them and inhale

their noxious moral and material atmosphere. It is safe to say that it would scarcely be possible for a saint to live in them, and not be contaminated. The contagion is virulent and paralysing.

9. *International statistics.*

Your rapporteur is not in agreement with dr. E. Mischler of Vienna, when he remarks that «it may even be said that in consequence of differences of legislation, the difficulties of an international system of statistics are to a certain extent impossibles»: rather he is of opinion that as the criminal laws of every country are based on roman jurisprudence, and in the main features alike, and as the greek kalends would arrive before the laws of every country could even be approximately assimilated, something shoud meantime be done practically by this Congress to bring about a better classification of crimes and offences and their penalties, and a better compilation and tabulation of information as to sex, age, civil condition as to marriage, etc., housing, wages, education, occupation, frequency of conviction, heredity, mental and physical condition, etc., not merely for the whole of, but for the carious kinds of recidivism. Without these details statistics are not of much use either for national or international purposes. It is surely not beyond the wit of students of psychology and criminology to devise a scheme for presentation to ministers of justice and of the interior which would meet with a felt want in the study of criminology in relation to treatment and prevention. In every country elaborate machinery for the collection of figures and enumerations exists, and may be doing its work as it understands it, in a one sided manner, and all the time it does not convey a true impression as to the real condition of affairs, because it not only proceeds on wrong lines, but for the lack of necessary collateral and qualifying information. It goes without saying that an administrator, a psychologist, and a statistician having certain figures presented to them would view them and interpret them in different lights and from different stand points, although there is a common *point de vue* for the three investigators if they know it, and could combine their knowledge. Mulhall in his *Dictionary of Statistics* represents some countries in a very much worse light than my own as to the prevalence of the most noxious forms of recidivism. But it would be hazardous to accept and endorse this, unless the investigator making allowance for undoubted differences in economic conditions, the laws as to land, property, liberty, education, social characteristics and habits, etc., was prepared to believe that human nature, in its virtuous as in its erring aspects, differed to the degree postulated by these figures in different countries. The factors enumerated above are not all those that have a close bearing on recidivism. The penal systems differ vastly, and there can be no manner of doubt that penal systems have much to do with the vitality and persistence of recidivism everywhere. If diagnosis is wrong the treatment must fail. If one could safely judge of recidivism, which one cannot, by prison populations per 100,000 of the population, then for Great Britain and Ireland it works out at 46; France 158; Russia 155; Holland 81; Belgium 70; Italy 217, and the United States of America 182. In British prisons there is a daily population of 20,000; in France 60,800; and in Italy 68,800. In the latter country quite the reverse of this country crimes against the person are 36.4 % and against property 63 %. Murders or homicides in Italy reach the staggering total of 2,000 per annum, and constitute a principal feature in Italian crime. In Germany out of every 1,000 convicts 378 are recidivists.

Recidivism is said to be increasing in France, Germany and Italy, but no distinction is had between noxious, aggressive and dangerous recidivists, and the passive parasitic kind.

10. *Criminal Anthropology.*

In order not to arouse national susceptibilities and strong personal feeling, the bearing of criminal anthropology on recidivism has to be handled delicately. No one will be disposed to dispute the classification of criminals put forward some years ago by Lombroso, Benedikt, Havelock Ellis and others.

First: Criminals by passion. Persons who act on spur of moment, and are known by their good lives and genuine remorse.

Second: Occasional criminals. Not naturally inclined to crime, but are weak and easily led. Bad heredity is prominent in this class.

Third: Habitual criminals, recidivists. Made up (1) of the weak and helpless mentally and physically, and (2) those who deliberately adopt a career of crime. The professional is the aristocrat among criminals, and is often skilled and intelligent.

Fourth: Instinctive criminal. He is the congenital or born

criminal, the *Uomo Delinquente*, and is decreed by nature to be
such. He is regarded by Lombroso as morally insane. His type is
clearly of the degenerate stock.

Fifth: The insane criminal. He is in the opinion of the
italian school an exaggeration of the instinctive.

This is a reasonable, and scientific classification. All the dis-
putations of past years have gathered round the instinctive criminal of whose existence no psychologist or penologist is in doubt.
The majority contend that he is so rare as to be *une quantité
négligeable* and that is my own view, a minority of brilliant tena-
cious workers, that he is in evidence everywhere, and therefore
what in the view of the majority applies to a very few is made to
apply to the many, a fact which if it were true, and could be
substantiated, would make the costly task of regeneration and reformation a hopeless one, and would mean for the criminal himself
elimination, or perpetual sequestration. It is alleged the more
frequent abnormal conformation and assymetry of the head (estimated by irregularities), and the cephalic and facial indices, the
weight and size of the lower jaw, prominent cheek bones, prominent large outstanding ears (for which the nurse is much to
blame in many instances), palate, genital organs, the presence of
the lemurian appendix, shortness of stature, etc.

The physical stigmata are found among non-criminals in all
grades of society, and it has yet to be proved that in proportion
they are more prevalent among habitual criminals than among the
population as a whole, and especially among the classes from
which criminals come. It is important to remember that physical
degeneration does not necessarily entail mental degradation, and
that criminality may exist without demonstrable stigmata. And
further it must not be forgotten that many people presenting several
of these stigmata of physical degeneration are to be found among
the honest, industrious, religious members of society. The contention that a skilled criminal anthropologist can spot an «instinctive»
after short observation was put to the test before the *Savants* in
a convict prison in Paris during the year of the International
Prison Congress, and in one instance created much merriment, as
well as showing the absurdity of it all. A mental specialist of
great eminence and a *citoyen* of irreproachable character donned
the prison garb and fell in line with the convicts under review.
He was asked to step back two paces as one of the «instinctives».
The tests proved correct in most of the other cases. But this case

as well as other considerations show, apart from the umbra it casts over the regenerative problem engaging the attention of penologists, legislators and social reformers, the need for a more chastened mood on the part of «cock-sure» criminal anthropologists, than has hitherto been manifested. The remedy for recidivism is not here.

11. *Criminal Anthropometry*

Its application to criminality is intelligible in two aspects as a means of identification, and of revealing accurately the degree of physical degeneration to be met with among recidivists, just as the psycho-meter of the specialist to which frequent allusion has been made in these pages will, when called into requisition as it ought to be, reveal physical defects, moral insensibility, perversity, and obsessions, with the accessory moral anomalies, imprudence and lack of forethought, defective intelligence, congenital or induced before adolescence. The results of an anthropometrical investigation made in the case of 370 male convicts and long term prisoners this year, is submitted along with *Cartes graphiques*. They are conclusive as to the physical degeneracy which stature reveals when compared with the general population. On the other hand is it so far astray from the mean of those in their own station of life and engaging in the same kind of work?

The following tables, prepared by Mr. J. F. Tocher of the Anthropological Society of Great Britain, give the results of the analysis of 370 criminals, 75 % of whom were recidivists:

TABLE I—STATURE (inches)

	MEAN		STANDARD DEVIATION	
		P. E.		P. E.
N.o 1	64.84	.1121	2.3683	.0796
N.o 2	64.98	.1822	2.6745	.1289
N.o 3	65.29	.2085	2.2816	.1441
N.o 4	65.15	.4186	2.5568	.2958
N.o 5	64.84	.0800	2.4705	.0610

TABLE II—HEAD LENGTH (mm)

	MEAN	P. E.	STANDARD DEVIATION	P. E.
N = 1	195.32	.302	6.3650	.2114
N = 2	197.16	.419	6.0365	.2918
N = 3	198.42	.631	7.0576	.4457
N = 4	195.33	.760	4.0173	.4648
N = 5	196.27	.226	6.4356	.1560

TABLE III—HEAD BREADTH (mm)

	MEAN	P. E.	STANDARD DEVIATION	P. E.
N = 1	152.90	.223	4.6948	.1577
N = 2	153.93	.289	4.2358	.2011
N = 3	153.51	.492	4.8290	.3050
N = 4	152.08	1.064	6.4967	.7516
N = 5	153.51	.159	4.5647	.1127

N.° 1 Burglary, robbery and assault.
N.° 2 Theft, fraud, reset, etc.
N.° 3 Murder and assaults.
N.° 4 Offences against Chastity.
N.° 5 Total number of habitual criminals.
P. E. means «Probable Error».
mm—millimetres.

12. *Criminal Physiognomy*

Stature. There is no material difference in stature among the
four classes into which the criminals have been divided. The
greatest difference (.64 inch) exists between No. I and III, but
this has no special significance. The average stature of the criminals as a whole (64.84 inches) is however significantly less than
that of the lunacy population of Scotland, and is less by about .75
inch the mean stature of English criminals (Macdonell *Biometrika*,
Vol. 1, page 192.) When compared with the general population the
difference is much greater than we should expect from random
sampling and we conclude therefore that in stature the criminals
form a special class of the population, although among themselves
the differences in stature are merely random differences.

Head length. The analysis of the data for head length shows
that there is a considerable difference in this character between

class III (convicted of murder and assault) and the other classes.
On comparing the difference between the means of classes I and III
with its probable error, it is found to be much greater than we
should expect if it was due merely to sampling (the difference is
more than 4 times its probable error), and we conclude, that on
the average the head length of this class of 57 members is greater
than class I with 202 members, class I (forming as it does the
bulk of the criminal population) has a mean head less than that
of the criminal population as a whole, while class II (thieves)

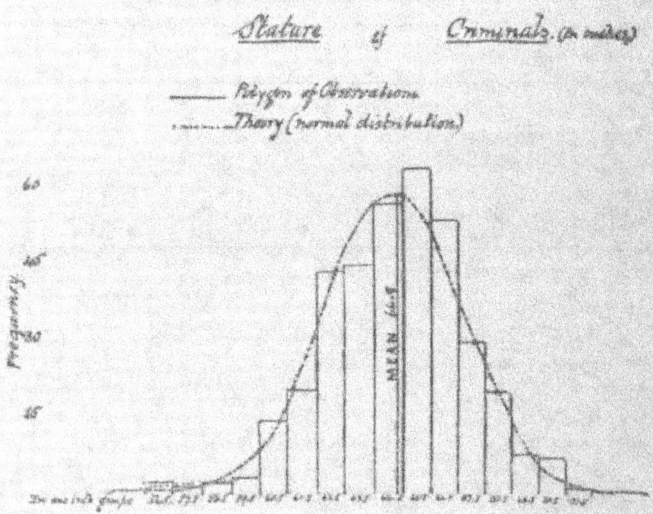

with a head length of 197.46 mm approaches class III and differs
from class I by more than three times the probable error of the
difference. We conclude that classes II and III resemble one another in head lenght and differ markedly from the other two classes (I and IV). On an average, classes II and III have longer heads
than the bulk of the lunacy population, or of the general population of the country.

Head breadth. Just as in stature, there is no striking or material difference in head breadth among the four classes. The differences are such as we might reasonable expect from random
sampling of the criminal population. The scottish criminal has
however a broader head than the english criminal. The mean

head breadth of the latter is 150.3 mm (Macdonell, *Biometrika*, Vol. I, page 185), while that of the former is 153.5 mm.

Conclusions. 1. Judging from the data supplied (measurement of about 370 habitual criminals), the scottish criminal is a much shorter man on the average than the general population. There is however little difference in stature among the various classes of criminals.

2) Those habitual criminals who have been convicted of murder and assault, and in a lesser degree those convicted of theft, differ considerably in head length from those convicted of robbery and other crimes. They have on an average longer heads.

3) Criminals in Scotland have broader heads than english criminals. They differ considerably in head breadth from the general population, but among themselves there is no material difference, when class is compared with class.

18. *Degeneracy.*

This is a comprehensive term physically as well as mentally, which as yet has only a relative meaning and value, and it is doubtful if it will ever be anything else.

Dr. John Macpherson, Commissioner on Lunacy for Scotland, has given me his views. «For general purposes», he says, «the word degenerate is restricted to the feeble or defective manifestation or development of qualities which are common to a race or species. The definition is an arbitrary one, for variation is continuous and gradual from the mean of any quality to the most aberrant specimens whose places are at the extreme end of the abscissa of the curve of which the mean is the centre. All we can say is that a living being is degenerate when to a certain degree more or less indefinite it falls short of the type of the qualities of its race or species. Imbeciles are degenerate, but they merge by continuous gradation into the normal type of mind through every degree of increasing and perfected intelligence. In the same way deformities are signs of degeneration, but there are all degrees of deformity which gradually become unrecognisable in the perfect animal form». The adverse circumstances which induce acquired degeneracy as distinguished from genetic degeneration which depends solely upon innate variations of the fertilized ovum, are antenatal (intra-uterine) applied at an early stage of the ontogeny, and before the development of the organism is completed, and post-natal resulting from such environmental factors as diet, toxines, such as alcohol and syphilis, the nature of the occupation and insanitary dwellings, etc.

It his believed by biologists that within certain limits the earlier the organism is subjected to inimical conditions, the greater will be the interference with its development, and the more pronounced will be the degeneration. And if this position be accepted as an unfeasible one is it to be wondered that among criminals there are so many degenerates? It is held by biologists that the male embryo is much more liable to variation and degeneration than the female. Does this explain the greater number of male criminal degenerates than females? Another proof of the degeneracy prevalent among criminals is the relative sterility of the class. There is this great difference between genetic and acquired variation, while the former are hereditary, the latter are not transmissible. Genetic degeneration as things are, and indeed as they are likely to be, is beyond control, there being no artificial selection; acquired is clearly preventible.

14. *The Causation of recidivism.*

As has been pointed out the springs of crime are (a) inherent (internal) and (b) external to the criminal and may be summarised as follows.

(a) *Inherent.*—Degeneracy of the genetic kind *plus* an unfavourable ante-natal environment which makes those with this hereditary mark unstable, and incapable of appreciating and following the standart of life and conduct, wide enough in all conscience, which society has laid down for the guidance of its members. Much infringement of the moral law and its commands is tolerated, before the criminal laws of a free country interpose. There is no remedy for this, as there is for the unfavourable ante-natal environment produced by toxines such as alcohol and syphilis. Owing to comparative sterility, and utter indifference to every law human and divine, and a high mortality among degenerates, their numbers do not increase.

(b) *External.*—Embraces all the economic and social conditions favourable to its production and continuance. This is the great post-natal environmental factor in its numerous and far reaching aspects, and so long as the conditions and environment continue so long will recidivists be reared. Some of these may be mentioned: insanitary slum dwellings and one roomed houses in which the decencies of life are not possible, alcoholic excess perhaps as often the sequence as the cause of human degradation, idleness and debauchery, disregard of public opinion, ignorance (lack of education), a miasmatic atmosphere from the cradle to adolescence inimical to health and morals, the lack of employment, the absence of a living wage for unremitting and it may be uncongenial toil. These affect a majority of recidivists and are preventible by a readjustment of the social condition, a better distribution of the profits of labour, the sweeping away without compensation of slumdom, and the substitution of healthy and cheap dwellings possible by a change in the laws appertaining to land, & the education of this class to live in a human way.

For the unemployed there are three portals open: *First* the parasitic life of the slums, *second* the life of the tramp, and *third* a life of open crime and defiance of the law. It is not a necessity for the entrant to either category to be of the «unemployed». There are those who have no excuse of that kind who recruit the ranks of all three. Among the unemployed one finds roughly three classes, the genuine poor who cannot get work and who suffer more than any other class; vagrants and paupers who have given up the struggle for work, or being constitutionally averse or incapable, abandon themselves to a life of dependence and parasitism; and the criminal who has passed trough the first class, avoids the second, and enters upon a life of deliberate warfare against property.

There is a kind of recidivism unfortunately too common that is so far as one can judge without excuse, and that is the recidivism of those whose environment has been correct, who have received a fair or good education and who have been trained to habits of honest industry as labourers or skilled workmen, but have deliberately abandoned these and embarked on the sea of fortune and reckless adventure. Some of these, it is to be feared, society will always have in its midst to control by present or improved penological methods.

The philosopher Herbert Spencer, in his «Prison Ethics», referring to the person whose recidivism is deliberate, — ventured the paradox «that mankind go right only when they have tried all possible ways of going wrong». The paradox falls short of the truth, and he adds: «Instances have shown me that when mankind have at length stumbled into the right course they often deliberately return to the wrong».

It has been stated, and proved by Quarrier (Glasgow), Bernardo (London) and other philanthropists, that if 1000 children at a plastic age from the better classes were placed in slums, and amid moral environments of a noxious kind, they whether normal or degenerate would as a rule become as the slum children, and *vice versa* if 1000 slum children were removed to healthy moral and physical environments they would as a rule turn out well, and become law abiding and productive members of the community, the degenerates among them receiving special care.

15. *Jurisprudence and Penology.*

The attitude towards recidivism by the criminal laws, and by judges, and the treatment of the recidivist by police and prison authorities are as uncertain, unscientific, and as varied in different countries as the types of habituals themselves. Sentences too often assume a cast iron type and appear to fit the crime, and in no sense the criminal, about whom judges know next to nothing as to bodily and mental condition, temptations, antecedents, and environment, etc. The laws ordain imprisonment, penal servitude, and transportation as the penalties for recidivism. Transportation with its long track of failure and cruelty is now only carried on by Russia, France and Portugal. It is a confession at once of impotence and fear. Great Britain abandoned it forty years ago. It is known to have made recidivists more inhuman, more hardened, and more determined than ever. There is nothing to be said in its favour. Public safety for life and property is assumed because thousands of miles of land or sea intervene between convicts and the fatherland, and because they are worn down by unhealthy climates, rigorous discipline, and scarcely refined cruelty, all the more reprehensible that it is hid from the view of the nations still adhering to this barbarous plan of punishment. Reformation and regeneration is not dreamt of.

It is a moot ethical question, what is the first duty of society to recidivists whether blameworthy in whole or in part, or as in some cases not at all.

It is acknowledged that society can and must protect itself against the law breaker, but it is not creating a fine distinction to say that there is a great difference between society *protecting* itself and society *punishing* the criminal, in the irrational way it does by means of that unworthy *motif*, the fear of penalties many of which cannot be defended. Of every 100 who go to prison for the first time 30 come back, but of every 100 who have been five times, 79 return! Terrorising rather than reclamation, whatever may be aimed at, is the result, and there can be no doubt that the more punishment in certain harsh directions is practised, the more is the human element in them starved and individuality ruthlessly suppressed, in the routine life of months and years of all but absolute silence and monotonous labour of anything but an inspiring kind, the recidivist becomes a well disciplined and as a rule well behaved human automaton. *A propos* of this, Michael Davitt, a political irish prisoner, and a *littérateur*, with much truth and more force remarks «the human will must be left outside the prison gate where it is to be picked up again five years afterwards and refitted to the animalised machine which is discharged from custody... Working on such lines, on the lines of greatest resistance, it is no wonder that penal servitude is a fruitful nursery of recidivism, and a patent instance of expansive failures. Preferable would be the compulsion to lead that orderly and industrious and as nearly normal life as is possible in a prison. That is more dreaded by the average criminal than any treadmill, air-grinding crank, or degrading, uninteresting and non-educative labour.

Society will always assert its obvious right, and undeniable might to punish its noxious and offending members. But this should not be all. There is its obvious duty and true interest to transform law breakers into useful and law abiding citizens. It is recognised in this country and on the continent that the industrial tendency of social evolution points conclusively to the transformation of prisons into industrial centres. The Departmental Commission of 1895 (England) recommended «the practice of association for industrial work,» and it is being gradually introduced among women prisoners and juveniles. The right of society to protect itself is admitted by all, to punish by a majority. But what is punishment? Your «rapporteur» holds that although *punishment* should begin and end with loss of liberty, of friends, of indulgences, and of amusements, for long periods, severe enough if one contemplates what all this means, it should *not* involve an all but abnormal life for months or years inside a cell of four brick walls, unrelieved by anything to suggest the normal life outside, such as a mirror, bookshelf, an engraving or oleograph, a photograph of family or friends, a cell from which owing to the height and size of the barred window with its opaque or fluted glass, the solar rays, and the orb and the eyes of the night cannot be seen; a cell in which the faculty of speech is repressed except for a few minutes daily. This system is not so bad, no doubt, as that which it superseded viz. promiscuous association of prisoners day and night with all its iniquities and contaminations, but the cellular and separate prison system in its refined and subtle ways presents objectionable features as all systems must inevitably do in proportion as they depart from the ordinary modes of living of free citizens.

The evils of promiscuous association are glaringly exemplified in the prisons of Spain, Portugal, and France, and in the United States. Cellular separation is met with in British Belgium, and in some of the French prisons.

It is not to be thought that a reversion to association after careful classification, except at work, is advocated. The writer is fully convinced that in prisons as well as in barracks every man and woman should have a separate sleeping apartment, unless the physician on medical grounds orders otherwise. His cell or room should be made as homely as possible in the manner indicated if the human element in their hearts is to be conserved, and reformation accomplished. No artificial method, no matter how long practised and believed in in spite of failure, will avail. Retain by all means the separate sleeping room, but convert prisons into Industrial Institutions.

16. *Prophylacis and treatment.*

Penal Treatment. This in itself is a very wide subject and as it assumes so many different forms in the same and in different countries it is quite impossible to do more than touch the fringe of one or two of the main features as they bear on recidivism. Transportation no longer obtains except in three European countries. Imprisonment and penal servitude suffice for most civilised nations. In some of the states of the American Union «indeterminate sentences» are in operation for young felons from 16 to 30, and are carried out in the reformatories of Elmira, Concord and Pennsylvania, which have rightly engaged the attention of the thoughtful reformers in every land. A beginning has been made in this direction in England at Borstal prison set apart for juvenile felons up to 20 years. There is this proviso attached to it that the sentence shall not exceed in duration the maximum sentence possible under the law for the specific crime committed. But whether the sentence be «determinate» as it is in every other country or «indeterminate», there are three main considerations in penal discipline which bear on the criminal and on the problem of recidivism. These are in the order of their importance, cellular or associated confinement and the duration of solitary cellular confinement, hygiene, discipline, industry, and diet in relation to the daily sustenance of the ratepayers taxed to maintain prisons and reformatories. It is assumed that in every country the diet is sufficient to maintain health and to enable the prisoner to perform his task. In some of the U. S. prisons the *menu* is more like that provided for an epicurean or connaisseur, being rich, varied and more expensive than the food of a large section of the people. This should not be. It is calculated to attract rather than repel the recidivist.

Houses of detention or *Reformatories.* In Elmira and Concord (U. S.) the principle has been recognised that up to a certain age almost any criminal is salvable, and is to be regarded as *potentially* a good citizen. Your «rapporteur», who is no optimist, and had seen in all its reality something of the seamy side of society, is of opinion that many of the adult criminals under a rational penal system and under better social conditions may be regarded in the same light. It has been asserted that after three or four convictions an offender is almost sure to return again to prison and become a recidivist. This may be true of criminals undergoing long sentences, but it is not true of thousands of men especially committing petty offences who fulfil this definition. So far then, recidivism is the outcome of irrational and unnatural penal systems, but to what extent it would be difficult to say. Healthy industrial life must be made the basis of a reformatory system. Japan, always the gateway of the day, has reached something like the zenith of industrial life and work in prisons. According to capacity work is arranged, and some make *cloisonné*, others carve, others do carpentering and casting, others grind rice, and others break stones.

And what could be more humanising than that a prisoner should be employed at educative and remunerative labour out of the earnings of which he might be permitted to send a small contribution to his family circle from time to time, of course this implies a different kind of work from that at present in vogue, work unhampered by Trades-Unions. It would be economical work in the long run.

Summary of Penal Reform.—1. The conversion of prisons into Industrial Reformatories with associated labour, and conditions favourable to physical and mental health. This of necessity implies an end of the solitary system.

2. Cultivation of land in connection with Reformatories and Labour Colonies.

3. The adoption of the Indeterminate sentence, and of the Probation system as practised in connection with Borstal juvenile-adult prison (England), and in the United States.

4. The appointment of a specially-qualified medical man to undertake and supervise the anthropometric, physical, psychical, and psycho-pathological investigation into the case of each prisoner, and of a competent observer of the great environmental factor in all its bearings; such an official as the first has been recommended by three Royal Commissions fort Ireland, England, and Scotland.

5. More fining and smaller fines for petty offences, and more frequent admonitions. This would tend to make the police the friend of the petty offender, and instead of dragging every drunk and disorderly person to a police cell, his place of residence should be ascertained, to which he should be taken on an ambulance stretcher, the cost being met by the offender at the time or afterwards time being allowed for payment.

Note. The Probation System is an attempt to reform a prisoner outside prison, in which a carefully selected and discreet officer supervises the prisoner in his own home, or in the home of his guardian.

The Departmental Commission of 1895 for England already quoted, while giving credit for all that has been done by administrators of prisons in the matter of hygiene, health, discipline, orderliness, economy, and high organisation, remark «the moral conditions in which a large number of the prisoners leave the prisons, & the serious number of recommittals have led us to think that there is ample cause for a searching inquiry into the main features of prison life».—The «solitary» system has been proved devoid at any touch of humanity, of few if any of those influences which might soften the hard or heal the broken heart, nothing but silence, monotony, despair and a starvation of the mental faculties resulting.

For long, it was maintained in Great Britain that *nine* months was the longest period of solitary confinement which could be well endured without injury to mind and body. It is now reduced

to six. But it is still too long. And it is no excuse that this severe strain is greater in France and Belgium where it runs up to
years, and is defended by its advocates medical and administrative. It is indefensible.

Criminals are not carthusian monks, nor recluses, although
in time some of them may approximate the latter in eccentricity
and deviation from the normal.

It is the case in some of the american prisons are not only self
supporting, but yield a profit (Baltimore). These are those in the
eastern states in which the labour of convicts is hired out to con-
tractors who sent their plant and instructors into prisons where
work is carried on to the full on the associated plan. This system
is fruitful of contamination, and in the long run is not economical.
In the southern states the convicts are leased out in gangs and
placed in camps of contamination. The safety of the prisoner is
secured by rifles, cowhides, and *chevaux de frise*. There are no
high walls, and bolts and bars. The system is one to be con-
demned.

Prophylaxis. The lines which prevention should take have
been dealt with fully in the course of this «rapport». These may
be briefly summarised as follows:

(a) For children of tender years, decent and healthy moral
homes, under respectable parents or guardians in the case of
orphans and deserted and neglected children.

(b) Removal from such homes or guardians on proof of un-
fitness by the supervising authority and boarding-out in respectable rural homes under proper safeguards; or to industrial
schools, truant schools etc.

(c) For children of an older growth, and for their years too
well acquainted with criminals ways, Reformatories.

(d) Education and training in industrial work is indispensable for all, likewise moral and religious teaching.

Much of the crime and delinquency of every land is due to
a neglected, ill regulated childhood spent for the most part in the
street, and in abodes of infamy and immorality, parental responsibility being a *minus* quantity.

(e) A summary end of slum dwellings, and of the land laws,
and the economic conditions creating and perpetuating them.

Municipalities to be empowered to provide and supervise
cheap healthy dwellings.

Attention to the alcoholic problem in its relation to slum

dwellings and crimes an offences. A living wage for every industrious worker.

(f) For those who have so far graduated in criminal ways, and for those who may fairly be set down as recidivists, rational and human treatment in prisons, inebriate homes, shelters, and labour colonies, the fewer in aggregation so much the better.

(g) Special homes and special treatment for the weakminded and those with mental warp.

(h) Suitable help and supervision both of young and old on discharge from all places of detention.

Conclusion. From what has already been written it must be apparent that the main line of treatment and prevention lies in two very different directions: *first*, an adjustment of the social position and condition more in accord with every canon of justice and right for many who are to be found in the ranks of recidivism and for many qualifying for it, and *second*, for others a psychological and psycho-pathological investigation into each law breaker who has qualified and is qualifying in criminal and delinquent habits, in order to determine approximately how far the will is free, and then settle for them their mode of life and work and the degree and kind of supervision and moral support called for. And there can be no possible hardship or infringement of personal liberty to authorise suitable persons to supervise those criminals and delinquents, who, with or without apparent excuse, in consequence of mental or bodily defects or without visible means of subsistence, live a parasitic, debauched life in slums, and do no honest work preferring to be idle and debauched, or to plunder as opportunity presents itself.

Treatment in the past has everywhere, more in some countries than others, been a dismal failure. Recidivism and the cost of checking it, going up by leaps and bounds. The bill of costs for Great Britain in one year to maintain the judiciaries, the prisons, and the police reaches £ 10,000,000 or 250,000,000 francs! And no doubt it is on the same lavish scale in the United States, and in continental states. In any country with free institutions, with enlightened statesmen, law givers, penologists, political economists and social reformers, a remedy can be found by an abandonment of the methods of the past, and the adoption of the more human, rational, and intelligent methods, adumbrated, it is to be feared imperfectly, in the communication now submitted by your «rapporteur» for criticism and consideration.

THÈME III. — PROPHYLAXIE ET TRAITEMENT DES CRIMINELS RÉCIDIVISTES

Par M. le Dr. JULES MOREL

Médecin directeur de l'Asile d'aliénés de l'Etat, à Mons

> Der Weg zur Besserung ist weit und mühevoll; aber das *Ziel*
> liegt nicht mehr in so nebelgrauer, hoffnungsloser Ferne. Wir ler-
> nen die *Hindernisse* die uns verhindern trennen. Dem einmütigen
> *Zusammenarbeiten* aller Kräfte muss es gelingen, den Weg zu
> ebnen, und jeder Schritt vorwärts muss zum Ausgangs-punkte
> neues Strebens werden. Jede *Maassnahme*, die zur Gesundung des
> Volkes führt, zur körperlichen, geistigen und wirtschaftlichen, ist
> eine *Waffe* im Kampfe gegen das Verbrechertum.
>
> Aschaffenburg. — Der Kampf gegen das Verbrechen. 1905.

Quand, en 1901, nous eûmes l'honneur de traiter la même question devant le Congrès d'Anthropologie criminelle tenu à Amsterdam, nous fîmes ressortir les progrès réalisés sur le terrain du criminel récidiviste en invoquant les opinions des principaux criminologistes qui considèrent comme un devoir de s'occuper de cette classe de malheureux qui affligent la société et qui pour une bonne, sinon la majeure partie, semblent appartenir aux victimes d'une organisation cérébrale défectueuse, héréditaire ou acquise.

M. Dimitri Drill, jurisconsulte au ministère de la Justice à St. Pétersbourg, dans son travail sur *« Les fondements et le but de la responsabilité pénale »*, déclarait qu'il importait d'étudier la nature des causes profondes et individuelles des maladies et des crimes, pour les guérir, les améliorer et les éloigner, se servir de moyens conformes au but, c'est-à-dire de moyens correspondant à la nature des causes; que c'était là le principe général et prédominant vers lequel on est amené par une étude consciencieuse des faits dans le domaine de la psychiatrie, comme dans celui de la criminalité.

M. van Hamel, professeur de droit criminel à Amsterdam, en traitant des incorrigibles vivant en liberté dans nos sociétés modernes, reconnaissait qu'ils étaient pour elles, à cause de leurs tendances criminelles, un danger permanent. Il posait la récidive comme principal indice de l'incorrigibilité, que ce soit une première récidive ou une récidive réitérée, *à moins que les antécédents et la manière de vivre ne fournissent la preuve d'une pro-*

fession criminelle, d'une habitude difficile à extirper. Ce dernier énoncé fut confirmé par son auteur en reconnaissant l'existence, parmi les récidivistes ordinaires, de débiles, de déséquilibrés, d'alcooliques, de vagabonds, de dégénérés qui manquent d'une dose de volonté suffisante pour mener, par le travail, une existence honnête, qui préfèrent vivre dans l'oisiveté, la vie nomade à la vie de famille, le concubinage ou mariage, etc., qui attaquent la propriété ou attentent à la santé morale d'autrui par des attentats à la pudeur, qui troublent la paix publique en se rendant coupables de rébellion, de rixes, de coups ou de blessures, enfin qui sentent le besoin presque continu de la calomnie.

M. le professeur van Hamel trace le tableau presque complet du récidivisme dans la criminalité; M. Dimitri Drill recommande d'en rechercher les remèdes pour faire disparaître ou au moins pour réduire le récidivisme.

Aux noms de ces deux éminents jurisconsultes se rattachent ceux de MM. Alimena, professeur de droit pénal à Naples; Ferri, professeur de droit pénal à Florence; von Lilienthal, professeur de droit à Heidelberg; von Liszt, professeur de droit pénal à Berlin; Thiry, professeur de droit pénal à Liège et une série d'autres jurisconsultes éminents.

M. Maus, jurisconsulte belge, se rapprocha de l'opinion des jurisconsultes précédents en déclarant que le prévenu présentant des stigmates apparents d'aliénation mentale est presque toujours l'objet d'une expertise médicale. *Il se demandait toutefois, au congrès de Genève, si on admet suffisamment, dans la répression, l'existence de l'épilepsie, de la folie morale, impulsive ou motrice, de l'absence et de l'inversion du sens moral sans trouble intellectuel. Il déclara que les tribunaux considèrent généralement l'ivresse comme une faute, plutôt qu'une excuse. Que les asiles renferment un assez grand nombre d'aliénés qui ont été condamnés pour des faits commis sous l'influence de la maladie, à une époque où celle-ci n'était pas suffisamment apparente pour attirer l'attention du juge.*

Le psychiâtre qui lit les déclarations qui précèdent ne peut manquer de témoigner son étonnement et son admiration de ce que des jurisconsultes aient si bien réussi à exposer la question qui fait l'objet de notre examen. Aussi le professeur von Liszt a-t-il bien soutenu, et avec justice, que *à côté de la répression, et bien au-dessus d'elle, comme effet, il y a les moyens préventifs.*

Depuis 1901, le nombre des jurisconsultes appartenant à l'école de droit moderne s'est notablement accru. Pour s'en convaincre, on n'a qu'à jeter un regard sur la liste des collaborateurs de la nouvelle revue «Monatschrift für Kriminalpsychologie und Strafrechtreform» pour pouvoir se dire que *bientôt l'élite des criminologistes sera unanime à réclamer auprès de leurs gouvernements une étude sérieuse, approfondie de tous les criminels récidivistes, y compris les mendiants, les vagabonds, les enfants appartenant aux écoles de réforme et d'autres enfants délinquants qui en raison de leur âge ne peuvent être l'objet d'aucune mesure spéciale.*

Parmi les collaborateurs à la revue allemande précitée — revue qui devrait se trouver entre les mains de tous ceux qui s'occupent de sciences pénales, psychiatriques et philanthropiques — on compte déjà au-delà de *quatre-vingts* jurisconsultes et pénologistes et un *nombre environ égal* de médecins aliénistes.

Au point de vue médical, psychiatrique, nous avons à mentionner une série de noms d'élite. A côté de celui du professeur Aschaffenburg, le fondateur du «Monatschrift für Kriminalpsychologie» nous plaçons les professeurs Binswanger, Bleuler, Bonhoeffer, Cramer, Sommer, Morel, Gaupp, Heilbronner, Hoche, Köppen, Kräpelin, Tamburini, Mingazzini, Morselli, Pelman, Pfister, Siemerling, Weigandt et les médecins aliénistes Alt, Baer (de la prison de Plotsensee à Berlin), Delbrück, Frank, Kéraval, Kovaboski, Leppmann (de la prison de Moabit — Berlin), Mönkemöller, Räcke, Reisser, Pollitz, attachés à des sections d'aliénés criminels, de Münster, Sander, attachés à la section des aliénés criminels de Grandenz, etc., etc.

Dans notre travail présenté au Congrès d'anthropologie criminelle tenu à Amsterdam nous avons rapporté les expériences faites sur des criminels récidivistes. Nous sommes obligé d'y renvoyer ceux de nos confrères désireux de connaître les recherches et les résultats acquis. Les différents auteurs y mentionnés jouissent d'une réputation bien méritée et jusqu'ici nous ne connaissons aucun psychiâtre ou jurisconsulte qui ait entrepris d'infirmer leurs résultats et leurs conclusions. La seule objection apparente, semblant résulter de l'ensemble de tous ces travaux, c'est la différence dans les proportions fournies relatives aux chiffres des soi-disants incorrigibles que personnellement nous classons sous la rubrique des dégénérés ou des psychopathes. Nous déclarons cette objection *apparente*, étant en mesure d'affirmer que certains examens au sujet de la valeur mentale de ces sujets ont été très incomplets. Et en effet, il appartient uniquement aux psychiâtres attachés aux prisons, aux écoles de réforme, aux dépôts de mendicité et de vagabondage — et comme ils sont peu nombreux jusqu'ici — de pouvoir disposer de *tous les éléments* nécessaires pour arriver à un tableau complet des troubles mentaux et moraux des malheureux soumis à l'examen.

Ces lacunes dans l'examen médico-psychologique des criminels récidivistes se retrouvent même partiellement dans les examens auxquels nous nous sommes livrés. Dans ce genre de recherches nous nous trouvons uniquement devant l'individu à examiner et son dossier. Le récidiviste n'est pas toujours disposé à dire toute la vérité relative à sa propre personnalité; il sent souvent qu'il se trouve devant un médecin essayant de connaître le fond de son être, poursuivant un but, pour lui impénétrable, mais suffisant pour ne lui faire dire que ce qu'il veut bien déclarer. Surtout pour ce qui concerne les choses intimes, et très souvent en raison des liens qui l'attachent à sa famille, on constate bien des fois qu'il tient à épargner ses proches parents, craignant de les déshonorer ou même de se faire mal noter, s'il se hasardait à mentionner trop de faits qui pourraient contribuer à la dépréciation des siens. C'est que le criminel, ayant généralement une meilleure conduite en prison qu'à l'état libre, y étant traité suivant les règles de l'hygiène et plus ou moins suivant celles de la morale, c'est-à-dire, se trouvant un amendé temporaire, use de tous les bons sentiments dont il est capable pour spéculer sur la protection de la part des autorités administratives et des comités de patronage.

D'autre part, et bien souvent pour ne pas dire presque toujours, les renseignements fournis par son dossier et par les autorités locales sont laconiques parce que le prisonnier a été élevé en dehors de sa famille qu'il n'a pas connue, ou au moins qu'il a insuffisamment connu ses propres parents et à plus forte raison ses grands parents, ses oncles et tantes. Peu observateur d'une manière générale, menant une vie sans souci, possédant une mémoire imparfaite et un jugement très laconique, il se trouve dans l'impossibilité de faire part à son examinateur d'une masse de faits relatifs à lui-même et à sa famille.

Les résultats obtenus seraient également complets si le médecin aliéniste pouvait disposer de tous les documents et éléments indispensables pour tracer l'histoire complète du récidiviste.

Ainsi, le médecin aliéniste devrait être autorisé à engager une correspondance ou à établir des recherches personnelles sur certains états pathologiques et troubles moraux aussi bien chez les parents de celui qui fait l'objet de l'examen que chez ceux qui ont contribué à leur éducation première et à son apprentissage dans les ateliers par où il a passé.

A ces conditions les examens médico-psychologiques présenteraient des conclusions nettes, inébranlables.

Nous nous permettons de reproduire ci-dessous les résultats de l'examen sommaire de quelques centaines de soi-disants incorrigibles, apparemment intelligents pour le public et la magistrature encore obligée de se conformer au vieux code pénal.

TABLEAUX STATISTIQUES

1re série. — *Récidivistes ayant passé par des condamnations de cinq ans et au delà*

RÉCIDIVISTES AGÉS ENTRE	18-30 ans.	31-40 ans.	41-50 ans.	51-60 ans.	61-70 ans.	Totaux
Nombre	89	57	22	8	2	158
Ayant fait des excès alcooliques	46	23	15	6	2	92
„ des parents adonnés à la boisson	39	9	4	3	0	55
„ des condamnés dans leurs familles	25	9	2	0	1	37
Présentant des tares de dégénérescence	25	7	7	0	1	40
à instruction nulle	15	5	6	4	0	30
„ „ rudimentaire	25	17	6	2	2	52
„ „ primaire	43	15	10	2	0	70

2e série — *Récidivistes n'ayant subi que de petites condamnations.*

RÉCIDIVISTES AGÉS ENTRE	nulle.				rudimentaire.				primaire.				Totaux
	18-30	31-40	41-50	51-60	18-30	31-40	41-50	51-60	18-30	31-40	41-50	51-60	
Possédant une instruction	43	11	7	11	29	9	3	5	27	11	6	6	168
Adonnés aux excès alcooliques	13	7	8	11	10	6	1	8	12	8	2	4	89
Ayant père ou mère ivrogne	20	6	2	3	11	2	1	1	8	1	1	1	57
Comptant des condamnés dans leur plus proche famille	13	6	3	1	11	1	0	1	8	2	1	0	47
Tarés par une dégénérescence héréditaire ou acquise, ou par une éducation manquée	11	3	4	6	11	2	1	1	11	7	1	8	61
Sans tare bien manifeste	11	5	1	0	10	1	0	1	7	2	2	1	41

Classement de ces récidivistes suivant leur degré d'instruction et suivant qu'ils s'adonnaient ou non aux excès alcooliques.

I. Récidivistes alcoolisés. 1.° à parents alcoolisés.

Âges de	Instr. nulle.	Instr. rudim.	Instr. prim.
18—20	2	2	1
21—25	3a	1b	3c
26—30	3	1	1
31—40	3	2	2
41—50	2	1	1
51—60	3	1	1
	15	7	9

    a.   Un de ces hommes fut colloqué autrefois dans un asile.
    b.   Ancien élève de l'école de réforme.
    c.   Un des trois est un ancien élève de l'école de réforme.

2.° à frères, sœurs ou oncles alcoolisés

31—40	0	2a	0
41—50	2	0	0
51—60	2	0	1
	4	2	1

    a.   Un des deux avait un état mental douteux.

3.° à parents non alcoolisés

18—25	8	2	3
26—30	2	3	3
31—40	3	3	8
41—50	3	1	2
51—60	5	2	3
	21a	11b	19c

    a.   10 des 21 étaient très tarés.
    b.   1 présentait un état mental douteux.
    c.   5 étaient tarés, 1 était épileptique, 1 à état mental douteux.

II. Récidivistes non alcoolisés. 1°. à parents alcoolisés

18—20	7	5	2
21—30	3	3	1
31—40	1	1	0
46	0	1	0
	11a	10b	3c

    a.   2 étaient tarés.
    b.   2 étaient tarés.
    c.   1 était taré.

	Âges			
2.° Pas de parents alcoolisés mais comptant des aliénés dans leurs familles	18 — 30	3	3	4
	31 — 40	0	0	1
	41 — 50	0	0	1
	51 — 60	1	1	0
		4	4	6

	Âges			
III. Récidivistes ni alcoolisés, ni héréditaires ...	18 — 30	11	10	7
	31 — 40	5	1	2
	41 — 50	1	0	2
	51 — 60	0	1	1
		17	12	12

3e. série. — Récidivistes n'ayant subi que de petites condamnations.

ÂGES ENTRE	nulle				rudimentaire				primaire				TOTAUX
	18-30	31-40	41-50	51-60	18-30	31-40	41-50	51-60	18-30	31-40	41-50	51-60	
Possédant une instruction	12	6	9	4	17	8	4	0	20	15	4	0	100
Adonnés aux excès alcooliques.	7	6	7	3	9	6	2		10	11	4		65
Ayant des parents adonnés à la boisson	9	5	6	3	9	4	2		13	8	3		62
Comptant des condamnés dans leur plus proche famille	1	3	6	2	6	2	0		10	5	2		37
Tarés par dégénérescence héréditaire ou acquise, ou par une éducation manquée ...	2	2	3	0	4	1	0		7	3	2		24
Sans tare bien manifeste.....	1				3	1	1		4	1			11

Classement de ces récidivistes suivant leur degré d'instruction et suivant qu'ils s'adonnaient ou non aux excès alcooliques.

	Âges de	Instruction		
		nulle.	rudim.	prim.
I. Récidivistes alcoolisés. 1.° à parents alcoolisés.	18—30	6	4	8
	31—40	5	2	8
	41—50	5	2	2
	51—60	2	0	0
		18a	8b	18c

a.   *4 avaient des parents aliénés ou épileptiques.*
    2 avaient un état mental douteux.
b.   *1 avait un parent aliéné.*
    1 était ancien élève de l'école de réforme.
c.   *5 avaient des parents aliénés, hystériques, épileptiques ou suicidés*
    2 avaient été dans une école de réforme.

2.º à parents non alcoolisés		nulle	rudim.	prim.
	18—30	0	4	2
	31—40	1	4	3
	41—50	2	0	1
	51—60	1	0	1
		4	8a	7b

a. 1 était mendiant.
1 était enfant naturel.
1 avait un parent aliéné.
b. 1 était enfant naturel.
1 était ancien élève de l'école de réforme.

II. Récidivistes non adonnés à l'alcool.

1.º à parents alcoolisés.

	Ages de	Instruction		
		nulle.	rudim.	prim.
	18—30	4	5	4
	31—40	0	0	1
	41—50	2	1	1
	51—60	1	0	0
		7a	6b	6c

a. 2 avoient des sœurs épileptiques ou hystériques.
1 était un état mental douteux.
b. 2 ont un père aliéné.
1 a un parent suicidé.
1 se dit épileptique quand il travaille dans les grandes chaleurs.
c. 1 a une mère hystérique.
2 ont été dans une école de réforme.

2.º à parents non alcoolisés mais ayant des aliénés dans leur famille				
	18—30	1	1	3
	41—50	0	1	0
		1	2	3

III. Récidivistes ni alcoolisés, ni héréditaires				
	18—30	1	3	4
	31—40	0	1	1
	41—50	0	1	0
		1a	5b	5c

a. A été dans une école de réforme.
b. 1 a été dans une école de réforme.
1 est un dégénéré vagabond.
c. 3 ont été dans une école de réforme.
1 a eu une fièvre typhoïde dans son jeune âge.

Parmi les 496 récidivistes il y en avait 133 qui ne possédaient aucune instruction, 128 avec une instruction rudimentaire et 165 avec une instruction primaire ([1]). Il y en avait 246 au moins qui

[1] Nous avons compté, comme instruction primaire, le savoir lire, écrire et faire au moins une addition de deux chiffres. On ne nous accusera pas d'avoir été difficile dans le classement de ce genre de récidivistes.

abusaient des boissons alcooliques; 174 comptaient un père ou une mère adonnés à la boisson; 121 avaient de très proches parents qui avaient passé par des condamnations; 125 se sont montrés tarés par une dégénérescence héréditaire ou acquise et seulement 93 ont *semblé* ne présenter aucune tare manifeste. Mais dans ce dernier chiffre seulement 29 récidivistes possédaient une instruction primaire et 29 une instruction rudimentaire: 34 n'avaient pu s'assimiler la moindre instruction !

Les chiffres indiqués dans les tableaux qui précèdent n'ont pas donné toute satisfaction à certaines autorités juridiques qui s'occupent activement de la réforme sociale qui s'impose, autant en faveur des détenus intellectuellement ou moralment insuffisants que de la société elle-même. Les autorités juridiques réclament plus que des chiffres statistiques; elles veulent des preuves palpables et nous avons été obligés de partager leur manière de voir. Nos tableaux, malgré les nombreux éléments d'appréciation dont l'importance est indéniable pour les psychiâtres, ne peuvent avoir la même valeur morale quand on les remplace par des descriptions sommaires de la situation psychique des récidivistes. Pour ce motif, nous avons procédé à l'examen d'une nouvelle série de 150 récidivistes dont nous n'avons retenu que ceux âgés de 18 à 30 ans, comme constituant la partie la plus intéressante, soit 67 cas. Ces descriptions offrent un intérêt d'autant plus grand qu'elles représentent environ la moitié des récidivistes de la nouvelle série.

1 — M. J. âgé de 19 ans, est à sa 6e condamnation. Il est célibataire et malgré *6 ans de classe, il ne possède qu'une instruction rudimentaire, il s'adonne à l'alcool; son père est un alcoolique; il a un frère ayant eu des condamnations.* Malgré *son jeune âge, il vit séparé de ses parents;* il ne connaît presque pas sa famille. En liberté, il était réputé comme *batailleur.* Il a une mauvaise conduite en prison. *C'est un homme peu sincère.*

2 — P. G. âgé de 19 ans est à sa 2e. condamnation. Il est célibataire et possède une instruction primaire. Il prétend qu'il n'a aucune tare héréditaire dans sa *famille; sa mère, après une fièvre typhoïde, a mis au monde trois enfants sourds-muets.* Le prisonnier est né avant ces trois enfants. Il a perdu son père quand il avait 8 ans. En étant en liberté, *sa conduite était mauvaise;* en *prison il est in*discipliné. Il est *audacieux et peu sincère*

3 — G. A. âgé de 20 ans, est à sa 6e condamnation. Il est célibataire et ne possède qu'une *instruction rudimentaire,* malgré *8 années d'école.* Il avoue qu'il ne *savait pas apprendre. Il s'adonne aux excès alcooliques.* Sa mère et une tante maternelle sont épileptiques. Lui-même *se fache très vite.* Il vivait en concubinage et dans *l'oisiveté volontaire. Il prétend qu'il ne doit pas travailler parce que son père est dans une bonne position, ayant une pension de fr. 1,60 par jour!!* Il attribue sa perte à un excès de bonheur !

4 — D. R. âgé de 20 ans, est condamné pour la 6e fois. Il est célibataire et malgré 6 années d'école, il ne jouit que d'une instruction rudimentaire. Il s'adonne à l'alcool. En liberté, il était très mal noté. Il déclare qu'il n'y a aucune tare héréditaire dans sa famille. Il a le faciès d'un dégénéré. Sa sincérité est très douteuse.

5 — D. P. âgé de 20 ans, est à sa 9e condamnation. Il est célibataire. Quoiqu'il ait fréquenté l'école pendant 5 ans, il est illettré. Il déclare qu'à ce moment il faisait souvent l'école buissonnière et qu'il n'a aucune disposition pour apprendre. Il a eu trop de bonheur, dit-il, et il en a abusé. Il changeait souvent de patron pour des coups de tête. Un oncle maternel s'est suicidé. Aucun autre renseignement.

6 — L. C. âgé de 20 ans, a été condamné 5 fois. Il est célibataire. Instruction très rudimentaire malgré 13 ans d'école. Il a été à l'école de réforme. Père et oncle maternel ivrognes. Chorée à 8 ans. Elevé par tante paternelle. Onaniste. En liberté, il s'adonnait à l'oisiveté et au vagabondage.

7 — L. F. âgé de 20 ans, 4e condamnation. Célibataire. Instruction primaire. Il est le fils d'un alcoolique. En liberté, il vivait dans l'oisiveté et dans le vagabondage. Il prétend que son père l'excitait au vol. Il n'a qu'un frère et ne savait pas s'entendre avec lui.

8 — R. F. âgé de 20 ans, 2e condamnation. Célibataire. Instruction primaire. Père et trois oncles paternels ivrognes. Il a eu des convulsions vers sa 2e année, d'où perte de l'œil gauche. Grand onaniste.

9 — P. F. âgé de 20 ans, IIIe condamnation. Célibataire. Instruction nulle malgré 6 années d'école. Il avoue qu'il ne savait pas apprendre. En liberté, il était mal noté, batailleur. Il avoue qu'il se laisse toujours entraîner. Son degré intellectuel semble laisser beaucoup à désirer.

10 — F. L. a 20 ans et se trouve à sa 4e condamnation (vols, mendicité). Il s'est évadé de la colonie de mendicité. Il est célibataire et possède une instruction primaire. Il a une fort bonne opinion de lui-même et prétend que c'est en raison de sa faiblesse de caractère qu'il se laisse toujours entraîner. Dans sa commune il est mal noté. Libre, il exerce la profession de marchand ambulant. Il est atteint d'ozène depuis sa naissance (?). Son père s'adonne à la boisson, sa sœur est dans une maison de correction. Il a perdu une sœur et un frère en bas-âge à la suite de convulsions.

11 — R. E. âgé de 21 ans, 2e condamnation. Célibataire. Instruction nulle après 6 années d'école. Alcoolique. Mère aliénée. En liberté: très mal noté. Il a quitté volontairement ses parents. Homme peu sincère.

12 — H. L. âgé de 21 ans, 3e condamnation. Célibataire. Instruction primaire. Grand père et oncle maternel ivrognes, mère aliénée. Oncle maternel condamné. Orphelin de mère depuis 10 ans, de père depuis 6 ans. En liberté: mal noté, oisiveté volontaire. Marin pendant 2 ans. Mauvaise conduite en prison. Peu de barbe. Grand onaniste.

13 — T. I. âgé de 22 ans, 3e condamnation. Célibataire. Instruction rudimentaire après 6 ans de classe. Excès alcooliques et vénériens. Père alcoolique, frère simplet, autre frère condamné. Caractère violent.

14 — H. C. âgé de 22 ans, 13e condamnation. Célibataire. Instruction nulle après 5 années d'école. Alcoolique, père ivrogne, intelligence faible, ne savait rien apprendre à l'école. En liberté: oisiveté volontaire, vivait en concubinage, incorrigible. Scrofulose, tumeur blanche à la hanche.

15 — A. I. âgé de 22 ans, 7e condamnation. Instruction très rudimentaire; en classe 8 ans! A l'école de réforme de 11 à 19 ans. Alcoolique, vagabond; il a é

frères et sœurs; ignore où ils sont, déclare qu'il ne les a jamais connus. En liberté: oisiveté volontaire. Il déclare qu'on le prenait pour un fou. Soutient que l'école de réforme a fait de lui un brigand. Il dort mal depuis plusieurs années.

16 — C. E. est âgé de 22 ans et se trouve à sa 3e condamnation (coups). Il est célibataire et il n'est pas mal noté dans sa commune. Son instruction est nulle quoiqu'il ait fréquenté l'école pendant 5-6 ans. Il ne savait pas apprendre. En dehors du bégaiement il présente encore d'autres signes de dégénérescence. A la suite d'accès de colère, il changeait souvent de patron. Il déclare que ses père, mère, frères et sœurs sont aussi vifs que lui. Un frère est illettré, un autre frère et deux sœurs savent à peine lire. Un des frères a encore été condamné.

17 — H. C. âgé de 23 ans, 12e condamnation. Marié, 2 enfants. Instruction rudimentaire; en classe 6 ans. En liberté: très mal noté. Je n'ai pu obtenir de cet homme que fort peu de renseignements. Il paraissait peu sincère.

18 — W. C. âgé de 23 ans, 7e condamnation. Célibataire. Instruction primaire. Grands excès alcooliques et vénériens. Cousin germain maternel condamné. En liberté: mal noté, dangereux. Il se déclare faible de caractère, se laissant entraîner facilement. Nous croyons qu'il est sincère.

19 — C. J. âgé de 23 ans, 7e condamnation. Célibataire. Instruction primaire. Excès alcooliques et vénériens, vieilli de 10 ans. En liberté: oisiveté volontaire, batailleur. Il déclare que c'est la femme qui l'a perdu.

20 — S. L. âgé de 23 ans, 9e condamnation. Célibataire. Instruction rudimentaire; en classe 6 ans. Excès alcooliques et vénériens. Père ivrogne qui a abandonné ses enfants il y a 11 ans. Le prisonnier n'a jamais su apprendre. Il était noté comme mauvais sujet; braconnier.

21 — V. A. âgé de 23 ans, 7e condamnation. Célibataire. Instruction très rudimentaire; à l'école 6 ans. Excès vénériens. Père ivrogne. En liberté: mal noté, libertin. Le détenu était très réservé dans les renseignements à donner.

22 — L. J. âgé de 23 ans, est à sa 7e condamnation (vols, coups, arme prohibée). Il possède une instruction rudimentaire acquise seulement en prison; il a fréquenté l'école pendant 5-6 ans et a passé par l'école de réforme jusqu'à ses 21 ans. Célibataire. Dans la commune on le déclare inapte au travail, libertin, adonné à l'alcool. Son père, adonné à la boisson, vit séparé de sa femme. C'est la mère qui a élevé cet enfant. Il a subi plusieurs traumatismes (coups) à la tête. Il fait son propre éloge et déclare qu'il se laisse toujours entraîner par de mauvais compagnons. Sa sœur est décédée à la suite de convulsions à l'âge de 2 ans.

23 — W. V. âgé de 23 ans est à sa 8e condamnation (vols, injures, coups, outrages, escroqueries). Célibataire. Son instruction est nulle, quoiqu'il ait fréquenté l'école pendant 12 ans, y compris le temps passé à l'école de réforme. Il est très mal noté dans sa commune, considéré comme un brutal et un alcoolisé. Son père et son frère s'adonnent à la boisson et ce dernier a été également condamné. Il reconnaît que la boisson est la cause de son malheur. Il a eu deux enfants naturels, décédés à la suite de convulsions.

24 — D. M., ayant 23 ans, est déjà à sa 14e condamnation (coups, menaces, bris de clôture, ivresses). Il est célibataire. Il possède une instruction primaire acquise par la fréquentation de l'école jusqu'à ses 14 ans et pendant son séjour en prison. Il vivait en concubinage et était réputé comme ivrogne; il était mauvais pour ses parents. Il prétend même qu'il est bien à sa 30e condamnation. C'est une nature insouciante; il rit de son passé. Il possède à la tête une série de cicatrices à la suite de coups reçus pendant ses rixes.

25 — B. G. âgé de 24 ans. 11e condamnation. Célibataire. Instruction rudimentaire et 7 années à l'école. Excès alcooliques. Père et oncle maternel ivrognes, mère hystérique, frère et oncle condamnés. En liberté: mal noté, oisiveté volontaire, concubinage; violent quand il a bu. Intelligence faible.

26 — E. F. a 24 ans et a été condamné au moins 11 fois. Il est célibataire et possède une instruction primaire. Dans sa commune il est mal noté mais non considéré comme abusant de l'alcool. Cependant il affirme qu'il buvait parfois pour 5 à 6 fr. de genièvre par jour. Il changeait de patron une ou deux fois par an. Dès son jeune âge il a offert des signes de perversité. Son père ivrogne a quitté sa femme (méchante) après 11 années de mariage. On n'en a plus entendu parler. C'était un excentrique. La mère et le frère du détenu ont passé par des condamnations.

27 — D. A. âgé de 24 ans est à sa 33e condamnation, toujours pour actes de violence; 5 fois pour ivresse. Il est célibataire et ne possède aucune instruction; il prétend n'avoir jamais été en classe; il ne connaît aucune prière. Ses frères sont instruits. Le détenu, adonné à la boisson, est le fils d'un père ivrogne; il a un autre frère ivrogne qui a eu des convulsions jusqu'à l'âge de 7 ans et qui présente parfois des troubles nerveux. Le détenu, qui a encore d'autres membres de sa famille qui ont été condamnés, a l'aspect d'un homme peu intelligent. Il a eu une fièvre typhoïde à ses 12 ans.

28 — W. A. âgé de 24 ans, est à sa 5e condamnation (escroqueries, faux en écriture). Il est marié et vit séparé de sa femme. Il ne possède qu'une instruction rudimentaire, quoique ayant fréquenté l'école pendant 5 ans; il apprenait difficilement. Dans sa commune, il était mal noté et en prison il se caractérise également par son inconduite. Il raconte toutes ses fredaines en riant. Il raconte à plusieurs reprises que les femmes avec lesquelles il dépensait son argent (produit des escroqueries) lui ont toujours dit qu'il ne devait pas travailler, qu'il devait se laisser entretenir par l'une ou l'autre. Son père a été aliéné vers l'âge de 24 ans. Sa sœur vit en concubinage. Il a un frère nerveux, très irascible.

29 — C. J. âgé de 25 ans, est à sa 3e condamnation (coups, blessures). Il est marié sans enfants. Il apprenait difficilement à l'école, jusqu'à ses 11 ans. Il s'est perfectionné en prison (instruction primaire). Chaque jour de paye il était ivre. Son père s'adonne à la boisson. Une de ses sœurs a eu des convulsions, une autre sœur est irritable, colérique.

30 — D. C. âgé de 25 ans. 11e condamnation. Veuf, sans enfants. Instruction primaire. Père ivrogne qui a abandonné sa femme et ses enfants depuis 9 ans. Un frère a été condamné, un autre frère est à l'école de réforme. En liberté: mal noté, oisiveté volontaire.

31 — C. J. âgé de 25 ans. 7e condamnation. Célibataire. Instruction primaire. Père et frère alcooliques. Le détenu n'a fourni aucun renseignement relatif à l'hérédité ou à sa conduite. A-t-il été sincère?

32 — F. D. âgé de 25 ans, est à sa 6e condamnation. Il a fréquenté l'école pendant 6 ans, presque sans succès. Il s'adonne à la boisson. Sa sœur est hystérique. Il n'a pu ou voulu fournir que peu de renseignements.

33 — G. V. âgé de 25 ans, est à sa 8e condamnation. Il n'a pu atteindre qu'une instruction rudimentaire après avoir fréquenté l'école pendant 5 ans. Il n'a jamais voulu apprendre et souvent il faisait l'école buissonnière. Ce qu'il sait il avoue l'avoir appris pendant ses séjours en prison. En liberté: il s'adonnait à la débauche et vivait en concubinage. Il connaît fort peu sa famille. C'est une nature insouciante, ayant toujours le sourire aux lèvres.

34 — V. A. âgé de 25 ans. Subit actuellement sa 4e condamnation. Il est marié et sans enfants. Il ne possède qu'une instruction rudimentaire malgré 5 années d'école. Très colérique. Homme passionné pour les pigeons. Père et oncle paternel ivrognes. Frère condamné. Il a 6 frères et 3 sœurs, tous très colériques.

35 — A. J. âgé de 25 ans, est à sa 8e condamnation. Il est célibataire et possède une instruction primaire. Il a été à l'école de réforme; il s'adonne à des excès alcooliques et onaniques. Son grand-père paternel était un ivrogne. En liberté, il vivait dans l'oisiveté volontaire et en concubinage. Il a donné l'impression d'un homme peu sincère.

36 — H. A. âgé de 25 ans, est à sa 8e condamnation. Il est marié et a deux enfants. Il ne possède aucune instruction quoiqu'il ait fréquenté l'école pendant 6 ans. Il se dit une tête de bandit, avoir la manie des vols. Il a eu une fièvre typhoïde à ses 20 ans. Il n'a pu fournir aucun autre renseignement.

37 — D. A. âgé de 20 ans, est à sa 2e condamnation. Il est marié, sans enfants. Son instruction est nulle: il ne savait pas apprendre à l'école. Son père et son grand-père paternel s'adonnaient à la boisson. Il vivait en concubinage. Dans son jeune âge il a eu une fièvre typhoïde.

38 — H. A. âgé de 20 ans, purge en ce moment sa 7e condamnation. Il est marié et sans enfants. Il n'a pu atteindre qu'une instruction rudimentaire malgré 10 années d'école; il avoue qu'il ne savait pas apprendre. Il se livrait à la boisson alcoolique. Dans son jeune âge il était très nerveux; il déclare avoir eu des urines nocturnes involontaires jusqu'à l'âge de 14 ans. En liberté, il s'adonnait à l'oisiveté volontaire.

39 — H. I. âgé de 26 ans, est actuellement à sa 9e condamnation. Il est célibataire; il ne possède aucune instruction, quoiqu'il ait fréquenté l'école pendant 6 ans. À ses 13 ans il a subi une opération à la tête, à la suite d'un traumatisme. Il était très mal noté des autorités de sa commune.

40 — D. F. âgé de 26 ans, est à sa 3e condamnation (coups, blessures). Il est marié, sans enfants et vit séparé de sa femme. Il ne possède qu'une instruction rudimentaire quoique ayant fréquenté l'école jusqu'à ses 12 ans. Il avoue qu'il apprenait difficilement. Il s'adonnait à l'ivrognerie, était libertin. Son père et son oncle paternel s'adonnaient également à la boisson. Âgé de 26 ans, il a l'air de s'approcher de la cinquantaine.

41 — B. C. âgé de 26 ans, est à sa 5e condamnation (coups, blessures, vol, ivresse, attentat à la pudeur). Il ne possède aucune instruction quoiqu'il ait fréquenté l'école pendant 4 ans; il ne savait pas apprendre; il est marié et père de deux enfants. Dans sa commune il était mal noté, il était ivre tous les dimanches. Son père, également adonné à la boisson, a quitté autrefois sa femme et ses trois enfants; il a encore été condamné. Un frère du détenu, plus âgé, et une sœur plus jeune savent lire. Le grand-père et la grand-mère paternels buvaient également à l'excès; ils ont ruiné leur famille. Un oncle paternel également ivrogne se laisse facilement entraîner par autrui. Le détenu est très sensible et pleure quand il parle de sa femme et de ses enfants. À ses 22 ans, il est tombé d'un grenier sur la tête, mais sans production de blessure extérieure; depuis lors il prétend qu'il a peur quand il cause à quelqu'un.

42 — P. H., âgé de 26 ans, est à sa 6e condamnation. Il est célibataire et possède une instruction primaire. Il s'adonnait aux excès alcooliques (buveur d'absinthe) et vénériens; il avait également une passion pour le jeu. Sa mère, son grand-père et sa grand'mère étaient des ivrognes. Son père a été condamné. Deux de

ses frères sont morts de méningite. Il est très colérique et insouciant; il a uriné au lit jusqu'à ses 20 ans. Hydrocéphalie. Il était très mal noté quand il était en liberté; en prison même sa conduite est mauvaise.

43 — L. J. âgé de 27 ans, est à sa 2e condamnation. Il est marié et a un enfant. Malgré 4 années d'école, son instruction n'est que rudimentaire. Il s'est adonné à des excès alcooliques et vénériens. Son oncle maternel était un ivrogne. Il a un frère soldat en France. Probablement il a refusé de fournir de plus amples renseignements.

44 — M. H. est âgé de 27 ans et se trouve actuellement à sa 25e condamnation. Il est marié et sans enfants. Son instruction n'est que rudimentaire quoiqu'il ait fréquenté l'école pendant 4 années; il ne savait pas apprendre. En liberté, il était très mal noté. Le détenu n'a fourni que peu de renseignements.

45 — L. J. âgé de 27 ans, est à sa 2e condamnation (rébellion, attentat à la pudeur). Il est marié, a un enfant. Il n'a qu'une instruction rudimentaire malgré 5 années de classe. Il prétend avoir été ivrogne jusqu'à ses 19 ans, être guéri de cette passion. Il est noté comme étant très sournois et très irascible. Il a plusieurs frères morts de méningite. Sa mère est hystérique, son père est un enfant trouvé; son oncle maternel a été condamné.

46 — A. H., 27 ans, est à sa 8e condamnation (coups, outrages, injures, vagabondage, vol, attentat à la pudeur). Il est marié mais vit séparé de sa femme; il a eu deux enfants morts en bas-âge. Son instruction est nulle quoiqu'il ait fréquenté l'école jusqu'à ses 14 ans; il déclare qu'il apprenait difficilement. Il a un frère qui est instruit, une sœur illettrée. Il s'adonnait à l'alcool et se conduisait comme un libertin. Il a donné l'impression d'un homme à intelligence médiocre et très peu sincère.

47 — W. P. âgé de 27 ans — 20e condamnation — marié, sans enfants. Instruction très rudimentaire et 6 ans à l'école; a été à l'école de réforme; a fait un pour une tentative de suicide; hystérique (?). Excès alcooliques, vénériens, onaniques. Père, grand-père paternel, oncles maternels ivrognes; mère hystérique et tante paternelle aliénée; père a fait une tentative de pendaison. Il avoue qu'il ne ne sait pas apprendre. Il a le type d'un imbécile. Allucinations visuelles et auditives. Hypocondrie. Peur du toucher. En liberté: caractère mauvais, mauvaises dispositions morales. Vit séparé de sa femme.

48 — V. H. âgé de 27 ans, 2e condamnation. Célibataire. Instruction primaire. Excès alcooliques. Fièvre typhoïde à 17 ans. En liberté: mal noté.

49 — K. T. âgé de 28 ans, 14e condamnation. Célibataire. Instruction primaire, deux fois à l'école de réforme. Pas de barbe; nombreux stigmates de dégénérescence physique. Incorrigible. En liberté: mal noté.

50 — B. A. âgé de 28 ans, 5e condamnation. Célibataire. Instruction primaire; à l'école de réforme jusqu'à 21 ans. Oncle maternel ivrogne. En liberté: mal noté.

51 — D. C. 28 ans, a déjà eu 16 condamnations (vols, coups, menaces). Il est célibataire et possède une instruction primaire. Dans sa commune il est noté comme vagabond, libertin et adonné à la boisson. Il avoue en effet qu'il dépensait parfois jusqu'à 6 fr. par jour pour ses boissons. Il avoue avoir un tête légère parce qu'autrefois il a bu beaucoup d'absinthe. Il a été soldat à la légion étrangère en France pendant un an; il a déserté de ce pays. Il a eu deux frères décédés en bas-âge à la suite de convulsions.

52 — B. V. âgé de 28 ans, 25e condamnation. Célibataire. Instruction nulle et 6 années en classe. Excès alcooliques. Père ivrogne, mère hystérique ou épilepti-

que. Orphelin de père à 2 ans. Se dit toujours injustement puni. En liberté : oisiveté volontaire, vagabondage.

53 — A. C. âgé de 28 ans, 26e condamnation. Marié, 1 enfant. Instruction rudimentaire (?), 5 années d'école. Excès alcooliques ; grand-père maternel ivrogne. Mère peu intelligente. N'a rien appris à l'école qu'il fréquentait irrégulièrement ; ce qu'il sait il l'a appris en prison. A eu en tout pour 22 années de prison! En liberté : mal noté, vagabond. Mauvaise conduite en prison.

54 — B. A. âgé de 28 ans, 11e condamnation. Célibataire. Instruction nulle ; en classe 5 ans. Alcoolique, onaniste. Oncle paternel ivrogne. Ne savait pas apprendre ; de là, souvent frappé par l'instituteur. En liberté : vagabond, vivant en concubinage. Il n'a jamais secouru sa mère, veuve depuis 20 ans.

55 — C. D. âgé de 28 ans, 7e condamnation. Marié, un enfant. Instruction primaire. Excès alcooliques, onaniste. Père, frères ivrognes et condamnés. En liberté : vivait en concubinage, mal noté, batailleur.

56 — L. D. âgé de 28 ans, 10e condamnation. Célibataire. Instruction nulle ; a fréquenté l'école ordinaire et l'école de réforme. Enfant naturel. Passion pour l'alcool, la femme et le jeu. Orphelin de mère à 6 ans. Très irascible. En liberté : mal noté, vagabond. Mauvaise conduite en prison. Mère hystérique, condamnée.

57 — D. L. a 29 ans et se trouve à sa 9e condamnation (viol, délit de chasse, violences, coups, mendicité). Il possède une instruction primaire. Il est marié et a deux enfants; il vit séparé de sa femme. Il avoue avoir une grande passion pour la femme. Il a eu des blessures nombreuses à la tête quand il travaillait dans les mines. Entre les 13 et 14 ans il a fait une chute brusque avec inconscience. Sa mère est hystérique ; sa sœur est épileptique et paraît être comme folle après ses accès. Son frère a encore été condamné.

58 — Y. J. âgé de 29 ans, 4e condamnation. Célibataire. Instruction rudimentaire ; à l'école 6 ans. Il faisait souvent école buissonnière. Excès alcooliques.

59 — E. F. âgé de 29 ans, 58e condamnation. Célibataire. Instruction rudimentaire ; à l'école 5 ans. Excès alcooliques. Père ivrogne ; oncle paternel aliéné. Ex-morphinomane. Ex-aliéné. En liberté : oisiveté volontaire, libertin. Toujours actes de violences.

60 — M. A. âgé de 29 ans, 12e condamnation. Célibataire. Instruction primaire. École de réforme jusqu'à 21 ans. Excès alcooliques et vénériens. Père, frères ivrognes. À l'école, étant jeune, il ne voulait rien apprendre. En liberté comme en prison : mal noté. Imbécillité morale, dégénéré.

61 — O. P. a 29 ans ; il est à sa 11e condamnation (menaces, coups, injures, attentat à la pudeur). Il possède une instruction primaire. Il est marié et sans enfants. Dans sa commune il est mal noté, comme s'adonnant à l'alcool et s'entendant mal avec sa femme. Son père s'adonnait à la boisson et a encore été condamné. Sa grand-mère a été aliénée. Il donne l'impression d'un homme qui mérite peu de confiance.

62 — M. A. a 29 ans et est à sa 12e condamnation (vols, coups, outrages, escroqueries, banqueroute frauduleuse). Il possède une instruction primaire. Il est marié et père de deux enfants. Dans sa commune il a la réputation d'être un chevalier d'industrie. Il savait boire beaucoup sans être ivre ; il a reçu beaucoup de coups de son père, il se dit polisson depuis l'âge de 9-10 ans ; il déclare que vers cette époque il est tombé dans l'eau et que c'est depuis lors qu'il n'a plus su faire quelque chose de bien. Il a été élevé par sa grand-mère. C'est un ancien soldat de la légion étrangère en France, d'où il s'est évadé.

63 — C. D. âgé de 29 ans, est à sa 4e condamnation (menaces, violences, coups, ivresse). Il ne possède qu'une instruction très rudimentaire quoiqu'il ait fréquenté l'école pendant 6 ans. Il avoue qu'il apprenait difficilement. Il était noté comme abusant de l'alcool et en raison de sa mauvaise conduite. Son père était un ivrogne. Il ne connaît pas sa famille et a été élevé par des étrangers. Il a l'apparence d'un débile au point de vue intellectuel.

64 — A. F. âgé de 30 ans, a déjà passé par 6 condamnations (recel, escroquerie, ivresse, coups, banqueroute frauduleuse). Il est marié et a un enfant. Il ne possède qu'une instruction rudimentaire quoiqu'il ait fréquenté l'école pendant 6 ans. Dans sa commune il était mal noté, libertin, abusant de l'alcool. On l'a qualifié de corsaire du commerce. Il est fils et petit fils d'ivrognes; son père avait parfois des accès d'épilepsie quand il était pris de boisson. Il a un frère qui a été condamné. Pendant l'examen le détenu a fait sans cesse son éloge.

65 — A. C. âgé de 30 ans, est à sa 6e condamnation, toujours pour vol. Il est marié et a deux enfants; il vit séparé de sa femme. Il ne possède qu'une instruction rudimentaire malgré 7 années d'école. Dans sa commune il est réputé comme s'adonnant à la boisson, voleur incorrigible et vivant dans l'oisiveté volontaire. Il avoue qu'il sent le besoin de courir le cabaret. Il a eu une fièvre typhoïde à 18 ans. Il est le moins instruit des 10 frères et sœurs. Il déclare que souvent on lui a dit qu'il a été conçu pendant que son père était en état d'ivresse. Son grand-père maternel était également un ivrogne.

66 — B. I. âgé de 30 ans, est à sa 11e condamnation (vols et recels). Il a déjà fait 12 ans de prison. Il ne possède qu'une instruction rudimentaire quoiqu'il ait été en classe pendant 6 ans. Ce qu'il sait il l'a appris en prison. Il est très mal noté dans sa commune. Père et un frère ivrognes. Ce dernier a encore été condamné. Sa mère, très nerveuse, serait morte à la suite d'un accès de colère. Ses sœurs et frères sont très colériques.

67 — F. A. âgé de 30 ans, 20e condamnation. Marié, un enfant. Instruction nulle, à l'école 5 ans; ne savait pas apprendre. Excès alcooliques. Vit séparé de sa femme. Très nerveux. Oncle condamné.

68 — A. F. âgé de 30 ans, 6e condamnation, marié, un enfant. Instruction rudimentaire, à l'école 6 ans. Père et grand-père ivrognes; père épileptique, mère hystérique, frères condamnés. Il se dit un peu hagard; vieilli de 10 ans; scrofuleux. En liberté: oisiveté volontaire, libertin.

En reprenant ces récidivistess uivant leur degré d'instruction, selon qu'ils abusaient de la boisson ou qu'ils étaient descendants d'alcooliques, nous arrivons au classement suivant:

I — INSTRUCTION NULLE

1.° *Alcooliques « fils d'alcooliques »*

Âge	Années d'école	Nombre de condamnations	
28	6	×	Il reconnaît que la boisson est la cause de son malheur. Il a eu 2 enfants naturels morts à la suite de convulsions.
24	?	33	Son frère a eu autrefois des convulsions et une affection nerveuse. Le détenu a eu une fièvre typhoïde à 12 ans; il a un aspect peu intelligent. Il y a plusieurs condamnés dans sa famille.
28	6	25	Orphelin de père à 2 ans; vagabond. Mère hystérique ou épileptique.
28	5	10	Il n'a jamais secouru sa mère, veuve depuis 20 ans.
29	6	4	Il ne connaît pas sa famille; a été élevé par des étrangers; paraît être un débile au point de vue intellectuel.

2° *Alcooliques, non fils d'alcooliques*

Âge	Années d'école	Nombre de condamnations	
20	5	9	Il ne sait pas raisonner; se dit victime de ses coups de tête (entêtement). Oncle maternel aliéné.
21	6	2	Il a quitté volontairement ses parents. Mère aliénée.
26	4	5	Il n'a jamais su apprendre. Père, grand-père, grand'mère paternelle, oncle paternel ivrognes. Le détenu est très sensible, pleure quand on parle de sa femme et de ses enfants. A 22 ans, traumatisme sur la tête; depuis lors il prétend avoir peur quand il cause à quelqu'un.
27	7	8	Marié, vit séparé de sa femme; 2 de ses enfants sont morts en bas âge. Il donne l'impression d'un homme à intelligence médiocre et très peu sincère.
28	4	10	Enfant naturel; a été à l'école de réforme. Orphelin de mère à 6 ans. Passion pour le jeu.
30	5	20	Il vit séparé de sa femme. Oncle condamné.

3° *Ni alcooliques, ni fils d'alcooliques*

Âge	Années d'école	Nombre de condamnations	
20	6	11	C'est un débile au point de vue intellectuel.
22	6	3	Toujours condamné pour coups; avoue être colérique comme tous les membres de sa famille.
25	6	8	Il se dit tête de baudet et avoir la manie des vols. Fièvre typhoïde à 20 ans.
26	3	2	Il a eu une fièvre typhoïde dans le jeune âge.
26	6	9	Il a subi une opération au crâne à ses 13 ans.

N. B. — Tous les détenus ont déclaré n'avoir jamais su apprendre.

II — INSTRUCTION RUDIMENTAIRE

Âge	Années d'école	Nombre de condamnations	1º *Alcooliques et fils d'alcooliques*
19	6	6	Batailleur, il vit séparé de ses parents. Frère condamné.
22	6	6	Homme violent. Sans détails précis.
23	6	7	Il a été à l'école de réforme; a été élevé par sa mère; reconnaît la faiblesse de son caractère; traumatismes de la tête. Sœur décédée à la suite de convulsions.
23	6	9	Son père a abandonné sa femme il y a onze ans.
24	5	3	Inconduite, même en prison. Il raconte ses fredaines en riant. Il se laisse dire par des femmes qu'il ne doit pas travailler, qu'il devrait se laisser entretenir. Père autrefois aliéné. Frère très irascible.
24	7	11	Homme violent, intelligence faible. Mère hystérique. Frère, oncle condamnés.
26	6	3	Marié, vit séparé de sa femme; a l'air d'avoir 50 ans. Père et oncle paternel ivrognes.
27	4	2	Il a un frère soldat en France.
27	6	20	Il a été à l'école de réforme; vit séparé de sa femme. Type d'imbécile.
28	7	26	Il a déjà eu pour un total de 22 années d'emprisonnement.
29	5	58	Toujours condamné pour actes de violence. Oncle paternel aliéné.
30	6	6	Qualifié "Corsaire de commerce„; il fait son propre éloge. Fils et petit fils d'ivrognes; le père avait parfois des accès épileptiques pendant ses états d'ivresse. Frère condamné.
30	7	8	Réputé comme voleur incorrigible, vivant dans l'oisiveté volontaire. Il avoue qu'il sent le besoin de courir le cabaret. Fièvre typhoïde à 18 ans. Il déclare qu'on lui a dit qu'il a été conçu pendant que son père était en état d'ivresse.
			2º *Alcooliques, non fils d'alcooliques*
20	8	6	Le père jouit d'une pension de fr. 1, 60 par jour et le détenu croit que cette somme suffit pour entretenir la famille et conséquemment qu'il ne doit pas travailler. Sa mère est épileptique.
20	6	6	Le détenu a un faciès de dégénéré.
22	8	7	A l'école de réforme jusqu'à ses 19 ans! Il ne connaît pas sa famille.
25	6	6	Renvoyé de l'armée comme soldat. Sœur hystérique.
26	10	7	Très nerveux étant jeune; a uriné au lit jusqu'à 14 ans. Trauma de la tête à 13 ans.
27	5	2	Noté comme étant très sournois et irascible. Plusieurs de ses frères ont succombé à une méningite. Son père est un enfant trouvé, sa mère une hystérique.
29	6	4	Il avoue qu'il ne savait presque rien apprendre à l'école.

Âge	Années d'école	Nombre de condamnations	
			3° *Non alcooliques, mais fils d'alcooliques*
20	13	5	Ancien élève de l'école de réforme. Chorée à 8 ans. Elevé par tante maternelle.
23	6	7	Détenu très réservé; il n'a pu ou voulu donner aucun renseignement sur sa famille.
24	5	2	Inconduite partout où il a été. Sens moral obtus. Père ex-aliéné; frère très nerveux.
25	5	4	Très colérique; très passionné pour les pigeons. Frère condamné.
30	6	6	Il se dit "tête de baudet„. Père épileptique, mère hystérique.
30	6	11	Il a déjà fait 12 années de prison. En classe, il n'a rien appris; ce qu'il sait il l'a appris en prison. Père et frère ivrognes; mère très nerveuse et morte probablement à la suite d'un accès de colère; frères et sœurs très colériques.
			4° *Ni alcooliques, ni fils d'alcooliques*
23	6	12	Très réservé dans ses renseignements.
25	8	8	Il n'a rien appris à l'école; a tout appris en prison. Nature insouciante; il rit pour un rien; ne connaît pas sa famille.
37	?		Il ne savait rien apprendre à l'école. Homme peu sincère.

III — INSTRUCTION PRIMAIRE

1° *Alcooliques et fils d'alcooliques*

Âge	Années d'école	Nombre de condamnations	
29		4	Il vivait dans l'oisireté volontaire et le vagabondage. Il prétend que son père l'excitait au vol. Il n'avait qu'un frère et ne savait pas s'entendre avec lui.
23		14	Prétend avoir eu déjà 30 condamnations. Nature très insouciante; rit de son passé. Très mauvais pour ses parents.
24		11	Ce détenu savait boire pour 5-6 fr. de genièvre par jour. Le père a abandonné sa femme; la mère et le frère ont été condamnés. Le détenu est un excentrique qui avoue avoir commis des actes de perversité dès son jeune âge.
25		8	Il a été à l'école de réforme. Homme peu sincère.
25		3	Il apprenait difficilement à l'école qu'il a fréquenté jusqu'à ses 11 ans; il a tout appris en prison. Toujours condamné pour coups et blessures. Une de ses sœurs a eu des convulsions, une autre sœur est irritable, colérique.
26		6	Crises nocturnes involontaires jusqu'à ses 20 ans. Hydrocéphalie. Très colérique. Passion pour le jeu.
28		7	Batailleur. Père et frères condamnés.
29		12	A l'école de réforme jusqu'à ses 21 ans. Jeune, il ne voulait pas apprendre. Imbécillité morale.

Âge	Années d'école	Nombre de ... condamnations	
			2° Alcooliques, non fils d'alcooliques
23		7	Le détenu avoue qu'il est faible de caractère, qu'il se laisse toujours entraîner. Il a l'aspect d'un débile intellectuel.
23		7	Batailleur. Homme vieilli de 10 ans. Il déclare que c'est la femme qui l'a perdu.
27		2	Il a eu une fièvre typhoïde à 17 ans. Il présente de nombreux stigmates de dégénérescence physique.
28		15	Noté comme vagabond, libertin. Il avoue qu'il dépensait parfois 6 fr. par jour en boissons. Il dit qu'il a la tête légère parce qu'autrefois il a bu beaucoup d'absinthe. Il a été soldat à la légion étrangère en France; il l'a désertée après un an de service. Deux de ses frères sont décédés en bas âge à la suite de convulsions (Un des parents ne s'adonnait-il pas à la boisson?).
29		12	Réputé comme chevalier d'industrie. Il se dit polisson depuis ses 9 ans. Vers cette époque il est tombé dans l'eau et depuis ce moment il n'a plus su se conduire convenablement. Élevé par sa grand'mère. Ancien soldat de la légion étrangère en France d'où il a déserté.
			3° Non alcooliques, fils d'alcooliques
20		4	Il avoue la faiblesse de son caractère. Un frère et une sœur ont succombé à la suite de convulsions. Sa sœur se trouve dans une maison de correction.
20		2	Convulsions à 2 ans, d'où perte de l'œil gauche.
21		3	Orphelin de mère depuis 10 ans, de père depuis 6 ans. Mère aliénée. Le détenu est un dégénéré.
23		5	A l'école de réforme jusqu'à ses 21 ans. Il n'a pas connu son père.
25		11	Le père a abandonné sa femme et ses enfants; un autre fils a été condamné; un troisième se trouve à l'école de réforme.
25		7	Détenu très réservé; il n'a fourni que des renseignements très insignifiants.
			4° Ni alcooliques, ni fils d'alcooliques
19		2	Il a perdu son père quand il avait 8 ans. Après lui, sa mère, après avoir eu une fièvre typhoïde, a mis au monde trois enfants sourds-muets. Le détenu a une mauvaise conduite en liberté et en prison. Indiscipliné, audacieux, peu sincère.
28		14	Il a été deux fois à l'école de réforme. C'est un dégénéré incorrigible.
29		9	Marié, séparé de sa femme. Il a eu de nombreuses blessures à la tête quand il travaillait dans la mine. Entre ses 13-14 ans il a fait une chute brusque avec inconscience. Sa mère est hystérique, sa sœur épileptique avec trouble mental après ses accès. Son frère a encore été condamné.

Les médecins habitués à l'examen médico-psychologique des criminels ne peuvent manquer de témoigner leur étonnement devant ce grand nombre d'éléments individuels qui font songer à un état de dégénérescence, à un degré variable, chez la plupart des récidivistes.

Nous avons omis, à dessein, la mention des caractères de la dégénérescence physique, ceux-ci offrant une importance bien inférieure aux stigmates de la dégénérescence psychique.

Et si nous pouvions combler les lacunes qu'un examen complet ferait découvrir, que d'éléments d'appréciation ne nous fourniraient pas l'étude de la situation de la mère (ou du père) pendant la grossesse, les maladies du fœtus, le mode d'accouchement avec ses complications possibles, les maladies infectieuses et les traumatismes, les particularités observées pendant la période de fréquentation de l'école, pendant la durée de l'apprentissage, la conduite pendant son séjour dans l'armée, les variations observées dans sa manière d'être au début de la nubilité et surtout de la menstruation chez la jeune fille, l'influence des maladies vénériennes et celle du milieu social dans lequel le criminel a été élevé. Telles sont quelques-unes des principales sources auxquelles il faudrait pouvoir puiser dans la préparation d'un exposé complet de la situation psycho-morale du criminel récidiviste.

Ces données confirment la nécessité irréfragable, tant de fois exprimée, d'organiser sérieusement un service de médecine mentale ou plutôt d'attacher un médecin-aliéniste à toute prison de quelque importance, à toute école de réforme, à tout refuge pour mendiants et vagabonds en attendant la modification radicale que réclame, au point de vue scientifique et social, la société moderne.

En excluant les formes morbides manifestes de l'aliénation mentale pouvant prédisposer à la criminalité, on peut affirmer que celles qualifiées sous les noms d'insuffisance mentale, d'imbécillité et d'idiotie morale sont celles qui fournissent le plus fort contingent aux établissements pénitenciers.

La lecture des relations sommaires faites ci-dessus en fait foi.

La constatation de l'instruction primaire, même de l'instruction moyenne ou de l'instruction supérieure, ne suffit pas toujours pour pouvoir conclure à l'intégrité des facultés intellectuelles ou à un développement suffisant pour établir la responsabilité d'un délinquant. Une opinion exacte à ce sujet ne se fait qu'en examinant scrupuleusement l'intéressé autant dans ses facultés intellectuelles ordinaires que dans celles indispensables pour pouvoir occuper une place honorable dans la société. Il ne suffit pas que l'homme soit au courant des règles de la morale, qu'il puisse réciter et expliquer le décalogue dans tous ses détails pour confirmer qu'il est en possession des bases de la morale. Ainsi pensent les magistrats encore renfermés dans les principes de la vieille école classique. Pour être affirmatif sur la question, il faut rencontrer chez le criminel la volonté voulue pour mettre la morale en pratique, prouver que cette volonté n'est jamais pathologiquement ou toxicologiquement interrompue, en un mot qu'aucune cause physique ou morale n'y ait mis des entraves.

Notre intention n'est pas de présenter ici la pathogénie du crime chez l'homme psychologiquement insuffisant, d'une manière continue ou d'une manière transitoire, temporaire. Cette question a été débattue par de nombreux auteurs. Notre but essentiel est de rechercher les moyens qui pourraient empêcher les *légions* de jeunes gens, les plus malheureux d'entre les malheureux, le plus souvent condamnés par erreur, de faire des rechutes successives.

Il n'est plus discutable que les prisons et les écoles de réforme soient de sérieux établissements de moralisation, que l'amendement constaté pendant la période de détention est le plus souvent fugace et cesse d'être à partir du jour où l'inférieur au point de vue intellectuel et moral rejoint son milieu de jadis. Heureux encore si le criminel pathologique ou le dégénéré ne perd pas davantage le peu de sentiments moraux qui lui restent, s'il ne s'est pas perfectionné dans le crime, par la fréquentation de ses collègues dans le crime, par sa présence dans les salles des tribunaux correctionnels et des cours d'assises, par la lecture de certains romans.

Les psychiâtres versés dans l'examen pathologique des prévenus ont rencontré maintes fois chez ces derniers une assez forte proportion d'éléments appelés à renforcer ultérieurement la population habituelle des prisons. Ils ont la conviction intime qu'il est regrettable qu'on ne puisse pas s'en occuper assez tôt afin d'essayer d'annihiler leurs défectuosités morales et de les remplacer par des sentiments honnêtes, bien entendu, si leur organisation psychique n'y met aucun obstacle. C'est la mission de la *prophylaxie* ; améliorer les jeunes délinquants, perfectionner l'espèce humaine.

Nous admirons beaucoup, nous louons les tendances des gouvernements qui mettent tout en œuvre pour l'amélioration du sol et des fruits que celui-ci doit produire, qui ont organisé et organisent sans cesse des conférences et de splendides expositions pour améliorer les espèces animales utiles à l'homme ou à l'industrie. Qu'ont-ils fait pour améliorer ces malheureux appelés la *plaie de la société?!* Est-ce l'extension de la police, le renforcement du pouvoir judiciaire, la multiplication et l'amélioration des prisons, des écoles de réforme et autres établissements similaires?! Les classes dirigeantes ont suivi un chemin tout opposé à celui de la saine logique, à la voie la plus directe; elles ont voulu remédier au mal en commençant par le haut de l'échelle; elles n'ont pu se faire à l'idée qu'il était plus facile de monter l'échelle d'une manière sûre et progressive. Les dresseurs d'animaux ont témoigné plus d'intelligence dans la solution de la question; ils commencent l'orthopédie mentale dès le plus jeune âge; ils refusent toute tentative de dressage si l'animal est arrivé à un âge trop avancé. L'avenir des enfants atteints d'insuffisance mentale ou morale est en jeu et mérite une prise en considération bien autrement grande que la protection des sociétés pour l'amélioration des races bovine, chevaline, etc.

La société étant responsable, en bonne partie, pour le produit de ses œuvres, pour les délinquants qu'elle a laissé créer, ayant négligé de prendre des mesures rationnelles, efficaces et suffisantes, pour la protection de l'enfance et de l'adolescence, c'est-à-dire pour la prophylaxie du crime, c'est à elle qu'incombe le devoir de viser aux moyens qui peuvent contribuer au relèvement immédiat, par toutes les voies possibles, des pauvres enfants qui se caractérisent par la tendance à la délinquance.

C'est aux éducateurs à s'assimiler les défauts de ceux qui leur sont confiés; c'est aux instituteurs à faire comprendre, au besoin, aux parents que leurs enfants présentent des défectuosités intellectuelles ou morales; c'est à eux de se multiplier, à donner des conseils, à faire connaître les institutions créées avec l'espoir d'obtenir des amendements chez les insuffisants et les vicieux. C'est aux philanthropes, aux hommes mûs par la *vraie charité*, complètement désintéressés, qu'il faut recourir; ils disposent de médecins versés dans l'art d'examiner ceux qui sont atteints dans leurs facultés les plus nobles.

Il appartient à ces médecins de présenter un avis sur les moyens à préconiser pour l'amélioration des enfants plus ou moins dégénérés, comme il incombe aux autorités locales d'intervenir pour les placer dans le milieu le plus propice à leur situation. Il ne suffit pas, comme malheureusement cela se pratique trop souvent, de procéder à un internement dans un asile d'aliénés ou dans un refuge pour idiots. Il y a actuellement, quoique encore en nombre insuffisant, des écoles pour enfants arriérés possédant des instituteurs dévoués qui s'assimilent certaines notions de pédagogie pathologique et certaines prescriptions thérapeutiques ou éducatives fournies par les médecins spéciaux attachés à ces établissements. Ce n'est qu'à bout de ressources, après de nombreuses et vaines tentatives, qu'on doit se résigner et confier les plus défavorisés au dernier refuge, l'asile pour idiots. Dans la situation actuelle on comprendra la haute importance de la nécessité de créer des *internats* pour les enfants arriérés par trop indisciplinés, qu'il faudrait pouvoir enlever aux parents inaptes à observer les recommandations spéciales soit en raison de la nature de leurs occupations, soit en raison de leur infériorité intellectuelle, soit encore en raison de la vie déréglée qu'ils mènent.

Bonhöffer, en soumettant 400 vagabonds et mendiants à un examen médico-psychologique, en a rencontré 53 °/₀ qui n'avaient pu acquérir une instruction rudimentaire; un tiers de ces éléments était atteint d'insuffisance mentale héréditaire ou acquise, d'imbécillité ou d'épilepsie.

Sur 943 détenus examinés par Thomson, il y en avait 218 atteints de débilité intellectuelle.

Un instituteur d'une prison écossaise a affirmé qu'un tiers des jeunes délinquants doit être considéré comme présentant des signes d'infériorité mentale.

Mönkemöller, après avoir soumis 200 enfants d'une école de réforme à un examen plus ou moins complet, en découvrit au moins 68 qui présentaient des signes d'infériorité intellectuelle *depuis leur naissance*. Médecin de l'établissement depuis un certain temps, y faisant la visite journalière, et ayant traité la majeure partie des 200 pupilles pour des maladies somatiques, il constata qu'il y avait à peine trois jeunes gens qui connaissaient leur nom!

Les progrès réalisés à l'école, d'après le Dr. Mönkemöller, étaient tels qu'on a dû renoncer à la création d'une classe supérieure analogue à celle des écoles communales de Berlin.

Les travaux qui traitent de l'arriération mentale et des jeunes délinquants abondent en exemples pareils à ceux du Dr. Mönkemöller.

L'étude de la prophylaxie de la criminalité n'est pas sans offrir quelques difficultés en raison des lacunes que présente l'examen psychologique des délinquants. Il n'est pas toujours facile au médecin aliéniste de connaître le milieu dans lequel ces jeunes gens ont été élevés et même les tares héréditaires qui pèsent sur eux. Cette situation crée un désideratum, celui non seulement de soumettre les délinquants à des interrogatoires réitérés et de posséder l'autorisation de se renseigner directement ou indirectement sur la nature du milieu par où ils ont passé. Sur les 200 enfants confiés au Dr. Mönkemöller 47 avaient perdu leur père, 29 n'avaient plus de mère et 13 ne possédaient plus ni l'un ni l'autre de leurs parents. 15 enfants avaient des parents vivant séparés l'un de l'autre; 48 enfants avaient leur père et 24 leur mère travaillant en dehors de la maison et chez 15 le père et la mère travaillaient au dehors. D'autres enfants avaient un beau-père ou une belle-mère qui ne leur témoignaient aucune affection ou qui négligeaient complètement leur éducation. D'autres encore, 25 en nombre et débiles intellectuels, avaient des parents qui s'étaient montrés beaucoup trop sévères à leur égard tandis que chez quelques-uns la débilité intellectuelle dut être attribuée à des maladies de langueur.

Quelles que soient les précautions prises dans l'éducation des enfants, on constate à regret qu'il reste parfois encore des lacunes qui ne se remplissent jamais; telles sont par ex. les tares héréditaires existant du côté du père des enfants naturels, du côté du père ou de la mère pour les enfants abandonnés, ainsi que les états pathologiques ou les accidents survenus dans le cours de l'existence et les états d'intoxication chronique ignorés chez certains parents.

Nous n'avons pas à retracer ici la longue liste des troubles mentaux ou les indices de l'insuffisance mentale et morale. Il en est également ainsi de quelques causes prédominantes qui peuvent contribuer à les provoquer et à les aggraver, fût-ce même d'une manière intermittente ou passagère.

Notre mission se borne à rechercher les remèdes à opposer aux principales causes, à combattre celles-ci ou à réduire leurs effets, en un mot à contribuer à la diminution de la criminalité chez l'homme dégénéré, ou pathologique.

1° Il y a lieu de surveiller étroitement et de soumettre à un traitement spécial tout enfant qui présente ou pourrait présenter une tare héréditaire pouvant donner lieu à un état d'aliénation mentale ou à un état de dégénérescence. Ici se rangent les enfants d'aliénés, de dégénérés alcooliques, de syphilitiques, de criminels invétérés, ainsi que ceux issus de parents qui ont longuement souffert de névroses (neurasthénies, hystéries, épilepsies, chorées) ou d'autres maladies infectieuses et débilitantes.

Il y a lieu de porter son attention sur les soins physiques à donner à ces jeunes créatures et de diriger sérieusement la vie psychique à partir de la première enfance jusqu'à l'âge adulte, surveiller les conditions de la vie physiologique, ne pas les excéder et guider la jeunesse progressivement et méthodiquement dans sa vie intellectuelle. Au début tous les efforts convergeront vers l'obtention d'enfants bien portants, la *santé physique* étant une des conditions premières de la santé psychique.

2°. Les mesures à prendre pour combattre l'*alcoolisme* sont d'une importance toute capitale. Le parent alcoolique, en se dégénérant progressivement, contribue à la formation d'une génération d'une dégénérescence plus avancée encore. Des preuves nombreuses sont fournies à ce sujet par les statistiques criminelles. Nonobstant ces preuves la plupart des gouvernements, ou au moins fort peu, ont préconisé des moyens sérieux et radicaux pour combattre le fléau de l'alcoolisme, qui, à lui seul, fait plus de victimes que toutes les épidémies et guerres réunies.

L'alcoolisme (¹) coûte annuellement aux gouvernements aveugles de nombreux milliards. Cette cécité psychique fait supposer que nos dirigeants n'ajoutent aucune foi aux conséquences avérées de la malheureuse passion pour les boissons alcooliques. Les hommes de science, plus convaincus que les hommes politiques, ne se tiennent pas pour battus. Ils persévèrent dans leur mission toute de charité, toute de philanthropie. Pour ainsi dire, chaque jour ils découvrent des preuves matérielles nouvelles pour confirmer l'action néfaste des boissons alcooliques non seulement sur l'être physique mais sur son cerveau, siège des fonctions intellectuelles. Bornons-nous à mentionner les découvertes des cinq dernières années et relatives à l'influence de l'alcool sur les organes de la reproduction, donc sur la dégénérescence humaine.

En 1899, *Arrivé* prouva, par la voie statistique en recherchant le nombre d'enfants dans les familles d'alcooliques, de tuberculeux et de tempérants, que les enfants des premières familles offrent beaucoup moins de résistance. Il en conclut que l'alcoolisme fait partie des causes de la dépopulation.

(¹) Notre travail «La prophylaxie et le traitement du criminel récidiviste», publié dans le «Compte rendu du Congrès d'Anthropologie criminelle tenu à Amsterdam en 1901, donne une série d'exemples sur l'action nocive des boissons alcooliques.

Féré, non seulement prouva l'action nocive de l'alcool sur les œufs fécondés, mais il constata un résultat plus désastreux encore chez les œufs de poules exposés préalablement aux vapeurs d'alcool *avant* l'incubation.

En 1900, *Ovize* constata fortuitement l'action de la vapeur d'alcool sur les œufs de poules couvés artificiellement. Ces œufs s'étaient trouvés dans une chambre au-dessus d'une cave où il y avait une installation pour la distillation de l'alcool. 160 œufs de poules ne donnèrent que 68 poussins. Parmi ces 68 poussins, 25 présentaient des déformations et sur ce nombre 40 moururent peu de temps après qu'ils avaient été couvés. Les 160 œufs n'avaient conséquemment donné que 28 poussins viables.

Reitz confirma les résultats qui précèdent.

Nicloux, en administrant à des animaux mâles et femelles de l'alcool à 10 %, constata que le liquide avait pénétré dans les organes sexuels (testicules, sperme, prostates, vésicules séminales, ovaires, etc.) et ce à une quantité presque égale à celle que renfermait le sang de ces animaux.

En opérant sur des femelles portant des jeunes, et dans les mêmes conditions, il put déceler la présence de l'alcool dans les eaux amniotiques déjà cinq minutes après l'introduction du liquide alcoolique.

En 1901, *Renaut* confirma les résultats de Nicloux. Il constata même dans les organes reproducteurs une proportion d'alcool en rapport direct avec la quantité administrée. Il répéta l'expérience sur quatre hommes avec des résultats identiques.

Bronin et *Garnier*, après avoir provoqué l'alcoolisme chronique chez des rats blancs, constata une atrophie des testicules et des annexes.

Faure a fait pendant une série de quatre ans des expériences sur des chiens en se servant de l'alcool et de l'absinthe. En dehors d'une grande mortalité dans la descendance, les survivants manquaient complètement de développement. Il restèrent infantiles.

Bourneville et *Bricon* ont rencontré un enfant resté infantile, il était le produit de la conception pendant un accès aigu d'alcoolisme.

Mendel a constaté le même résultat chez des enfants de délirants alcooliques.

Fournier a pu observer un cas analogue.

Brouardel, en instituant une enquête sur la cause des avortements, arriva à ce résultat qu'il faut attribuer à l'alcoolisme chronique la cause des nombreux avortements dans la classe ouvrière. Les avortements ne se constatent pas dans l'alcoolisme aigu.

Trousson, dans sa thèse sur l'intoxication alcoolique, confirme les déformations chez les enfants nouveau-nés et leur peu de viabilité quand ils sont issus d'un père et d'une mère adonnés à la boisson.

Des femmes enceintes qui, par préjugé, buvaient régulièrement de l'alcool au commencement de la grossesse, donnèrent, après huit mois, naissance à des enfants mal développés et qui moururent après quelques heures.

Stromeyer, en étudiant l'hérédité dans les maladies nerveuses et mentales, examina à sa clinique 56 familles alcooliques qu'il a poursuivies pendant *huit* générations. Il arriva ainsi à un total de 1338 personnes dont

30.5 % avaient été atteints d'une maladie mentale ou nerveuse.
18.0 „ psychopathes
3.0 „ morts-nés,
4.0 „ s'étaient suicidés, et seulement
44.5 „ avaient été déclarés sains.

L'alcoolisme pouvait donc être considéré comme cause principale de la dégénérescence.

Bourneville, en procédant à l'examen de ses 2554 enfants imbéciles, idiots, épileptiques et hystériques, arriva à une proportion de 41,1 % de parents alcooliques, proportion minima puisque, pour 450 enfants, il n'avait pu aboutir à déterminer l'existence de l'alcoolisme chez les procréateurs. 9,2 % de ces enfants avaient certainement été conçus pendant un état d'ivresse et une autre proportion de 3,3 % fait supposer la conception dans un état d'ébriété.

L. Robinovitch arriva à une proportion de 74 % de parents alcooliques chez les idiots de l'asile Ste. Anne à Paris, et à une proportion de 65 % chez les épileptiques du même asile. La plupart de ces épileptiques, pour ne pas dire tous, sont des imbéciles ou des idiots.

En 1900, *Schmidt-Monard*, examinant 126 enfants arriérés des écoles de Halle, constata de tristes antécédents chez 55 enfants appartenant à 47 familles. 19 % de ces enfants avaient des parents adonnés à la boisson, 10 % des parents vivaient dans le libertinage, 10 % étaient des prostituées et 51 % avaient passé par des condamnations. Ces données font supposer que la majeure partie de ces familles abusaient plus ou moins de l'alcool. Chez les enfants des ivrognes les résultats obtenus pour l'instruction étaient les plus mauvais; chez les enfants de parents rangés, les résultats *bons et moyens* atteignaient la proportion de 69 %; *les bons résultats obtenus chez les descendants d'alcooliques étaient nuls, moyens dans 16 %, mauvais dans 88 % des cas.*

Ces chiffres désolants doivent résulter, sans aucun doute, d'une insuffisance de texture de l'écorce cérébrale, et peut-être indirectement de défectuosités dans les organes de la vue et de l'ouïe qui jouent un rôle si capital dans la question de l'enseignement intuitif.

En 1902, *Cassel,* en examinant 128 enfants des écoles pour enfants arriérés à Berlin, rencontra 38 fois l'ivrognerie chez les parents. Toutefois les causes de l'arriération mentale étaient multiples. L'auteur fait observer que la proportion des parents alcooliques doit être supérieur, beaucoup de parents n'aimant pas à donner des renseignements exacts sur la question, n'aimant pas à se compromettre directement ou indirectement en songeant à leurs enfants conçus dans un état d'alcoolisme.

Ce qui est certain c'est que l'alcool agissant sur les territoires cérébraux de la motilité et des centres intellectuels chez ceux qui abusent de la boisson, on peut en déduire que les mêmes régions cérébrales peuvent être entamées dans leur progéniture. C'est ce que tendent à prouver les splendides recherches du Dr. *Hammarberg* qui examina, après avoir étudié au préalable des cerveaux de fœtus, d'enfants et d'adultes, les cerveaux de neuf idiots et imbéciles à des degrés différents et en en décrivant les résultats microscopiques parallèlement aux troubles moteurs et intellectuels des enfants à qui ces cerveaux avaient appartenu.

Hammarberg arriva ainsi aux conclusions suivantes:

Il existe un rapport entre les défectuosités psychiques correspondant à une insuffisance des cellules fonctionnelles de l'écorce cérébrale. Cette insuffisance est due à un arrêt de développement d'une grande partie de l'écorce, qu'elle se soit produite à l'état embryonnaire ou dans la première enfance, de telle sorte qu'il n'y a qu'un petit nombre de cellules qui ait pu parvenir à un développement supérieur, à moins que d'autres cellules aient été détruites dans le cours du développement cérébral.

Dans tous les cas Hammarberg a pu déterminer l'arrêt de développement de l'écorce cérébrale, dans un petit territoire en effet, mais suffisamment pour empêcher le développement ultérieur de l'écorce. Les modifications de l'écorce, les plus diverses en étendue, qui ont été constatées, sont celles qui ont entraîné des défectuosités psychiques relatives, qualitatives et quantitatives, et qui ont fait dire à l'auteur:

1.° Si l'arrêt de développement a eu lieu à un stade postérieur à la vie fœtale, si l'écorce n'a pas subi de développement ultérieur et qu'elle soit restée comme au moment de la naissance, toute trace de conscience manquera et l'on se trouvera devant un cas d'idiotie.

2.° Si l'arrêt de développement s'est produit dans les premières années de la vie, si la grande partie de l'écorce cérébrale n'a pas atteint un développement supérieur à celui qu'on rencontre à l'état normal pendant la première année de l'existence, l'attention et la conscience ne manqueront pas, mais le développement psychique se retrouvera à cette période des premières années de l'enfant normal. À ce groupe appartiendrait *l'imbécillité à un degré élevé*.

3.° Si l'arrêt de développement de l'écorce cérébrale date de la première année, mais s'il s'est borné uniquement à un petit territoire, la majeure partie de l'écorce ayant pu poursuivre son développement ultérieur, les fonctions psychiques auront pu recevoir un développement adéquat, quoique plus lentement et plus faiblement que chez le normal du même âge. Aussi le développement psychique ne se rapprochera-t-il pas de la normale.

Hammarberg, dans son magnifique travail publié sous les auspices du savant Prof. Henschen, de l'Université d'Upsala, a jeté ainsi les bases psychologiques et anatomiques de l'insuffisance mentale et conséquemment de l'étude des criminels récidivistes.

Les établissements spéciaux créés en Allemagne, en Suisse, en France, en Hollande, etc., pour le traitement de ceux qui désirent se guérir de cette passion pour l'alcool obtiennent le plus grand succès. Des mesures législatives pourraient contribuer à la création et à la multiplication de ce genre d'établissements. D'autres mesures législatives pourraient avoir une efficacité plus grande si nos législateurs étaient un peu plus soucieux de la santé physique et morale de leurs mandataires.

4.° Tout parent, tout instituteur, toute autorité, chargés de l'éducation et de l'instruction de la jeunesse devrait pouvoir isoler

tous les éléments entachés d'insuffisance mentale ou morale et
qui se trouvent dans l'impossibilité de suivre normalement leurs
classes; les enfants doivent faire l'objet d'un classement spécial,
être confiés à un établissement médico-pédagogique ou à des instituteurs spéciaux, avec le concours d'un médecin-psychologiste;
ils s'occuperaient de la recherche des qualités et des défauts de
leurs nouveaux élèves et des moyens à opposer aux lacunes existantes. Ce genre d'établissements devrait se trouver sous la haute
protection de l'autorité gouvernementale. C'est là, uniquement
là, que par des études et des tâtonnements rationnels on pourrait parvenir à l'histoire complète de ceux qui offrent le plus
de résistance à l'instruction et à l'éducation, sur lesquels l'attention de l'autorité supérieure devrait être appelée, attendu que
c'est dans cette catégorie de jeunes gens que se recrute le gros
de l'armée de la criminalité.

Les établissements médico-pédagogiques ne sont pas assez
appréciés étant insuffisamment connus du public. Aujourd'hui il
n'est plus permis d'ignorer le rôle de ces institutions, rôle très
compliqué pour le personnel enseignant qui doit être de premier
choix en raison de l'énorme responsabilité qui lui incombe. Si
déjà à l'heure actuelle il est possible de se rendre compte des résultats obtenus, quoique ces institutions soient à peine à leur période de formation, on peut dire, en procédant par comparaison,
que beaucoup d'enfants, débiles intellectuels et imbéciles, étaient
confiés autrefois à des asiles d'aliénés où l'enseignement reçu
était loin de pouvoir être assimilé à celui des établissements médico-pédagogiques.

L'avenir est à ces institutions nouvelles. Le premier Congrès
international d'éducation et de protection de l'enfance dans la famille, tenu il y a quelques mois à Liège, l'a prouvé. Tous les
vœux émis par la section des enfants anormaux ont été adoptés
à l'unanimité des membres qui y assistaient. On peut ainsi affirmer que le temps n'est plus loin où les gouvernements réclame-
ront la coopération de ceux qui se sont spécialisés en la matière
afin de déterminer les meilleurs moyens dans l'art de perfectionner les insuffisants et les arriérés qui autrefois faisaient le désespoir des instituteurs. Ce sera le moment de songer à la confection
d'une série de classements, d'une série de divisions en harmonie
avec les défauts ou lacunes psychologiques constatés dans le
cours de l'enseignement spécial.

Les *Sociétés de patronage* pourraient, dans ces circonstances, rendre de très grands services aux enfants arriérés non internés et à leurs parents. Les membres de ces sociétés pourraient devenir les plus heureux intermédiaires entre les parents et le corps enseignant des écoles médico-pédagogiques; ils échangeraient leurs observations et constatations réciproques; et dans tous les cas difficiles les instituteurs auraient, comme collaborateurs et précieux adjuvants, les médecins spécialistes qui, dans certains cas, se feraient un plaisir et un devoir d'aller seconder les parents par leurs recommandations personnelles. De pareils procédés, sans aucun doute, auraient pour conséquence que beaucoup de parents rivaliseraient de zèle pour l'amélioration des leurs, surtout s'il ne sont pas dans l'ignorance que, par leur négligence, ils pourraient un jour être la cause des mesures spéciales que les autorités seraient dans la triste obligation de prendre, l'enlèvement de leurs enfants pour les faire interner, aux fins d'une dernière tentative d'amendement.

Nous pourrions nous étendre bien plus longuement sur le rôle des écoles dans l'éducation des enfants. Mais d'une part nous croirions excéder les limites de notre travail et d'autre part le compte rendu du premier Congrès international d'éducation et de protection de l'enfance dans la famille (Liège, 1905) donnera toute satisfaction au lecteur qui désirerait se mettre au courant de la question.

Le classement rationnel des enfants arriérés à l'aide d'un corps d'éducateurs compétents, assisté d'un service de médecine mentale, permettra aisément d'arriver à la section des incorrigibles, les futurs candidats à la délinquance.

Les enfants idiots étant éliminés, il ne resterait plus qu'à songer aux familles de la classe aisée pour lesquelles on permettrait la création de pensionnats à l'usage de leurs enfants qui n'offriraient guère d'espoir d'amendement. Ces pensionnats spéciaux seraient soumis à un règlement spécial adopté par l'autorité supérieure et se rapprochant de celui qui serait sous le patronage du gouvernement pour la classe indigente. Dans les deux cas, les deux établissements seraient soumis à la même inspection.

5.⁰ Nous arrivons ainsi nécessairement à la conséquence naturelle des résultats de l'enseignement médico-pédagogique. Les classements successifs à la suite de constatations toujours nouvelles conduisent à cette conclusion que tel ou tel milieu convient mieux à tel ou tel autre enfant. Un examen médico-psychologique, répété à plusieurs reprises et pendant une série d'années, conduirait vers un pronostic quasi certain. Les inéducables seraient utilisés suivant les ressources physiques et mentales qu'ils pourraient encore offrir.

Les établissements médico-pédagogiques auront contribué à réduire notablement la population des écoles de réforme et, à une date plus lointaine, celle des dépôts de mendicité et de vagabondage. Peut-être le législateur pourra-t-il procéder à la fermeture de certains de ces établissements et modifier radicalement ceux dont le maintien pourrait se faire sentir.

Il ne resterait ainsi qu'à songer à l'hospitalisation des délinquants adultes et particulièrement des récidivistes. Les pouvoirs législatifs ayant admis pour les récidivistes, ou même pour tout criminel réputé dangereux, le principe de la sentence indéterminée, il n'y aurait qu'à fonder une école de réforme, genre Elmira, aussi perfectionnée que possible, afin de pourvoir à l'internement de ce genre de criminels. C'est dans un établissement de ce genre qu'il faudrait un médecin aliéniste en permanence, en état de confirmer la possibilité des heureux résultats que le personnel éducateur aurait pu constater pendant la période de détention de chacun de ces criminels avant de se prononcer pour une libération provisoire dite à titre d'essai.

Malgré toutes les précautions et toutes les mesures prophylactiques à prendre dans l'intérêt des délinquants dangereux, la criminalité ne se trouverait pas enrayée mais fortement diminuée. Il y a trop de circonstances, pathologiques et autres, et à toutes les périodes de l'existence, qui peuvent conduire au crime.

En terminant, nous espérons avoir prouvé l'inutilité de la peine chez les criminels intellectuellement et moralement dégénérés et que la peine doit être remplacée par des mesures prophylactiques qui doivent se confondre avec l'hygiène sociale. Et nous pouvons répéter avec le prof. Aschaffenburg ce que nous disions en commençant ce travail: «Le chemin vers l'amendement est long et laborieux mais la distance qui sépare le but n'est plus si nébuleuse. L'espoir augmente. Nous connaissons les obstacles encore à franchir. Par l'union de toutes les forces on réussira à aplanir la voie et chaque pas en avant doit servir de point de départ d'efforts nouveaux. Toute mesure qui conduira vers l'amélioration du peuple, aux points de vue physique, psychique et économique, peut être appelée une arme pour la lutte contre la criminalité».

Post-Scriptum

Depuis l'envoi de notre manuscrit au bureau du Congrès, nous avons pu prendre connaissance du compte rendu d'une conférence de M. Ad. Prins, professeur à l'Université de Bruxelles et président de l'Union internationale de droit pénal. Sa conférence sur «les difficultés actuelles du problème répressif» est venue confirmer les vues modernes des plus savants criminologistes de notre époque et pour ce motif nous tenons à en reproduire les conclusions:

«Il s'agit de noter qu'en présence de la merveilleuse complexité du monde, de la profondeur et de la diversité des causes sociales de la criminalité, la faiblesse de l'école classique c'est d'avoir considéré le crime comme un simple phénomène juridique, distinct de tous les autres phénomènes; c'est d'avoir tracé une frontière bien nette entre l'homme délinquant tombant sous le coup des lois pénales, et l'homme honnête vivant à l'abri des lois pénales; c'est d'avoir cru que pour s'opposer aux attaques des classes dangereuses, il suffisait des gendarmes, du code et des prisons, et d'avoir ainsi provoqué un désaccord entre les formules abstraites générales et unitaires de la jurisprudence classique qui change peu, et la mobilité, la variété et la fluidité de la réalité vivante, qui est toujours en devenir.

«Le juge placé entre les textes et la vie ne peut plus se borner à l'étude des textes et doit regarder la vie. La doctrine de la défense sociale, c'est la doctrine de l'humanité et de la vie.

«Parmi les milliers et les milliers d'êtres qui défilent devant les tribunaux répressifs, *l'étude de la vie nous montre une profusion de types et de groupes* parmi lesquels on distingue surtout les antisociaux qu'il faut se contenter de garder, les défectueux qu'il faut aussi traiter, et les malheureux qu'il faut surtout protéger.

«Et peut-être ne nous défendons-nous pas avec assez de décision contre les deux premiers groupes, *peut-être ne voyons-nous pas assez distinctement que les défectueux sont au même titre que les antisociaux la source de la récidive; et peut-être, quant aux malheureux, les mesures de protection que l'on commence à leur appliquer sont-elles susceptibles de perfectionnement.*

«*La conséquence la plus néfaste de l'uniformité des règles adoptées à l'égard des récidivistes, de la sensiblerie que l'État mêlé pour tous à l'exercice de la répression, de la façon dont il sacrifie pour tous la durée de la détention au mode de régime, c'est de faire paraître illusoire tout l'appareil du système pénitentiaire, et de faire douter de l'efficacité de la justice pénale.*

«Pour que l'opinion publique reprenne confiance, on ne doit pas se borner au calcul mathématique de la durée de l'emprisonnement; *il faut une recherche et une classification méthodiques de mesures variées (transportation, colonisation pénale, émigration, maisons de travail, établissements de préservation, asiles), appropriées à la nature des délinquants, et tendant à les mettre dans l'impossibilité de nuire. Pour concourir à ce but, il ne suffit pas de légistes connaissant les lois, il faut des hommes connaissant les hommes.*

«*Enfin, en ce qui concerne les malheureux, une transformation totale s'effectue dans les esprits.* Van Hamel la signalait, il y a trois ans, en parlant de l'abandon du principe vindicatif pour le principe éducatif.

«*Oui, les cadres trop étroits de l'ancienne pénologie classique sont définitivement brisés.*

«Jusque dans les couches où se recrutent les classes criminelles, il y a moyen d'obéir à la loi d'adaptation au milieu qui préside au développement des espèces et des individus; on a compris qu'un organisme inférieur peut encore être utile, si on parvient à l'adapter à une fonction inférieure...

«Nous pouvons essayer de réduire les frais généraux de l'administration sociale, de mettre en valeur les résidus sociaux et de faire en sorte qu'il y ait le moins possible de force définitivement perdue.

«Et la possibilité de contribuer de cette manière au bien général, nous l'apercevons quand il s'agit de délinquants encore jeunes, et nous l'apercevons surtout et avant tout quand il s'agit de l'enfant...

«Se pencher sur l'âme de l'enfant, c'est encore de la science pénale, car c'est le nœud de la lutte contre la criminalité, mais c'est de la science pénale élargie et renouvelée et rajeunie par un grand souffle de fraternité et de protection humanitaire, et c'est de la défense sociale avec tout ce que cette idée comporte de plus noble et de plus fécond!»

 — FORMES ET PATHOGÉNIE DE LA DÉMENCE PRÉCOCE

Par M. le Dr. THOMAS MAESTRE PEREZ

Professeur de médecine légale et toxicologie à l'Université de Madrid

I

La démence précoce, ou hébéphrénie, ou folie de la puberté, ou démence juvénile, car c'est sous tous ces noms et d'autres encore, que l'on désigne le groupe de psychoses de l'adolescence, n'est pas en réalité une espèce nosologique, reconnue comme telle par tous les cliniciens et aliénistes. Quoique ces formes d'altération mentale soient comprises dans la liste des maladies de la raison, grâce aux observations et études de Kahlbaum (l'an 1863) sous la désignation commune d'hébéphrénie, la démence présente est encore mise en doute, et même niée, comme espèce clinique, par des savants vésaniologues de réputation universelle et par des auteurs d'une grande autorité dans la matière.

La bibliographie sur les variétés des folies de la jeunesse est multiple et variée et l'on peut y voir d'une façon bien claire jusqu'à quel point les opinions sont divisées parmi les savants sur une question de tant d'intérêt.

A partir du travail initial de Kahlbaum [1] et de son élève Hecker [2] jusqu'à la monographie de Deny et Roy [3] et le rapport présenté par le médecin directeur de la maison de fous de San Braudilio de Llobregat, M. le dr. Rodriguez Morini, au Congrès international de médecine de Madrid (1904) [4], la littérature médicale s'est enrichie, pendant ce temps, de dissertations, brochures, monographies et articles, en plus de chapitres de grande étendue, publiés dans les ouvrages didactiques, qui traitent du point important des psychoses de la puberté. Parmi ces travaux, l'on peut consulter ceux de Finck [5], Ball [6], Maudsley [7], Arndt [8], Mairet [9], Schüle [10], Charpentier [11], Trowbridge [12],

[1] Kahlbaum: Gruppierung der psychischen Krankheiten, Danzig, 1863.

[2] Hecker: Die Hebephrenie (Virchow's Archiv, 1871, t. LII).

[3] G. Deny et P. Roy: La démence précoce, Paris, 1903.

[4] Rodriguez Morini: Comptes Rendus du XIV Congrès international de Médecine, Madrid, 1904. Section de néuropathies, maladies mentales et anthropologie criminelle.

[5] Finck: Beitrag zur Kenntnis etc. (Allgemeine Zeitschr. zur Psych., 1880).

[6] Ball: De la folie de la puberté ou hébéphrénie (l'Encéphale, 1884).

[7] Maudsley: La pathologie de l'esprit, Trad. franç. de Germont, Paris, 1883.

[8] Arndt: Lehrbuch der Psychiatrie, Vienne, 1883.

[9] Mairet: Leçons cliniques sur la folie de la puberté (Ann. méd.-psych., 1888-89).

[10] Schüle: Enfermedades mentales, Trad. cast. del Dr. F. Valina, Madrid 1898.

[11] Charpentier: Les démences précoces, Comm. au Congrès de Rouen, 1890.

[12] Trowbridge: The insanity of pubescence (Alienist and neurologist, 1887).

Pick [1], Daraskiewicz [2], Vigouroux [3], Maichline [4], Scholz (de Bonn) [5], Morselli [6], Aschaffenburg [7], Christian [8], Kraepelin [9], Mercier [10], Krafft-Ebing [11], Finzi et Vedrasci [12], Sérieux [13], Mandalari [14], Sano Hailporn [15], Séglas [16], Meens [17], Masselon [18], Bianchi [19] et Ballet [20]. Concernant l'influence de la puberté dans le développement des maladies mentales, ce point a été déjà traité, avant que par les auteurs contemporains, et parlant avant Kahlbaum, par Pinel [21], Marc [22], Rousseau [23], Calmeil [24], Morel [25], Le Paulmier [26] et par presque tous les aliénistes de la première moitié du XIXe siècle, mais il faut reconnaître que c'est au maître de Hecker que correspond le mérite d'avoir énoncé le premier (en 1863), comme conséquence de ses observations et de ses études, l'état de folie particulier aux jeunes gens, qu'il nomma hébéphrénie, parce qu'il le considérait étroitement uni à l'apparition et développement de l'adolescence.

Cette hébéphrénie se caractérise, d'après Kahlbaum, par l'apparition d'une aliénation mentale sous la forme de manie, mélancolie, faiblesse intellectuelle, stupeur, etc., à l'époque de la

[1] Pick (Prager Med. Wochenschr. 1891).

[2] Daraskiewicz: Über Hebephrenie. Dorpat, 1892.

[3] Vigouroux: Contribution à l'étude de la Démence précoce (Ann. méd-psych. 1891).

[4] Maichline: Société de neurologie et de psychiatrie de Moscou, 1891.

[5] Scholz (Allg. Zeitschrift f. Psych. 1892).

[6] Morselli: Manuale di semejotica delle malattie mentali. Milan, 1885-95.

[7] Aschaffenburg (XX Congreso de alienistas de Alemania del Sud-Ouest en Kaisrae, 1897).

[8] Christian (Charenton): De la démence précoce de jeunes gens. Ann. med-psych. 1899.

[9] Kraepelin: Psychiatrie 6e édit. Leipzig, 1899.

[10] Mercier: Sanity and Insanity, London, 1890.

[11] Krafft-Ebing: Traité clinique de psychiatrie, T. fr. de Laurent, Paris, 1897.

[12] Finzi et Vedrasci: Contr. clinica alla dottrina della demenza precoce (Rivista sperimentale di freniatria, 1898).

[13] Sérieux: La démence précoce (Gaz. hebdom. de méd. et de chirurgie, 1901).

[14] Mandalari: Studio clinico sulle esse della demenza precoce. Napoli, 1901.

[15] Sano Hailporn: Un cas de catatonie. (Bull. de la Soc. de Méd. ment. de Belgique, 1901).

[16] Séglas: Démence précoce et catatonie (Nouv. Iconograph. de la Salpêtrière, 1901).

[17] Meens: De la démence précoce dans les jeunes gens (Bull. de Méd. ment. de Belgique, 1901).

[18] Masselon: Psychologie des déments précoces. Thèse de Paris, 1902.

[19] Bianchi: Trattato di Psichiatria ad uso dei medici e degli studenti. Napoli, 1905.

[20] Ballet: Traité de Pathologie mentale. Paris, 1903.

[21] Pinel: Traité médico-philosophique de la folie, 2e édit., Paris, 1809.

[22] Marc: De la folie considérée dans ses rapports avec les questions médico-judiciaires. Paris, 1840.

[23] Rousseau: De la folie à l'époque de la puberté. Thèse, Paris, 1857.

[24] Calmeil: De la folie sous le point de vue pathologique, philosophique, historique et judiciaire. Paris, 1845.

[25] Morel: Traité des dégénérescences intellectuelles et morales de l'espèce humaine. Paris, 1857.

[26] Le Paulmier: Des affections mentales chez les enfants. Thèse de Paris, 1856.

puberté qui s'accompagne d'une prostration psychique croissante et incurable qui, en peu de temps, aboutit à la démence stable et chronique.

Hecker développa des idées semblables à celles de son professeur dans son travail notable, en affirmant que l'hébéphrénie de Kahlbaum est «un processus qui survient à la fin de la puberté, processus qui rend difficile le développement ultérieur de l'intelligence et qui détermine une forme spéciale de démence.

«Au commencement l'affection peut revêtir différentes phases (manie, mélancolie, confusion), mais la rapidité extraordinaire de son évolution, avec faiblesse psychique comme terminaison, ses origines, les signes que l'on observe en elle, sont des phénomènes, tous eux, propres à justifier la conception d'une maladie particulière qui doit s'inscrire dans les cadres des vieilles classifications.»

Dans la dernière décade du siècle écoulé et pendant le peu d'années qui se sont passées dans le présent, presque tous les psychiatres se sont occupés d'une manière active à vérifier dans la clinique les affirmations de Kahlbaum et de Hecker et cette question entra bientôt dans une période de discussion et de critique, période d'où elle n'est pas encore sortie.

F. L. Armand écrit à ce propos dans l'ouvrage de Gilbert Ballet: «La question de la démence précoce et de l'hébéphrénie a été été reprise au dernier Congrès international (Paris, 1900) à propos des psychoses de la puberté. On a été à peu près unanime pour dénier à l'hébéphrénie de Kahlbaum et de Hecker les caractères et la signification d'une entité morbide et pour la considérer comme une simple forme de démence précoce au même titre que la catatonie. Mais en ce qui concerne les rapports de l'hébéphrénie et de la puberté, l'accord a été moins complet, les auteurs étrangers admettant plus que les français, d'une manière générale, d'étroites relations entre ces deux états. Pour les premiers, l'hébéphrénie serait la psychose spécifique de la puberté (Marro, de Turin), elle serait caractéristique de la puberté (Tokarsky), elle lui appartiendrait presque exclusivement (Ziehen). Pour les français, au contraire, la puberté ne serait qu'une cause occasionnelle indirecte dans le développement de la démence précoce, sous quelque forme qu'elle se présente (J. Voisin, Mabille, G. Ballet); ce qui le prouve, c'est, ainsi que l'avaient démontré Kraepelin, Christian, Finzi et Vedrasci etc., qu'elle apparaît dans l'adolescence et la jeunesse plus souvent qu'au moment de la puberté (Ballet, Trenel); sur 104 observations de Christian, 48 fois la maladie n'est apparue qu'après la vingtième année.»

Par contre, Deny et Roy disent: «Parmi les psychoses que l'on observe communément, si non exclusivement, chez les jeunes gens, il en est une qui, en raison de ses caractères spéciaux, de sa fréquence et de sa gravité, mérite de retenir particulièrement l'attention; nous voulons parler de la démence précoce.

«Bien qu'elle ait été signalée, il y a déjà plusieurs années, et que son existence ait été consacrée par un grand nombre de travaux, cette affection n'est pas encore admise comme entité clinique par tous les aliénistes; les uns la considérant comme une manifestation de la dégénérescence mentale, les autres comme une simple complication des diverses vésanies qui peuvent s'observer au moment de l'adolescence, comme à toutes les autres périodes de la vie.»

Nous croyons, avec quelques auteurs français et étrangers, que, malgré le polymorphisme de ces symptômes, la démence précoce constitue une affection autonome à évolution spéciale, qui doit être définitivement détachée du bloc des psychoses, dites de dégénérescence, et qui mérite d'occuper une place au moins aussi importante que la paralysie générale dans le cadre des maladies mentales.

Mais, il ne faut point oublier dans cette question l'opinion d'une grande autorité, celle de Krafft-Ebing, dont nous copions les paroles à la suite:

«Il me paraît cependant encore douteux qu'il y ait lieu de considérer l'hébéphrénie comme une forme morbide à part.»

Dans tous les cas c'est une psychose dégénérative (puberté, aspect protéiforme, actes impulsifs pour la plupart, troubles émotifs, caractère primordial des idées délirantes de nature très compliquée et sans aucune motivation, ou basées sur un raisonnement puéril). La note d'imbécillité qui domine tout ce tableau pourrait s'expliquer en partie par l'imbécillité originaire de ces malades, fait sur lequel insiste aussi Hecker dans l'étiologie des cas qu'il a observés, en partie par la circonstance que, ainsi que le démontre cet auteur dans un exposé psychologique très ingénieux, le processus morbide atteint une vie intellectuelle naissante pour ainsi dire à un âge ingrat et arrête son développement.

Malgré ces polémiques et ce désaccord entre les savants, les faits prouvent qu'à l'époque de la puberté il se présente des états vésaniques qui terminent presque toujours en une faiblesse mental très semblable à l'imbécillité profonde des types les plus marqués de l'échelle de la dégénérescence, la caractéristique de ces folies consistant en ce que l'on parvient, dans celle-ci, en peu de temps à la démence définitive et éliminatrice, quoique rarement à la démence paralytique mortelle, étant donné que la démence prend ici un type chronique et stationnaire d'une très longue durée, de la durée entière de la vie du patient.

Le désaccord entre les cliniciens quant au mode de considérer la démence dans la jeunesse, à savoir, si celle-ci est réellement une espèce nosologique, ou bien au contraire si sous cette désignation commune se comprennent plusieurs formes de vésanies, provient, d'après mon humble opinion, de ce que la proposition fondamentale a été mal posée dès le principe. Si au lieu de partir de cette affirmation: Il existe une folie de la puberté, on eût posé la question: L'adolescence donne-t-elle aux vésanies un caractère spécial qui se manifeste dans leur apparition, dans leurs symptômes, leur cours et dans leur résolution finale? ainsi que cette autre: La puberté est-elle une époque critique de la vie, époque à laquelle les cerveaux, héréditairement tarés, se trouvent exposés à tomber dans la démence pour peu que le milieu ambiant les déséquilibre?...

Si la question eut été posée de la sorte, il est certain que tous les aliénistes auraient répondu affirmativement, et que ni la controverse ni le désaccord ne seraient surgis. Mais le souci, le désir d'individualiser les maladies mentales de la jeunesse comme une heureuse découverte, l'anxiété que nous ressentons de substantifier tous les phénomènes de la nature, sans que nous nous fixions sur ce que beaucoup d'entre eux ne sont sinon des modalités des grands processus, voilà ce qui plaça la question, dès son principe, dans de faux termes. Il n'existe pas de folie spécifique de la puberté, ni non plus une forme vésanique exclusive de l'adolescence, les faits de la clinique démentent journellement les affirmations de Kahlbaum et de Hecker à ce sujet; ce qu'il y a, c'est que dans la jeunesse les maladies mentales prennent des formes plus brèves que dans n'importe quelle période de la vie. La folie de la jeunesse existe, comme il existe la sueur de la peur, la sueur de l'agonie, la sueur de la fatigue, et pourtant, lorsque nous émettons quelqu'une de ces expressions, nous ne faisons qu'affirmer des formes de l'excrétion sudorifique, la manière dont se comportent les glandes de la peau dans leur action éliminatrice.

Les tableaux complexes cliniques qui constituent la nommée hébéphrénie ne sont sinon des modalités très souvent indéterminées, ou peu correctes, que prennent les grands processus morbides mentaux dans leur évolution à travers les cerveaux tarés des adolescents, des jeunes gens.

Ceci est d'autant plus vrai qu'aussi bien Kahlbaum et Hecker avec leur hébéphrénie que Christian avec sa démence juvénile et Kraepelin avec sa démence précoce, tous n'ont fait autre chose sinon prendre le terme démence comme patronymique de toutes les psychoses de la jeunesse, sans s'arrêter à penser que la démence est la dernière étape, le chaos psychique, dans lequel terminent et meurent les maladies mentales. Avec la même logique du *post hoc ergo propter hoc*, par lequel on désigne les folies de l'adolescence par le terme démence, l'on pourrait aussi appeler démence le délire systématisé, démence la manie, démence la mélancolie, démence l'hystérie, démence enfin toutes les espèces de folie, vu que toutes elles peuvent la produire.

Appeler démence les troubles mentaux de la puberté, c'est tout comme si l'on voulait désigner toutes les heures de la journée sous le nom de nuit, parce que chacune de ces heures, toutes lumineuses et rayonnantes qu'elles soient, aboutissent fatalement à l'obscurité nocturne.

En plus de ceci, le terme démence appliqué par les doctes au groupe des vésanies de la puberté, indique que l'on ne connaît encore ni les formes de ces vésanies, ni les processus morbides qui les caractérisent, ni l'étiologie qui les préside, sans quoi, au lieu de prendre comme désignation d'elles toutes, en globe, ce qui est la résolution définitive dans laquelle concourent plusieurs maladies, on aurait adopté pour chaque variété de ces folies un terme propre, le terme qui accuserait sa nature.

Hecker, dans son célèbre travail, consigna déjà que l'hébéphrénie peut adopter au commencement plusieurs formes (manie, mélancolie, confusion mentale, etc.) ce qui équivalait à entrevoir que diverses espèces de vésanies pouvaient concourir à la démence précoce. Schüle reconnut quatre variétés distinctes de folie de la jeunesse: la simple, l'épileptique, la maniaque et l'imbécile. Charpentier, dans sa fameuse communication au Congrès de Rouen (1890), indique qu'il avait classé onze formes diverses de démence de la puberté. En 1897, Aschaffenburg soutint que la catatonie de Kahlbaum et l'hébéphrénie de Hecker ne sont

que deux variétés de la même souffrance mentale; Kraepelin,
dans la 6ª édition de son ouvrage de psychiatrie, admet trois
variétés différentes de la démence précoce: l'hébéphrénique, la
catatonique et la paranoïque. En Italie, Venturi, Marro et Sepolli
reconnaissent diverses espèces de cette psychose si débattue.
Dans le jugement que les cliniciens ont formé concernant l'étiologie de la prétendue maladie règne le même manque d'unanimité,
qui existe entre eux, en ce qui se rapporte à la nature et forme de
l'hébéphrénie. Tandis que Morel, J. Falret, Magnan, Krafft-Ebing,
Schüle, Maudsley, Skae, Sterz, Finck, Maichline de Moscou,
Charpentier, Ballet et d'autres se déclarent partisans de la dégénérescence héréditaire comme cause occasionnelle de la dénommée démence précoce, pour Kahlbaum, Hecker, Ball et Mairet,
l'hérédité exerce dans l'apparition de cette maladie un rôle secondaire, le plus important dans la genèse de l'hébéphrénie étant
celui que jouent les influences propres de la puberté et les perturbations qui l'accompagnent; par contre, Scholz (de Bonn) et
Christian jugent que la démence précoce se développe presque
toujours dans des cerveaux valides et normaux et attribuent une
importance décisive dans l'étiologie de ce processus mental à la
prédisposition acquise par les maladies de l'enfance, par les influences affaiblissantes et neuropathiques de toutes sortes, par
des défauts d'éducation, par des exagérations et obsessions religieuses et par les changements critiques de la puberté, puberté
qui, elle seule, constitue le moment étiologique.

La question ainsi établie et le moment étant arrivé de donner
mon avis à ce sujet, je dis que: comme conséquence des faits
que j'ai observés dans la pratique, et des inductions que ces
observations m'ont suggérées, je n'admets point l'existence de
la dénommée démence précoce, comme espèce nosologique mentale individuelle et définie (tel que le prétendait Hecker par rapport
à l'hébéphrénie), vu que ce processus mental n'est autre chose
que la résolution finale des formes diverses et distinctes de folies
survenues à l'époque de l'adolescence et même auparavant, dans
des cerveaux jeunes tarés par loi d'hérédité, avec tare de dégénérescence. Afin d'essayer de prouver cette proposition, qu'il me
soit permis, quoique ceci me porte à donner une plus grande
étendue à mon travail, d'en exposer auparavant quelques-unes
que je considère convenables, concernant le mécanisme de la
dégénérescence biologique, base unique et rationnelle d'une bonne
classification des maladies mentales.

II

La dégénérescence biologique est le processus destructeur
que la nature emploie pour éliminer des espèces vivantes la
branche incapable de suivre la marche ascendante de la sélection.
Il ne suffit pas à l'être vivant de vivre pour se continuer indéfiniment dans sa descendance, il lui faut posséder une totalité
de résistance et assez de pouvoir pour employer l'énergie accumulée en lui-même au perfectionnement de son espèce. Lorsque
cette résistance et ce pouvoir dépérissent, la branche biologique
dégénère, se stérilise, périt. Toute espèce vivante qui possède
la fonction de la reproduction d'une manière indéfinie et stable
se trouve dans des conditions de puissance suffisantes à subvenir
à toutes les exigences de la sélection, tant que les circonstances
du milieu (qui est celui qui origine en définitive les échanges)
soient favorables à cette fin.

La persistance d'une espèce suppose forcément la persistance d'un milieu. Toute évolution, tout avancement dans le chemin de la sélection est la conséquence d'un acte émigrant de
l'espèce. Il n'est pas possible que des différences s'originent entre
des individus distincts d'une espèce, lorsque ces individus vivent
dans un milieu ambiant uniforme et constant. C'est pourquoi
ce n'est que par l'émigration que nous pouvons nous expliquer
les formes multiples et variées des êtres vivants. Pour qu'une
espèce demeure stationnaire, il faut que le milieu ambiant auquel
elle soit parvenue reste aussi stationnaire.

Si nous supposons une espèce déterminée sujette à l'influence
d'un milieu commun, il est certain que les échanges du milieu
n'origineront en aucune sorte des variétés dans la dite espèce,
toute la colonie souffrira l'action des mêmes stimulants et tous
ses individus changeront par égal, si toutefois le milieu change.
Mais supposons que la colonie de l'espèce croisse, qu'elle augmente
par la reproduction de ses individus, alors, en vertu de la loi physique d'impénétrabilité et de la biologique qui la pousse à chercher des moyens de subsistance, le groupe s'étend, l'étendue
de son occupation terrestre augmente, un mouvement d'émigration
a lieu dans la colonie, depuis le centre à la périphérie, émigration réglée par les conditions orographiques et fluviales du
terrain, par sa fertilité et par la salubrité et résistance du milieu
ambiant. D'où il s'ensuit qu'au bout d'un certain temps, les fa-

milles émigrantes s'adaptent, par cause de nécessité, à d'autres lieux, distincts de celui sous lequel demeure le noyau de la colonie originaire.

Ce mécanisme génésiaque donne lieu à l'apparition de nouveaux caractères dans les groupes émigrants, caractères qui, lorsqu'ils ne se différencient pas beaucoup de ceux qui constituent la morphologie de la colonie-mère, ne produisent que des variétés de la même espèce, mais qui, si le temps, la distance, le changement dans la forme et dans les moyens de l'alimentation, les influences variables à chaque pas de pression, lumière, calorique, humidité, ainsi que les exigences et les besoins de la lutte pour vivre, les accroissent et approfondissent, modelant les êtres sous des formes somatiques distinctes, donnent lieu alors à la diversité des espèces, à la variété des genres, à la différence des groupes et des règnes.

La résistance et la perfection d'une espèce sont en raison directe des étapes émigrantes que la matière-vie ait réalisées jusqu'à ce qu'elle soit parvenue à la constituer, ou autrement, plus une branche biologique aura subi de changements de milieux ambiants dans le chemin de l'évolution, la dernière espèce à laquelle donnera origine la branche suscitée sera plus résistante et la plus parfaite.

Toute espèce (quel que soit le degré d'évolution où elle se trouve) peut rétrograder en perdant les caractères acquis, jusqu'à se constituer dans la même forme somatique et physiologique, où se trouvait, dans la colonie-mère avant l'émigration, la branche biologique à qui elle doit son origine, mais pour que ce processus rétrograde ait lieu, il est indispensable que l'espèce parcoure dans sa descente les mêmes et identiques étapes par où elle passa lors de sa poussée. La réciproque est de même certaine : toute espèce inférieure peut évolutionner jusqu'à se constituer en espèce parfaite, tant que les conditions convenables au change existent.

La sélection des espèces ne se fait point par l'annulation et la disparition de caractères aux dépens d'autres caractères, l'on ne parvient pas au perfectionnement biologique en substituant des caractères à d'autres caractères, l'évolution ne suppose pas une soustraction, car dans la nature aucune conquête ne se perd, la sélection a lieu en ajoutant les nouveaux caractères acquis à ceux que porte l'espèce comme résultat de ses étapes antérieures. C'est pourquoi chaque individu possède, représentés en soi-même, somatiquement et physiologiquement, sous les échanges soufferts par sa phylogénie.

La dégénérescence biologique n'est en aucune façon la descente de l'être dégénéré dans le chemin de l'évolution, elle n'est pas un phénomène d'atavisme, comme l'ont supposé quelques auteurs. Dégénérer ne signifie point qu'un individu déterminé ait descendu, pour telles ou telles causes, un ou plusieurs échelons du perfectionnement en rapport avec celui qu'occupe son espèce. Le dégénéré n'est pas non plus un malade, comme le supposait, à tort, le grand Morel. Un être normal sain, équilibré, peut tomber malade, mais en aucune façon il ne tombera dans la dégénérescence. La dégénérescence n'est pas une maladie, c'est un processus tératologique, une monstruosité, une anomalie congénère de l'architecture somatique de l'être organisé, c'est une déviation du type naturel, réalisée dans l'acte même de la conjonction créatrice. C'est pourquoi l'on peut affirmer sans crainte d'erreur que le dégénéré naît, mais ne se fait point. Mais toute dégénérescence suppose toujours un état maladif, non pas dans le dégénéré, mais bien dans son créateur. La Bible nous dit: «Le fils de celui qui mangera du verjus, souffrira de l'agacement des dents» et cela est vrai. Dans la poussée d'une branche biologique dégénérée, il existe forcément une mère ou un père malade, sinon les deux. L'état maladif des parents est celui qui produit la dégénérescence des enfants.

Afin de nous rendre compte du processus de dégénérescence chez l'homme, il nous faut connaître au préalable quels sont les caractères acquis fixés dans l'espèce humaine par les étapes de l'évolution, il nous faut connaître ce qui constitue l'homme normal et équilibré, étant donné que l'anomalie de ces caractères, la disparition tératologique de quelques-uns de ceux-ci, ou la monstruosité congénère de leurs fonctions, sont les faits qui nous découvrent les différents types de la dégénérescence.

Le point de départ dans nos jugements est que l'origine de la vie où nous habitons a son foyer dans le soleil et nous acceptons comme expression de la vérité les paroles de Jules Robert Mayer, lorsqu'en 1845 il écrivait: Le soleil est le ressort constamment intense qui agite notre existence, il élève les eaux en nuages et produit le courant des eaux. La lumière qui est la plus mobile de toutes les forces, surprise dans ses envolées par la terre, se convertit en forme solide par les végétaux, vu que grâce à elle ils engendrent constamment une certaine somme de différences chimiques et forment une réserve dans laquelle se fixent les rayons fugaces du soleil et sont appropriés et destinés à leur emploi.

Les végétaux accaparent une force, la lumière, et en produisent une autre, la différence chimique. Pendant le processus vital il ne se produit qu'une transformation, aussi bien de la matière que de la force; mais il ne se crée jamais rien, ni de l'une ni de l'autre. Et, partant, pour la résolution du problème scientifique que nous posons, de la cellule, forme primaire de l'organisation vivante, nous voyons qu'il se manifeste en elle, en même temps, deux fonctions bien distinctes et même contraires: fonctions de sensibilité et fonctions de motilité; quoique, comme l'affirme R. Dubois (¹): «il est bien évident qu'aucun phénomène ne peut se produire dans un organisme sans que la nutrition (assimilation, désassimilation) y participe.»

Les deux fonctions dynamiques de la cellule, la sensoriale et la motrice, sont celles qui constituent cette complexion physiologique de l'élément vivant, connue, dans la biologie, sous le nom d'*irritabilité*. Pour la faculté sensoriale, le protoplasme cellulaire révèle les échanges et actions qu'à sur lui le milieu ambiant; et par le pouvoir moteur, par la contractilité que ce protoplasme possède, la cellule réagit à ces excitations, une proportion mathématique se donnant entre incitation et contraction. Ces deux fonctions, une fois manifestées, comme nous le disons, dans toute cellule, soit du règne animal ou végétal, sont les fonctions fondamentales de la psychose. Toutes les déterminations, tous les phénomènes, nommés *spirituels*, des êtres supérieurs ne sont que des modalités, que des formes de ces deux fonctions fondamentales, de la sensibilité et de la motilité.

Il semble que l'évolution ne tend qu'à rendre chaque fois plus complexes ces deux fonctions de la vie, et l'on peut assurer que le fonctionnement psychique et son développement sont la fin de la sélection. Voilà pourquoi la psychose rudimentaire et élémentaire des organismes monocellulaires se perfectionne au fur et à mesure que ses organes d'expression se compliquent; s'augmente et s'agrandit chez les êtres polycellulaires et acquiert chez l'homme son degré le plus élevé jusqu'à présent; c'est pourquoi l'on voit aussi que l'organisme humain n'est autre chose, en

---

(¹) Action de la lumière sur les animaux, par Raphael Dubois. Traité de Physique Biologique, par d'Arsonval T. II. Paris, 1903.

réalité, qu'un échafaudage vivant, créé pour soutenir une moelle
et un cerveau, puisque chez les êtres qui occupent les échelons
élevés de l'échelle la psychose individuelle des monocellulaires
s'est substituée par la psychose collective des organismes, et
cette psychose collective à son organe de réception et d'expression dans le système nerveux; outre cela, plus la psychose
s'élève, on apprécie jusqu'à présent qu'elle est toujours formée
par ces deux fonctions de l'irritabilité cellulaire: la fonction sensoriale et la fonction motrice.

La finalité psychique étant, comme elle semble être, le but
poursuivi par la sélection, vu que celle-ci est la fonction la plus
élevée de la matière vivante, la dégénérescence biologique doit
se refléter forcément dans des anomalies et altérations de cette
fonction, et c'est pourquoi dans l'étude de la dégénérescence de
l'espèce humaine doit se comprendre principalement l'étude des
phénomènes de psychologie morbide, phénomènes qui portent
en eux toujours des altérations structurales et somatiques du
système nerveux. Il est donc impossible d'arriver à se former une
idée, ne serait-elle que d'approximation, de ce qu'est la dégénérescence chez l'homme, sans avoir une connaissance profonde
de l'organisation, de la tissure et du fonctionnement des diverses
branches nerveuses que l'homme possède, ainsi que de ses éléments constitutifs, en même temps qu'une notion synthétique
de la façon d'être et de se comporter de la complexion qui forme
le système nerveux.

«Le système nerveux n'est en somme qu'un appareil de vibration construit par la nature, du dehors au dedans, à force
de coups de marteau frappés sur la peau de l'animal avec le
bélier de la vibration (1); il représente une chaîne neuronique
tendue depuis la peau et les sens, où se trouvent les superficies
collectrices des courants, jusqu'aux muscles et glandes, où se
trouvent les superficies d'émission (2)».

Toutes les fonctions du système nerveux peuvent se réduire
à deux classes, les fonctions sensoriales et les fonctions motrices. Le système nerveux vital n'est qu'une modification du
moteur. Les centres de l'intelligence et du discernement sont
composés de variétés du système nerveux sensorial.

Entre la sensibilité et la motilité, chez l'être normal, il existe

---

(1) Thomas Maudsley / Introduction a l'étude de la Psychologie positive.—Madrid, 1902.
(2) Textura del sistema nervioso del hombre y de los vertebrados.—T. I. Madrid, 1899.

une corrélation parfaite; l'action motrice est toujours juste et
proportionnée à l'incitation sensoriale. La sensibilité dans le
fonctionnement complexe de la psychose est antérieure à la motilité; pour qu'un acte moteur ait lieu, il faut qu'auparavant il
se soit produit une excitation sensoriale. Les organes nerveux
moteurs sont centraux; par contre, les sensitifs se trouvent à
la périphérie, dans les parties les plus externes de l'animal, et
la sensation se spécifie chez eux [1].

La sensation est le moteur de la vie; elle la produit, la
maintient, l'agrandit et la perfectionne. On peut dire que la
sensation est celle qui a créé les organismes primaires, puisqu'en réalité elle n'est autre chose que l'effet de la vibration
cosmique.

Le système nerveux étant un appareil de vibration incapable de créer une force, il faut, pour que la vie soit donnée,
que la sensation transmette d'une façon permanente l'énergie
du Kosmos vers les organes nerveux internes de l'animal. La
sensation peut être consciente et inconsciente. Toute sensation
répétée tend à se rendre inconsciente. La sensation répétée à
travers l'hérédité a donné lieu à l'acte réflexe. Les actes réflexes sont des automatismes moteurs, ou de réaction, corrélatifs
à des sensations sensoriales, dont les processus se sont rendus
inconscients par l'habitude. De sorte que tout acte réflexe a
commencé par être un acte délibéré, senti, parvenu à se con-
vertir en automatique, inconscient, par l'habitude. Lorsque la
sensation à travers la série évolutive est parvenue à s'ouvrir
une voie nerveuse directe, l'acte réflexe naît. Les actes réflexes
de n'importe quel être sont l'histoire entière phylogénique, écrite
par la sensation, dans la matière vivante jusqu'à parvenir à cet
être.

Mais les sensations inconscientes, non seulement laissent
dans l'organisme tout un monde sensorial endormi, qui peut à un
moment donné s'éveiller à la vie consciente, mais encore elles
constituent le véritable moteur de la vie. Si nous supposons un
animal chez lequel tous les organes sensoriaux périphériques
s'arrêteraient en même temps et d'un seul coup, il est sûr que
cet animal resterait paralysé, mort instantanément, étant donné

---

[1] Bechterew: Importance des organes épithéliaux des nerfs sensoriels pour les différences
qualitatives des sensations. L'Année psych. 1897.

que les sensations inconscientes sont le mécanisme, en vertu duquel le volant de la vibration cosmique maintient en jeu le mécanisme du système nerveux vital.

La peau et les sens constituent la chaudière des centres bulbeux.

Afin de nous rendre compte du mode de fonctionnement de la sensation et de sa transformation en acte moteur et en travail organique, je vais me permettre de copier ici ce que j'ai publié dans mon ouvrage «Introduction à l'étude de la psycologie positive»:

La vibration physique agit sur la cellule sensoriale, et il n'existe pas d'autre forme de principe dans aucune existence, autre que celle-ci, donnant lieu dans son protoplasme liquide à des noeuds et ventres, lignes d'ondulation qui disposent et entraînent le hyaloplasme et les corpuscules suspendus au même, dans une orientation et direction fixe et obligatoire, formant de la sorte des figures de vibration semblables à celles que, comme je l'ai déjà dit, formaient dans la rétine la psichina de Kühne, dont la formule mathématique parviendra avec le temps à se déterminer, de la même façon qu'à ce jour l'on détermine celles des plaques et cordes sonores.

Cette vibration se transmet par le liquide du cylindre-axe et par celui des cellules nerveuses de passage le long de la chaîne neuronique; elle parvient au faisceau formé par les fibres terminales du cylindre-axe, dont les extrêmes sont en contiguïté des dendrites de la cellule nerveuse receveuse centrale, ces fibrilles vibrent à l'unisson du liquide intra-fibreux agité; leurs bouts sphéroïdes frappent sur les cordes, les épines transmettent leur commotion aux dendrites, celles-ci au corps de la cellule, et le plasme neuronique est mis en mouvement et en vibration.

La vibration du plasme de la neurone se vérifie toujours dans une proportionnalité juste et mathématique par rapport à l'action soufferte; il se forme en lui des noeuds et des ventres de vibrations, les grains de Nissl, suivant le mouvement des ondulations liquides réglées par le spongioplasme cellulaire, s'ordonnent ou s'agroupant dans des lignes et des figures qui gardent une relation avec celles formées dans le corpuscule vibrant des cellules externes, et la réception ou représentation interne de la sensation se vérifie.

Dans les formes plus simples de chaînes neuroniques, la cellule sensoriale s'articule directement avec la motrice (toujours par contiguïté) et, dans ce cas, la vibration, transmise au corps de la cellule d'action par le battement des terminaisons fonctionnelles du corpuscule externe, court par le cylindre-axe moteur, arrive à ses expansions fibreuses, les plaques motrices entrent en action, utillent et frappent sur la fibre musculaire contiguë, et la contraction du muscle a lieu. L'énergie qui contracte le muscle n'est en aucune façon l'énergie nerveuse; la plaque motrice nerveuse ne transmet au muscle aucune classe de force spéciale; la fibre musculaire se contracte par sa propre énergie; c'est une condition qu'elle possède en elle-même et qu'aucun autre élément anatomique n'est capable de lui prêter, force qui s'éveille, lorsque quelque excitant externe la sollicite, soit l'électricité, soit le magnétisme, le calorique, la lumière, une action chimique déterminée

ou bien, seulement, le coup et le poids d'un corps; c'est pourquoi lorsque le système nerveux la titille et la frappe, il l'assied et la contracte; le mécanisme, comme
on le voit, ne peut être plus simple.

Ce que j'ai dit concernant la fibre musculaire, peut s'appliquer aussi à la
façon d'agir de l'élément nerveux sur les glandes. La faculté sécrétoire ou ex-
crétoire d'une glande n'est pas non plus une forme d'énergie nerveuse, la cellule
fondamentale du tissu glandulaire possède en soit cette propriété chimique. C'est
elle qui écarte et combine les corps qui sont le produit de sa fonction spécifique;
fonction qui se motive aussi, non seulement par l'action du système nerveux, mais
bien aussi par celle de n'importe quel autre excitant externe.

Or bien: comme tout phénomène psychique répond forcément
à un processus matériel, à un travail nerveux déterminé, et que
ce travail a lieu dans la neurone, voyons comment l'on peut
interpréter physiologiquement le fonctionnement de la cellule
nerveuse:

L'expansion dendritique — ai-je dit plus haut — (introduction à l'étude de
la psychologie positive) est en communication avec le corps de sa cellule nerveuse, corps dont elle forme partie. La dendrite possède aussi ses filets de spongioplasme et les mailles de ces filets s'attachent ou tirent dans certains points
de la face interne de la membrane proto-plasmique de l'expansion. Dans la superficie externe des prolongements dendritiques, l'on trouve une sorte d'épines de hé-
rissons terminées en petites têtes ovales, les *épines collatérales de Cajal*. Afin
d'expliquer plus clairement ce point, je suppose la dendrite dans un état de turgescence et avec les appendices épineux érigés et disposés à fonctionner.

Les terminaisons fibreuses du cylindre-axe sont mises en mouvement par la
vibration provenant de la cellule externe impressionnable, et, dans leurs oscillations,
leurs bouts atteignent l'expansion dendritique de la cellule voisine nerveuse, avec
laquelle elles sont en contiguïté, frappant sur les *épines*; la vibration, par le liquide qui remplit l'*épine*, se transmet au plasme de la dendrite et, de celui-ci, à
celui du corps cellulaire, tout l'intérieur du corps de la neurone est mis en commotion, et les *grains chromatiques de Nissl* suivent ces ondulations. La dendrite,
en vue de l'action que produit sur elle le choc répété et continu, accomplissant
ainsi une des lois de l'hydromécanique, forme un pôle d'attraction à l'endroit où
elle est titillée et vers lequel tend à refluer le liquide plasmatique qui, entraîné chaque fois davantage par le mouvement, envahit l'expansion protoplasmique; celle-
ci s'élargit, et en s'élargissant devient plus courte par loi naturelle de compensation. En même temps les *grains chromatiques* ont occupé les noeux de liquide intra-cellulaire, formant la figure correspondant à la vibration spécifique qui les
groupe et ordonne, déterminant de la sorte une représentation donnée dans la
neurone.

Pendant cela, la dendrite, à cause de l'excitation que lui produit le titille-
ment continuel des fibres nerveuses qui la frappent, reçoit de nouvelles ondées de
liquide, se voyant obligée, à cause de l'impénétrabilité des corps, à s'élargir chaque fois davantage, c'est pourquoi elle raccourcit et allonge les doigts de gant des
épines. Coïncidant avec ceci, le filet du spongioplasme dendritique, dilaté et dis-
tendu jusqu'à l'extrême, tire des bouts qu'il attache à la face interne de la membrane protoplasmique de l'expansion, et dans ces points forme la lumière du ré-

capitale, cette prolongation nerveuse, prenant l'aspect *olivaire* ou de *cils*, l'*état perlé* décrit par Demoor et si admirablement démontré par Manouélian, comme effet de la fatigue. L'expansion dendritique, une fois placée dans cette disposition, se plie, étant donné que ses parties, pesant irrégulièrement par cause de la distribution disproportionnée du liquide dans les dites parties et obéissant à la loi de gravité, ses masses les plus grandes partent à descendre courbant le cou des rétrécissements. Par ce mouvement, la dendrite se disloque, s'éloigne de son centre et le manchon de la fibre nerveuse contiguë, quoiqu'il vibre, ne l'atteint plus; le contact s'est défait; l'heure de repos a sonné.

La neurone une fois isolée, la vibration du protoplasme cellulaire s'arrête peu à peu, tel qu'il en est d'une pendule lorsque la corde lui manque: le repos et la tranquillité se font chez le corpuscule nerveux, le liquide accumulé dans l'expansion protoplasmique équilibre à nouveau sa pression avec celle du corps cellulaire; les mailles du spongioplasme dendritique se détendent, les rétrécissements se dilatent et la dendrite recouvre sa turgescence primitive peu à peu; elle déploie les tentacules de ses *épines*, et empanachée et triomphante elle attend fière le moment d'une nouvelle fonction.

La psychose, qui se manifeste chez l'homme et chez les animaux supérieurs moyennant le fonctionnement du système nerveux, est essentiellement pareille à celle qui actue dans la cellule primitive, moyennant l'excitation et la contraction, vu que la psychose de tous les êtres vivants est de la même nature, les différences ne consistent sinon dans la quantité et dans l'extension.

Cette psychose présente chez l'homme deux modalités: la sensoriale et la motrice, répondant aux deux conditions dynamiques de toute cellule. La psychose sensoriale revêt à son tour deux formes différentes: *émotive* et *réfléchie*. La psychose motrice donne origine à la *trophique* et à la *volitive*. De sorte que nos fonctions psychiques se réduisent à des formes *émotives*, *réfléchies*, *volitives* et *trophiques*, ou autrement dit, à des fonctions sensoriales et à des fonctions motrices.

La psychose émotive se constitue par la sensation, les tendances ou automatismes sensoriaux (parmi lesquels l'on compte les *actes réflexes* et les *instinctifs*) et les *sentiments*, ou automatismes psychiques.

La sensation, qui a constitué le système nerveux des animaux à travers la phylogénie, fixe dans la série vivante, au profit des impressions souffertes, les *tendances* les plus à propos pour la conservation des espèces, de ces *tendances* ont surgi les sen-

timents dans la psychose des animaux supérieurs. Plus encore, les *sentiments* s'agrandissent et augmentent chez l'animal à mesure que les moyens sensoriaux se multiplient chez lui.

Dans la première ébauche de l'être animal, faite par la nature, nous apprécions déjà comme synthèse de son hérédité phylogénique trois *tendances psychiques* fondamentales et automatiques: *chercher les moyens de s'alimenter, reproduire son espèce et se défendre de ses ennemis dans la lutte de la vie*. Mais la génération produit les êtres, êtres, qui, à leur tour, sont nécessaires pour la *génératió* même, et ceci motive une *tendance* à la conservation de la part des animaux envers leurs petits. De sorte que, d'une *tendance égoïste*, la *tendance à reproduire*, naît la première manifestation d'altruisme de la psychose, *la conservation de l'espèce*. Dès ce moment déjà, l'*égoïsme* et l'*altruisme* seront deux pôles, autour desquels tournera toute la vie spirituelle.

«Rien ne se perd, ni rien ne se gagne dans la nature,» a dit le savant, cela est vrai, et cette loi est aussi vraie pour les faits de la vie psychique. Notre puissance spirituelle n'est autre chose qu'une transformation de l'énergie du Kosmos. C'est ainsi que rien ne se gagne, c'est-à-dire, rien ne se crée en ce qui concerne la vie des âmes. Les âmes sont des échanges, des modalités de la puissance du monde, ce sont des formes transitoires et, peut-être bien, apparentes de l'âme universelle. Mais rien ne se perd non plus dans le règne psychique: il n'y a point d'excitation soufferte dans la matière vivante, aussi légère et imperçue qu'elle paraisse, qui meure, qui s'annule, qui s'anéantisse. La loi de la conservation est tellement évidente pour le règne organique, comme pour la matière vivante et pour le monde de la psychose.

C'est pourquoi le pouvoir nerveux n'est que des formes de l'irritabilité de la matière organique: la première impression soufferte chez le corpuscule vivant primicier durera toujours dans l'architecture et dans la dynamique des êtres provenant du dit corpuscule. C'est pourquoi aussi, lorsque nous analysons expérimentalement et moyennant l'induction, l'origine de notre émotivité, nous trouvons que dans le centre de tout *sentiment* il y a une *tendance phylogénique*, que dans le centre de toute *tendance phylogénique* il existe une *sensation*, que dans le centre de toute *sensation* palpite et se meut l'*irritabilité* de la matière vivante et, finalement, que dans le centre de tout ceci, comme noyau fondamental de la psychose, l'on verra qu'un rayon de soleil est la raison et le motif de notre esprit.

Ce même enchaînement du processus psychique se continuera graduellement et systématiquement jusqu'à parvenir à la *conscience* de l'homme, vu que le *sentiment* sera l'origine de l'*idée*, l'*idée* formera le *jugement* et le *jugement* constituera le cœur de l'*universel* fondement de l'*intuition*, manifestation la plus élevée de l'esprit.

D'où, entre l'ébranlement de la manière primitive et la *conscience* humaine, il y a un fil non interrompu, dans lequel chaque phénomène n'est autre chose qu'une modalité, une évolution de l'antérieur, et dans lequel toute action se conserve et dure indéfiniment.

Des trois *tendances* fondamentales de la psychose animale — celle de s'approprier les aliments, la procréatrice et la défensive — naissent tous les sentiments qui ont à se manifester plus tard dans l'humanité. De la *tendance* à s'*approprier les aliments* surgiront les *sentiments d'acquisition et de propriété*, et de ces derniers viendra l'*amour aux choses* et conséquemment l'*amour au terroir*, base et fondement de l'*amour de la patrie*. Voilà pourquoi les peuples stationnaires, les peuples agricoles, sont profondément patriotes, tandis que les peuples bergers, les nomades, ne connaissent d'autre amour de patrie que l'*amour de la liberté*. Le *sentiment d'ambition pour les biens matériels* n'est autre chose qu'une exagération du sentiment de propriété.

De la *tendance à la reproduction* s'origine, chez l'animal hétéro-sexuel, le *sentiment d'attraction au sexe contraire*, et, par l'évolution naturelle de ce sentiment, naît l'*amour de la famille*, l'*amour du prochain*, l'*amour de l'espèce*, l'*amour de création* et, en relation avec ceux-ci, les *sentiments* de *pitié* et de *charité*. Tout sentiment d'altruisme a son point d'origine dans la condition de procréation de l'individu.

La reproduction de l'espèce chez les êtres qui vivent en colonie est celle qui engendre les *sentiments de justice*. La vie collective est impossible si chacun des individus qui forment la colonie ne limite le champ de son action et de son énergie au bénéfice de la vie de tous; pour les espèces solitaires, la justice n'existe pas, c'est pourquoi elles n'ajustent leur vie à l'autre façon qu'à celui des exigences égoïstes de leur propre existence, tandis que les espèces qui vivent en commun doivent limiter à chaque instant leur pouvoir et leur force, lorsque ce pouvoir et cette force peuvent porter préjudice à la collectivité, cette limitation commence à naître par le *sentiment de l'amour*.

L'amour sexuel établit une série de transactions tacites entre les deux êtres qui concourent à la fonction génératrice; puis, *l'amour familial* conditionne l'énergie et l'action de tous les individus d'une famille entre eux, et par ce mécanisme, le radius de la vie en commun et de la tolérance s'étendant peu à peu, l'on arrive au *sentiment de la solidarité collective*, qui règle la conduite des individus envers leurs semblables. Ce sentiment forme la base de la *morale*, et le *sentiment de la morale* n'est autre chose que *l'origine du sentiment de justice*, vu que *justice* est l'acte de donner à chacun ce qui lui appartient; c'est-à-dire accomplir ce contrat tacite de la vie collective, par lequel la vie de chaque individu de la colonie est assurée; c'est pourquoi, *seuls les actes qui sont dirigés directement ou indirectement contre l'individu, ou contre l'espèce, sont immoraux* ou autrement dit *injustes*. Le *sentiment de justice* n'est point privatif à l'homme, il parvient à celui-ci comme héritage phylogénique reçu de toutes les espèces collectives, antérieures à lui, dans l'échelle de l'évolution. Le *sentiment de justice* est donc un sentiment essentiellement social.

Le *sentiment de justice* se manifeste dans la vie humaine sous deux formes: la *morale* et le *droit*. La *morale* est cette loi interne, ce sentiment supérieur de l'esprit, né par le besoin, et par lequel l'individu ressent l'obligation de ne rien faire qui puisse porter préjudice aux autres individus de son espèce, c'est un sentiment essentiellement conservateur. La *loi morale* est réglée par chacun, sans qu'il existe d'autre tribunal qui la sanctionne, autre que la propre conscience. La mesure exacte qui montre le degré auquel chaque homme s'est élevé dans le chemin de la sélection consiste dans la *morale* que cet homme met en pratique. Nous ne pouvons juger de la supériorité des hommes, ni par l'adresse, ni par le caractère, ni par le talent qu'ils possèdent, un homme possédant une grande capacité et qui, dans sa conduite, soit mauvais, est un homme inférieur, parce que c'est un homme incapable pour la solidarité vitale de l'espèce.

Le *droit* est l'extériorisation sous la forme de préceptes du *sentiment de justice*. Plus encore, le droit est purement une convention, il n'est point substantiel; en réalité l'être *droit* ne se produit point; le *droit* n'est qu'un simple contrat. La ligne dans laquelle les énergies individuelles, ou collectives opposées s'équilibrent au profit de l'espèce est ce que nous appelons *droit*. Mais ces lignes, ces frontières changent à chaque moment, parce

que les énergies concourantes changent aussi à chaque instant,
raison par laquelle s'expliquent la mutabilité et la variation des
lois. De là provient que plus les sociétés sont vieilles, elles
possèdent un *droit précis* plus vaste, un protocole de lois plus
complexe et plus nombreux, ce qui n'indique nullement qu'elles
aient un droit plus parfait, mais bien qu'elles ont traversé par
un plus grand nombre d'états d'équilibre les énergies sociales
de leur longue vie.

Le *droit* naît du *sentiment de justice*, mais nous avons déjà
dit que le *sentiment de justice* n'est qu'une sorte de contrat tacite
établi entre les individus de la collectivité pour assurer l'existence de l'espèce. C'est pourquoi, lorsque la vie de l'espèce est
en danger, la justice est alors d'éviter, moyennant la violence,
le risque de la destruction, si toutefois la violence est le remède
exclusif à apporter à un mal aussi grave, car dans ce cas la
violence sera celle qui assurera l'existence de la collectivité,
idéal unique de la justice. De cela, l'on voit bien clairement comment le *droit* puisse s'affirmer par l'épée et par la force, l'acquiescement collectif représentant le tribunal qui sanctionne cette
source du *droit*, comme légitime, sans qu'il existe sur la terre
d'autre pouvoir critique qui la juge. De là, qu'il soit juste et légitime, que l'homme se serve à son profit et bénéfice des animaux, ce
qui ne constitue, d'ailleurs, qu'un acte de force; de là, que la guerre
soit considérée légitime, lorsqu'elle est juste, c'est-à-dire, quand
la guerre se fait au profit de la plus grande puissance de vie collective; de là, que l'invasion et la conquête soient légitimes, vu
que sur ce que fauche le glaive croît le *droit*, étant donné que les
peuples arriérés, qui sont un obstacle pour l'humanité, pour la
vie de l'espèce doivent être poussés, bon gré, mal gré, à l'accomplissement de leurs devoirs biologiques collectifs, par les peuples
forts, les peuples supérieurs, et ces actions sont morales et justes,
et des sources légitimes du *droit*.

De la *tendance à se défendre* de ses ennemis, tendance à laquelle est porté l'animal à peine il point dans l'échelle zoologique, sont nés le *sentiment du pouvoir* et le *sentiment du commandement*. La défense suppose toujours une énergie en action,
une énergie opposée à une autre, contre laquelle elle lutte et,
quand cette énergie est supérieure au motif qui la provoque,
ou que l'individu qui l'emploie la croit supérieure, alors la défense se transforme en attaque. Ceci est l'origine du *sentiment
du commandement*, du *sentiment du pouvoir*, et de là, naissent

aussi le *sentiment de l'honneur*, le *sentiment politique*, le *sentiment de fidélité* et tous ceux qui accusent l'anxiété, le souci d'être plus, d'être mieux, sentiments qui surgissent de l'empire de la force physique ou morale.

De plus, chez l'animal, par les exigences obligées de la lutte, en même temps que l'énergie se développe en lui, parce qu'un appareil physique perfectionné par la sélection prête à celle-ci un plus grand nombre de points d'appui, de nouveaux organes se développent qui lui proportionnent les moyens de vaincre, non seulement ses ennemis, mais bien encore les influences destructives du milieu ambiant. A la suite du sens du toucher, le besoin fera naître en lui le sens de la vue, de l'ouïe et ainsi successivement tous les autres, et ces sens lui donneront le domaine de nouveaux mondes. La vision le rendra maître du royaume de la lumière, l'ouïe lui donnera la conquête de l'empire de la sonorité, et ces deux sens feront naître en lui le *sentiment esthétique*. Le sens de la vue et du toucher, combinés, seront ceux qui lui produiront le *sentiment de la distance*, celui du toucher et de l'ouïe le *sentiment de l'orientation*; celui de l'ouïe lui donnera le *sentiment du rythme et de l'harmonie*, et de la sorte naîtront chez lui tous les autres sentiments supérieurs.

Les sentiments qui assurent à l'animal sa position physique, sa situation matérielle en un endroit du Kosmos, les sentiments de *lieu* et de *temps*, sont le fruit des fonctions combinées des trois sens principaux: le sens du toucher et de la vue, réunis, donnent le sentiment de l'espace, et le sens de l'ouïe celui du temps. Ces trois sens peuvent se suppléer entre eux à un moment donné, quoique dans ce cas les sentiments qu'ils originent soient imparfaits. Le même pouvoir de la lutte, le besoin de combattre constamment pour assurer la vie, conduit l'animal, dans l'échelle phylogénique, à un point où il se *sent un*, le *sentiment du moi* surgit seul de l'action de la force. En combattant contre tout ce qui l'entoure, l'animal finit par se sentir différent du monde dans lequel il se meut, les sensations qu'il subit dessinent peu à peu la silhouette de sa personnalité, jusqu'à terminer par le renfermer dans les limites étroites de son corps rétréci.

Après le développement du *sentiment de la personnalité* dans la série animale, la *sensation* démontre par les résistances non vaincues que l'énergie n'existe pas seulement dans le *moi*, dans l'organisme vivant, vu qu'en dehors de lui se trouve la nature toute puissante et souveraine, qui résiste impassible aux efforts de l'individu. De là s'origine le *sentiment de la peur*, qui se transforme chez l'homme en *sentiment religieux*, sentiment qui le dévoile à cet autre pouvoir, apparemment étrange à sa personne, qui l'entoure et enveloppe complètement; ce pouvoir ignoré sera appelé par l'humanité: Dieu, l'homme s'élevant dès ce moment au plus grandiose des sentiments, à celui de la cause.

«Tout est pareil et semblable» les éléments psychiques ne se contredisent point, mais bien, s'entr'aident et se complètent entre eux; l'opposition établie entre eux est plutôt apparente que réelle, c'est une simple fiction. Les sentiments forment, tous réunis, un sentiment harmonieux, vu qu'ils répondent exactement à la sensation d'où ils proviennent, c'est-à-dire, à la réalité une qui, en dernier lieu, est celle qui les a produits. eux, ne sont autre chose que des formes du *Un*, formes du *Kosmos*. C'est pourquoi le sentiment du *moi*, celui de l'*espace*, du *temps*, le *religieux*, le *familier*, celui de l'*altruisme*, de la *propriété*, en un mot, tous les sentiments lorsqu'ils sont équilibrés entre eux, concourent à un travail commun utile, à celui de la sélection et du perfectionnement de l'espèce. Un individu, chez lequel les *sentiments* ne sont point capables de s'allier à cette synthèse biologique obligée, est un être impropre aux besoins de l'évolution; c'est un dégénéré. Les sentiments sont des chaînes intermédiaires, entre les *tendances* et les *idées*, de même que les *tendances* sont des espaces nécessaires entre les *sentiments* et les *sensations*. Tout être n'est capable d'autres *idées* que de celles qui naissent de ces *sentiments* et comme ceux-ci ont pour origine les sensations, il s'ensuit qu'il n'existera d'autres *idées* dans un cerveau que celles qui aient leurs racines dans les sens.

Comme conséquence de ces notions, l'on peut assurer que tout procédé pédagogique, qui enseigne aux enfants des *sentiments* et des *idées*, est un procédé plus qu'irrationnel.

Chaque homme n'a d'autres *sentiments* ni d'autres *idées* que ceux qui naissent de son organisme nerveux, ceux qui naissent de son système nerveux sensorial, vu que le système nerveux a été fabriqué par les *sensations*, et l'on peut dire de lui qu'il est formé par des *sensations* accumulées par l'hérédité. Enseigner à des enfants des *sensations* et des *idées* d'autres, c'est exposer à perdre chez eux, en l'atrophiant, le capital qui leur est propre, avec la sécurité de ne pouvoir profiter de celui d'autrui.

La pédagogie rationnelle sera celle qui se basera exclusivement sur l'enseignement de la *sensation*.

La *science* ne peut s'enseigner: lorsque nous croyons enseigner la science à nos élèves, nous ne faisons que leur enseigner des *sensations* nouvelles, pour qu'à leur tour ils construisent la *science*: la scie ce est individuelle, toute personnelle et chacun se fabrique la sienne. En proportionnant à l'élève des *sensations* claires et multiples des choses, on prépare dans son cerveau une récolte saine et abondante d'*idées* et de *sentiments*, de même qu'en cultivant un arbre, on recueille des fruits mûrs et sains.

La psychose réfléchie apparaît dans la série animale au moment où l'organisme possède un système nerveux suffisant à former les premières idées, les idées primes.

Les *idées* naissent des sentiments, et comme les *sentiments* sont fils des *sensations*, il s'ensuit que les *idées* ont pour origine les sensations. Le noyau de toute *idée*, toute abstraite et métaphysique qu'elle nous semble, est toujours une *sensation*; sans *sensation*, il n'existe point d'*idée*.

Les *idées* sont d'ordre distincts, de catégorie distincte, selon que l'on avance dans les opérations du discernement. Le discernement n'est autre chose que la portée qu'atteignent les *idées*, à partir de l'idée prime jusqu'à atteindre le *jugement* complexe auquel peut parvenir un individu. Pour posséder le discernement, il faut avoir des *idées*; un sujet qui se meut, impulsé psychiquement par le *sentiment*, est un être qui ne discerne pas; ce n'est point la psyché réflexe qui dirige son action, cette dernière se réalise automatiquement et par une impulsion irréfléchie et aveugle. De là, que les *sentiments* et les passions sont de si mauvais conseillers, vu que les passions ne sont que des exagérations des *sentiments*.

Les *idées* augmentent en complexité en se fondant les unes avec les autres d'une façon corrélative et en constituant la chaîne qui, après tout, n'est que le processus du discernement.

La façon d'enchaîner les idées entre elles est comme suit: une fois nées dans le cerveau, les *idées primes* différentes, c'est-à-dire les *idées élémentaires*, celles qui s'originent directement des éléments émotifs de la psyché, des sentiments, lorsque ceux-ci prennent la forme réfléchie, ces idées se placent en *opposition* l'une avec l'autre, se fondent, constituant ainsi le premier *jugement*; l'homme est incapable de connaître les choses par la compréhension complète des choses mêmes; il les connaît par la sen-

sation que lui produisent les éléments externes et impressionables des choses, c'est-à-dire qu'il ne distingue pas les choses par la connaissance de leur constitution intime (qu'il ignore complètement), mais bien qu'il parvient à savoir quelque chose d'elles, moyennant les accidents sensibles sous lesquels elles se présentent à lui. Voilà pourquoi notre connaissance se fonde sur des additions et des soustractions, ou autrement dit, nous distinguons un objet ou une notion, parce que nous la comparons avec une autre notion, ou un autre objet et, d'après ce qu'il a en trop, ou en moins, par rapport à la chose comparée, chose que nous mettons en confrontation, nous arrivons à la connaissance de cet objet. De sorte que pour nous, il n'existe pas d'autres sources de connaissance que la relation.

Mais cette relation ne peut être trouvée par les éléments automatiques de la psyché, les éléments émotifs, tels que la sensation, la tendance et le sentiment; la relation doit être le produit d'un état réfléchi.

Cette fonction par laquelle l'âme se rend compte des faits du monde extérieur, moyennant l'induction des données fournies par la *sensation*, est celle qui constitue le jugement. Mais le jugement n'est qu'une opération, c'est l'acte de mettre face à face, en relation, deux *idées* pour les connaître et les fondre; pour les connaître, en examinant ce qui les distingue, pour les fondre, en les additionnant par ce qui les unit.

La psyché ne parviendra à être constituée complètement tant qu'elle ne sera, par elle seule, tout le Kosmos, tant qu'elle ne comprendra soudainement, sans circonstance de lien ni de temps, toute l'unité, parce que le Kosmos est *un*. Le Kosmos va se répétant, se projetant dans la *psyché*. La *psyché* n'est autre chose que des étapes du Kosmos. Quand le Kosmos se sera fait, lui, tout *psyché*, la *psyché* sera entière. Pour cela, le mouvement de la psyché vers l'unité, et de là, aussi, la fonction unifiante du *jugement*.

Mais le jugement, comme nous l'avons déjà dit, n'a point de substantivité, il n'est qu'une opération du *discernement*, c'est l'opération que réalise la psyché et par laquelle se placent en opposition les deux éléments du *jugement*; ces éléments sont les *idées*.

Deux idées élémentaires, deux idées primes se mettent en opposition, et se distinguent, se différencient, en même temps qu'elles se fondent, voilà la première opération du *jugement*; de cette

opération il en résulte un produit psychique qui constitue l'*idée
secondaire*, une idée, somme des deux concourantes.

Deux *idées secondaires* se mettent à leur tour en confrontation;
l'opération du *jugement* la réalise et elles donnent lieu à une
idée tertiaire dans laquelle entrent déjà représentées quatre *idées
primes*. Deux *idées tertiaires*, en suivant le même processus et
après l'opération du *jugement*, originent une idée quaternaire
avec la représentation de huit idées primes; de la sorte l'échelle
du *discernement* se constitue indéfiniment. Si l'on analyse bien
tout ce mécanisme complexe, on verra que dans l'*idée prime* il
rentre une *sensation*, une *tendance* et un *sentiment*, c'est-à-dire
toute une branche entière émotive de la psyché, dont elle est l'idée
élémentaire; de même que sa florescence: dans l'*idée secondaire*
se trouvent représentées deux *sensations*, deux *tendances* et deux
sentiments; dans l'idée tertiaire existent, déjà fondues, quatre
sensations, quatre tendances et quatre sentiments; dans l'idée
quinaire, huit sensations, huit tendances et huit sentiments; et de
la sorte, se réalise la synthèse des éléments chimiques vers l'unité.

La relation entre les idées se vérifie toujours par paires,
c'est-à-dire par l'opposition de l'une avec l'autre. C'est pourquoi
dans tout jugement, il rentre toujours forcément une thèse et une
antithèse, étant donné qu'entre ce qui est pareil il ne peut exister
d'opposition. Lorsque l'opération du jugement a lieu entre deux
idées de la même catégorie, numéraire, quelle que soit leur nature, la conséquence est vraie; si l'opposition s'établit entre deux
idées numériquement dissemblables, le jugement est faux.

Dans la psyché réfléchie se présentent au pair deux séries
différentes, l'analytique et la synthétique; les idées, isolément, représentent l'analyse (la première partie de l'opération du jugement est analytique; et, plus les idées sont élémentaires, plus
l'analyse l'est aussi; le produit du jugement, les idées dérivées,
constituent la synthèse, synthèse autant plus complexe en relation de l'élévation des idées dans l'échelle du discernement.

Mais les idées, comme nous l'avons déjà dit précédemment,
ont pour origine unique et primitive les sensations, et les sensations à leur tour ne sont que des impressions que le milieu
commun produit dans la matière vivante. D'où il s'ensuit que les
idées sont la projection du Kosmos dans l'animal, ou pour mieux
dire, le Kosmos se représente en idées dans le tissu nerveux.

C'est pourquoi l'analyse et la synthèse que réalisent les idées,
moyennant le jugement, dans les cellules nerveuses, répondent

à la réalité même, vu que les idées ne sont que le Kosmos, fait
signes. Tout principe scientifique, toute loi générale qui semble
être découverte par l'étude de l'homme, existaient déjà avant la
découverte, en vertu d'une très longue expérience phylogénique
et formant partie de l'architecture cérébrale. Le monde psychique
du subconscient n'est autre chose que ceci ; la construction et
le développement des organismes vivants, suivant les lois naturelles ou d'une autre façon, sont les lois naturelles qui se font
organismes vivants et, ce qui se dit du royaume organique, peut
s'appliquer aussi au royaume minéral. Le fait qui dénonce à l'in-
vestigateur une loi cosmique n'est que le stimulant, qui rend d'un
coup conscient ce qui existait déjà fabriqué par la loi d'hérédité
dans le monde psychique subconscient de celui qui fait la découverte.

Ceci explique que toutes les fois qu'un savant, ou un heureux
dans l'investigation de la nature, donne à connaître la trouvaille
d'une loi cosmique, si celle-ci est effective et répond à la réalité,
cette découverte se fixe dans les cerveaux préparés, c'est-à-dire
dans les cerveaux, chez lesquels une longue expérience de la
phylogénie a construit l'édifice cellulaire d'après l'accomplissement de la dite loi.

De façon que tout progrès, toute conquête réalisée par
l'homme dans le monde qui l'entoure, suppose forcément une
corrélation juste entre son organisme physique et la découverte
obtenue, c'est-à-dire ce qu'il nous semble avoir trouvé en dehors
de nous n'est en réalité autre chose que l'expression de ce qui
constitue notre propre nature, de ce qui est en nous, vu que pro-
gresser n'est que nous découvrir à nous mêmes.

Toute idée prime, par sa provenance de la sensation, a comme
noyau un élément de la réalité (c'est pourquoi la réalité est impossible à démontrer, vu que pour cela il serait nécessaire qu'elle
se démontrât à elle même, vu que l'idée prime est la réalité,
et qu'elle ne peut s'admettre, sinon par condition évidente, c'est-
à-dire, par condition de présence). L'idée prime, quand nous la
comparons avec une autre de sa même catégorie, constitue l'élément de l'analyse du jugement, analyse d'autant plus extensive
qu'il nous sera possible de décomposer en un plus grand nombre
d'idées primes un jugement supérieur.

Mais nous avons déjà dit que les idées primes vont se com-
binant entre elles et se fondant par le procédé du jugement dans
l'échelle du discernement, constituant ainsi la synthèse ; mais cette

synthèse ne se fait point arbitrairement (vu que dans le Kosmos
tout se réalise et s'accomplit d'après la loi), mais qu'elle a lieu
d'une façon mathématique, comme si un principe directeur grou-
pait les idées en raison de la densité psychique, en vertu de laquelle les éléments idéologiques vont se groupant, écartant dans
les opérations dépuratoires du jugement les dissemblables.

Lorsqu'à travers la longue expérience de la phylogénie, le
discernement arrive à un jugement suprême dans lequel toutes
les idées primes concourantes sont déjà toutes d'un même ordre,
la synthèse totale s'est réalisée et la psyché humaine a obtenu
un élément de conscience, un axiome, un universel, une abstraction.

Tous les substantifs que possèdent les langues sont universels, ce sont des abstractions obtenues à la fin par l'homme,
après une très longue expérience à travers les âges, gravées
dans le cerveau de l'espèce par la loi d'hérédité. L'universel
est indémontrable parce qu'il ne peut se décomposer, sa constitution est très simple, elle n'est autre chose que la psyché
affirmée d'une façon définitive, et la psyché ne peut se démontrer
à elle-même; elle peut se démontrer et se démontre en effet,
c'est ce que nous appelons évidence. Mais les universels, dont
la somme constitue la conscience, n'apparaissent point dans la
psyché à un moment donné, ils se forment peu à peu et les uns
naissent après les autres, vu que les universels sont de différentes classes ou catégories. Il existe des universels de quantité,
de proportion, d'orientation, de forme, de genre, de mesure et
d'espèces variées; les universels plus élevés de la psyché semblent être jusqu'à présent ceux de conduite, ceux du bien et du
mal, celui de justice, et surtout celui de la morale et celui de l'impératif catégorique. Les premiers qui sont apparus dans l'échal
psychique sont ceux de quantité, de proportion, et tous les nu-
méraires. Par contre, il existe encore sur la superficie de la
terre des hommes chez lesquels commencent à se dessiner difficilement les universels de conduite.

Étant donné que pour l'objet de ce travail il n'est point nécessaire de parler de l'imagination, de la fantaisie ni de la mémoire,
trois formes ou modalités distinctes de la psyché sensoriale, étroitement relationnées avec la sensation, de laquelle elles sont
une conséquence, il est pourtant indispensable que nous nous
fixions un moment sur l'étude de la volonté et de la raison. La
volonté est une faculté essentiellement motrice; elle est peut-être

la faculté la plus organique de la psyché ; elle dépend dans tous les cas du potentiel moteur. La première contraction que réalisa la matière vivante, excitée par un rayon de soleil, fut un acte de volonté. La volonté, comme étant liée au potentiel, ne se manifesta sinon sollicitée par la sensibilité. Tout acte moteur suppose toujours une excitation sensoriale antérieure ; tout acte volontaire provient forcément d'une impulsion sensoriale. La volonté est la faculté de faire les choses, et, comme le disait Saint Thomas, c'est une puissance qui se détermine par des motifs et il n'est point propre d'elle d'ajouter un motif de plus à ceux qui causent sa détermination. La volonté est d'une même nature chez tous les êtres de l'échelle vivante ; elle augmente à mesure qu'augmentent les milieux sensoriaux de l'individu. Il n'existe aucun élément sensorial qui ne compte sur son moteur congénère, qui lui est enchaîné. La volonté peut être passive ou active : elle est passive dans l'acte réflexe, active dans l'acte voulu ; mais elle est toujours subordonnée automatiquement à la sensibilité qui est celle qui lui donne l'impulsion.

Les actions qui se réalisent par les êtres vivants peuvent être activement volontaires dans toute l'échelle de la psyché : le rotifère et le leucocyte exercent de même leur action, parce qu'ils le veulent, comme il en est de l'animal supérieur et de l'homme ; la différence dans le mobile de l'action dépendra de la catégorie de l'élément sensorial qui l'occasionne.

L'homme se détermine à agir par l'impulsion de sa psyché sensoriale, mais tous les hommes ne réalisent pas leurs actes en vertu des mêmes impulsions.

Les actions que nous pourrions nommer vitales, celles qui sont filles des instincts, sont présidées par les tendances, et dans ces cas, la volonté qui entre en mouvement est la volonté passive ; mais il faut tenir compte que tout acte de volonté passive a dû être, dans le cours de la phylogénie, quelquefois un acte de volonté active, devenu passif, c'est-à-dire réflexe par la coutume de la répétition. Dans les actes de volonté passive, c'est la sensation directement, celle qui donne origine à tout l'épisode moteur.

Dans les actions émotives, la volonté est mise en jeu par les sentiments et les passions et dans les faits de conscience, les déterminants de la volonté sont les universels.

Tous les hommes n'ont point acquis le même développement psychique, dans leur majorité ils se trouvent encore vivant la vie spirituelle de la psyché émotive et dans ceux-ci ce seront les sentiments qui mettront en exercice la volonté. Il en existe d'autres, chez lesquels la sphère de la conscience a acquis un grand développement, chez lesquels il est même apparu dans leurs esprits l'universel moral, l'impératif catégorique; mais ces hommes ont, encore faiblement constitués dans leurs cerveaux, ces catégories supérieures spirituelles et ils sont exposés à ce que la moindre perturbation circulatoire réalisée dans leur système nerveux efface subitement et transitoirement de leurs âmes ces freins de leur conduite; lorsque ce phénomène a lieu chez ces hommes, ce n'est pas la conscience, celle qui dirige, ce sont les sentiments; c'est la partie émotive et passionnelle de la psyché, et, quelquefois, lorsque la perturbation circulatoire cérébrale a été plus loin, ce sont les instincts et les tendances qui déterminent l'acte de volition. C'est pourquoi l'on voit des individus qui en état de calme, de sérénité d'esprit, sont incapables de faire du mal, et qui, à un moment déterminé, parce que la colère augmente l'impulsion de leur cœur et que l'ondée de sang envahit le cerveau, ou parce que l'alcool trouble leur fonctionnement nerveux, se livrent à des excès plus blâmables, et réalisent des actions mauvaises et extravagantes; dans ces cas, ce sont les passions, sinon les instincts, qui se sont substituées à la conscience dans la direction de la volonté.

De là que le critérium par lequel on apprécie la capacité d'imputation des délinquants en vertu de la volonté moindre ou plus grande qu'ils ont employée à réaliser leurs actions criminelles est un critérium erroné, parce que la même volonté active entre en jeu dans un acte sentimental que dans un acte discernable, que dans un acte de conscience, et que la volonté de la bête est de la même classe que celle de l'homme, que celle d'un fou, que celle d'un homme sain. Ce qu'il faut mettre au clair dans chaque fait, c'est l'élément psychique qui a donné lieu à la volonté. C'est pourquoi, il faut individualiser la responsabilité, vu que tous les hommes ne réalisent pas leurs actions impulsés par les mêmes mobiles, ni leur volonté a été mise en jeu par les mêmes agents.

La volonté dépendant du potentiel moteur, l'éducation physique s'impose chez les enfants comme complément de leur éducation psychique. La raison n'est, ni beaucoup moins, la faculté spirituelle supérieure de l'homme; bien étudiée, il résulte qu'elle n'est même pas une faculté. Raisonner, c'est construire la série dialectique, c'est placer les pièces du jugement les unes auprès des autres dans le temps et dans l'espace. Tant que la psyché n'arrive point à l'universel, à l'abstraction, les circonstances d'espace et de temps se donnent dans toutes ses opérations spirituelles. Seulement pour la conscience, il n'existe ni espace ni temps, elle se trouve déjà dans un présent sans fin. La raison n'est autre chose que la locomotion du discernement. Dire qu'un fou est un malade de la raison, c'est comme dire qu'un ataxique est malade des pas.

La raison donc n'est que l'ordre, la disposition obligée, que les pièces dialectiques doivent garder entre elles pour former le discernement, et cet ordre est appelé aussi logique.

Supposer que le fou n'a pas de raison, c'est une grande erreur, c'est tout comme dire que le malade mental n'agit point avec un procédé logique dans ses jugements, ce qui est faux. Le fou discerne raisonnablement, c'est-à-dire, avec une méthode logique parfaite, il forme la série dialectique et se maintient à ses conséquences; seulement, les pièces qu'il emploie dans la construction de cette série sont fausses: les sensations, tendances et sentiments, qui chez le fou donnent origine aux idées primes, peuvent être anormales et, conséquemment, les origines primaires du jugement ne sont point le reflet de la réalité.

D'autre part (en continuant de parler des fous qui raisonnent) la vésanie peut souffrir, non pas un délire sensorial (qui ait son origine dans une erreur de la psyché émotive), mais bien un délire idéologique, un délire dans lequel la fausseté part de la relation d'idées numériquement dissemblables, et, dans ce cas, la série logique, la forme de discerner, se fabriquera parfaitement, mais les pièces de la série seront fausses. Ceci arrive normalement quand on raisonne moyennant des sophismes.

Mais la nécessité de conserver cet ordre que nous appelons raison s'impose, non pas seulement dans la formation des jugements et dans la constitution du discernement, c'est-à-dire dans tout le déroulement de la psyché réflexe, dans la psyché émotive aussi la même méthode obligée se présente dans son évolution. De ce que les animaux qui n'ont point de discernement et qui ne sont impulsés à l'action que par les sensations, par les tendances et, tout au plus, par les sentiments, agissent toujours d'une façon qui possède une certaine logique, comme s'ils raisonnaient leurs actes, voilà pourquoi Saint Thomas se vit obligé d'affirmer que les brutes «possèdent une raison très semblable à celle des êtres humains», et de ces faits Gomez Pereira a déduit sa fameuse théorie de l'automatisme des bêtes, prédécesseur et mère cartésienne.

Avec ce schéma bref et désordonné de psychologie, et en tenant compte de ce que nos actions ne sont jamais arbitraires, qu'elles ne se réflètent point, dues au caprice, ni au hasard, mais qu'elles obéissent toujours à des lois psychologiques aussi nécessaires et incontestables que celles de la mécanique cosmique, sans oublier que toute fonction psychique obéit forcément à un organe matériel qui l'engendre, nous aurons posé les jalons nécessaires pour attaquer la solution du thème de ce travail. Dans tous nos actes (en état normal et d'équilibre) se réalise l'accomplissement de ces trois lois psychiques : 1° loi d'utilité ; 2° loi de proportionnalité ; 3° loi de prévision. Les deux premières sont héritées par l'homme de sa phylogénie animale ; la troisième est le produit de son organisation complexe nerveuse, elle est fille du discernement, quoique chez quelques espèces de brutes, très élevées dans l'échelle zoologique, elle apparaisse déjà en schéma.

III

La dégénérescence humaine est caractérisée par une altération congénère somatique, architectonique et fonctionnelle du système nerveux, c'est une anomalie innée des centres nerveux percepteurs ou des émissaires ou des lignes de conduction. Elle a conséquemment deux formes fondamentales : la forme sensoriale et la forme motrice, vu que le système nerveux ne se compose, en dernière analyse, que de la combinaison de ces deux éléments primaires.

La dégénérescence sensoriale est en réalité le premier échelon de la dégénérescence, elle constitue toute l'immense famille morbide d'hystériques. L'hystérique possède, comme caractère typique nerveux, la perturbation de la psyché émotive (de la sensation, la tendance, du sentiment, de l'imagination, ou de la mémoire). Il existe une infinité de formes de cette étape dégénératrice, parce que l'hystérisme est un grand protée de la psychiatrie. Mais chez tous les hystériques se trouve cette altération commune : la loi d'utilité fonctionne dans leurs actions d'une façon anormale. Chez tout hystérique se trouve toujours une perturbation sensoriale fondamentale, et ceci est le signe pathognomonique de l'hystérisme ; la perturbation sensoriale peut être perceptrice ou bien psychique, mais l'anomalie est toujours cérébrale.

De là vient que l'hystérique (même dans ses formes las plus légères) est un vésanique.

Le second degré de la dégénérescence est formé par la dégénérescence motrice et cette étape comprend tous les épileptiques. L'épilepsie n'est jamais une forme primaire de la dégénérescence; tout épileptique suppose forcément une progéniture hystérique. Parmi les variétés de l'épilepsie, il faut, non seulement inclure les formes classiques (externement motrices), mais bien aussi toutes les modalités de l'épilepsie psychique, les plus importantes étant celles qui réunissent des perturbations de la volonté. La volonté est, comme nous l'avons déjà dit, une faculté motrice, elle est liée au potentiel moteur de l'individu dont elle représente l'énergie et de là vient que toute anomalie de la volonté implique l'épilepsie; c'est pourquoi la folie du doute et la neurasthénie sont des vésanies épileptiques. Dans l'épilepsie se trouve toujours un stigmate moteur qui est son signe pathognomonique, la loi de proportionnalité, seconde loi du fonctionnement psychique, se voyant troublée chez l'individu, dégénère: l'épileptique réactionne démesurément aux sollicitudes de la sensibilité: cette disproportion peut être due à un défaut, un excès ou une perversion.

Quand la dégénérescence a parcouru son cycle dans ces deux degrés antérieurs, des fonctions psychiques supérieures commencent à s'écarter des centres nerveux, obéissant à la disparition des groupes de neurones dans l'architecture cérébrale; ceci motive la troisième étape dégénératrice, soit l'étape de l'idiotisme.

La conception classique de l'idiotisme, soutenue par l'École française, depuis Esquirol jusqu'à nos jours, est une conception erronée.

D'après la majorité des phrénologues français, l'idiotisme n'est qu'un degré plus avancé de l'imbécillité, ce qui est inexact. Prichard étudiant la *moral insanity*, Lombroso donnant à connaître le criminel, Schüle et Krafft-Ebing dirigeant leurs investigations sur l'idiotisme moral, sont parvenus à mettre au clair que l'idiot n'est pas un imbécile, mais bien un imparfait cérébral, un être dégénéré par loi d'hérédité, chez lequel les centres représentatifs de la conscience sont disparus de son architecture neuronale, partiellement ou totalement. Il peut exister un idiot qui ait un grand talent, qui possède une intelligence supérieure et une psyché émotive dotée d'une imagination brillante, mais on verra toujours que, chez eux, les universels, et surtout les universels de conduite, font défaut complètement dans leur pouvoir psychique. Il se peut que les universels disparus soient seulement ceux de proportion et ceux de quantité, et alors l'idiot est un aveugle cérébral pour toutes les opérations numériques; il se peut aussi, que les universels morts soient ceux de l'harmonie, les esthétiques, et alors la cécité mentale de cet individu siégera dans les centres appréciateurs de la beauté; parfois les universels soustraits sont ceux qui veillent à la propagation de l'espèce, et de ce fait se présentent les types morbides des psychopathies sexuelles, desquelles l'uranisme est la dernière forme. Mais les universels qui disparaissent d'abord, chez les idiots, sont toujours ceux de la conduite, les universels de la morale; c'est pourquoi l'idiot est un égoïste; la nature l'écarte, le rendant inassorti pour la solidarité de l'espèce. L'idiot est donc un solitaire, un être antisocial qui, dans son égoïsme, considère la nature entière comme un serf, comme un esclave placé inconditionnellement à son service et qui n'existe que pour ses satisfactions sensoriales. Pour l'idiot il n'y a ni patrie, ni famille, ni espèce, il n'existe que son *moi*, au culte et à la jouissance duquel il sacrifie tout. Dans l'idiotisme, la loi psychique troublée est la loi de prévision.

A la suite de ce troisième échelon de la dégénérescence apparaît le dernier, l'échelon d'élimination et d'écartement de la branche dégénérée, ce dernier échelon est constitué par l'imbécillité. L'imbécillité est caractérisée par un affaiblissement général et progressif de tout le système nerveux jusqu'à parvenir à l'annulation. Dans l'imbécillité se présentent les stigmates des trois étapes antérieures de la dégénération, augmentés, et de plus la prostration nerveuse, qui est celle qui caractérise cette période. L'imbécillité comprend depuis le malade faible jusqu'à l'imbécile profond. La dernière manifestation du processus dégénératif est l'imbécillité accompagnée de la stérilité génésiaque; lorsque l'on arrive à cet état, l'élimination de la branche tarée a déjà eu lieu.

De sorte que les degrés de la dégénérescence sont au nombre de quatre: hystérisme, épilepsie, idiotisme et imbécillité. La nature n'agit jamais arbitrairement, ni par sauts, dans le processus de dégénération; pour qu'il y ait une dégénération épileptique, il faut qu'elle ait été précédée par une génération hystérique, de même que, pour qu'il se présente une génération idiote, il est indispensable qu'il ait existé auparavant une génération épilep-

tique et une, antérieure à celle-ci, génération hystérique; tout
imbécile suppose au moins trois générations dans sa famille, trois
générations stigmatiques pour la dégénérescence.

Mais cette forme intense de dégénération ne se présente
pas toujours, quatre générations seules n'épuisent, ni n'éliminent
pas toujours une branche biologique. Fréquemment chaque degré
de la dégénérescence, contenu par des croisements de sang salubre, embrasse plusieurs générations dans une même famille.
Mais l'on ne parvient jamais à l'imbécillité finale sans avoir
passé d'une manière ordonnée par les autres trois degrés de la
dégénérescence.

Tant que la branche stigmatisée par la dégénérescence conserve son pouvoir prolifique, elle est capable de se régénérer et
de regagner le niveau de la normalité et de l'équilibre qui la rend
apte pour la sélection; ceci dépendra de la quantité de sang
salubre qui avec elle se croisera, sans que le change du milieu ambiant n'influe en rien. Mais la régénération se vérifiera toujours
en suivant un ordre inverse et rigoureux à celui du processus
de la dégénérescence, c'est-à-dire, que l'imbécile engendre l'idiot,
celui-ci l'épileptique, et la branche stigmatisée passera forcément
par un échelon hystérique avant de gagner la normalité pleine.

La connaissance du processus de la dégénérescence nous
fera connaître les espèces et formes des vésanies. Tous les troubles mentaux sont, ou bien hystériques, épileptiques, idiots ou
imbéciles, et de même que dans la dégénérescence il se présente
des états intermédiaires et combinés, c'est-à-dire des individus
hystéro-épileptiques, ou hystéro-épileptiques-idiots, il y a aussi
dans les folies des variétés nosologiques qui accusent le concours de deux ou de plusieurs degrés de dégénération.

De façon que toutes les vésanies se divisent en hystériques,
épileptiques, imbéciles et idiotes. Et même celles appelées par
quelques auteurs accidentelles, comme les folies traumatiques,
infectieuses et toxiques, ne se présentent que sous ces quatre
uniques modalités.

Il nous faut encore éclaircir un point avant d'entrer dans le
thème de ce travail, point qui concerne ce que nous appelons
les grands processus morbides cérébraux.

Les faits de la clinique prouvent que ni la mélancolie, ni la
manie, ni le délire, ni la démence, sont des espèces nosologiques
mentales, comme on l'a soutenu jusqu'à présent, vu qu'il existe
des malades qui, souffrant d'une affection mentale déterminée,

traversent des périodes mélancoliques maniaques, délirantes et de démence, sans que l'espèce mentale qui les affole change ni se transforme. Une infinité de faits, comme celui-ci, observés dans la maison des fous et dans l'assistance privée, nous ont fait étudier longuement ce point et nous en sommes arrivés à la conséquence (après une longue observation et des expériences multiples), que la mélancolie, la manie, le délire, et la démence sont des processus, ce ne sont point des maladies dans l'acception nosologique, ce sont des états cérébraux d'ordre relationnés toujours avec la circulation et la nutrition du cerveau.

Une fois placés sur ce chemin, nous sommes parvenus à confirmer que dans n'importe quelle vésanie de l'un des échelons de la dégénérescence ces processus peuvent se présenter indistinctement, changeant eux-mêmes, d'après le changement de la circulation cérébrale. Il y a de la sorte des folies hystériques, mélancoliques, délirantes et de démence ; ces processus pouvant se transformer, chez un même individu, les uns dans les autres, sans que le fonds hystérique mental primordial souffre un changement d'aucune espèce. Et ce que nous disons de la folie hystérique s'applique aussi à la folie épileptique, à l'idiotie et à l'imbécile.

Cependant ces processus mentaux révèlent, par eux seuls, des altérations profondes dans les fonctions vitales, vu que, comme nous l'avons déjà indiqué, elles accusent des formes morbides de la nutrition et de la circulation.

De ces quatre grands processus, le plus bénin est la manie, à laquelle suit en gravité la mélancolie, à celle-ci le délire et le plus grave est celui de la démence. Lorsque la démence a atteint définitivement le cerveau, en dehors des jaillissements fugaces du cerveau, la prostration du système nerveux reste établie et ce mécanisme causera la mort plus ou moins tard par la paralysie.

Or bien, le cerveau de l'homme se trouve en état de croissance et de développement jusqu'à l'âge de 25 ans, mais dans son déroulement il traverse une période exposée et difficile ; nous nous référons à la période dans laquelle se constitue la psyché émotive. Cette période coïncide presque toujours dans sa terminaison avec le commencement de la puberté, avec celui de l'apparition des fonctions génésiaques.

L'on sait qu'avant que la psyché réflexe ne se constitue, avant que se forme la sphère psychique du jugement et du discerne-

ment, avant que le monde des idées ne naisse, se développent
en nous la sensibilité et la motilité; ces deux fonctions sont les
premières qui se manifestent dans le système nerveux de l'enfant.
La sensibilité originera toute la série d'éléments qui constituent la
psyché émotive (sensations, tendances, sentiments, imagination
et mémoire) et la motilité occasionnera le développement de la
volonté, étant toutes deux, sensibilité et motilité, ou série émotive
et volonté, qui, réunies, déterminent le caractère psychique de
chacun.

Mais ce développement de la sensibilité et de la motilité a
lieu d'une façon anormale, avec équilibre instable, lorsque la
tare héréditaire dégénérative d'ordre sensorial, ou d'ordre moteur,
est accablante; et, dans ces cas, au moindre effort, à la plus in-
signifiante difficulté intercurrente, les centres cérébraux affectés de dégénérescence perdent leur normalité apparente et l'individu tombe dans un état de confusion mentale, état caractéristique des folies de la jeunesse. De là vient que la majorité de ces
vésanies sont en premier lieu hystériques, ou épileptiques, c'est-
à-dire, des troubles de la sensibilité ou de la motilité cérébrale.
Les causes qui peuvent démolir l'édifice vacillant d'une psyché
émotive ou motrice, dégénérativement constituée, disent à grands
cris, combien la fabrique qu'ils démolissent est désaffleurée, vu
que ce sont les mêmes causes qui chez les autres enfants, chez
les normaux et équilibrés, ne produisent des effets morbides
d'aucune classe, ou, s'ils les produisent, ne sont jamais d'ordre
mental. La religion, l'instruction, l'onanisme, les goûts contrariés, la peur, la vanité et toutes les causes nerveuses excitantes
(parmi lesquelles il faut signaler l'usage prématuré du tabac et
de l'alcool) forment l'étiologie externe, l'étiologie occasionnelle
des folies de l'adolescence; il faut noter que parmi les causes
d'ordre psychique, les plus communes sont les imaginatives, surtout les mégalomanes.

En plus des folies hystériques et épileptiques, les jeunes
gens souffrent aussi des vésanies idiotes et imbéciles, mais celles-ci sont plus tardives, elles apparaissent dans la lutte mentale par la constitution de la psyché réflexe. Les folies hystériques et épileptiques des adolescents sont des formes vésaniques
presque de l'enfance, de l'entrée dans l'époque critique de la
puberté, tandis que les folies idiotes et imbéciles sont les troubles véritables des cerveaux de la jeunesse, qui se présentent
ordinairement entre l'âge de 15 à 20 ans. La caractéristique des

folies de l'adolescence et de la jeunesse est la rapidité avec laquelle ces formes vésaniques courent leur cycle d'excitation et tombent dans le processus de démence finale qui, dans ces cas, acquiert un état permanent et chronique, simulant une véritable imbécillité. Cette rapidité involontaire s'explique facilement, si nous tenons compte de la constitution incomplète, faible et déséquilibrée du cerveau chez les enfants dégénérés; le cerveau est encore chez eux en état de formation quand l'accident de la vésanie les surprend, c'est-à-dire, lorsqu'ils tombent dans la folie, et, pour ce, tout travail de croissance et de coordination se suspend en lui, une descente régressive vers le cerveau infantil et même l'embryonnaire se vérifiant, et c'est ce qui caractérise l'imbécillité de démence et stationnaire à laquelle parviennent bientôt ces fous précoces; parce que c'est une loi d'anatomie pathologique que, lorsqu'un organe s'arrête dans son développement avant de parvenir à la catégorie biologique de ceux de son espèce, un processus régressif se vérifie immédiatement chez lui, processus qui tend à le retraire à sa forme embryonnaire.

Notre opinion sur «Les formes et pathogénie de la démence précoce», opinion dérivée de l'étude des cas, durant de longues années de pratique, peut se réduire à ce qui suit:

CONCLUSIONS

1ª — La démence précoce n'existe point comme espèce nosologique.

2ª — Il se présente dans la jeunesse différentes formes de folies variées entre elles, qui terminent avec rapidité dans la démence stationnaire et chronique, ou pour mieux dire, dans l'imbécillité incurable;

3ª — Ces espèces de vésanies ne se différencient de celles qui surviennent dans le parcours d'autres âges que par la rapidité avec laquelle courent leurs cycles jusqu'à parvenir à la démence;

4ª — L'étiologie de ces maladies mentales est claire et bien définie, elle dépend de la dégénérescence héréditaire;

5ª — La pathogénie doit se fonder sur l'état d'équilibre instable dans lequel se trouvent les facultés psychiques du cerveau dégénéré lorsqu'elles traversent l'époque de la puberté.

THÈME 9 — RÉFORME PÉNALE AU POINT DE VUE ANTHROPOLOGIQUE ET PSYCHIATRIQUE

Par M. le Dr. J. BETHENCOURT FERREIRA

Membre de l'Académie Royale des Sciences et de la Société des Sciences médicales, Lisbonne.

DÉDIÉ A MM. LES DOCTEURS

Miguel Bombarda,

Caetano Beirão,

et Virgilio Machado.

L'application plus ou moins sensée et équitable des formules déjà connues du droit pénal n'a pas évité jusqu'ici la diffusion du crime, comme résultat d'un défaut moral de l'individu contre la collectivité.

La prophylaxie contre le crime est peu ou point avancée; les statistiques continuent à présenter un accroissement de la criminalité, ou du moins l'entretien des tares criminelles, que la loi s'efforce en vain d'effacer, au moyen de rigueurs impuissantes.

On peut dire que les récidives, malgré l'accomplissement des peines les plus sévères, ne laissent pas de se produire, sous l'influence des nombreux facteurs, dont l'action est plus ou moins discutable, mais qui ont tous leur part dans la criminalité et qui n'ont pas diminué de valeur en face de la répression légale et de la civilisation intensive actuelle.

Cela suffit, ce nous semble, pour faire croire que l'effet des pénalités, quelques-unes très rigoureuses, se perd en grande partie sur l'agent criminel même et que cet effet n'arrive pas à influencer le milieu social.

La récidive chez les criminels est une chose qui a de tout temps préoccupé profondément les criminalistes. Dans une statistique publiée il y a peu d'années elle se présente à raison de 59 pour 100 en Autriche; 50 en France (en 1826 on comptait seulement 10 %); 57 en Russie; 45 en Suisse et dans la Belgique; 42 en Suède; 36 en Angleterre; 26 en Danemark et 18 en Portugal.

L'on voit partout que l'effort que la justice emploie pour réprimer le crime n'arrive, dans la plus grande partie des cas, qu'à la punition transitoire de l'auteur et ne prévient pas la récidive.

Cependant les desiderata les mieux fondés se portent sur la nécessité d'une nouvelle organisation qui améliore le délinquant

et puisse le régénérer, tout en préservant la collectivité contre les
dommages que les méfaits de celui-là peuvent lui causer.

*

*   *

Quoique ait été abandonnée l'idée d'un type criminel, donnée par
le professeur Lombroso, il ne faut pas cesser de poursuivre l'étude
approfondie du délinquant et de déceler ses caractères, ses stigmates dégénératifs, sa psychologie spéciale, non pas dans le but de
créer une espèce d'humanité délictueuse, qu'il faut chasser du
milieu social, comme dangereuse, mais de déterminer les causes
de cette anomalie, à la fois physique et mentale.

Dans tous les pays civilisés les études anthropologiques se
sont développées dans ce sens, en Italie, en France, en Allemagne et dans l'Amérique du Nord. Chez toutes ces grandes nations
l'anthropologie criminelle s'enrichit chaque jour de faits nouveaux,
récolte des observations précieuses qui mettent cette science en
valeur auprès des hommes de la loi. En Portugal, on suit aussi depuis longtemps cette voie franchement ouverte [1].

Déjà cette nouvelle branche de savoir fournit un appui très
solide dans l'examen des criminels traduits devant la justice. Mais
cela ne suffit pas aujourd'hui. Il est nécessaire de porter plus loin
les résultats des observations anthropologiques, jusqu'à en faire
la base d'une réforme scientifique de la loi pénale, de façon que
la peine ne soit pas appliquée arbitrairement, mais dans les limites
d'une convention étroite.

---

[1] La création des services anthropologiques en Portugal date de 1890. Dans cette année ont
été fondés, par un arrêté du 17 août, les postes anthropométriques annexés à chacune des prisons centrales du royaume, au nombre de trois, ayant pour directeur un médecin anthropologiste. Il y a un service d'identification, où le système dactyloscopique de Galton a été préféré et qui a rendu déjà bien
des résultats encourageants. Ce système a été introduit aux postes anthropologiques par M. le dr.
Valladares, un spécialiste doué des meilleures facultés pour ce genre de travaux.

Il y a aussi un conseil médico-légal qui fonctionne toutes les fois qu'il y a une expertise à faire
et qu'il s'agit d'examiner, par exemple, l'état mental d'un prévenu.

Le Portugal a aboli le premier la peine de mort et établi, d'après la loi du 1 juillet 1867, la
peine de la réclusion perpétuelle, la seule peine qui eût alors un caractère de perpétuité dans les lois
portugaises. Celle-là même a été plus tard effacée du Code pénal.

Ce pays a adopté le régime pénitentiaire qui se pratique dans des prisons construites, dans ce
but, dans les villes principales du royaume. Le Portugal a toujours suivi le progrès des lois et des
systèmes pénaux à l'étranger, ayant une représentation à chaque Congrès de cette spécialité.

Des rapports très intéressants se sont produits lors des Congrès de Bruxelles et de S. Peters-
bourg, où le gouvernement a envoyé M. le prof. Ferreira-Deusdado, dont l'œuvre est très vaste sur
l'éducation, surtout sur la pédagogie psychologique et sur l'éducation correctionnelle.

Les travaux de M. le dr. Ferraz de Macedo au sujet de l'anthropologie criminelle et la repré-

Suivant les progrès des connaissances acquises par cette science, d'une part, et, d'autre part, par les sciences psychologiques, surtout par la psychiatrie, le droit de punir souffre inévitablement une évolution qui le transforme progressivement dans une sage application de moyens coercitifs et correctionnels, qui ont pour but final, non plus de châtier les fautes commises envers la société et la loi, mais plutôt de redresser le caractère du délinquant, tout en préservant, par des mesures très sages, la société contre les attentats de tout ordre.

À la vindicte, qui était autrefois le mobile de toute énergie pénale, la science a substitué petit à petit des motifs pondérés, en face d'une observation méthodique et prolongée, pour discerner les causes prochaines et lointaines du crime et lui appliquer la peine correctionnelle sans oublier les moyens défensifs de la collectivité.

*

*　　*

L'idée juridique de peine présuppose la liberté d'action de l'agent criminel, la responsabilité devant la loi. Mais qu'est-ce que cette responsabilité? Comment la déterminer dans la majorité des cas qui se présentent devant le juge; comment définir cette responsabilité ou le degré de celle-ci, que quelques-uns admettent pour infliger la peine? Il y a des cas où il est aisé d'établir la responsabilité criminelle, mais entre ces cas et le nombre toujours croissant de ceux où les facteurs, qui rendent le délinquant irresponsable, se font valoir, et où la responsabilité s'atténue à cause de maladie, ou d'un état morbide plus ou moins accusé, on découvre une série infinie de nuances, parmi lesquelles il est très difficile de

---

sentation suivie dans les Congrès de cette science sont très remarquables, aussi bien en Portugal qu'à l'étranger.

Nous citerons aussi M. Azevedo Castello Branco, directeur du Pénitencier central de Lisbonne, dont les travaux sur les criminels: *Cadeias e Manicomios* et surtout *Les détenus* (Os Encarcerados), traduit et annoté du dr. A. Marro, aussi bien que les rapports de feu M. Jeronymo Pimentel, ancien directeur de ces établissement pénitentiaire de l'État, sont des ouvrages d'une grande valeur au point de vue de la statistique criminelle portugaise et à celui plus général de l'anthropologie et de la psychologie des prisons.

Du côté de la psychiatrie, on ne saurait renchérir sur la valeur, en même temps clinique et médico-légale, des observations sur les aliénés criminels de M. le prof. M. Bombarda, qui présentent toujours une grande lumière à la justice, quand elle veut bien s'en servir, pour éclairer avec des données positivement scientifiques les affaires judiciaires. La plupart de ces observations précieuses sont publiées dans la *Medicina Contemporanea*, dont M. Bombarda est le directeur et qui suit, depuis beaucoup d'études, les progrès de la médecine de tous les pays, y compris le nôtre.

trouver la vraie caractéristique de liberté morale, de libre arbitre de l'agent incriminé.

De cette grande difficulté dérive souvent l'erreur judiciaire, en condamnant parfois à des peines sévères des idiots, des fous moraux, des épileptiques, des psychopathes avec défaut de sens moral, enfin des irresponsables devant l'anthropologie et la psychiatrie légales.

La même source de causes d'erreur se présente pour l'infliction de la peine, disproportionnée dans bien des cas au délit à châtier; parce qu'on n'a pas mis en ligne de compte les motifs intimes, les instigateurs pathologiques du crime. Parce qu'on ne considère pas toujours avec discernement les circonstances maladives du crime, on risque souvent d'imposer une peine trop grande pour un acte délictueux qui devrait plutôt s'amender par une simple discipline correctionnelle.

Pour bien se rendre compte des nuances psychopathologiques, qui se présentent souvent à la considération des experts, il faudrait que tous les prévenus fussent soumis d'abord à un rigoureux examen médical, au point de vue psychique, pour décider sur leur santé morale et de là sur leur responsabilité ou leur irresponsabilité.

L'action répressive de la loi ne doit pas s'exercer à tort et à travers, sans prendre garde à l'espèce ou variété de l'agent criminel. Elle doit différer selon la qualité psychique et morale de cet agent, ce qui rend nécessaire une classification qui n'est point faite juridiquement, mais qui dépend surtout des éléments que l'anthropologie criminelle et la psychiatrie fournissent suffisamment.

C'est surtout à l'investigation plus détenue, conduite sur les données anthropologiques et de la clinique des maladies mentales, que l'on doit aujourd'hui la notion spéciale de folie délictueuse, qui pendant tant de siècles a passé inaperçue à la justice et à cause de laquelle ont été traînés devant les tribunaux tant de malheureux et le sont encore aujourd'hui malgré les idées nouvelles qui se font jour à la science de notre temps.

Heureusement une nouvelle ère s'ouvre à la justice pénale depuis la seconde moitié du XIXᵉ siècle, par l'établissement et l'évolution de la science criminalogiste et par l'avancement, en même temps, de la psychiatrie cultivée et perfectionnée par des maîtres et publicistes du plus haut mérite qui portent les noms consacrés de Pinel, Maudsley, Esquirol, Krafft-Ebing, Magnan, Morel, Voisin, Kraepelin et tant d'autres.

*

*   *

Criminel-né, aliéné-criminel, criminel fou, criminel d'occasion, etc., ce sont à l'égard de notre science autant de variétés d'une même espèce, lesquelles il faut distinguer au point de vue anthropologique et juridique, mais que l'on peut un peu confondre dans le domaine de l'aliénation mentale, en dehors d'une spécification clinique, pour considérer d'une façon générale le criminel comme un être qui présente, à un degré plus ou moins élevé, les conséquences d'une dégénération spécifique qui le dégrade en face de ses semblables mieux conformés.

Le courant des idées est celui de reconnaître la tendance maladive plus ou moins évidente de tous les criminels, et de là de leur faire appliquer les considérations qu'inspirent les cas très nombreux de déchéance physique et morale des prévenus qui, pour l'aliéniste comme pour le criminaliste anthropologue, sont des anormaux, des irréguliers de toute sorte, des déséquilibrés, des malades névropathiques.

*

*   *

De la sorte, il ne peut pas y avoir une loi applicable seulement à une catégorie de criminels, étant en principe très difficile de séparer nettement les différents degrés de conscience et de raison chez les délinquants.

Si un traitement s'impose, aussi bien qu'une situation d'isolement spéciale, pour celui qui tient du domaine de la folie, il n'est pas moins vrai qu'un besoin de redressement se fait sentir du côté de ceux qui, par une profonde anomalie morale, descendent l'échelle du méfait. Combien de crimes sont commis par des fous moraux ?

L'élargissement des fonctions du psychiatre jusque dans l'expertise médico-légale et la plus grande précision actuelle de ses diagnostics permet de révéler dans plusieurs cas la folie de certains criminels qui, sans l'examen approfondi et prolongé des aliénistes, passeraient tout simplement, pour la société et devant la justice, pour des individus faisant montre d'une cruauté raffinée, d'une méchanceté extraordinaire, qui excitent chez nous l'instinct vindicatif et indisposent pour toute clémence.

Beaucoup de célébrités du crime sont, dans ces derniers temps, des aliénés dangereux avérés, dont les antécédents devraient déceler les tendances malfaisantes de ces individus. Ce groupe est constitué par une légion de paranoïques, alcooliques, épileptiques, etc., lesquels, par une bienveillance et une sentimentalité, qui est en contradiction avec la rigueur des lois pénales, ont échappé longtemps à une reclusion calmante et régulatrice des fonctions cérébrales, en les isolant de leurs semblables auxquels ils nuisent si souvent.

Des chiffres assez éloquents cueillis dans les statistiques de tous les pays montrent que la fréquence de l'aliénation mentale dans la population des prisons est de beaucoup supérieure à tout ce qu'on peut supposer.

Sommer a calculé que la proportion des aliénés en Prusse étant 1 pour chaque groupe de 250 à 400 habitants, la proportion dans les prisonniers était de 1 pour 20 ou 40 criminels.

Thomson a observé en Ecosse 673 fous sur 5432 prisonniers, ce qui fait 12 %, dont 58 seulement avaient été reconnus dans l'instruction du procès.

Vingtrinier, médecin des prisons de Rouen, déclare que pendant 37 années il avait compté 267 déraisonnés, dont 176 avaient été mis en liberté et 82 condamnés par faute d'intervention de médecins-légistes dans les affaires criminelles.

Dans les prisons de Gand le nombre des attaqués de folie est de 35 pour mille.

Duffield Robinson, en Amérique, a calculé à 8,14 % la proportion de fous chez des reclus, dont 10 sur 245 avaient perdu la raison pendant leur détention et 68 % étaient des héréditaires [1].

La fréquence de l'aliénation mentale chez ceux qui purgent la peine de reclusion en Amérique, a appelé l'attention sur les effets du régime pénitentiaire philadelphien, en attribuant à l'isolement cellulaire la cause de ces cas multiples de folie. Nous voyons que, encore de ce temps, la même préoccupation inquiète, non sans fondement, la pensée des criminalistes. Ce n'a pas été sans motif que Lelut et Baillarger ont créé cette entité morbide très discutée — la *folie pénitentiaire*.

Même en n'admettant pas l'existence de cette espèce psycho-

---

[1] M. le dr. Pactet, médecin aliéniste de l'asile de Villejuif, évalue à 6 %, le nombre des prisonniers aliénés dans tous les pays, ce qui doit être près de la vérité, en face des statistiques dont nous avons connaissance et dont nous donnons ici une note très réduite.

pathologique, on ne peut s'empêcher de reconnaître que, du moins, le pénitentier aggrave ou cultive la folie des dégénérés qui le peuplent et l'encombrent.

*

*   *

La pénalité ne doit pas représenter un effort vindicatif, comme dans les supplices et les revanches des temps anciens et encore aujourd'hui, chez les peuples qui appliquent la peine capitale; la peine doit plutôt être une réaction salutaire de l'organisme social, qui se défend et sait profiter de ses forces. La société se défend, c'est juste et nécessaire. Mais de même qu'elle cherche la réparation du dommage, elle doit préparer la réhabilitation de l'accusé. Ce sera la pensée et la réalisation la plus noble et la plus conforme aux idées scientifiques modernes.

Il est à remarquer que les choses ne sont pas du tout disposées de façon à réaliser ce desideratum dans les prisons actuelles, où des délinquants de genres très divers sont soumis au même système.

La lutte contre le crime, dans le sens prophylactique, et, jusqu'à un certain point, amélioratif du condamné, ne se contente pas de ces vieux procédés du droit criminel rigide et inflexible dans ses formules surannées. La sanction pénale aura à suivre fatalement l'évolution que lui marquent les sciences qui étudient de plus près l'homme et le caractère humain dans toutes ses modalités normales et pathologiques.

Sur cela, l'orientation à donner dorénavant à l'action judiciaire sera celle des principes que nous croyons pouvoir établir d'après l'ordre des idées que nous venons d'exposer et qui peuvent être formulées comme suit:

1 — Une réforme pénale s'impose. Cette réforme doit se faire en harmonie avec l'état actuel de l'anthropologie criminelle et de la psychiatrie (¹).

2 — Autant que possible, il y a lieu, dans toute instruction

(¹) Ces principes en guise de conclusions ont été rédigés définitivement d'accord avec M. le dr. Jules Morel, l'éminent aliéniste, inspecteur en chef des asiles de la Belgique, auteur du rapport sur le traitement et la prophylaxie des criminels récidivistes, qui a été discuté conjointement avec le rapport sur la réforme pénale, dont nous avons lu le résumé et les conclusions dans la séance du 25 avril. Ces modifications comportent aussi celles qui ont été proposées par MM. les drs. Auguste Castro et Leite de Vasconcellos sur le traitement des mineurs délinquants, et toutes approuvées comme des vœux de la section.

judiciaire, de faire l'histoire *complète* de l'inculpé, y compris la description de son état physico-psychique. Cet examen est indispensable pour pouvoir établir le discernement devant les chambres de mise en accusation.

3 — Les sentences doivent être indéterminées. La durée d'une sentence doit être en rapport avec la nature du crime, l'état psychologique du condamné et le degré de son amendement. Le psychiâtre sera consulté dans chaque cas spécial où il s'agira d'une libération, fût-elle même conditionnelle.

4 — L'emprisonnement cellulaire ne doit pas se prolonger pendant toute la durée de la peine. Il pourra être modifié suivant l'état de santé physique et psychique des condamnés.

Cette mesure est de nature prophylactique, elle sera dictée par le médecin de la prison, qui doit être un psychiâtre.

5 — Pendant la durée de l'enseignement primaire, les instituteurs et les parents constatent souvent chez les enfants, notamment chez les enfants délinquants, des lacunes psychiques (arriération mentale, troubles nerveux), même chez ceux qui ont une tendance au vagabondage et à la mendicité. Il est indispensable de créer pour eux des établissements spéciaux en rapport avec l'âge des enfants — ou adultes — et leurs défectuosités psychiques. Un psychiâtre devra être attaché à chacun de ces établissements; il sera consulté pour le traitement à instituer.

6 — Il y aura lieu de créer des postes d'observation pour les enfants mineurs qui montrent une tendance à la délinquance.

THÈME 5 — LA PARANOÏA LÉGITIME; SON ORIGINE ET NATURE
(PARANOÏA LÉGITIME)
Par M. le Prof. THEODOR ZIEHEN (Berlin)

1). Von der chronischen Paranoia sind Zustände zu trennen, welche auf dem Boden verschiedener psychopathischer Konstitutionen vorkommen und sich bezüglich des *Inhalts* der Wahnvorstellungen von der chronischen Paranoia nicht unterscheiden, wohl aber in folgenden Beziehungen:

    a). normale Affekterregungen spielen eine viel erheblichere Rolle bei der Wahnbildung.

    b). die Wahnbildung beschränkt sich darum auf das an diesen Affekterregungen beteiligte Gebiet.

    c). der Verlauf ist daher in Allgemeinen nicht progressive, sondern nach kürzerer oder längerer Zeit regressiv.

2). Diese paranoiden, mehr oder weniger transitorischen Zustände sind den paranoiden Zuständen, wie sie gelegentlich bei allen erworbenen Defektpsychosen vorkommen, in mancher Beziehung zu vergleichen, unterscheiden sich jedoch differentialdiagnostisch durch die Abwesenheit eines Intelligenzdefektes.

3). Besonders häufig sind diese paranoiden Zustände bei der hereditären, bei der alkoholistischen und bei der hysterischen psychopathischen Konstitution.

4). Gelegentlich sind sie wie die typische hallucinatorische Paranoia von Sinnestäuschungen begleitet.

5). Für die Prognose kommt die Neigung zu Recidive in Betracht.

Comptes Rendus des Séances

Présidence: MM. Caetano Beirão et Raymond

Le bureau est resté constitué tel qu'il avait été proposé par le Comité exécutif.

M. Caetano Beirão: Messieurs et chers collègues;

Ayant reçu l'honneur de présider aux travaux de la septième section du XV Congrès International de Médecine, j'ai d'abord à remplir un devoir de reconnaissance et un autre de politesse.

Je suis profondément touché de la distinction que le comité central a bien voulu m'accorder en me choisissant pour président de cette section, d'autant plus que je ne m'en croyais point digne; ainsi je m'empresse de lui témoigner toute ma reconnaissance, et c'est là un devoir dont il m'est bien agréable de m'acquitter.

«A quelque chose malheur est bon».

Tout en me rendant compte de mon insuffisance pour diriger vos travaux à la hauteur que vous avez le droit d'exiger, j'aurai au moins le plaisir de pouvoir adresser tous nos souhaits de bienvenue à nos confrères étrangers et nationaux, qui n'ont pas hésité à quitter leurs familles, leurs foyers et leurs occupations, pour venir siéger, au nom de la science, dans un pays qui ne peut leur offrir les merveilles d'autres pays plus riches et plus puissants, mais qui est d'ailleurs bien digne de les recevoir — je puis le dire sans fausse modestie — par son passé glorieux et par son présent tout animé de nobles aspirations vers la science et le progrès.

Et, soyez-en sûrs, chers collègues, vous y trouverez un accueil qui pourra être modeste, mais qui n'en sera pas moins cordial, car l'hospitalité, étant une vertu traditionnelle de notre peuple, s'accroît aujourd'hui du désir de vous signifier notre reconnaissance et notre admiration.

Quant à vous, je suis certain que tout en discutant les problèmes les plus aigus de la Psychiatrie, de la Neurologie, de l'Anthropologie criminelle, vous saurez, par vos délibérations, allumer de nouveaux phares pour éclairer la science et la pratique.

Soyez donc les bienvenus.

Et me voilà acquitté de l'autre devoir que je m'étais imposé.

Le concours d'un si grand nombre de savants parmi nous prouve que la science n'a pas de patrie, que nous tous, ses serviteurs, malgré notre dispersion à travers tant de pays, ne faisons qu'une seule compagnie et que toute vérité nouvelle, quel que soit l'endroit où elle se soit révélée, aura partout le même retentissement.

Notre section comprend, comme je viens de le dire, la Psychiatrie et la Neurologie, d'après Lombroso, deux sœurs jumelles, dont l'étude est inséparable, et encore l'Anthropologie criminelle, qui n'étant, selon le même auteur, que la Cendrillon de la famille, a su déjà prêter à la Sociologie et à la Criminologie des services qui ne sont point à dédaigner.

Si nous tournons les yeux vers le monde ancien, dont le passé nous a conservé les traces, nous sommes forcés de reconnaître tant d'analogie entre ce qui a été et ce qui est que notre orgueil, ayant à constater que nous ne faisons que reproduire les croyances, les habitudes et les aspirations d'autrefois, en sera, certes, un peu froissé.

Mais si l'histoire et l'archéologie — tout en nous dévoilant le passé — nous ont appris que ce que nous sommes n'est pour une grande part qu'un tableau raisonné avec des couleurs plus vives et plus fines, peut-être, de ce que d'autres ont pensé et même rêvé, bien avant nous, de sorte que l'on pourrait dire avec ce génie qui a assisté à son apothéose: Pour le poète, comme pour l'historien, pour l'archéologue comme pour le philosophe, chaque siècle est un changement de physionomie de l'humanité; nous avons au moins le droit de nous enorgueillir d'avoir suivi toujours sans relâche la même voie de progrès vers un avenir meilleur et au bénéfice de nos survivants.

Les congrès scientifiques, qui au premier abord ont l'air d'appartenir exclusivement à notre époque, ne sont, au fond, que le renouvellement de ce qui s'est passé en Grèce et à Rome, aux temps reculés, dans lesquels les savants prêchaient la philosophie en public; et ceux qui voulaient s'instruire se rendaient à l'école pour apprendre avec Pythagore, à l'académie pour écouter la parole de Platon, ou au forum pour admirer l'éloquence de Cicéron.

De notre temps et pour nous, il y a cependant une différence.

Autrefois c'étaient les disciples qui accouraient en foule pour écouter les leçons inspirées des philosophes; ceux-ci exerçaient sur eux un empire absolu et en obtenaient une foi profonde; aussi il y avait même une école dans laquelle, quand on demandait à un de ces disciples la raison des dogmes, il se contentait de répondre avec le célèbre — MAGISTER DIXIT — . Aujourd'hui ce sont les prêtres de la science qui viennent chez les disciples exposer leurs travaux, rendre compte des nouvelles découvertes et débattre avec eux, de bon gré, la théorie et la pratique.

Ovide a célébré dans ses Fastes les jours solennels de sa patrie, et les vers du poëte de Sulmone nous sont restés comme autant de chapitres de l'histoire ancienne de l'Italie; il serait à désirer pour nous, Portugais, qu'il y eût un poëte, pour chanter aussi les jours de fête de notre pays, car, entre ceux-ci, il aurait certainement célébré celui du 19 avril 1906, dans lequel nous avons eu la satisfaction et l'honneur d'inaugurer un congrès où se sont réunis les célébrités médicales du monde entier.

La séance est ouverte. Maintenant permettez-moi, Messieurs, que je prie M. Raymond de prendre la présidence, car il saura, bien mieux que moi, diriger les travaux de cette séance.

Sont nommés présidents d'honneur MM. Eulenburg, Kraepelin, Obersteiner, Crocq, Morel, Brower, Raymond, Brissaud, Magnan, Grasset, Ferrier, Lombroso, Morselli, Tamburini et Esquerdo.

M. VIRGILIO MACHADO propose un vœu de condoléances pour la mort de M. le prof. Currie, victime d'un accident à Paris, et fait l'éloge scientifique du savant, dont les travaux ont eu un si grand retentissement dans le monde non seulement de la physique, mais de toutes les sciences. Approuvé.

M. RAYMOND remercie au nom de la France.

Des dangers de la médication mercurielle intensive dans le traitement de la paralysie générale

Par M. RAYMOND, Paris.

L'une des questions les plus troublantes de l'heure actuelle, pour les médecins, est celle du traitement de la paralysie générale; je parle, bien entendu, de la paralysie générale légitime, de celle qui évolue sur un terrain syphilitique et qui dérive de la syphilis, soit directement, soit indirectement. J'ai toujours soutenu,

pour ma part — et encore récemment devant l'Académie de Médecine de Paris — qu'il fallait nettement séparer cette méningo-encéphalite diffuse, très spéciale dans son évolution clinique, des syndromes paralytiques rangés sous la dénomination de *pseudo-paralysies générales*, comprenant ce qu'on appelle encore les *paralysies générales aiguës ou temporaires*, dérivant des toxi-infections, et les *paralysies générales régressives*, dérivant des intoxications chroniques.

Ma manière d'envisager les choses, qui est celle d'ailleurs
d'un grand nombre de médecins, m'a conduit, comme la plupart
d'entre eux, à employer les diverses médications préconisées
contre la syphilis dans le traitement de la paralysie générale légitime. Je n'ai jamais obtenu aucun résultat favorable pouvant être
attribué à ce traitement, quelle que soit la forme sous laquelle je
l'ai employé. Comme nombre d'auteurs, j'ai vu survenir des rémissions, d'ailleurs presque toujours incomplètes, rémissions
de plus ou moins longue durée, mais je n'ai jamais eu une amélioration durable. Bien plus: depuis que j'ai renoncé à poursuivre
la chimère du traitement spécifique de la paralysie générale, j'ai
observé les mêmes rémissions, les mêmes atténuations apparentes de la maladie, en surveillant attentivement les auto-intoxications, en particulier celles d'origine alimentaire.

Si, déjà depuis un certain nombre d'années, j'ai été conduit
à ne plus employer ou la médication mercurielle ou la médication
iodurée, toutes les deux séparément ou ensemble, ou si je ne le
fais plus qu'avec la plus grande prudence, c'est que j'ai observé,
bien des fois, et encore récemment, des effets tout à fait désastreux,
coïncidant avec l'usage de ces diverses médications.

Je rappelle qu'aussitôt que l'idée du rapport certain existant
entre la paralysie générale et la syphilis s'est emparé des esprits,
on a essayé la médication spécifique, d'abord avec les agents de
cette médication, tels qu'ils étaient usités à cette époque, puis à
une période plus rapprochée, avec les injections mercurielles,
celles-ci fournissant des agents médicamenteux d'une puissance
incomparablement supérieure, comme action, à ceux des anciennes méthodes. Comme beaucoup, j'ai prescrit les sels solubles
ou les sels insolubles, soit par la voie sous-cutanée, soit dans
l'épaisseur des muscles, voire même dans les veines ou dans le
canal rachidien. Suivant attentivement les diverses publications
parues sur ce sujet, ébranlé par les résultats heureux, par les
guérisons annoncées, j'ai, malgré les échecs successifs que m'a-

vaient fournis les doses ordinaires, voulu savoir si, vraiment, je n'étais pas assez audacieux; j'ai donc essayé, à mon tour, le traitement mercuriel plus intensif. Douze des observations que j'ai pu suivre à la maison de santé de Vanves conjointement avec MM. les drs. Arnaud et Vignaud sont consignées dans la thèse de notre élève M. le dr. Verdeaux (¹); les résultats ont été nuls. Et pourtant ces paralytiques généraux, tous syphilitiques indiscutables, ont été soumis à un traitement hydrargyrique intensif et prolongé. On leur faisait des injections profondes d'huile grise et on interrompait le traitement, à certaines époques, plus ou moins longtemps, suivant l'état des malades. Chacun d'eux était surveillé de près et plusieurs fois par jour.

Je relève, dans l'excellent travail que je viens de citer, que peu des paralytiques généraux, soignés à Vanves par le traitement mercuriel intensif, se sont montrés intolérants pour le mercure, que peu ont eu des accidents. L'auteur ajoute: «Dans la plupart des cas, en effet, la dose injectée fut telle, qu'elle aurait pu faire craindre des accidents toxiques dangereux; tout s'est bien passé et on n'a eu à enregistrer ni stomatite, ni entéro-colite, ni albuminurie, en un mot aucun accident local ni général».

Pourtant, «chez les malades qui font l'objet des observations V et X, le traitement a produit une aggravation manifeste, caractérisée par un syndrome d'hydrargyrisme subaigu (stomatite, embarras gastrique, colite dysentériforme, etc.) Chez le premier de ces deux malades, le traitement mercuriel a amené ainsi une aggravation de l'état général et, chez le second, les accidents ont cédé peu à peu à la diète et au régime lacté.» Depuis que ce travail a été publié, nous avons soumis, à Vanves, quelques autres paralytiques généraux au même traitement intensif et sans obtenir de meilleurs résultats, excepté dans un cas où le malade était atteint d'hémiplégie syphilitique depuis quatre ans environ; à la suite de ce traitement, le malade en question a eu une rémission assez nette; il put rentrer dans sa famille, mais six mois après la maladie a reparu plus accusée que jamais et elle continue à suivre sa marche progressive.

Outre ces faits observés à la maison de santé, je pourrais citer ceux relatifs aux malades que j'ai suivis, soit en ville, soit à la clinique de la Salpêtrière; ils sont déjà nombreux. Presque tous

---

(¹) Contribution à l'étude du traitement mercuriel intensif dans la Paralysie générale.—Dr. Verdeaux. Th. Paris 1905.

me conduisent aux conclusions que j'ai formulées il y a un instant et qu'on peut résumer en deux mots: *résultats nuls*. Mais,
parmi les faits, il en est quelques-uns qui, à mon sens, aggravent
singulièrement ces conclusions: je fais allusion au cas de certains paralytiques généraux, jeunes encore, chez lesquels la maladie, loin de s'améliorer, s'est mise à prendre une allure rapide,
à partir du jour où le traitement spécifique a été appliqué, si
bien que la terminaison fatale, habituelle, est survenue beaucoup
plus vite que d'ordinaire.

Tous ces faits sont calqués sur le suivant: un homme âgé de
38 ans, ayant contracté la syphilis à 22 ans, présente, au mois de
mars 1905, des signes somatiques et psychiques suffisants pour
que, dès ce moment, il n'y ait pas eu d'hésitation dans ma pensée: il commençait une paralysie générale classique. J'ai eu la
bonne fortune de le suivre avec un de nos collègues des hôpitaux,
M. le dr. Balzer, spécialiste très distingué, qui l'avait soigné pendant des années au moment de sa syphilis et dès la période initiale; il ne l'avait jamais perdu de vue. La syphilis paraissait entièrement guérie; le malade se maria, eut trois enfants bien portants. Il mena la vie d'un gentilhomme campagnard raisonnable;
en particulier, il ne fit jamais d'excès de boissons, ni d'excès
d'aucun genre, sauf, peut être, des excès de chasse à cheval, et
encore!

Lorsque nous le vîmes pour la première fois, comme nous
nous trouvions en présence d'un homme vigoureux, solidement
charpenté, nous résolûmes, d'un commun accord — (je consentis
malgré mes préventions, venant des faits que j'ai observés, parce
que je ne me crois pas le droit, au début d'une maladie cérébrale chronique, évoluant chez un syphilitique, de priver celui-ci
d'un bénéfice possible du traitement, en cas d'erreurs de diagnostic, ou lorsque certains produits ordinaires, franchement de
nature syphilitique, sont associés aux autres lésions de la maladie) — de lui faire suivre un traitement par les injections mercurielles. On le soumit, d'abord, aux injections de biiodure, on
commença par dix milligrammes, puis on monta successivement jusqu'à 20 milligr. On faisait douze ou quinze injections de suite,
avec toutes les précautions d'usage; puis on laissait passer un
mois, un mois et demi, avant de les reprendre. Elles furent très
bien tolérées. Malgré quatre séries d'injections, pratiquées dans
les conditions que je viens d'indiquer, la maladie poursuivit son
évolution. Il parut, par instant, y avoir quelques temps d'arrêt;

ils étaient toujours de courte durée. Harcelés par la famille, au courant de la situation, nous changeâmes les injections de biiodure pour les remplacer par celles de benzoate d'hydrargyre; on ne dépassa pas non plus la dose de deux centigrammes. Pendant la deuxième série de ces injections, sans que le moindre syndrome d'hydrargyrisme se soit produit, il survint de l'embarras de la parole, beaucoup plus accentué que précédemment, et une première attaque de coma qui dura quarante-huit heures. Les urines étaient cependant normales et ne contenaient ni albumine, ni sucre.

En présence de cette situation, je fis supprimer complètement et radicalement les injections mercurielles; le malade fut soumis au régime lacté; on veilla, avec le plus grand soin, aux fonctions intestinales. Au bout de quelques jours, le mieux survint, mais l'affaissement intellectuel, déjà assez prononcé, s'était sensiblement accentué, de même les manifestations délirantes, à type hypochondriaque. Parallèlement, les signes somatiques s'accusèrent. Ceci se passait au commencement du mois de novembre. Décembre et janvier furent meilleurs; la maladie paraissait devoir s'amender, au moins pour un temps, quand, en février, de nouvelles manifestations comateuses se produisirent et le patient est mort dans l'une d'elles, il y a trois semaines environ.

Voilà le fait dans toute sa brutalité. Depuis une dizaine d'années, j'en ai observé cinq semblables sur des hommes frappés par la maladie, en pleine vigueur physique et intellectuelle, entre trente-cinq et cinquante ans. Il me semble imposer cette conclusion, au moins pour ces cas, c'est que la maladie a marché avec une très grande rapidité et que cette évolution subaiguë n'a commencé qu'à partir de l'emploi systématique du traitement mercuriel intensif.

J'ai cru de mon devoir de porter ces faits à la connaissance de la section compétente du Congrès, heureux si mes collègues peuvent m'aider à faire la lumière sur la grave question qu'ils soulèvent, celle de la nocuité possible du traitement hydrargyrique, même le plus rationnel et le mieux supporté en apparence, dans certains cas de paralysie générale légitime, évoluant chez des syphilitiques avérés.

Que faut-il donc penser des résultats brillants annoncés par certains auteurs, résultats obtenus par la médication mercurielle intensive dans le traitement de la paralysie générale légitime ? On nous reproche même de ne pas être assez audacieux, de ne pas oser aborder franchement les fortes doses. J'ai peur que nous ne parlions pas des mêmes malades et que les guérisons annoncées concernent des affections cérébrales simulant la paralysie générale mais n'étant pas celle-ci, car ce serait bien singulier de voir des observateurs de bonne foi aboutir à des résultats si contradictoires. Je suis sûr que mon collègue Brissaud, qui a déjà émis une semblable opinion au dernier Congrès de médecine interne de Paris, ne me contredira pas.

Je tenais d'autant plus à mettre les médecins en garde contre de pareils résultats — et ils sont semblables pour le tabes — qu'un procès en dommages-intérêts vient d'être intenté à Paris par un malade ataxique au médecin qui l'avait soigné, parce que, prétend-il, ce médecin lui aurait fait des injections mercurielles trop intensives, d'où serait résulté, après des accidents d'hydrargyrisme aigu, une incoordination motrice, le condamnant à l'immobilité et l'empêchant ainsi de poursuivre sa carrière! Or, on ne saura qu'après qu'il aura été jugé, comment un procès de ce genre peut se terminer; dans tous les cas, il faut que les médecins sachent à quoi ils sont exposés quand ils manient certains médicaments; pour le moins à être poursuivis devant les tribunaux.

DISCUSSION

M. MAGALHÃES LEMOS: J'ai appliqué presque pendant trois ans à tous les paralytiques généraux de mon service, à l'hôpital du *Conde de Ferreira*, le traitement mercuriel intensif préconisé par M. Leredde, et je dois avouer qu'il a été absolument négatif. Quelques-unes de mes observations sont consignées dans une communication qui doit être présentée au Congrès ici-même, par M. Aarão de Lacerda.

Je tiens à ajouter que la grande majorité de ces paralytiques étaient syphilitiques avérés, mais j'ai eu à soigner un prêtre paralytique qui, d'après l'examen direct et les renseignements pris, n'avait pas eu la syphilis.

Mes recherches thérapeutiques m'amènent à la conclusion que notre organisme tolère une dose de mercure bien plus grande qu'on ne pense généralement; mais, chose essentielle, que la mercorialisation intensive est absolument impuissante contre la paralysie générale, et qu'elle peut devenir dangereuse si on la pousse trop loin.

Je ne saurais donc pas souscrire, tout au moins à la deuxième partie de l'affirmation de M. Leredde, lorsqu'il dit que la paralysie générale, chez les syphilitiques, est une affection de nature syphilitique, *curable par le traitement mercuriel*.

M. A. SICARD. A l'appui de ce que vient de nous dire M. le prof. Raymond, je signalerai deux faits: 1° la persistance de la lymphocytose rachidienne chez les paralytiques généraux soumis à un traitement mercuriel intensif; 2° l'absence du spirochaete de Schaudinn dans les lésions méningées cérébrales et rachidiennes de ces malades. Le processus est plus toxique qu'infectieux. Il est donc inutile de recourir chez les paralytiques généraux à une cure hydrargyrique intensive pro-

longée. Le traitement d'épreuve doit seul être institué à cause de la possibilité
d'erreurs de diagnostic.

M. FAURE (La Malou) dit que les espèces cliniques sont trop variées pour
qu'on puisse exprimer leur traitement avec une seul formule.

Il semble bien, en effet, que le traitement mercuriel soit souvent nocif, toujours (peut-être) inutile dans la paralysie générale confirmée. En est-il de même dans
la période prodromique de la paralysie générale ? Ne peut-on alors obtenir des rémissions, des arrêts ?

C'est un problème qui n'est peut-être pas encore définitivement résolu. En
ce qui concerne le tabès que j'ai plus particulièrement l'occasion d'observer
je pense qu'il faut distinguer suivant l'époque de la maladie. A la fin du tabès,
il existe des infections secondaires de la vessie, des bronches, de l'intestin. Au
cours du tabès, il y a des altérations du foie, des reins. Souvent, quand la maladie est confirmée, l'état général est précaire. En ce cas, les doses intensives
de mercure ajoutent une intoxication à d'autres et aggravent la maladie; mais
au début du tabès, alors qu'il n'existe que quelques symptômes, que l'état général est assez bon, que les fonctions de dépuration sont conservées, le traitement
mercuriel exerce très probablement une influence d'arrêt sur l'évolution de la maladie, et c'est à lui, sans doute, que doit être attribué, pour une part, l'atténuation
considérable survenue depuis quelques années dans le pronostic du tabès au début.

Mais encore faut-il manier le mercure avec prudence et ne pas assommer
d'emblée le malade avec des doses massives avant de connaître sa tolérance.
On peut donner de fortes doses en procédant avec précaution.

M. DUPRÉ. Le traitement de la paralysie générale par le mercure est dangereux et doit être abandonné. Il aggrave la maladie et double le syndrome
organique de la paralysie générale, du syndrome toxique de l'hydrargyrisme (stomatite, entérocolite, tremblement, agitation, hallucinations, etc.) Il faut épargner
aux paralytiques généraux une intervention médicamenteuse qui constitue non
seulement une erreur thérapeutique, mais encore une mauvaise action morale.

M. CROCQ fait des considérations tendant à rejeter aussi l'emploi du mercure à hautes doses dans le traitement de la paralysie générale.

M. ARRÃO DE LACERDA: Il y a trois périodes dans la paralysie générale.
A la première période, quand il y a seulement des phénomènes toxinfectieux,
on doit faire la tentative du traitement intensif, parce qu'il est impossible, à
cette période, de faire la distinction entre la paralysie générale et la syphilis,
et parce qu'il existe beaucoup d'approximation entre les deux affections. Il faut
alors méthodiser le traitement. On ne doit pas faire des injections de composés
mercuriels insolubles; les doses plus hautes doivent être réglées en harmonie
avec la susceptibilité du malade, qu'on doit observer soigneusement. On doit
mettre de larges espaces entre les séries d'injections. Si l'on emploie le biiodure
de mercure, on doit mettre de côté la solution Panas, on doit lui préférer les
solutions aqueuses solubilisées au moyen de l'iodure de potassium ou de sodium.
A la deuxième période, le traitement est inutile. A la troisième période il est
préjudiciel.

On peut dire qu'en 80 %, de cas de paralysie générale il y a de la syphilis.
Dans les autres cas, on pourra y trouver l'alcoolisme ou autre intoxication ou infection. Même dans ces derniers cas on peut dire que la paralysie générale a des caractères spéciaux. La paralysie générale est un syndrome qui varie avec son origine. Le syndrome paralytique classique est d'origine syphilitique.

Le principal motif qui a donné lieu à ma communication est le fait que presque tous les paralytiques de la deuxième période ont augmenté de poids après la mercurialisation; cependant, les autres signes psychiques et somatiques de la paralysie se sont maintenus sans la plus légère amélioration.

M. Boissier: A propos des rapports de l'âge de la maladie avec l'efficacité du traitement mercuriel, j'ajouterai que, par situation professionnelle, je vois surtout ce qu'on est convenu d'appeler des paralytiques généraux au début. Chez eux, comme chez les autres, j'ai le plus souvent observé une nette aggravation à la suite du traitement hydrargyrique. Ils passent dans ce cas avec rapidité de la première à la seconde période, grâce à la médication. Je vois en ce moment un malade qui rappelle celui de M. le prof. Raymond. Il s'agit d'un paralytique au début, non dément encore, mais atteint seulement de troubles de caractère et de tendance au délire. La première conception délirante a consisté précisément à accuser son médecin (un chirurgien distingué de Paris) d'avoir causé ses troubles nerveux en lui faisant des piqûres hydrargyriques. Il a fallu l'empêcher d'intenter une action à son chirurgien. Et la chose eût été peut-être difficile si le malade avait eu une famille pour appuyer ses prétentions. J'insiste sur ce point que tous mes malades étaient des syphilitiques.

M. Boeny déclare qu'en Algérie les paralytiques généraux sont rares, non seulement chez les Arabes, ce qui a été constaté, mais encore chez les Européens. Depuis 15 ans, il a reçu dans la maison de santé environ 60 malades par an; or, il compte une moyenne d'environ 1 par an, seulement; depuis une année il n'en a pas reçu un seul. Le délire des grandeurs est toujours accentué.

Le traitement mercuriel n'a donné aucun résultat. Chez un malade, où la paralysie des jambes était presque complète, le traitement mercuriel intensif a paru donner un résultat; le malade a été complètement guéri de cette paralysie, mais les troubles intellectuels n'ont été nullement influencés par le traitement. Le malade est mort un an après.

Il semble que le climat, plutôt que la race, a de l'influence sur le développement de la paralysie générale. D'autre part, il ajoute que la durée de la paralysie générale paraît plus grande en Algérie que dans les pays du Nord.

M. Raymond: Dans le cas qui vient de nous être rapporté, il s'agit bien évidemment de lésions syphilitiques associées à celles de la paralysie générale, sans cela le traitement spécifique n'aurait pu faire disparaître la paralysie de cette façon.

Nature et physiologie pathologique du tabes

Par M. David Ferrier, Londres (v. page 93).

Discussion

M. Raymond: Il résulte de l'excellent rapport de M. le prof. Ferrier qu'aucune des théories proposées relativement à la nature du tabes, au point de départ original de ces lésions, n'explique tous les faits. Il me semble que, quand on examine ceux-ci sans parti pris, on arrive à la conviction que, suivant les cas, tantôt la lésion initiale prédomine en telle ou telle région, mais surtout dans l'appareil sensitif: méninges, cordons postérieurs, racines postérieures, ganglions rachidiens, etc., et qu'en réalité elle débute en des points variables de cet appareil. C'est ce qui paraît résulter de plusieurs cas étudiés récemment à la Salpêtrière. Sans doute, tou-

tes les théories contiennent une part de vérité. Il semble y avoir une action élective sans doute due à l'hérédité, ayant constitué un mauvais appareil sensitif.

M. SICARD : l'explique la raison d'être du début si fréquent du tabes au niveau de la région dorso-lombaire par la disposition de culs-de-sac arachnoïdo-pie-
mériens de cette région. Les culs-de-sac des racines postérieures sont, en effet, à
ce niveau, plus nombreux et plus profonds que dans les régions radicales ganglionnaires, cervicales et dorsales, permettant ainsi de comprendre la fixation et l'intensité du processus méningé syphilitique et la névrite radiculaire consécutive qui
entraîne la dégénérescence des faisceaux postérieurs.

Sur le traitement du tabes

Par M. MAURICE FAURE, La Maison.

§ 1 — *Médications générales.*

Parmi toutes les médications générales qui ont été dirigées
contre le tabes, deux sont à retenir :

A — Hygiène — Régime — Diététique — Il faut, dès le début,
avertir le tabétique de la nature de sa maladie et lui faire prévoir
les accidents qui peuvent survenir, s'il ne se soumet pas à une
ligne de conduite sévère. — Il n'y a pas à hésiter sur le diagnostic,
dès qu'on a constaté le signe d'Argyll, l'abolition du réflexe patellaire, quelques troubles de la miction et de la sensibilité. C'est
une idée fausse que de cacher au malade le diagnostic, pour lui
éviter des angoisses. Cette idée est basée sur la croyance à l'incurabilité du tabes et à l'inutilité de la thérapeutique. Or, le tabes
à ce degré est curable et la thérapeutique est efficace. Il ne s'agit
donc point d'éviter au malade des angoisses passagères, mais
d'obtenir qu'il s'observe longtemps et se soigne sérieusement.
Pour cela, le meilleur moyen est de lui dire la vérité.

Ceci fait, le tabétique devra renoncer à tous les surmenages,
— éviter toutes les occasions d'intoxication ou d'infection, — s'alimenter avec précaution, — si possible, renoncer aux affaires difficiles, aux préoccupations continues, — et prendre de longues
périodes de vacances, de repos, et de cure d'air. — Il est inutile de
renoncer à l'exercice de la profession, au moins au début de la
maladie, mais, pendant deux ou trois ans, il faudra n'en accepter
les obligations qu'avec réserve.

L'examen des urines, le pesage régulier, la surveillance méthodique et prolongée, fournissent, dans chaque cas, les indications
nécessaires pour régler le modus vivendi et le régime alimentaire,
qui ne sont pas les mêmes pour tous.

B — Traitement antisyphilitique — Ce traitement consiste en injections mercurielles de sels variés. On choisira le sel, dans chaque cas: Le calomel convient aux sujets robustes et qui n'ont que peu ou point de douleurs (dose moyenne: 5 à 10 centigrammes, pour 6 à 10 jours). — Le benzoate et le biiodure, en injections quotidiennes, conviennent à presque tous les malades (dose moyenne: 3 centigrammes, par jour). — L'hermophényl, le lévurargyre, l'enésol, conviennent aux sujets susceptibles, chez lesquels la médication peut amener des crises violentes de douleurs (dose moyenne: 3 à 6 centigrammes, par jour). — Enfin, chez les sujets anémiés, déprimés, le cacodylate iodo-hydrargyrique (combinaison de cacodylate mercurique et d'iodure de sodium) rendra des services à cause de l'arsenic qu'il contient (dose moyenne: 6 centigrammes, par jour).

Il ne faut pas considérer le tabes comme une lésion syphilitique qui rétrocède devant la médication, sous les yeux mêmes de l'opérateur. D'autres facteurs que la syphilis interviennent dans la production des accidents tabétiques. Ce qu'il faut demander à la médication mercurielle, c'est l'arrêt de l'évolution du tabes, l'atténuation de certains accidents, le retour lent et progressif de la santé générale et de l'activité. Mais il est des symptômes dont la lésion est, sans doute, devenue cicatricielle, et qui ne rétrocédent pas. Quelques-uns d'entre eux n'offrent, d'ailleurs, pas d'importance pour le malade (abolition du réflexe patellaire, signe d'Argyll).

Il faut se souvenir qu'une médication hydrargyrique faite à dose trop forte, à des moments mal choisis, ou chez des malades très susceptibles, peut amener une aggravation brusque du tabes, parce que l'intoxication mercurielle amène des troubles digestifs et des altérations des fonctions rénales et hépatiques, quelquefois durables, et retentissant toujours fortement sur l'état général et les accidents du tabétique. — Il n'y a donc point de prescription unique et pouvant convenir à tous les malades; il faut savoir adapter la thérapeutique à chaque cas.

C — Les injections de *nitrite de soude*, qui ne semblent pas agir de la même façon que les injections mercurielles, doivent, cependant, en être rapprochées par l'action favorable qu'elles exercent chez certains tabétiques. Il faudra y avoir recours lorsque les injections mercurielles auront échoué (dose moyenne: 3 centigrammes, par jour).

§ II — *Médications spéciales.*

Les médications spéciales au cours du tabes sont très nombreuses. Voici les principales:

A — Médications de la douleur — Certaines, comme l'emploi des analgésiques au cours des crises de douleurs fulgurantes, sont très connues. S'il est parfois nécessaire et légitime d'y avoir recours, il ne faut pas oublier qu'à côté de l'effet spécial favorable, ces médications exercent un effet général qui, à la longue, est désastreux. *Les tabétiques meurent plus de leurs médicaments que de leur maladie.*

Il est préférable, pour traiter les accidents douloureux, d'avoir recours aux agents physiques qui sont inoffensifs:

(a) *Contre les douleurs localisées:* L'action des Rayons X, du radium, des compresses chaudes ou froides loco dolenti, peuvent être utiles.

(b) *Contre les crises douloureuses à siège variable:* L'hydrothérapie générale rend les plus grands services. Il faut se souvenir que le tabétique ne supporte bien ni l'eau froide, ni l'eau chaude, et qu'on devra s'adresser, par conséquent, à l'eau tempérée (32 à 35º), généralement sous forme de balnéation générale. — En demibain, ou en affusion rapide, on pourra employer des températures plus élevées ou plus basses, mais avec précaution.

B — Troubles moteurs — L'incoordination est justiciable des exercices méthodiques pratiqués selon la méthode de Fränkel, ou selon la nôtre. — Les effets de ces exercices sont certains, à la condition qu'on emploie une bonne technique et qu'on y consacre assez de temps. On peut, parfois, obtenir la disparition complète de l'ataxie. — Nous avons démontré, dans les travaux antérieurs, que l'incoordination des muscles du tronc (thorax, abdomen, périnée) était l'origine des troubles de la respiration, de la miction, de la défécation, que l'on observe chez presque tous les tabétiques, et que, par suite, ces troubles pouvaient être corrigés, dans une large mesure, par les exercices que nous avons réglés. — Pour les mêmes raisons, ont peut agir aussi sur la constipation, les accidents laryngés, etc.

Contribution à l'étude de l'amnésie visuelle

Par M. JULIO DE MATTOS, Oporto.

I

Le Prof. Charcot publia en 1883 l'observation d'un cas où la vision mentale des signes et des objets avait disparu brusquement à la suite d'une vive émotion.

Rappelons en quelques mots ce qu'il y a d'essentiel dans ce cas (¹).

Le malade, qui appartenait à une famille de *visuels* et avait été lui-même un visuel remarquable jusqu'à ses troubles nerveux, s'aperçut un jour qu'il lui était complètement impossible de reproduire les choses vues. Chez lui, plus d'images visuelles: il ne pouvait point se figurer sa femme, ses enfants, son pays natal, sa propre physionomie, ni comme formes, ni comme couleurs. Tout en sachant que sa femme avait les cheveux noirs, il était aussi incapable de retrouver cette couleur que d'évoquer l'image de sa compagne. Chaque fois qu'il retournait dans son pays, il lui semblait entrer dans une ville *inconnue*, dont il regardait *avec étonnement* les monuments, les rues, les maisons. Le souvenir pourtant revenait *peu à peu*, et le malade finissait toujours par retrouver sa route. De même, quand il revoyait sa femme et ses enfants, il ne les reconnaissait pas d'abord, et, alors même qu'il y parvenait, il lui semblait voir de nouveaux traits, de nouveaux caractères dans leurs physionomies. Il ne reconnaissait pas non plus, cela va sans dire, sa propre figure: un jour, dans une galerie publique, il s'est vu barrer le passage par un personnage auquel il allait offrir ses excuses et qui n'était que sa propre image réfléchie par une glace.

Dans ses rêves, ce malade n'avait plus la représentation visuelle des choses; il *rêvait paroles*.

En outre de cette *amnésie visuelle*, il y avait chez ce malade un léger degré de *cécité verbale*, puisqu'il ne reconnaissait pas plusieurs lettres des alphabets grec et allemand, et ne pouvait lire des mots dans la composition desquels entrent ces lettres, qu'après les avoir écrites au préalable.

Je ferai remarquer que le malade de Charcot n'était nullement un aliéné. Très instruit et très fin observateur, il analysait si bien ses propres troubles, que les remarques de Charcot sur le mécanisme de sa mémoire «il les avait déjà pour la plupart faites lui-même». Il expliquait comment il avait réussi, pour ce qui concerne le langage, à suppléer sa mémoire visuelle absente par le développement des mémoires auditive et graphique, et donnait des renseignements intéressants sur son état moral,

---

(¹) Parue d'abord dans le *Progrès médical*, elle a été reproduite dans les *Leçons sur les maladies nerveuses*, vol. III.

avouant spontanément qu'il était depuis sa maladie beaucoup moins accessible à un chagrin ou à une douleur morales. En fait de troubles nerveux, tout se réduisait donc à *l'amnésie visuelle* et à un peu de *cécité verbale*.

Je tiens encore à faire remarquer que la *reconnaissance* était lente, difficile, parfois imparfaite chez ce malade, et que l'amnésie visuelle qui existait depuis un an et demi, au moment de l'observation, donnait à Charcot l'impression d'un «dommage désormais difficilement réparable».

Dans la même année 1883, et à propos de l'observation dont je viens de donner un aperçu, Charcot parla dans son cours d'un peintre qui avait perdu, à l'âge de 56 ans, la faculté de se représenter les choses, *n'étant plus bon qu'à copier*. Mais de cette observation, très sommaire, nous ne pouvons retenir que ce renseignement étiologique:—l'amnésie visuelle s'était présentée sans accompagnement d'aucun autre trouble morbides.

En 1884, J. Cotard publia, sous le titre de *Perte de la vision mentale dans la mélancolie anxieuse*, un article (¹) où il présenta deux cas semblables à ceux de Charcot.

Il s'agissait de malades ayant perdu tout à fait, eux aussi, la faculté de se représenter les objets. Mais ces malades-ci étaient des aliénés. L'un, âgé de 68 ans, subissait à l'époque de l'observation son troisième accès de mélancolie anxieuse évoluant vers le délire des négations; l'autre, âgé de 49 ans, était à son second accès de mélancolie avec des idées d'incapacité, de perdition, et des tendances au suicide.

Je ne connais que ces cas d'amnésie visuelle, quoique pour en trouver d'autres j'aie fouillé grand nombre d'ouvrages et de revues psychiatriques. Ils doivent être très rares; cependant j'ai eu la bonne fortune d'en observer un, très net, dans mon service.

Le voici:

OBSERVATION.— *Mélancolie anxieuse avec des idées de ruine et de culpabilité; amnésie visuelle complète pendant la veille, après une longue période d'affaiblissement des images; idées hypochondriaques et de persécution; idées de grandeur rétrospectives, coexistant avec l'anxiété; retour soudain de la mémoire visuelle.*

Léonie..., brésilienne, âgée de 36 ans, mariée et mère de six enfants, fut admise à l'asile des aliénés d'Oporto le 11 mai 1905.

____

(¹) Paru d'abord dans les *Archives de Neurologie*, il a été reproduit dans le livre posthume *Études sur les maladies cérébrales et mentales*, pag. 345 et suiv.

Antécédents héréditaires. Père rhumatisant, alcoolique, graveleux et, dans ses derniers jours, paraplégique; tante paternelle phthisique; mère rhumatisante, ayant eu des névralgies faciales; grand-père maternel mort d'hémorrhagie cérébrale; sœur hystérique, ayant eu un accès de mélancolie avec délire hypochondriaque.

Antécédents personnels. Léonie a eu des crises hystériques à l'âge de 24 ans, lors de sa première grossesse. Ces crises se sont renouvelées à la suite d'émotions pénibles, un mois et demi après son dernier accouchement, survenu le 24 septembre 1902. Pas d'autres troubles morbides à noter.

Histoire de la maladie. En janvier 1903, Léonie nourrissait elle-même son cadet, âgé alors de quatre mois, lorsque celui-ci fut pris de convulsions, qui se prolongèrent pendant huit jours. Elle en éprouva un grand chagrin, dont le résultat immédiat fut une très sensible diminution de son lait, qui, d'ailleurs, n'était pas très riche. Ceci la tourmenta beaucoup, non seulement parce que l'engagement d'une nourrice à la maison (1) était une charge très lourde pour le ménage, mais aussi et surtout parce que l'idée de confier son enfant à une étrangère froissait ses sentiments maternels. Pourtant elle s'y était décidée, lorsque son mari, le jour même où la nourrice arrivait à la maison, tomba gravement malade. Léonie, quoique déjà très affaiblie par tant d'émotions, retrouva le courage et la force nécessaires pour soigner son malade, remplissant près de lui les fonctions d'une infirmière attentive et éprouvant les angoisses d'une compagne dévouée. N'ayant personne pour l'aider à administrer les médicaments, Léonie était toujours en éveil et ne se donnait même pas le temps de prendre ses repas; puis, devant une maladie qui traînait en longueur et dont l'issue était douteuse, des pressentiments funèbres la saisissaient à tout moment. Parfois elle avait le sentiment aigu d'une catastrophe imminente et se figurait être déjà veuve, sans ressources et entourée de petits enfants à élever, alors elle se cachait pour fondre en larmes.

Lorsqu'au mois de février son mari commençait à se relever, Léonie fut prise d'insomnies et de céphalées très violentes, en même temps qu'elle devenait irrésolue, hésitante et découragée. Elle sentait que les petites préoccupations du ménage étaient au-dessus de ses forces, que sa tête faiblissait, et la conscience de cette situation l'accablait. Les choses en étaient là, lorsqu'une lettre lui apprenant que la nourrice de son enfant avait une maladie contagieuse la fit tomber en convulsions hystériques.

Ce fut alors (la mi-février) qu'un délire mélancolique avec des idées de ruine et d'incapacité se produisit, comme tentative d'interprétation de l'état neurasthénique dont je viens de parler. D'abord hésitant, ce délire, qu'on a eu l'espoir naïf de voir disparaître par la guérison du mari et le renvoi de la nourrice, ne fit que s'affermir jusqu'au jour où Léonie fut conduite à notre asile.

Ce jour-là, très anxieuse, les cheveux en désordre, pleurant et se tordant les mains, Léonie se disait très malheureuse; par sa faute, son mari était ruiné, sa maison croulait, et ses enfants, trop petits pour demander l'aumône aux passants, mourraient de faim. Pourquoi la mettre à l'asile? s'écriait-elle en pleurant. Elle ne pouvait pas payer sa pension, et n'était pas digne d'y avoir une place gratuite.

---

(1) L'usage de mettre les enfants en nourrice, si répandu parmi les petits bourgeois et les ouvriers français, est tout à fait exceptionnel chez nous; on n'y pense que dans quelques rares ménages et quand il faut absolument cacher le fruit d'amours illicites.

D'ailleurs, à quoi bon la soigner? Nous étions dans l'erreur en la jugeant malade: elle n'était qu'une misérable et une mauvaise femme qu'il fallait tuer sans merci.

Cette situation se prolongeait depuis un mois, lorsque, vers le milieu de juin, notre malade nous aborda à l'heure de la visite pour nous dire, avec un air plutôt étonné qu'anxieux, qu'elle "ne pouvait plus se représenter les choses,,.

Frappé de cette déclaration et me rappelant tout de suite les cas de Cotard, e l'invitai à s'expliquer. Dans son désarroi, elle ne demandait pas mieux, d'autant plus que personne à l'infirmerie ne comprenait son trouble. "On ne me croit pas, docteur, quand j'assure que je ne peux point me figurer quoi que ce soit dans ma tête, pas même mon mari et mes enfants. C'est vrai, pourtant. Je sais bien comment ils sont et je puis vous le dire, mais je ne puis pas les *voir dans ma tête*. Je suis capable de vous donner les renseignements les plus précis sur ma maison, sur le placement des meubles dans chaque pièce, et pourtant je ne vois rien de cela. Ce que j'ai vu, ce que j'ai connu, je ne puis plus me le représenter. Aussitôt que j'écarte mes yeux d'une personne, je ne puis plus me la représenter dans mon imagination. De même pour les choses. Je suis venue très jeune du Brésil, mais je me rappelais bien ma ville natale, je la voyais souvent ici *(indiquant la tête)* et je la comparais à Porto; maintenant je ne la vois plus.

Elle croyait son cas unique. "N'est-ce pas, docteur, qu'on n'a jamais rien vu de pareil?,, me demandait-elle. Après lui avoir assuré qu'il y avait des cas comme le sien, je profitai de son empressement à me renseigner pour l'interroger.

—Décrivez-moi votre mari. Me ressemble-t-il?

—Non, docteur. Il est beaucoup plus jeune que vous, et pas brun comme vous. Il a les cheveux châtains, la moustache blonde, les yeux bleus. Il n'a de vous que la taille; il est petit.

—Puisque vous me le décrivez, si vous étiez peintre, pourriez-vous faire son portrait?

—Non, docteur, je ne puis pas me le figurer. Je viens de dire comment il est, mais je ne le vois point.

—Mais voyez-vous, au moins, ses cheveux châtains, ses yeux bleus, sa moustache blonde?

—Du tout. Je sais que c'est ainsi, mais je ne vois rien, je ne me représente rien. Je vous le dis encore: il n'y a ici *(se frappant la tête)* rien de ce que j'ai vu.

—Avez-vous ressenti ce trouble tout d'un coup?

—Non, docteur. Il y a longtemps que les *représentations* ne sont pas nettes dans ma pauvre tête... Je me suis aperçue aujourd'hui qu'il m'était absolument impossible de me rappeler les choses, mais il y a longtemps qu'il me fallait faire des efforts pour avoir la *représentation* d'objets vus, et je n'y parvenais pas toujours.

—Vos images visuelles étaient donc très effacées, et ne répondaient pas toujours à votre appel?

—C'est vrai, docteur.

—Et depuis quand?

—Je ne sais pas vous le dire au juste.... Quand j'ai été admise à l'asile, je pouvais encore me figurer les choses, quoique très difficilement et sans netteté.... Ceci est venu petit à petit.... Ça a été comme une chandelle qui s'éteint.... Voilà que c'est fini, maintenant!

Il est à remarquer que le trouble visuel, en devenant complet, a produit d'abord une sorte de diversion aux idées délirantes habituelles, et l'anxiété elle-même a fait place les premiers jours à l'étonnement de la malade et au besoin qu'elle sentait d'apprendre à tout le monde son étrange situation psychique. En effet, Léonie ne parlait que de son manque de *représentation*, et se fâchait quand on avait l'air de ne pas la croire. "Ces gens-là, me disait-elle le lendemain de mon interrogatoire, se moquent de moi quand je leur assure que je ne vois plus les choses dans ma tête, que je n'ai pas de *représentation*. Me prend-on pour une menteuse?

Le doute sur ses affirmations l'agaçait toujours; au contraire, l'intérêt des médecins à son cas la calmait et semblait même la flatter.

Mais peu de jours après, le délire revint, enrichi de l'interprétation de son trouble visuel, qui n'était qu'une *punition de Dieu*; et l'anxiété, mise à l'arrière-plan par l'émotion d'étonnement devant la perte des images-souvenirs, reprit bientôt sa place, en s'aggravant d'un jour à l'autre. "Personne n'a été si cruellement punie que moi! Je voudrais avoir toutes les maladies, toutes les douleurs physiques, plutôt que de souffrir cette misère dont Dieu m'a frappée!, s'écriait-elle à tout moment dans un état d'extrême anxiété. Souvent, dans une agitation aux dehors maniaques, elle répétait, en se frappant la tête: «Il n'y a que des mots ici ... Des mots, des mots, rien de plus!»

L'idée d'une transformation du monde extérieur, peut-être esquissée dans son esprit depuis le commencement de son trouble de mémoire visuelle, se fit jour alors: le monde était changé, les personnes n'étaient que des fantômes parlants et mouvants, les arbres étaient secs, les sources taries. En même temps, des hallucinations auditives se présentaient; Jésus, voyant sa douleur, lui dit un jour, très nettement: Mon enfant, je ne puis pas te venir en aide! D'ailleurs, on lui criait partout que le monde allait finir.

En juillet, des troubles de la sensibilité générale, venant s'ajouter à ce délire, lui donnent une couleur hypochondriaque: Léonie se plaint de ce qu'on lui a ôté le cerveau et arraché les dents, de ce qu'on l'a coupée en morceaux et puis raccommodée, comme si elle eût été une machine, une poupée.

Vers le milieu de ce mois, un changement remarquable se produit chez notre malade. Léonie cesse alors de s'accuser et n'accepte plus ses souffrances comme des punitions méritées. Des voix lui annoncent qu'elle sera brûlée avec son pauvre mari, et pourtant *elle n'a jamais nui à personne*; on lui en veut, parce qu'elle était très heureuse, on l'a arrachée à sa maison pour la voler et on a habillée à ses frais les malades de l'asile. En même temps, elle devient tracassière, exigeante, et se refuse parfois à prendre les aliments sous prétexte qu'ils sont gâtés ou empoisonnés. Cependant ce nouveau délire, aussi soudain qu'inattendu, n'a nullement modifié les plaintes de Léonie à propos de son trouble de mémoire sensorielle, qu'elle ne sait plus expliquer, mais qui l'angoisse de plus en plus, parce qu'il la met au-dessous de tout le monde. Elle en veut aux autres malades, parce qu'elles ont des représentations dans leurs têtes, et elle leur cherche querelle à chaque instant.

Ainsi, nous assistons, pendant tout le mois d'août, au spectacle étrange d'un état mental où l'anxiété mélancolique se mêle à un délire de persécutions avec des idées de satisfaction et de grandeur ayant trait au passé.

Cette situation se prolongea jusqu'au milieu de septembre, où, après un jour d'extrême agitation, notre malade s'éveilla très contente, annonçant qu'elle pouvait déjà se représenter son mari, ses enfants, toutes les choses, et demandant à travailler.

Elle devient alors un peu bavarde et nous raconte avec quantité de détails toute l'histoire de sa maladie. Elle brûle de revoir les siens et nous prie à tout moment de la laisser sortir.

Le 25 septembre, son mari est venu la chercher. Mais il n'a pas pu la garder longtemps, et le 30 octobre il l'a reconduite à l'asile. A cause de quelques préoccupations pénibles, le délire mélancolique était revenu avec anxiété, comme auparavant. Mais cette fois nous n'avons remarqué rien d'anormal du côté de la mémoire visuelle. La guérison, qui se maintient, s'est produite au bout de deux mois.

Il n'y a eu pendant l'évolution de la maladie ni cécité verbale, ni agraphie.

Un détail à noter et qui distingue Léonie d'avec le malade de Charcot, c'est que les images visuelles, complètement absentes pendant la veille, revenaient dans les rêves, où elle se figurait souvent être chez elle, entourée de son mari et de ses enfants, qu'elle voyait et entendait très nettement.

Un autre détail intéressant c'est que notre malade n'a jamais eu un instant d'hésitation dans la reconnaissance des personnes ou des choses.

En terminant, je dois faire remarquer que, de l'aveu même de Léonie, ses images visuelles ne sont pas aujourd'hui aussi nettes qu'elles l'étaient avant sa maladie mentale.

Si l'on compare cette observation à celles de Charcot et de Cotard, on saisit tout de suite et ce qui les rapproche et ce qui les éloigne.

Les malades des observateurs français étaient des hommes, dont deux, au moins, s'approchaient de la vieillesse, tandis que le sujet de mon observation est une femme de 36 ans; les malades de Cotard, quoique mélancoliques comme Léonie, étaient des intermittents, — l'un à son second, l'autre à son troisième accès, tandis que mon sujet subissait pour la première fois les atteintes de la psychose; la *reconnaissance* des objets était lente chez un des malades de Charcot, tandis qu'elle était instantanée chez Léonie; les images visuelles, qui chez le malade de Charcot étaient absentes aussi bien pendant la veille que pendant le sommeil, revenaient chez Léonie toutes les fois qu'elle rêvait. Enfin, les malades de Charcot et de Cotard étaient ou semblaient être condamnés à la perpétuité de leur trouble de mémoire, tandis que Léonie en guérit. Cependant, chez tous ces malades, l'amnésie visuelle a été sans retentissement sur les autres mémoires sensorielles. A-t-elle été soudaine? Il semble que chez le malade de Charcot, la vision mentale ait disparu du jour au lendemain; chez Léonie, comme nous l'avons vu, un affaiblissement progressif des images a précédé longtemps leur perte définitive. Quoi qu'il en soit, il reste bien avéré que, seule, la mémoire visuelle a disparu chez tous.

En ce qui concerne l'étiologie, nous nous bornerons à constater que quatre sur cinq de ces malades ont éprouvé des émo-

tions pénibles avant leur amnésie sensorielle, et que trois d'entre
eux étaient des mélancoliques.

II

Tâchons maintenant d'interpréter les faits, en commençant
par mettre en relief ce qu'il y a en eux de vraiment caractéristique.

Dans mon cas, comme dans ceux de Charcot et de Cotard,
ce qui frappe tout d'abord l'attention c'est l'impossibilité d'éveiller
par des excitations psychiques normales les images visuelles,—qui
restent pourtant dans l'esprit, puisqu'il y a *reconnaissance* des
objets dont elles sont les commémoratifs. Il s'agit donc d'un trouble de mémoire; et c'est pourquoi j'ai préféré à l'expression équi-
voque de *perte de la vision mentale* dont s'est servi Cotard, celle
plus précise *d'amnésie visuelle*, que j'ai mise en tête de mon observation.

La vision mentale est perdue aussi bien dans *l'amnésie visuelle*
que dans la *cécité psychique*, puisque dans les deux troubles les images-souvenirs des objets sont absentes du champ de la conscience. Mais tandis que dans la cécité psychique les images ne peuvent
être éveillées ni par des actions centrales, ni par des excitations
périphériques, dans l'amnésie visuelle elles sont toujours ravivées
par des sensations du même ordre. Quand la sensation visuelle
d'un objet se répète chez un individu frappé de cécité psychique,
elle n'a jamais pour lui *la qualité de déjà vu*, pour me servir d'une
expression de M. Höffding, incapable d'éveiller l'image commémo-
rative de l'objet, la sensation répétée n'est pas *reconnue*, n'est pas
différente d'une sensation vraiment nouvelle, bref, n'est pas *perçue*. Au contraire, chez l'amnésique visuel, l'image-souvenir, que les
excitations centrales ne peuvent pas éveiller qu'exceptionnellement, est ravivée toujours par la sensation visuelle répétée; celle-
ci est donc reconnue, c'est-à-dire *perçue*. Dans l'amnésie visuelle
il n'y a qu'un trouble de mémoire; dans la cécité psychique, le
processus même de la perception est foncièrement compromis.

Donc, si je ne m'abuse, notre problème peut être posé ainsi:

*Pourquoi les excitations psychiques normales sont-elles impuis-
santes à éveiller les images-souvenirs visuelles, dans des cas où la
perception de la vue n'est pas abolie!*

À mon avis, ce problème, où l'on envisage (comme dans tous
ceux des amnésies sensorielles) un côté des rapports entre la cons-

cience et l'inconscient, n'est pas susceptible d'une interprétation exclusivement psychologique.

Les images visuelles, comme Charcot l'a fait remarquer, sont, parmi toutes les images de notre esprit, celles que nous évoquons plus aisément, celles qui se présentent les premières quand nous pensons à des objets pouvant être rappelés par plusieurs images, celles, enfin, qui se reproduisent plus souvent d'une manière automatique. Les images visuelles ce sont les images maîtresses ou, comme dirait M. Sergi, les images *hégémoniques* de notre esprit. Nous ne pouvons pas nous en passer, ni même nous abstenir d'en faire un très large emploi, quel que soit notre type sensoriel, — ce qui a permis à M. Ballet de dire que nous sommes tous visuels à un certain degré.

N'est-il pas étrange que ce soient précisément ces images celles qui s'effacent et deviennent irrecouvrables, dans des cas où toutes les autres restent dans la conscience ou peuvent y être aisément rappelées ?

H. Spencer, en étudiant la réviviscence, volontaire ou spontanée, des faits psychiques, a établi les lois suivantes (*Principes de Psychologie*, vol. I):

«1. — Les états de conscience peuvent être d'autant plus ravivés qu'ils ont plus de rapports;

«2. — Parmi les états de conscience les plus relationnels, les états primaires d'un ordre quelconque sont ceux qui résistent le moins aux états secondaires (¹) du même ordre, et la résistance devient de plus en plus décidée à mesure qu'on descend vers les états de conscience de moins en moins relationnels;

«3. — Toutes choses égales, la revivabilité d'un état de conscience varie avec la force et avec le nombre de fois qu'il a été répété dans l'expérience.»

Ces lois psychologiques expliqueraient pourquoi «les sensations plus relationnelles sont celles de la vue et ce sont celles qui sont le plus aisément reproduites dans la pensée; pourquoi les images visuelles «ne sont exclues que par une sensation visuelle

---

(¹) Dans la nomenclature psychologique de Spencer, les états de conscience causés par une sensation directe (sensations) sont désignés par les expressions synonymes *d'états vifs ou présentatifs ou primitifs*, et ceux produits par excitation indirecte (idées, images) sont rendus par les expressions opposées *d'états faibles ou représentatifs ou secondaires*.

très-intenses, comme celle qui résulte de la fixation du soleil; pourquoi «l'on peut se rappeler l'éclat d'un magnifique coucher de soleil longtemps après qu'on a oublié les scènes de la même date faiblement colorées, ou «l'on peut se rappeler très distinctement la couleur du papier d'une chambre, quelque terne qu'elle soit».

Les faits d'amnésie visuelle restent, évidemment, au dehors de la portée de ces lois psychologiques. Ils ne s'accordent pas non plus, soit dit en passant, avec les lois d'association, dont une constate que les images mentales sont éveillées par leurs signes verbaux. Chez Léonie, quoiqu'elle n'eût ni cécité, ni surdité des mots, ni perte des images kynesthésiques d'articulation ou d'écriture, les *noms*, soit entendus, soit lus, soit prononcés ou écrits par elle-même, étaient impuissants à éveiller les images visuelles des choses. Le stock de ces images était disparu de sa mémoire pendant la veille, aucune des conditions psychiques de reviviscence n'étant plus capable de la remettre à sa place. Aussi, me semble-t-il que l'amnésie visuelle est un vrai *paradoxe psychologique*.

H. Spencer, avec sa profondeur habituelle, avait déjà reconnu que pour expliquer la vie des images-souvenirs il fallait avoir recours, dans quelques cas, à des connaissances de physiologie, les seules lois psychologiques de reviviscence ne pouvant pas embrasser tous les faits. En France, M. Th. Ribot, mieux que personne, a mis en évidence le rôle prépondérant de la physiologie cérébrale dans l'interprétation des cas et d'oubli et de reviviscence des images commémoratives de choses; son livre sur *Les maladies de la mémoire* en donne la preuve. D'ailleurs, comme je l'ai fait remarquer tout à l'heure, la question qui se pose à propos des faits d'amnésie sensorielle n'est qu'un cas particulier du problème des rapports entre la conscience et l'inconscient, que la psychologie est impuissante à résoudre. Ces rapports, la psychologie les accepte, les suppose, les prend comme son point de départ scientifique, mais ne les explique pas.

Aussi, aborderais-je sans retard l'étude physiologique de mon sujet, si je n'eusse pas trouvé dans l'excellent travail de M. J. Séglas sur *Le délire des négations* un essai d'explication psychologique de la perte de la vision et de l'audition mentales.

«L'interprétation exacte de ces phénomènes, dit le savant psychiatre, n'est pas facile. S'agit-il d'une perte, d'un effacement des images sensorielles antérieurement acquises, en un mot d'une amnésie? Bien que cela ne soit impossible, nous croirions plus volontiers que, dans ce manque, non de reviviscence automatique, mais de rappel volontaire des images, il s'agit d'un défaut de synthèse empêchant leur rattachement aux autres souvenirs ou sensations dont l'ensemble constitue la personnalité, d'un manque d'assimilation psychologique des images».

Avant de poursuivre dans cette citation, je ferai remarquer que l'interprétation de M. Séglas n'embrasse pas mon cas clinique, où il y avait sans aucun doute un manque, non seulement de rappel volontaire des images visuelles, mais aussi de leur reviviscence automatique pendant la veille.

Je ne crois pas, d'ailleurs, que les choses se soient passées autrement dans les cas observés par Charcot et par Cotard. Le malade de Charcot écrivait lui-même à l'éminent professeur: «Le sens de la représentation intérieure me manquant absolument, mes rêves se sont également modifiés. Aujourd'hui, je rêve seulement *paroles*, tandis que je possédais auparavant, dans mes rêves, la perception visuelle. Ici donc la reviviscence automatique des images était aussi impossible que leur rappel volontaire.

Quoique les observations de Cotard ne soient pas suffisamment détaillées pour nous permettre de nier le ravivement spontané des images visuelles chez ses malades, elles ne nous autorisent pas non plus à l'affirmer, puisqu'il n'y est pas signalé. Et je crois qu'un fait de cette importance, ne fût-ce que par son contraste avec l'impossibilité d'éveiller volontairement les images, n'aurait pas pu échapper à l'attention de Cotard. D'ailleurs, il y a tant d'analogie clinique entre les cas de cet observateur et le mien que je suis volontiers porté à croire qu'il n'a pas signalé la reviviscence automatique des images visuelles chez ses malades, tout simplement parce qu'il ne l'a pas rencontrée.

Quoi qu'il en soit, l'interprétation de M. Séglas ne convient pas aux cas d'amnésie visuelle pure, comme le mien. Au contraire, elle conviendrait merveilleusement aux cas où la perte de la vision mentale est le fait de la cécité psychique. C'est ce qui me semble résulter des mots suivants:

«Cette opinion, continue M. Séglas, trouverait son appui dans la constatation d'un fait psychique analogue se rapportant aux sensations. Nous avons tout à l'heure, à propos des troubles de la sensation tactile, exprimé l'idée qu'ils pouvaient souvent n'être dus qu'à un défaut de la perception personnelle, la sensation élémentaire ayant lieu, mais n'étant pas appréciée nettement par la conscience du sujet et n'entrant pas dans le domaine des faits qui constituent sa personnalité. Ce phénomène se retrouve aussi dans les sensations visuelles et ces malades disent très bien quelquefois «voir, toucher les objets, mais ne plus les comprendre, ne plus les reconnaître, ne plus savoir ce que c'est».

Si l'on rapproche ce passage de ce que j'ai dit tout à l'heure sur la perte de la vision mentale dans l'amnésie visuelle et dans la cécité psychique, on s'apercevra immédiatement que c'est à ce dernier trouble et non pas au premier que convient l'interprétation de M. Séglas. Qu'est-ce, en effet, que voir un objet sans le reconnaître et sans le comprendre, sinon ne pas le percevoir? Et qu'est-ce que ne pas percevoir un objet qu'on voit, sinon être psychiquement aveugle?

Les amnésies sensorielles n'étant que des troubles par défaut d'une fonction reproductive dont les hallucinations sont des troubles par excès, je pense que nous ne pouvons mieux faire pour les interpréter que de mettre à profit les connaissances sur lesquelles M. le prof. Tamburini a bâti en 1881 sa théorie physiologique des erreurs sensorielles, depuis lors acquise à la science. En effet, quelque étrange que soit, au point de vue psychologique, la perte exclusive d'un lot tout entier d'images, surtout d'images visuelles, ce fait n'est, au point de vue physiologique, ni plus ni moins difficile à comprendre que la surexcitation d'un seul sens, tous les autres restant à l'état normal. À mon avis, si notre attention n'est pas aussi vivement frappée par l'hallucination d'un seul sens que par l'amnésie d'un seul groupe d'images, c'est simplement parce que le premier de ces phénomènes est aussi commun que le second est rare; au fond, nous ne pouvons nous en rendre compte qu'en pensant à des troubles soit organiques, soit fonctionnels des parties du système nerveux affectées à l'enregistrement des images.

Dans son remarquable travail *Sulla genesi delle allucinazioni* M. le prof. Tamburini a établi les propositions suivantes:

«1. — Les hallucinations ont leur siège dans les centres sensoriels corticaux, c'est-à-dire dans les points de l'écorce cérébrale où sont perçues les impressions agissant sur les organes des sens et où sont déposées leurs images mnémoniques.

«2. — L'hallucination consiste dans une *excitation morbide* des centres sensoriels de l'écorce cérébrale, analogue à celle qui produit dans les centres moteurs l'épilepsie d'origine corticale; de même que les mouvements anormaux sont l'effet de l'excita-

tion des centres moteurs, les sensations anormales sont l'effet de
l'excitation des centres sensoriels.

«3. — L'excitation morbide qui produit l'hallucination peut
survenir automatiquement dans le centre sensoriel lui-même; elle
peut être provoquée diffusément par une excitation née primitivement soit dans les organes périphériques des sens, soit dans les
nerfs conducteurs, soit dans les ganglions de la base ou dans les
fibres blanches médullaires conductrices; enfin, elle peut procéder d'une excitation morbide ayant lieu primitivement dans les
centres d'idéation. Dans le premier cas, les hallucinations sont
d'origine centrale, dans le deuxième *d'origine périphérique* ou des
voies *conductrices*, dans le troisième *d'origine intellectuelle*. Mais
dans tous ces cas le centre sensoriel cortical agit en élément essentiel; sans lui, point d'hallucination complexe et ayant tous les
caractères de la réalité.»

Le siège des amnésies sensorielles ne pouvant être que celui
des images mnémoniques ou commémoratives des impressions reçues par les organes des sens, la première de ces propositions
reste vraie si nous y remplaçons le mot *hallucination* par l'expression *amnésies sensorielles*.

De même, nous n'avons qu'à mettre dans la deuxième proposition les mots *affaiblissement ou manque d'excitation normale* au
lieu *d'excitation morbide*, pour avoir une bonne définition physiologique de l'amnésie sensorielle; et, si nous tenions à chercher
un pendant à l'analogie établie par le professeur italien entre l'hallucination et l'épilepsie corticale, nous pourrions le trouver dans
l'analogie entre l'amnésie sensorielle et l'aboulie, et dire que le
manque des images est l'effet de l'inexcitation des centres sensoriels, tout comme le manque des mouvements volontaires est
l'effet de l'inexcitation des centres moteurs.

En poursuivant notre parallèle entre la genèse des hallucinations et celle des amnésies sensorielles, nous pouvons établir que
l'inexcitation physiologique dont celles-ci sont l'effet a toujours
lieu dans les centres sensoriels. Cette proposition n'est qu'un
énoncé nouveau de celle qui définit les amnésies sensorielles.

Il faut pourtant savoir si cette inexcitation des centres y est
toujours primitive; autrement dit, si elle naît toujours dans les
centres eux-mêmes, ou s'il y a des cas où son siège originaire
peut être ailleurs.

M. le prof. Tamburini, comme on vient de le voir, tout en

faisant jouer à l'excitation morbide des centres sensoriels un rôle essentiel dans la genèse des hallucinations, admet néanmoins que cette excitation peut avoir lieu primitivement soit dans les centres eux-mêmes, soit dans les organes extérieurs des sens ou dans des points périphériques ou centraux du système nerveux, d'où elle leur est transmise. Pourrons-nous en dire autant de l'inexcitation qui détermine les amnésies sensorielles?

Voilà ce qu'il faut rechercher.

Mettons, par hypothèse, que l'inexcitation se trouve primitivement dans un de ces endroits: organes périphériques des sens, nerfs conducteurs des impressions, ganglions de la base ou fibres blanches conductrices.

Qu'en résulterait-il? Évidemment la connaissance actuelle des choses serait anéantie, parce que l'impression, ne pouvant pas arriver jusqu'aux centres sensoriels de l'écorce, ne deviendrait pas perception; tout au plus, atteindrait-elle, en arrivant aux ganglions de la base, l'étape de sensation brute. Mais l'absence de perceptions actuelles n'implique nullement la non-reviviscence des images commémoratives, comme le prouve la persistance des mémoires des formes, des couleurs et des sons, par exemple, chez de vieux aveugles et de vieux sourds. Donc, l'amnésie sensorielle ne peut pas être produite par une localisation quelconque de l'inexcitation en deçà des centres corticaux.

Supposons maintenant que l'inexcitation siège primitivement dans les centres d'idéation, ce qui revient à dire, en langage psychologique, qu'il y ait un affaiblissement ou un manque d'attention.

Qu'en découlerait-il?

Dans cette hypothèse, comme dans la précédente, quoique par des raisons tout à fait différentes, la perception serait encore impossible, du moins la perception nette et pleinement consciente. En effet, pour que celle-ci puisse avoir lieu il faut non seulement que le centre sensoriel entre en activité, mais que cette activité soit elle-même accompagnée ou immédiatement suivie d'un certain degré d'attention, spontanée ou volontaire. Or, cette condition suppose évidemment une répercussion réciproque de l'activité des deux ordres de centres corticaux, sensoriels et d'idéation. Si c'est l'activité des centres sensoriels qui éveille celle des centres d'idéation, pour en recevoir après l'influx, nous aurons le cas de l'attention spontanée; si c'est, au contraire, l'activité des centres d'idéation qui éveille celle des centres sensoriels, nous aurons le cas de l'attention volontaire. [Ainsi, du manque ou de l'affaiblissement d'excitation des centres d'idéation on doit conclure à l'impossibilité de *percevoir*, dans le sens rigoureux de ce mot; tout au plus peut-on admettre des perceptions vagues, imprécises, sous-conscientes.

Cette localisation primitive de l'inexcitation expliquerait donc bien facilement un certain nombre de cas de cécité psychique, ceux, par exemple, observés par M. Seglas chez les mélancoliques.

Mais une autre conclusion découle de l'inexcitation primitive des centres d'idéation. Si au lieu d'envisager le processus même de la perception actuelle, on se tourne du côté des perceptions passées ou des images mentales, on s'apercevra immédiatement que le recouvrement, c'est-à-dire l'éveil volontaire de ces images, devient impossible dans l'hypothèse que nous examinons. Là où les centres d'idéation ne sont pas excités ou ne le sont pas assez pour que leur activité retentisse sur les centres sensoriels, l'évocation, le recouvrement ou l'éveil volontaire des images mentales est impossible. Et cette impossibilité, soit dit en passant, aura évidemment lieu, si l'inexcitation survient primitivement dans les fibres de communication entre les deux ordres de centres corticaux.

Mais ces localisations n'expliquent pas les cas d'amnésie sensorielle où la reviviscence spontanée des images est tout à fait impossible, comme chez le malade de Charcot, ou n'est possible que dans les rêves, comme chez Léonie.

A mon avis ces cas ne peuvent être interprétés qu'en faisant siéger primitivement dans les centres sensoriels eux-mêmes le manque d'excitation physiologique.

Ainsi en regard des propositions de M. le prof. Tamburini sur les hallucinations, nous pouvons émettre les propositions suivantes sur les amnésies sensorielles:

1. — Les amnésies sensorielles ont leur siège dans les points de l'écorce cérébrale où les impressions sont perçues et où sont déposées leurs images mnémoniques, c'est-à-dire dans les centres sensoriels corticaux.

2. — Les amnésies sensorielles consistent dans l'inexcitation ou inertie de ces centres.

3. — Cette inertie peut survenir primitivement dans les centres sensoriels eux-mêmes, ou n'être que la conséquence de l'inertie soit des centres d'idéation, soit des fibres qui associent les deux ordres de centres corticaux.

Une division des amnésies sensorielles en deux groupes découle tout naturellement de cette dernière proposition.

Le premier groupe comprend les cas où l'inexcitation siège primitivement dans les centres sensoriels eux-mêmes, et où il y a, par conséquent, compromis de la reviviscence soit volontaire, soit spontanée des images mentales. Ce sont ces cas que nous appelons *d'amnésie pure*.

Le second de ces groupes embrasse les cas où l'inexcitation siège primitivement dans les centres d'idéation ou dans les fibres de communication de ces centres avec ceux de la sensibilité, et où n'est compromise que la reviviscence volontaire des images. Ces cas confinent à la cécité psychique, la perception des choses y étant aussi impossible ou aussi difficile que le recouvrement des images mentales.

Le premier de ces groupes peut être encore divisé en deux sous-groupes: l'un comprenant les cas où l'inertie des centres sensoriels n'est pas assez profonde pour rendre complétement impossible la reviviscence spontanée des images et pour entraver la reconnaissance; l'autre embrassant les cas où non seulement les images sont tout à fait effacées, mais où la reconnaissance est devenue difficile ou incomplète.

<table>
<tr><td rowspan="4" style="writing-mode:vertical-rl">Amnésies visuelles</td><td>I — Inertie primit. du c. visuel</td><td rowspan="2" style="writing-mode:vertical-rl">Amnésies pures</td><td>1. — Possibilité de rev. spont. des images dans les rêves; reconnaissance normale.</td></tr>
<tr><td>*Compromis de la révivisc. volont. et spont. des images.*</td><td>2. — Impossibilité de toute revivisc. ; reconnaiss. difficile.</td></tr>
<tr><td>II — Inertie primit. des c. d'idéation ou des fib. de com. entre ces c. et le c. visuel.</td><td rowspan="2" style="writing-mode:vertical-rl">Amnésies décalantes</td><td rowspan="2">Par la difficulté de la reconnaissance, le processus de la perception est compromis. Ces cas confinent donc à la cécité psychique.</td></tr>
<tr><td>*Compromis de la révivisc. volont. et de la reconnaissance.*</td></tr>
</table>

Le cas de Léonie appartient au premier de ces sous-groupes; chez elle, en effet, comme nous l'avons vu, la reconnaissance était instantanée, et les images visuelles, absentes pendant la veille, se présentaient souvent dans les rêves. Le cas de Charcot appartient au second sous-groupe, puisque la reviviscence des images visuelles y était abolie, et la reconnaissance y était difficile et imparfaite. Les cas de ce dernier sous-groupe font la transition du premier au second groupe des amnésies sensorielles.

Ceci posé, nous pouvons répondre à la question émise au commencement de ce chapitre, en disant:

Les excitations psychiques normales sont impuissantes à éveiller les images-souvenirs visuelles, dans des cas où néanmoins la perception des choses étendues et colorées subsiste, parce qu'elles n'ont pas assez d'intensité pour vaincre l'inertie du centre voisin de celui du pli courbe, et affecté à la vision.

Mais cette réponse, tout en déplaçant le problème de l'amnésie visuelle du domaine de la psychologie, où il semble incompréhensible, à celui de la physiologie, où il devient clair, demande à être complétée. Il nous faut savoir, en effet, quelle est la cause de l'inertie du centre cortical de la vision, et pourquoi les excitations centrales peuvent vaincre parfois cette même inertie pendant le sommeil.

Hâtons-nous de dire que dans l'état actuel de la science nous ne sommes pas à même de résoudre positivement ces questions, notre connaissance des conditions intimes de l'activité cérébrale étant encore très imparfaite. Cependant, le peu que nous en savons nous permet, si je ne m'abuse, d'émettre dès maintenant quelques conjectures vraisemblables sur ces questions complexes.

Qu'est-ce que l'inertie d'un centre sensoriel?

La réponse, au point de vue psychologique, ne semble pas difficile. Puisque les centres sensoriels perçoivent, enregistrent les perceptions et les reproduisent, l'inertie d'un centre est évidemment l'état où il ne peut pas accomplir ou n'accomplit qu'imparfaitement une de ces fonctions (la troisième pour ce qui concerne les amnésies). Mais ceci n'est qu'une définition qui ne nous dit rien sur les conditions mêmes de l'inertie sensorielle.

Devant la question posée, la physiologie, au lieu d'envisager les produits de l'activité des centres sensoriels, s'adresse à cette activité elle-même, et sa réponse est bien plus instructive que celle de la psychologie. L'inertie d'un centre sensoriel cortical, nous apprend-elle, n'est que le manque ou l'affaiblissement d'une des formes spécifiques de *l'irritabilité* du tissu nerveux, tout comme le centre lui-même n'est qu'une différentiation supérieure de ce tissu. Or nous savons que l'irritabilité d'un tissu, quel que soit le degré de sa différenciation, dépend toujours de la *nutrition*, d'abord, puis de *l'intensité des excitations* qu'il reçoit. C'est donc dans la nutrition imparfaite des centres sensoriels, c'est-à-dire dans l'appauvrissement quantitatif ou qualitatif du sang qui les

baigne, ou dans l'insuffisance des excitations centrales qui les
ébranlent, et pas ailleurs, qu'il nous faut chercher la cause de
leur inertie.

En outre de ces éclaircissements, la physiologie nous apprend
encore qu'il y a entre les deux conditions essentielles de l'irritabilité, nutrition et excitation, un rapport inverse: plus la nutrition
est faible ou forte, plus l'excitation doit être forte ou faible pour
qu'un certain effet fonctionnel se produise.

Si l'on se rappelle les conditions étiologiques dans lesquelles
est née l'amnésie visuelle chez les malades cités dans ce travail
et dont l'histoire clinique est connue, on n'aura pas de difficulté
à comprendre qu'une mauvaise nutrition cérébrale a dû jouer un
rôle important dans la production de leur trouble sensoriel. En
effet, Léonie et les malades de Cotard étaient déjà des mélancoliques anxieux lorsqu'ils ont perdu la vision mentale des choses;
et le malade dont Charcot a fait l'observation, éprouva avant sa
brusque amnésie des émotions assez pénibles pour lui faire
perdre *l'appétit et le sommeil*, et pour le rendre *nerveux et irritable* à ce point qu'il «se crut un instant menacé d'aliénation
mentale». C'étaient tous des gens ayant subi le surmenage émotionnel, des gens organiquement appauvris et plus ou moins
épuisés.

Nous ne sommes pas à même de préciser le chimisme
cérébral dans chaque cas particulier de mélancolie; mais il est
avéré que cette psychose s'accompagne toujours de troubles vaso-
moteurs et trophiques, qui en sont, pour ainsi dire, le fondement
somatique. D'ailleurs, nous savons que la fatigue du cerveau,
supposée par la mélancolie et dont le signe le plus commun est
la lourdeur de tête, s'explique par une intoxication du sang, non
seulement de celui qui baigne et nourrit cet organe, mais, comme
le fait remarquer M. le prof. Mosso, de tout le sang, puisque «la
lourdeur de tête est accompagnée d'une fatigue musculaire, d'une
excitabilité nerveuse exagérée, du défaut d'énergie, d'un changement d'humeur.»

Malgré cette intoxication générale, l'épuisement d'origine cérébrale semble avoir des lieux d'élection. Dans son remarquable
travail sur *La fatigue intellectuelle et physique* le savant professeur écrit: «Probablement, la fatigue est localisée dans quelques
régions du cerveau, parce qu'on voit souvent des personnes devenues incapables de penser et de méditer sur une question donnée ou une affaire, et qui peuvent, par contre, trouver un soula-

gement à penser à autre chose ou même se guérir de leur lourdeur de tête en appliquant leur attention à des sujets tout à fait différents.»

L'influence de l'anémie et de la fatigue sur la mémoire est trop connue pour que j'aie besoin d'y insister. Cependant je tiens à faire remarquer que cette influence ne s'exerce pas également sur tous les souvenirs, mais de préférence sur ceux qui relèvent de certains centres corticaux, surtout des centres du langage. C'est ce qui résulte évidemment de l'examen des faits archivés dans la science aussi bien par les physiologistes que par les psychologues.

Voici quelques exemples:

Henry Holland raconte dans sa *Mental Pathology*: «Je descendis le même jour dans deux mines très profondes des montagnes d'Hartz, et je restai plusieurs heures dans chacune des deux. Étant dans la seconde mine, épuisé de fatigue et d'inanition, je me sentis absolument incapable de parler davantage avec l'inspecteur allemand qui m'accompagnait. Tous les mots et toutes les phrases allemandes avaient déserté ma mémoire; c'est seulement après que j'eus pris de la nourriture et du vin et que je me fus reposé quelque temps que je les retrouvai.»

Winslow, dans son livre si souvent cité *On obscure diseases of the brain*, parle d'une dame anglaise qui, après une large hémorrhagie utérine, perdit pendant quelques semaines toute connaissance du français, qu'elle avait pourtant l'habitude de parler tous les jours; «quand son mari lui parlait dans cette langue, elle ne paraissait pas comprendre le moins du monde ce qu'il disait, quoiqu'elle pût converser en anglais sans difficulté»

Mr. le prof. Mosso écrit dans le livre que nous avons déjà cité: «Le professeur Gibelli me disait que, lorsque la marche commence à le fatiguer dans une excursion botanique, il ne trouve plus le nom des plantes même les plus communes».

J'ai observé moi-même dernièrement un cas très curieux de cécité et surdité verbales avec agraphie, produit par l'épuisement intellectuel, et qui guérit en deux ou trois semaines.

Si les centres du langage sont si souvent compromis dans leurs fonctions par l'anémie cérébrale et la fatigue, pourquoi les centres sensoriels ne le seraient-ils pas aussi quelquefois?

Anémie, dyscrasie du sang et localisation variable de la fatigue mentale, voilà, pour ce qui concerne la nutrition du cerveau, les conditions qui nous permettent d'expliquer l'inertie du centre cortical de la vision.

Envisageons maintenant l'autre côté de notre problème: l'intensité des excitations.

Qu'est-ce qu'une excitation forte ou faible?

Si nous nous bornions à dire qu'une excitation est forte ou faible, suivant qu'elle éveille ou non l'activité d'un centre sensoriel, nous ne ferions qu'une définition verbale sans portée. Il faut aller plus loin. Puisque l'énergie ne se perd pas, une excitation, quelque faible qu'on la suppose, doit toujours produire un effet quelconque en agissant sur un centre sensoriel. Ce qui manque à cet effet dans les cas d'amnésie sensorielle pour qu'il devienne *image* ou *perception reproduite*, voilà ce qu'il faut rechercher.

Il ne s'agit pas ici, cela va dans dire, de mesurer une force organique, et de préciser de combien elle doit être accrue pour produire un certain résultat psychique, mais tout simplement d'établir la nature des résistances qu'elle doit vaincre pour atteindre ce résultat.

La possibilité de reproduire les perceptions dans l'absence des objets perçus a fait penser à A. Bain que les effets déterminés chez nous par les excitations extérieures persistent indéfiniment après que celles-ci ont cessé d'agir, de sorte que la perception reproduite ne serait que la perception réelle elle-même, affaiblie. C'était aussi l'opinion de H. Taine, qui écrivait dans son livre *De l'intelligence*: «Concevez une série de cordes vibrantes disposées de telle façon que l'ébranlement de la première se communique de corde en corde jusqu'à la dernière et de celle-ci revienne à la première. Telle est l'action qui parcourt les éléments similaires de l'écorce cérébrale; elle dure ainsi en absence de toute excitation extérieure, s'effaçant, renaissant, et à travers une suite d'extinctions et de résurrections, indéfiniment survivante. Telle est aussi l'image, et l'on n'a qu'à se reporter à son histoire pour la voir durer, s'effacer, reparaître précisément de la même façon».

M. le prof. Sergi a opposé à cette hypothèse quelques arguments valables. Tout en admettant que le cerveau, à l'instar des éléments nerveux périphériques, puisse rester en vibration après avoir reçu une excitation extérieure, l'éminent psychologue ne croit pas que le phénomène soit de longue durée; à son avis, les centres cérébraux ébranlés doivent se remettre en repos après une courte durée de l'état vibratoire. «S'il n'en était ainsi, écrit-il dans sa *Teoria fisiologica della percezione*, il y aurait après un certain temps un épuisement complet des éléments en activité de sorte que nulle excitation sensitive nouvelle ne pourrait avoir lieu, on serait tellement troublée qu'elle ne produirait pas des perceptions nettes, comme il arrive pour certaines images accidentelles rétiniques quand l'impression primitive a été trop forte. Il y aurait encore une autre conséquence inadmissible: après une certaine période d'activité psychique le cerveau tout entier serait dans un état d'excitation continuelle à des degrés variables, d'où une usure d'éléments que nulle quantité de sang ne pourrait compenser».

Selon l'éminent professeur, ce qui reste d'une perception, ce n'est donc pas le mouvement physiologique qui l'a produite, puisque celui-ci doit cesser peu de temps après l'excitation primitive, mais une *disposition fonctionnelle spécifique* des centres sensoriels à reproduire la même perception sous le coup d'excitations nouvelles, soit extérieures ou périphériques, soit intérieures ou centrales.

Wundt et Lewes pensent, comme le professeur italien, que les *résidus* des perceptions ne peuvent être que des *tendances* des éléments nerveux centraux à accomplir leurs fonctions avec d'autant plus de facilité qu'elles ont été plus souvent répétées.

D'après cette théorie qui me semble la plus acceptable, l'apparition des images suppose toujours l'excitation interne des centres sensoriels. Ceci posé, il s'agit de savoir quelles sont les résistances que les excitations internes doivent vaincre pour que l'image soit produite.

Suivant M. le prof. Sergi, dont nous acceptons la doctrine, il y a dans toute perception, outre le mouvement centripète des impressions depuis l'organe périphérique du sens jusqu'au centre sensoriel, un mouvement centrifuge par les mêmes voies, qui explique la localisation perceptive soit dans notre corps, soit dans l'espace. Donc, pour que la perception se produise, l'excitation extérieure doit ébranler dans une double direction tous les éléments nerveux qui lient l'organe périphérique au centre sensoriel.

Dans la production de l'image, il n'y a pas de mouvement centripète, et on serait pour cela tenté de croire que l'excitation interne n'a qu'à rompre l'équilibre du centre sensoriel. Mais les images, remarquons-le bien, ont aussi une localisation soit dans nos organes, soit en dehors de nous, dans un espace idéal; donc, pour que l'image se produise, il faut que l'excitation centrale ait assez d'énergie pour rompre dans la direction centrifuge l'équilibre de tous les éléments nerveux du sens, ou s'ils sont déjà en activité, pour vaincre les impressions centripètes qui les parcourent.

Une excitation, périphérique ou centrale, est donc forte ou faible, suivant qu'elle a ou non assez d'énergie pour déterminer ce que M. le prof. Sergi appelle le *rapport spacial* des perceptions, c'est-à-dire *localisation* des sensations nouvelles ou reproduites, soit dans nos organes, comme pour le goût et le toucher, soit en dehors de nous, comme pour l'ouïe et la vue.

Ce que nous venons de dire en résumé renferme l'interprétation d'un détail que nous avons fait remarquer dans notre observation: chez Léonie les images visuelles, absentes pendant la veille, revenaient souvent quand elle dormait. Tandis que chez le malade de Charcot les rêves étaient auditifs, ils étaient visuels chez Léonie. Pourquoi? A mon avis, parce que, chez Léonie, les excitations centrales, assez fortes pour vaincre l'inertie du centre sensoriel de la vision, étaient néanmoins trop faibles pour vaincre les impressions centripètes incessamment produites pendant la veille par la présence des objets.

Ne fermons-nous pas les yeux pour mieux revoir les choses absentes? L'image visuelle, quelle que soit l'excitation centrale qui l'éveille, a d'autant plus de netteté qu'elle n'est pas troublée par les excitations du dehors. Les perceptions sont, pour parler le langage de Taine, *des réducteurs* plus ou moins énergiques des images du même ordre.

Le sommeil, en fermant les yeux de Léonie, anéantissait chez elle les *réducteurs visuels*, et diminuait ainsi les résistances que les excitations centrales auraient à vaincre pour déterminer des courants centrifuges, sans lesquels il n'y a pas d'images.

La reconnaissance lente et imparfaite des choses chez le malade de Charcot prouve que l'inertie du centre du pli courbe était beaucoup plus profonde chez lui que chez Léonie. Si les impressions centripètes elles-mêmes ne réussissaient que très difficilement à vaincre cette inertie, il n'y a rien d'étonnant dans l'insuccès des excitations internes, même pendant le sommeil, à susciter des images visuelles.

III

J. Cotard, après avoir présenté les observations auxquelles nous nous sommes reportés souvent dans ce travail, écrivait: «Les deux malades dont je viens de résumer l'histoire peuvent être regardés comme des types de mélancoliques anxieux, le premier évoluant vers ce que j'ai appelé le délire des négations. Il m'a paru intéressant de noter la coexistence avec cette forme vésanique de la perte de la vision mentale. On ne peut s'empêcher de supposer qu'il y a là, en effet, autre chose qu'une coïncidence fortuite.

Chez Léonie, comme chez les malades de Cotard, l'amnésie visuelle est survenue au cours d'une mélancolie anxieuse; mon cas clinique ne fait donc qu'affermir l'idée d'un rapport très intime entre cette vésanie et la perte de la vision mentale. Et cette idée, je la trouve d'autant plus justifiée que, lors de mes recherches bibliographiques pour trouver des cas d'amnésie visuelle, j'ai lu dans le *Traité clinique des maladies mentales* de M. H. Schüle que les mélancoliques anxieux et négateurs se plaignent de ce que «leur tête est si vide qu'ils ne peuvent plus se représenter l'image de ce qu'ils aimaient». Quand on pense à la rigueur des descriptions cliniques de M. Schüle, on ne peut s'empêcher de croire qu'il a vu des cas tout à fait semblables à ceux dont nous, Cotard et moi, nous sommes occupés.

«Si la perte de la vision mentale, continuait Cotard, était un fait ordinaire chez les anxieux chroniques, on serait invinciblement entraîné à considérer la négation systématisée comme un délire greffé sur le trouble psycho-sensoriel, comme une interprétation maladive du phénomène. Malheureusement, les recherches cliniques propres à élucider ce problème sont fort difficiles... Il faudrait saisir le moment, probablement très fugitif, sauf dans quelques cas exceptionnels comme ceux que je viens de citer, où la perte de la vision mentale étant accomplie, le délire corrélatif ne s'est pas encore organisé.»

Léonie n'était pas une anxieuse chronique et n'a pas fait un vrai délire des négations; son cas pourtant me semble jeter quelque lumière sur le problème posé par Cotard. Notre malade, en effet, a été sur la pente du délire des négations, puisqu'elle a cru pendant quelque temps que *les personnes n'étaient que des fantômes parlants et mourants*, que *les arbres étaient secs et les sources taries*, a dit qu'*on lui avait ôté le cerveau*, et a entendu des voix lui crier partout que *le monde allait finir*. Or ce délire, qui n'est, pour ainsi dire, que la préface de la négation systématisée, est survenu après l'amnésie visuelle.

La chronicité de la mélancolie anxieuse n'étant pas essentielle à la genèse du délire des négations, comme j'ai pu le constater par des observations personnelles, je pense que les cas aigus de cette psychose éclaircissent autant que les cas chroniques les rapports entre elle et l'amnésie visuelle. Ceci étant, le cas de Léonie ne ferait qu'appuyer encore une fois les conjectures de Cotard.

Cet éminent psychiatre se demandait «s'il n'y a pas quelque chose d'analogue à la perte de la vision mentale, un diminutif de ce symptôme, chez les mélancoliques simples qui se plaignent de ne plus voir les objets que confusément, de ne plus les reconnaître, et qui se sentent séparés, comme par un voile, de la réalité objective.

Depuis que mon attention a été attirée par cet ordre d'investigations, j'ai pris l'habitude d'interroger les mélancoliques simples et les neurasthéniques sur la netteté de leurs images mentales. Or, toutes les fois que j'ai eu affaire à des malades capables de s'observer, j'ai appris que leurs images visuelles et quelquefois aussi les auditives étaient plus ou moins effacées, plus ou moins affaiblies. Chez quelques-uns de ces malades il y avait, en outre de ce manque de netteté des images, une sorte de paresse de leur évocation, qu'ils avouaient volontiers.

Je me crois donc autorisé à répondre affirmativement à la demande que Cotard se faisait, et à dire qu'il y a chez la plupart des mélancoliques simples un compromis de la vision mentale soit par effacement d'images, soit par affaiblissement d'évocation. D'ailleurs, cette idée s'accorde pleinement avec la doctrine qu'ont soutenue Krafft-Ebing, Schüle et Kraepelin, et d'après laquelle *le ralentissement du processus de la perception sensorielle et de l'idéation* est un fait constant dans la mélancolie.

Ces réflexions me conduisent à envisager une autre question abordée par Cotard dans son travail : celle des rapports entre la perte de la vision mentale et l'altération des sentiments affectifs.

Le malade de Charcot écrivait à ce professeur :

«Il me semble qu'un changement complet s'est opéré dans mon existence, et naturellement mon caractère s'est modifié d'une façon notable. Avant, j'étais impressionnable, enthousiaste, et je possédais une fantaisie féconde. Aujourd'hui, je suis calme, froid et la fantaisie ne peut plus m'égarer... Je suis beaucoup moins accessible à un chagrin et à une douleur morale. Je vous citerai qu'ayant perdu dernièrement un de mes parents auquel m'attachait une amitié sincère, j'ai éprouvé une douleur beaucoup moins grande que si j'avais encore eu le pouvoir de me représenter, par la vision intérieure, la physionomie de ce parent, les phases de la maladie qu'il a traversée, et surtout si j'avais pu voir intérieurement l'effet produit par cette mort prématurée sur les membres de ma famille».

Cotard, après avoir cité ce passage, et rappelé le mot de

Pierre Prévost: «*Ce que d'ordinaire on entend par sensibilité dépend en grande partie de la faculté d'imaginer*», a écrit: «Les mélancoliques, avec conscience de leur état, en même temps qu'ils se plaignent de ne plus voir nettement la réalité objective, s'accusent de ne plus rien aimer. S'ils ne guérissent point ou si des accès ultérieurs plus graves aboutissent à la chronicité, on remarque que leurs sentiments affectifs sont gravement atteints et qu'ils en arrivent à mériter les accusations qu'ils se prodiguaient naguère. Quelques-uns deviennent accusateurs et persécuteurs et revêtent plusieurs des traits de la folie raisonnante. D'autres, dont le délire est plus caractérisé, aboutissent aux négations et à l'indifférence la plus absolue, quand ce n'est pas à la haine, pour tout ce qui autrefois leur était le plus cher. Cette altération affective est-elle en rapport avec l'effacement plus ou moins complet du tableau des représentations subjectives? Je me borne à poser la question».

Le problème de ce qu'on peut appeler l'*questhésie* et la *dysesthésie* affectives des mélancoliques est sans doute un des plus obscurs de la psychologie pathologique, et il serait téméraire de vouloir le résoudre en envisageant un seul des nombreux rapports qui existent entre les sentiments et toutes les autres manifestations de la vie psychique. Cependant, tout ce que la psychologie normale nous enseigne sur les rapports de l'imagination dépose en faveur d'une réponse affirmative à la demande de Cotard.

En effet, ces rapports sont des plus intimes, comme l'a vu Prévost et comme il est facile de nous en convaincre, en pensant que tous nos sentiments définis sont sous la dépendance d'une représentation correspondante. Nous lisons dans un journal, tranquillement et sans émotion, la liste des individus morts dans un naufrage; mais nos yeux tombent sur le nom d'un de nos amis et tout à coup nous pâlissons, notre cœur se met à battre plus vite, nous nous sentons bouleversés. Pourquoi ce brusque changement? Parce que les noms lus avant celui de notre ami n'étaient que des signes abstraits qui ne nous disaient rien, tandis que celui-ci éveilla chez nous une image ou plusieurs images bien nettes, bien précises. Nous apprenons que M. un tel est atteint d'une grave maladie; or, si nous n'avons qu'une connaissance théorique des symptômes de cette maladie, ceci ne nous touchera pas, tandis que, si nous avons subi déjà la même maladie ou si elle nous a emporté quelqu'un qui nous était très cher, cette nouvelle peut nous émouvoir profondément. Pourquoi? Pré cisément parce que le fait appris est sans rapport, dans un cas, et, au contraire, très intimement lié, dans l'autre, à des images mentales. La reviviscence volontaire et systématiquement pratiquée des images de nos morts chéris est le seul moyen de soutenir indéfiniment les douces émotions qu'ils nous ont fait ressentir de leur vivant. *L'immortalité subjective*, dont parlait A. Comte, n'est que le recouvrement perpétuel d'images entraînant la reproduction incessante de sentiments affectifs.

Maudsley a écrit dans sa *Physiology of the mind* : «Quand nous cherchons à nous rappeler une sensation ou une émotion particulière, nous recourons à une vive représentation de sa cause et à l'excitation secondaire que celle-ci éveille; nous nous rappelons l'idée, et l'idée produit l'émotion ou la sensation». Et dans un autre endroit : «Toute émotion définie implique la présence de l'idée présentative ou représentative, plus ou moins claire, d'un objet ou d'un événement, et ne peut pas en être séparée».

De même, A. Bain a écrit dans son livre *The emotions and the will* : «Les sentiments, grâce à leur association avec les sensations les plus susceptibles de reviviscence (celles de la vue), peuvent être reproduits plus ou moins fortement; par ce moyen donc la mémoire sensorielle élargit notre vie émotive».

Dans son *Esquisse d'une psychologie fondée sur l'expérience*, Höffding établit aussi les principes suivants : «On se souvient des sentiments au moyen des représentations auxquelles ils étaient primitivement associés et de concert avec lesquelles ils formaient un certain état de conscience. Les sentiments attachés aux sens de la vue et de l'ouïe sont plus faciles à reproduire que ceux qui nous viennent des sens inférieurs».

Toutes ces citations, que nous pourrions encore multiplier, mettent-elles en évidence les rapports intimes qui existent à l'état normal entre les mémoires sensorielles, surtout visuelle et auditive, et l'affectivité. Partant d'ici pour les états morbides, il n'est donc que très logique de conclure que les amnésies visuelle et auditive doivent produire l'affaiblissement et peut-être la perte des sentiments affectifs, c'est-à-dire *l'anesthésie psychique*.

Perte de la vision mentale des objets (formes et couleurs) dans la mélancolie anxieuse

Par M. MAGALHÃES LEMOS, Oporto.

Il est assurément très intéressant pour la psychologie physiologique de voir disparaître tout un lot isolé d'images commémoratives, les autres restant intactes. Et, lorsque ce fait, «capital en pathologie aussi bien qu'en physiologie cérébrale» (Charcot), s'observe dans la mélancolie anxieuse, et quand les images disparues retournent spontanément, il est aussi très intéressant d'examiner la répercussion de cette lacune sur la vie psychique, et tout particulièrement d'étudier les rapports qu'elle peut avoir avec l'anxiété et le changement du monde extérieur, dont les malades se plaignent, et de chercher en même temps la pathogénie du phénomène.

Les cas cliniques appropriés à cette étude ne sont pas fréquents. En plus du cas du prof. Charcot (¹), observation *princeps* et des deux cas de Cotard (²), je ne connais pas d'observations détaillées sur ce sujet, si curieux pourtant à tous les points de vue. C'est pour cela que j'ai eu l'idée de mettre à profit l'observation suivante, qui n'est pas banale, comme on pourra juger.

L., âgée de 36 ans, mariée, est entrée à l'hôpital du Comte de Ferreira le 14 mai 1903.

Antécédents héréditaires. — Le père de la malade a souffert de rhumatisme et était alcoolique; il a été frappé de paraplégie vraisemblablement éthylique, et est mort en démence. La mère, qui était aussi rhumatisante, se plaignait beaucoup de névralgies faciales. En plus de notre malade, elle a eu six enfants et une fausse couche. Deux enfants sont morts dans le jeune âge de rougeole; les autres — trois garçons et une fille — sont tous vivants et assez bien portants, excepté celle-ci, qui est rhumatisante et hystérique, et qui a fait un accès mélancolique avec des idées hypochondriaques, qui a duré quatre ans.

Antécédents personnels. — Notre malade a six enfants; trois filles et trois garçons, qui n'offrent rien d'anormal, sauf une grande impressionnabilité, surtout les filles. Ayant toujours été très nerveuse, remuante, emportée et bavarde, elle a eu des attaques d'hystérie au cours de sa première grossesse, à l'âge de 24 ans, et qui se sont répétées après. Elle a eu aussi la variole (14 ans) et une gastro-entérite (22 ans).

Elle dit que les causes de sa maladie actuelle remontent au mois de septembre de 1902. Après son mariage, et jusqu'à cette époque, elle s'est toujours occupée avec beaucoup de tact de l'administration de sa maison, et, outre les attaques d'hystérie, elle n'a éprouvé aucune altération dans l'état habituel de sa santé. Elle accoucha le 24 septembre, et le lendemain elle s'est très chagrinée en apprenant que la blanchisseuse avait engagé beaucoup de linge du ménage, que, sous divers prétextes, elle ne rendait pas depuis quelque temps. Un mois et demi après, elle s'est encore affligée parce que la bonne, dans un accès d'ivresse, brisa la vaisselle et renversa tout à la maison, étant nécessaire de la faire arrêter par la police.

À cette époque, elle avait déjà repris ses occupations. Comme avant l'accou-

---

(¹) J. M. Charcot, *Leçons sur les maladies du système nerveux*, t. III, p. 176.
(²) Cotard, *Arch. de neurologie*, t. XII, p. 288.

chement, elle aidait à faire la cuisine, raccommodait, tricotait, etc.; mais elle sentait des serrements de gorge, et des étouffements, et avait des attaques assez fréquentes, survenant tantôt sans cause appréciable, tantôt à l'occasion d'une émotion quelconque. De plus, une tristesse maladive l'envahissait, et elle devenait plus impressionnable; «Sa tête était très faible», et elle ne pouvait prendre aucune décision.

Dans cet état de choses, elle eut une petite altercation avec la bonne à cause d'une lettre anonyme, ce qui lui provoqua une attaque d'hystérie; et, quelques jours après (23 mars), elle éprouva une très vive émotion, parce que les chevaux attelés à une voiture, qui attendait en face de la maison avec deux petites filles dedans, sont partis dans une course folle à travers la ville, sans guide, et au risque de tuer les enfants, qui, heureusement, n'ont rien souffert; mais la mère eut encore une très violente attaque. Je dois ajouter qu'après l'accouchement elle a été réglée deux fois successives, mais les règles ne sont pas venues depuis 4 mois.

La suppression de la menstruation, qui est un phénomène banal chez les mélancoliques, doit être envisagée comme un effet plutôt que comme une cause de la maladie mentale.

En janvier (1905), les attaques se succédèrent à différentes reprises, et presque sans interruption, pendant 8 jours. Alors, se sentant très affaiblie et n'ayant pas assez de lait, elle résolut de prendre une nourrice; mais, le lendemain où celle-ci rentrait à la maison, son mari s'alita avec un abcès au cou; et la malade, qui avait besoin de se reposer, passa 8 jours et 8 nuits suivis à lui mettre des cataplasmes, tous les quarts d'heure. Pendant cette semaine, elle n'a pas fermé l'œil, il lui est survenu une intense céphalalgie, qu'elle combattait avec des cachets d'antipyrine; prenait très peu de nourriture; pensait que son mari allait mourir, et qu'elle resterait avec les enfants sans avoir de quoi les nourrir. Ne pouvait rien faire, pensait à son malheur, et pleurait.

Au bout de quelques jours, cet état s'améliora un peu, mais la tristesse persista; et elle s'est mise à penser que son mari était ruiné, qu'ils n'avaient plus de quoi vivre, etc. Elle balayait les chambres, nettoyait les meubles automatiquement, etc.; mais étant absorbée par ses préoccupations, elle ne pouvait pas s'occuper du gouvernement de la maison; si la bonne lui demandait ce qu'elle devait faire, ou comme elle voulait qu'on fit telle ou telle chose, elle ne savait que répondre, regardait, et se taisait.

C'est dans cette situation que j'ai vu la malade pour la première fois, en ville (15 avril). Elle m'a fait l'impression d'une mélancolique vulgaire avec des idées de ruine. Tout à fait dominée par un sentiment d'insurmontable tristesse et d'impuissance, elle se plaignait de son incapacité à vouloir et agir, disait que son mari n'avait plus de ressources, qu'il n'avait pas les moyens de la faire soigner, que ses enfants allaient manquer de tout.

Voilà son état à cette époque; mais, ensuite, elle présenta un phénomène très important par les proportions qu'il prit dans un moment donné:

«Vers la mi-avril, dit-elle, après la visite que vous m'avez faite à la maison et avant l'internement (14 mai), *j'ai subi un changement profond. J'ai perdu la forme des choses et des personnes.* Je me souviens de tout comme auparavant, mais je ne puis plus représenter dans mon esprit ni le visage de mon mari et de mes enfants, ni l'aspect de ma maison, ni la disposition des rues, des places, des arbres... ni une orange, ni une poire.»

C'est comme elle exprime la perte de la vision mentale.

«Lorsqu'un objet, comme dit M. Ballet, une forme, c'est-à-dire un contour, une ombre ou une couleur ont frappé notre rétine, l'impression produite sur la couche corticale du cerveau par la forme, l'ombre, ou la couleur de l'objet ne disparaît pas en même temps que la cause productrice de la sensation. Elle se fixe au contraire dans la mémoire, où elle persistera plus ou moins longtemps. Elle sera dès lors susceptible d'être reproduite, ravivée, en dehors de toute intervention de l'objet qui l'a une première fois déterminée et sous l'influence de diverses associations de sensations et d'idées» (1).

Eh bien, notre malade ne peut plus reproduire et raviver les images correspondant aux sensations visuelles antérieurement perçues; mais, assure-t-elle, peut se rappeler tout, comme auparavant; et pour mieux faire comprendre ce qui se passe dans son esprit donne les exemples suivants:

«Je vous reconnais, me dit-elle, je me souviens de la visite que vous m'avez faite à la maison, dans la salle à manger. Je sais que ma salle à manger est au premier étage, qu'il y a une grande table au centre, deux fenêtres qui donnent sur la rue, une armoire avec la vaisselle, qui est adossée au mur d'en face, des chaises autour, etc.; mais je ne puis pas me représenter ni la salle dans son ensemble, ni l'armoire avec la vaisselle dedans, ni les chaises. Je ne puis pas voir cela par la pensée comme auparavant!

«C'est la même chose avec mon mari et mes enfants.

«Je me rappelle très bien mon mari, je sais comme il s'habille, comme il porte la barbe et les cheveux, mais je ne puis pas me le représenter!

«J'ai six enfants, trois filles et trois garçons: Sophie, âgée de 10 ans, Australine de 9 ans, Alda de 7 ans, Jean de 6 ans, Antoine de 4 ans, et Joseph de 9 mois. Je me souviens très bien de tous, je sais, par exemple, que mon Antoine a son petit visage encadré de boucles de cheveux blonds, qui lui tombent sur les épaules; mais, quoique je fasse, je ne peux pas représenter dans mon esprit ni le visage de mon fils, ni ses cheveux bouclés, ni la couleur blonde!

«C'est la même chose pour les rues. Je me souviens que la rue de Santo Antonio, vue d'en haut, descend par un déclive assez rapide jusqu'à la Praça Nova. Je me souviens encore qu'en face et presque en ligne droite, monte la rue des Clérigos, et qu'à l'extrémité supérieure de cette rue s'élève l'église surmontée de sa haute tour. Je me rappelle très bien tout cela, mais je ne puis me figurer ni les rues avec leurs maisons, ni l'église, ni la tour, ni rien du tout!

«Tenez, et pour en finir, je vous connais très bien, j'ai beau vous regarder attentivement pendant que vous êtes ici, aussitôt que vous sortez je ne peux pas vous représenter; et cependant je me rappelle que vous êtes maigre, de petite taille, etc.

«Eh bien, ça ne m'arrivait pas autrefois, et ce *changement, qui me transforme le monde, est affreux*».

On voit donc que, malgré l'impossibilité absolue d'évoquer les images visuelles, la malade conserve une foule d'idées qui se rapportent aux sensations visuelles antérieurement perçues; mais ce sont des idées *abstraites* (sèches, stériles, comme la malade les appelle dans son langage inculte), qui ne peuvent pas éveiller les images commémoratives correspondantes. L'idée du visage de son fils entouré de boucles de cheveux blonds est bien présente à son esprit; mais, malgré cela, elle ne peut pas évoquer l'image visuelle correspondante.

---

(1) Gilbert Ballet, *Le langage intérieur et les diverses formes de l'aphasie*, p. 3.

Je remarquerai, d'ores et déjà, que les images visuelles elles-mêmes existaient intactes, en état latent, dans son cerveau, puisque la malade, et avec son grand soulagement, a pu reproduire ces images et les faire raviver avant sa sortie de l'hôpital, sans revoir les lieux ni les personnes; c'est-à-dire par le fait d'association d'idées et de souvenirs, mais sans pouvoir les rafraîchir ou renforcer par le renouvellement des sensations qui les avaient produites. Et encore parce que, contrairement au malade de Charcot, qui «rêvait seulement *des paroles*», et dont la reconnaissance était très difficile, très lente et imparfaite, notre malade avait dans ses rêves toutes les représentations visuelles qui lui manquaient à l'état de veille; et la reconnaissance était chez elle rapide, complète et précise. À peine elle voyait une personne de sa connaissance, qu'elle la reconnaissait immédiatement, sauf peut-être une seule fois, comme on verra plus loin.

Le 1er juin, je la trouve dans un état de grande anxiété. «Cette situation est horrible, s'écrie-t-elle! Je souffre trop! Ma vie est un martyre! Je préférerais avoir une fièvre typhoïde, une pneumonie, et endurer les douleurs les plus atroces, à sentir ce changement du monde. On ne se fait pas une idée comme ça me tourmente! J'aimerais plutôt mourir! Pourquoi ne suis-je pas, mon Dieu, comme les autres folles qui peuvent voir par la pensée leurs enfants! Cette maladie est vraiment affreuse.

«Comme je ne puis pas me représenter ni les rues, ni les maisons, ni les personnes, il me semble que je ne suis plus de ce monde, ou alors qu'il existe seulement ce que j'ai sous les yeux. Vous me parlez, et moi je vous entends, je comprends tout ce que vous dites, et je vous réponds avec les mots, dont j'ai la tête pleine; mais pour moi il n'y a que des mots secs. Il me semble que je vis au milieu de mots.

«Quand on m'a interrogée à l'hôpital, je pouvais encore me représenter quelques-unes des choses que j'avais vues, mais après, et petit à petit, tout fut balayé de ma pauvre tête — plus de formes, plus de couleurs. Ce fut comme une lumière qui s'affaiblit progressivement jusqu'à s'éteindre. On peut bien dire que mon esprit est aveugle, ou qu'il est dans les ténèbres, puisqu'il est seulement éclairé par la lumière du jour et par les objets présents: la clarté des choses vues n'existe plus pour moi. Je n'ai dans ma cervelle que des mots, tout le reste a été balayé par la maladie. Et, pourtant je me souviens de tout. Si on me demande, par exemple, comment est ma maison, ma salle à manger, mon mari, mes enfants, etc., je suis à même de tout expliquer, de tout dire, de façon que la personne qui m'écouterait pourrait se représenter tout cela dans son esprit, et moi, qui donne tous ces renseignements, je ne m'en puis rien figurer! Plus que cela: voici le portrait de mon fils Antoine, j'ai beau le regarder bien attentivement pour tâcher de le représenter dans mon esprit, peine perdue! Je ne peux plus! Pas même ainsi!...

«Encore une chose qui m'étonne. Je sais très bien comme mon corps est fait; mais, si je ferme les yeux, je ne peux plus me le représenter par la pensée. Je m'habille tous les matins, et je porte mon corps toujours couvert, mais je ne sais pas pourquoi j'agis de la sorte. C'est peut-être à cause de l'habitude».

Elle a donc oublié sa propre figure, comme le malade de Charcot.

Le 2 juin, je la trouve très anxieuse et en larmes. «Ceci, gémit-elle, est un grand malheur! Toutes les personnes, excepté moi, peuvent se représenter ce qu'elles ont vu. Moi, je suis dans les ténèbres, dans l'obscurité profonde. Dans ma cervelle, il n'y a plus la forme de quoi que ce soit, ni même d'une simple feuille — ni *forme ni couleur!*

«Je n'ai que des mots dans la bouche pour dire mon malheur. Ceci est bien pire que la cécité, parce que l'aveugle peut se représenter tout; il peut voir avec les *yeux de l'esprit* tout ce qu'il a vu avec les *yeux du corps*».

Le 3 juin, l'anxiété s'est aggravée depuis la veille; aujourd'hui, elle n'a pas eu un moment de repos. Prise d'une grande agitation, qui rappelle la manie aiguë, elle est toujours en mouvement, gémit, pleure, gesticule, se tord les mains avec désespoir, répète sans cesse les mêmes plaintes et les mêmes regrets de la perte des images visuelles, et de la transformation qui s'est faite autour d'elle, et ajoute:

«Il me semble que je suis hors du monde! J'ai beaucoup de sang dans ma tête! Mon sang s'est troublé et obscurcit tout?».

Le 12 juin, l'inquiétude physique et l'anxiété ont pris, par une aggravation progressive, une intensité tout à fait exceptionnelle. Il est presque impossible de fixer son attention, même momentanément. Toute à sa douleur, le faciès animé et mobile, les yeux égarés, et n'écoutant rien, déambule de long en large, pousse des plaintes et des gémissements sans fin. Elle voit tout changé.

Le 14 juin, elle cherche à se déshabiller et à se faire du mal. L'inquiétude et l'anxiété, bien que très grandes, ne sont pas aussi intenses que dans les derniers jours; elle va et vient désordonnément; à peine assise, elle se lève.

De plus, la perception personnelle et la reconnaissance paraissent momentanément troublées. Autour d'elle, tout est changé—personnes et choses. Rien ne lui apparaît comme auparavant. Regarde étonnée autour d'elle, et fait les exclamations et les interrogations que voici:

«Qu'est-il arrivé en Portugal?

«Je vois tout changé!... Moi-même je suis bien changée!... *(Elle regarde sa poitrine)*.»

En quoi êtes-vous changée, je lui demande?

«On m'a coupé les seins!... »

Ne dites pas de bêtises, vous voyez bien que les seins sont à leur place.

«C'est qu'on les y a collés, dit-elle.

«Mais, monsieur le directeur *(elle me prend pour mon collègue Mattos)*, qu'est-il arrivé en Portugal? Qu'est-ce qui est arrivé, mon Dieu?!... »

Rien d'anormal, je lui réponds.

«Non. Il est arrivé une grande chose,... une chose extraordinaire!... quoi qu'il en soit!... Je vois tout changé».

(Regarde le parc qui est couvert de verdure et s'écrie: «En quel état ça se trouve! Tout est sec!... »

Je lui objecte que le parc est tout vert, mais elle ne m'écoute pas et continue dans ses idées. Tout est sec *(Indique d'un mouvement de tête les tiges des para-tonnerres qui sont fixées sur l'hôpital et s'exclame).* C'est la foudre qui est tombée là! Ce que la foudre a fait!... Ah, ce qu'il y a de femmes mortes!... *(Elle regarde avec un air d'étonnement les malades qui sont couchées à l'ombre des arbres, sur le gazon du parc).* Sont-ce des femmes ou des marionnettes?... *(Regarde attentivement les murs de la chambre).* Qu'est-ce que c'est ça? On a enlevé les tableaux! Pourquoi a-t-on enlevé les tableaux?!... *(On avait ôté quelques tableaux pour les déconner).* Pourquoi cette fenêtre est-elle fermée? On change tout ici On m'a enlevé la cervelle et les seins. On m'a coupée en morceaux!... Et mon mari! qu'est-il devenu? Qu'est-ce qu'on lui a fait? Je ne sais pas où je suis!... suis-je en France ou en Angleterre? J'ai fait des bêtises! On m'a arraché les yeux, les dents, et on m'a coupée en morceaux! Ce qu'on m'a fait, mon Dieu!... Les arbres sont secs»

Je tâche de la convaincre du contraire, mais, sans me prêter aucune attention et sourde à ses idées, elle continue avec une exaltation croissante: «On m'a fait venir ici... on m'a mis la sonde, et on m'a coupée en morceaux! Je vais être brûlée vivante avec mon mari et mes enfants! Une horreur!

«Monsieur Chose (s'adressant à moi), êtes-vous allé en ville? Que s'est-il passé à Porto? Est-ce que les tramways électriques y circulent toujours? Qu'est-ce qu'il y a eu au monde? Le monde n'était pas ainsi,... Il a subi une grande transformation!... Pourquoi est-ce que je ne sais rien de mon mari? Cette demoiselle employée du service est la Sainte Vierge; tiens, elle porte les clefs du ciel (ce sont les clefs de l'infirmerie).»

C'est à dessein que je cite, autant que possible, dans mon récit, les expressions de la malade, puisqu'elles reflètent avec une grande fidélité tout ce qui se passe dans son esprit.

L'exploration de la sensibilité objective était extrêmement difficile, presque illusoire. Cependant l'examen que j'en ai fait à différentes reprises a été négatif; et, tout particulièrement, je n'ai pas pu vérifier l'existence de stigmates hystériques.

La reconnaissance est devenue accidentellement imparfaite; et les objets extérieurs ne sont pas bien perçus dans tous leurs caractères. L'assimilation psychologique des sensations est défectueuse; il paraît que la conscience, en vertu de son état de douleur morale, trouble et déforme les sensations, de sorte que la malade sent et interprète le monde extérieur (et même les sensations internes) d'une manière erronée et en rapport avec son état d'esprit. Il faut aussi accuser de ce qui se passe un défaut de l'attention, qui est troublée; et encore la perte de la vision mentale, qui, à mon avis, joue un rôle très important dans la genèse de cet état mental, et tout particulièrement dans le sentiment de transformation du monde extérieur, dont la malade se plaint.

Le 17 juin, plus d'un changement s'est produit dans la maladie dans ces derniers jours. La malade, qui est devenue tranquille, présente un visage triste et morne; elle a perdu sa loquacité intarissable, et son regard n'est plus égaré ni si brillant; elle parle peu et répond difficilement aux questions que je lui adresse.

Elle a été empoisonnée par la France. Comme on voit, il existe, quelquefois, des idées de persécution, mais le délire mélancolique tient toujours le dessus.

«J'ignore, dit-elle, les châtiments qui, par ordre de Dieu, m'attendent dans ce monde, mais je dois souffrir beaucoup parce que j'ai causé énormément de malheurs. Je suis une ignorante, une stupide. J'ai fait le malheur de mon mari, je n'ai fait que des bêtises, je n'ai pas voulu manger. Je ne sais pas même ce que j'ai fait,... mais j'ai sur la conscience beaucoup de crimes. On a dit que j'avais démoli le monde.»

Elle reconnaît qu'on ne lui a pas arraché les yeux, ni les dents, ni coupé les seins, ni mutilé le corps.

Pas d'idées d'immortalité.

Le 22 juin: «Il me semble que le monde n'existe plus!... Et qu'est-ce que je vais manger?!»...

«Notre Seigneur est descendu sur la terre, a fait tout éternel, excepté moi, et emporta tout le monde avec lui dans le ciel. Les pauvres sont dans le ciel avec les riches; les folles même, qui étaient ici, sont parties. Je reste toute seule dans ce monde; et la terre ne produit plus rien! Ce que l'on voit à présent ce ne sont plus des personnes, mais des fantômes ou des marionnettes, très bien faites, qui se promènent, parlent, pleurent et crient comme les gens. Vous êtes le dernier à vous en aller au ciel»

Dans une grande anxiété et fondant en larmes, elle s'écrie: «Priez donc le Seigneur de veiller sur moi! Qu'il me protège contre les bêtes, pour qu'elles ne me dévorent pas! Qu'il m'accorde un morceau de pain pour moi et pour mes enfants! Ah! c'est vrai, mes enfants ne sont plus! mais j'ai besoin tout de même d'un morceau de pain pour moi! Qu'il me concède aussi un peu de lumière, car je ne voudrais pas rester dans les ténèbres, sans pouvoir me représenter ni les miens ni monde que j'ai connu!

«Priez encore Notre Seigneur de me pardonner mes péchés.

«Dieu m'a dit: Ma fille, je ne peux rien faire pour toi (¹)! Je suis donc perdue à tout jamais! C'est inouï comme une femme, une mère a été condamnée à rester ici-bas, abandonnée, avec les bêtes et dans les ténèbres! Qu'est ce que j'ai donc fait, mon Dieu?...»

Le 23 juin, l'anxiété est très grande, ainsi que la loquacité, et elle revient toujours sur les mêmes idées délirantes avec une foule de détails. «Le monde est bien fini. Le Seigneur a emporté tout avec lui dans le ciel — les personnes et les maisons. J'ai été trahie et empoisonnée.

«Où sont mes enfants? On est allé chez moi, et on a enlevé les petits et tout ce que j'y avais. Toutes les maisons de Porto ont été dévalisées.

«Qu'est devenue la richesse du monde?»

Le 30 juin, l'anxiété se maintient dans le même état aigu, ainsi que l'agitation et la loquacité. Le vrai délire mélancolique, si pénible et très intense — représenté par des idées de ruine, de culpabilité et hypochondriaques — est toujours prédominant. Mais on constate que les idées de persécution, surajoutées à ce délire, ont fait des progrès; et nous allons voir comme la malade, oubliant de s'accuser elle-même, arrive à accuser ouvertement les autres; au lieu de se tenir exclusivement pour coupable, elle commence à se poser en victime.

«Le monde n'est plus le même, gémit-elle; il a été renversé sens dessus dessous. Tout fut changé ici-bas. A la place des gens qui habitaient la terre, et qui sont au ciel, il n'y a que des marionnettes; excepté vous, monsieur le docteur, qui êtes la seule personne en chair et os qui reste encore au monde.»

Elle se lamente sans cesse de ne pas pouvoir représenter quoi que ce soit. «Je crève de faim, continue-t-elle, prise d'une grande agitation. Il y a eu une trahison! On m'a empoisonnée! Mon mari et mes enfants ont été empoisonnés! J'ai le corps saturé de venin! On m'a coupé le nez peu à peu, par petits morceaux! La nourrice de mon fils a pris mon argent pour se payer des robes en velours.»

Le 19 juillet, la malade devient soupçonneuse: son attitude change avec le langage.

«Il me semble, dit-elle, qu'on est allé prendre ce que j'avais chez moi. Ces dames (les employées du service) sont toujours en mouvement, et je ne sais pas ce que tout cela veut dire. Est-ce pour me faire du mal? Mais, qu'est-ce que j'ai donc fait? Je n'ai jamais fait de mal à personne!...»

«Je me méfie fort de ce qui se passe autour de moi; je suis très inquiète de tous ces agissements. Qu'est-ce qu'on va me faire? Il me semble que les médecins

____

(¹) Cette voix lui est venue du cœur.

se sont combinés pour me faire du mal, et pourtant on ne peut pas m'accuser de nuire à personne. J'avais de quoi vivre. J'avais une maison au Brésil, et je possédais de l'argent; mais il paraît qu'on m'a tout pris.

Dominée par ces idées, c'est à peine si elle se plaint de la perte de la vision mentale, qui paraît ne pas être complète. A présent, il faut la questionner là-dessus pour qu'elle en parle; et autrefois, au contraire, c'était elle qui, spontanément, et dans une anxiété très grande, criait à tout venant qu'elle ne pouvait se représenter ni son mari, ni ses enfants, ni sa maison, etc., et que le monde n'était plus le même. Elle ne parlait que de cela.

Le 18 septembre, l'état de la malade se conserva pour ainsi dire le même jusqu'à la fin du mois dernier; mais alors, par un beau jour, elle a eu une très violente excitation, et le lendemain on l'a surprise tranquillement assise dans le jardin, à coudre. C'est la première fois qu'elle s'occupait depuis qu'elle était à l'hôpital; et ce changement a été tellement brusque qu'il a appelé l'attention du personnel.

Elle affirme, avec une satisfaction évidente, qu'elle peut se représenter, presque comme autrefois, son mari, ses enfants, sa maison, sa salle à manger, l'armoire avec la vaisselle, son jardin, les arbres, les fruits, etc.; et en outre qu'elle voit le monde extérieur comme avant sa maladie. Elle s'étonne de ce qu'elle éprouvait et pensait, et demande sa sortie pour pouvoir s'occuper des siens et pour éviter la dépense de la pension, désormais inutile, dit-elle, puisque sa santé ne laisse rien à désirer. Ce qui n'est pas vrai, puisque, malgré la grande amélioration, elle est quelquefois envahie par une certaine tristesse et pleure, surtout lorsqu'elle pense à ses enfants.

La malade rêvait beaucoup, même pendant la phase aiguë de la maladie, et dans ses rêves *elle se voyait à la maison, à côté de son mari, et entourée par ses enfants*, qu'elle entendait crier et parler, *et qu'elle voyait jouer entre eux*. Donc, et contrairement à ce que Charcot a observé dans son malade, chez elle la vision mentale existait dans les rêves.

Étant sortie le 25 septembre (1903), un nouvel accès mélancolique l'a ramenée à l'hôpital un mois après, pour retourner chez elle le 31 janvier (1904). Pendant le deuxième accès la vision mentale n'a presque rien souffert.

A présent (février 1906), elle peut se représenter la maison qu'elle possède au Brésil, et qu'elle n'a pas vue depuis 28 ans, son grand-père mort il y a 14 ans, les objets et les personnes; mais la vivacité des images visuelles, qui autrefois était très grande, supérieure à la moyenne, paraît ne pas être aussi nette qu'avant la maladie.

Reprenant l'examen de la sensibilité j'ai constaté, comme stigmate hystérique, l'existence d'une hémianesthésie sensitive et sensorielle gauche, avec le rétrécissement classique du champ visuel et ovarie du même côté.

*
* *

Maintenant, et avant d'aborder le sujet que nous avons en vue, jetons un coup d'œil rétrospectif sur l'ensemble de cette observation que nous venons de relater en détail.

On constate tout d'abord que l'impossibilité d'évocation des images visuelles n'a pas été un phénomène d'emblée; elle s'est faite chez une hystérique et sur un terrain de mélancolie nettement constituée. Après, on voit qu'elle n'est pas venue brusquement, comme chez le malade de Charcot. Au contraire, les images disparurent peu à peu, par une difficulté progressive de leur rappel et par l'effacement croissant de leur vivacité et détail. Cette difficulté d'évocation volontaire débuta après le 15 avril, et devint absolument stérile, en dépit des plus grands efforts, vers la fin de mai. Il a donc fallu au processus morbide presque un mois et demi pour arriver à la suppression complète des images visuelles, et cet état resta sensiblement stationnaire, jusqu'au milieu de juillet (1903). Alors il y a eu un grand changement: le retour de la vision mentale des objets commença à se faire tout doucement, à ce qu'il paraît, pendant une quinzaine de jours; mais après, et à la suite d'une très vive excitation, les images rejaillirent tout d'un coup, avec la vivacité et la netteté qu'elles ont aujourd'hui (février 1906), et qui n'est pas aussi grande qu'autrefois.

On constate encore que la perte de la vision mentale fut transitoire; et qu'elle n'a jamais existé pendant les rêves, qui ne se sont pas modifiés.

Ce n'est pas tout: la perte de la vision mentale était limitée aux objets (formes et couleurs). Les images du langage étaient intactes, même les visuelles, puisque la malade, non-seulement comprenait ce qu'on lui disait, mais elle lisait et écrivait comme avant la maladie. Toutes les images auditives étaient conservées; ainsi que, à ce qu'il paraît, les olfactives, gustatives et tactiles. Elle pouvait, dit-elle, se représenter mentalement l'odeur de l'eau de Cologne, du vinaigre, etc., et les saveurs salées, sucrées, acides et amères. Quand je pensais à une orange, je ne la voyais pas, mais je la palpais, j'en humais le parfum, et j'en goûtais la saveur.

Enfin, la malade reconnaissait les gens, les choses et les lieux; et, de plus, la reconnaissance, excepté un seul jour, était rapide, complète et précise.

On voit, donc, que sous beaucoup de points de vue, il y a une différence remarquable, dont il faut tenir grand compte dans la pathogénie, entre notre mélancolique et le malade examiné par Charcot.

* *

Notre malade est une mélancolique anxieuse dans toute l'acception du mot, sans cesse gémissante et désespérée, et qui parais-

sait évoluer vers le syndrome de Cotard. Pas de doute possible à
ce sujet. Lorsque, par exemple, en regardant le parc couvert de
verdure, la malade insistait que tout était sec, elle niait un des
caractères des objets extérieurs qui la frappaient; il en était de
même quand elle affirmait qu'il n'y avait plus de gens au monde
et qu'à leur place elle ne voyait que des fantômes ou des marionnettes. Dans le changement du monde extérieur, il y a, au fond,
des idées de négation. Mais nous ne nous occuperons pas de cela;
ce que nous voulons examiner à présent, ce sont les rapports
qu'il peut y avoir entre la perte de la vision mentale d'un côté, l'anxiété et la transformation du monde extérieur, de l'autre.

Quels sont ces rapports, s'ils existent?

Il n'est pas douteux que l'anxiété peut être très intense dans
la mélancolie sans que la vision mentale soit nullement troublée;
et nous-même, nous avons présenté un cas de ce genre au Congrès international de Madrid (1903); mais nous nous demandons
quel peut être le rôle joué par ce trouble lorsqu'il existe, et tout
particulièrement dans le cas présent.

L'observation clinique que nous venons d'exposer tout au
long montre que la suppression de la vision mentale a été accompagnée dans son évolution par l'anxiété, comme son ombre. L'anxiété, après avoir fait son apparition en même temps que l'affaiblissement de la vision mentale, marcha du même pas; présenta
le maximum d'intensité lorsque la suppression des images visuelles fut complète; puis, les deux troubles déclinèrent parallèlement
et disparurent ensemble.

Est-ce une coïncidence fortuite? Non, assurément. Et pour
s'en convaincre, il suffit d'écouter ce que la malade me disait le 1ᵉʳ
et le 2 juin, par exemple, lorsque, prise d'une grande anxiété et
fondant en larmes, elle s'écriait :

«Ceci est un grand malheur! Toutes les personnes, excepté moi, peuvent se
représenter ce qu'elles ont vu! Moi, je suis dans les ténèbres, dans l'obscurité profonde! Dans ma cervelle, il n'y a plus de forme de quoi que ce soit, ni même d'une
feuille — ni forme, ni couleur. Cette situation est horrible! Je souffre trop! Ma vie
est un martyre! Je préférerais avoir une fièvre typhoïde, une pneumonie, et endurer les douleurs les plus atroces, à sentir ce changement du monde. On ne se fait
pas une idée comme ça me tourmente! J'aimerais plutôt mourir! *Pourquoi ne suis-
je pas, mon Dieu, comme les autres folles qui peuvent voir par la pensée leurs enfants! Cette maladie est vraiment affreuse!*»

Voilà ce qu'elle criait sans cesse aux médecins, aussitôt qu'elle
les voyait, aux employées du service, et aux autres malades, en

même temps qu'elle leur demandait si elles éprouvaient la même chose.

On voit donc que c'était l'atteinte portée à la vision mentale qui l'affligeait davantage. Et cela se comprend d'ailleurs; car si la mémoire nous fait revivre dans le passé, «non pas seulement par le souvenir des événements, mais par la reproduction des états émotifs qu'il nous ont causés», il est évident que la reviviscence émotive sera d'autant plus intense que la reproduction des images mentales correspondantes aura été plus vive. Chez la malade, par le fait de la suppression des images visuelles, les souvenirs d'enfance, du ménage, etc., ne pouvaient donc pas se faire accompagner des émotions heureuses qu'elle avait éprouvées autrefois; et ce vide et ce changement psychiques l'affectaient d'une façon très douloureuse. Mais continuons cet examen sans perdre contact avec l'observation.

L'anxiété, phénomène cortical, est une modalité de la douleur morale, élément essentiel de la mélancolie. Elle peut s'accompagner d'angoisse, qui est un phénomène bulbaire (Brissaud); et pour que cela arrive, il faut qu'un réflexe partant du cortex descende jusqu'à la région du nœud vital. Mais, en dehors de l'angoisse qui peut la compliquer, sous cette dénomination générale d'anxiété, comme dit M. Séglas, se cachent diverses manifestations émotionnelles intimement reliées entre elles: le regret du passé, la constatation désespérante du présent et la crainte de l'avenir.

Notre malade regrettait son passé parce qu'elle s'imaginait ruinée; mais, et surtout, parce qu'elle ne pouvait plus se représenter mentalement ni son mari, ni ses enfants, etc.

L'intervention de la perte de la vision mentale dans la genèse de ce sentiment me semble assez claire.

La constatation désespérante du présent, qui était très nette chez la malade, se rattache de la façon la plus intime au souvenir du passé comme point de repère. Elle vient, tout naturellement, du contraste qui ressort de la confrontation de ce que la malade était autrefois avec sa situation actuelle; en conséquence de quoi la suppression de la vision mentale continue à jouer ici son rôle de cause prédominante.

Pour ce qui est de la crainte de l'avenir, qui n'était pas si pénible que dans quelques mélancoliques, elle venait tout d'abord de la transformation du monde extérieur, et des idées délirantes que ce sentiment, intimement mêlé à la perte de la vision mentale, éveillait dans la conscience.

C'est, il me semble, ce qui découle directement et immédiatement de l'observation. Les lamentations de la malade, recueillies au jour le jour, nous en disent plus à cet égard que tous les raisonnements plus ou moins abstraits.

*

* *

Voyons maintenant la pathogénie de la perte de la vision mentale.

«Comme toute maladie, dit Krafft-Ebing, n'est au fond autre chose qu'une fonction qui s'accomplit dans des conditions anormales, l'examen scientifique du phénomène doit étudier la fonction dans ses conditions normales et établir l'anomalie de ces conditions» [1]. Eh bien, obéissons à ce précepte. L'analyse psychologique de la mémoire des objets, comme dans tout phénomène mnésique, dénonce l'existence de deux séries d'opérations successives et distinctes : Par la première, les images visuelles se gravent dans le cerveau et s'y conservent à l'état latent — c'est la mémoire statique, d'acquisition ou de fixation; par la seconde, elles sont évoquées et apparaissent devant la conscience — c'est la mémoire dynamique, de répétition ou de recollection [2]. Laissons de côté la mémoire statique ou de fixation, qui n'intéresse pas directement notre sujet, pour nous occuper de l'autre.

Dans la mémoire dynamique ou de recollection, qui se rattache très étroitement à notre cas, il y a un phénomène dominant — c'est la *reviviscence* des images perçues, qui habituellement est précédée par le phénomène de *l'évocation* et suivie par le phénomène de la *reconnaissance*. Ce sont le trois actes que comprend la mémoire de recollection.

L'évocation, phénomène initial, est l'excitant physiologique de la reviviscence. «Elle est représentée, dit M. Pitres, ou bien par des associations d'idées qui éveillent successivement des groupes de souvenirs; ou bien par un effort d'attention, une application volontaire de l'esprit à la recherche d'un souvenir spécial».

La *reviviscence* consiste en ce que les images — souvenirs de nos sensations, visuelles ou autres, qui se trouvent emmagasinées

[1] Krafft-Ebing. *Traité clinique de psychiatrie*, p. 120.
[2] Pitres. *L'aphasie amnésique et ses variétés cliniques*, p. 29.

et endormies dans la couche corticale du cerveau, s'éveillent sous l'influence de diverses sollicitations, et se présentent au moi avec une vivacité variable d'après les individus, et qui, exceptionnellement, peut revêtir le caractère hallucinatoire.

Enfin, par la *reconnaissance*, dernier anneau de cet enchaînement physiologique qui est la mémoire de recollection, l'image-souvenir ne paraît pas nouvelle. «Elle est reconnue par la conscience comme l'équivalent de l'image-sensation dont elle n'est que la reproduction. Lorsqu'elle est complète et précise, elle localise le souvenir dans le passé et l'entoure des circonstances accessoires qui ont accompagné sa fixation».

Donc, en appropriant au cas spécial qui nous occupe ce que le savant professeur de Bordeaux écrit au sujet de la mémoire dynamique envisagée d'une façon générale, nous pouvons dire que la vision mentale des objets est un complexus, une *fonction* composée de trois phénomènes élémentaires dont un seul a une localisation précise: l'évocation qui part des neurones de la psychicité; la reviviscence qui se fait dans les neurones sensoriels qui emmagasinent les images visuelles; et la reconnaissance qui s'opère dans les éléments anatomiques autres que ceux qui servent aux perceptions simples ou à l'élaboration des idées (1).

Comme toute fonction, la vision mentale peut être troublée de deux façons différentes: par exaltation et par affaiblissement.

Dans les exaltations pathologiques de la vision mentale, connues sous la dénomination générique de hypermnésies, et étudiées dans les rêves, chez les mourants et dans les intoxications, etc., on observe un défilé très rapide, «en quelque sorte cinématographique», d'images. Dans ces cas le processus d'évocation des images se fait avec une accélération telle que l'individu peut «revoir en un instant sa vie entière, rangée simultanément devant lui comme dans un miroir».

On sait encore que la vivacité des images visuelles varie énormément dans l'état physiologique, d'un individu à un autre; il est absolument certain qu'elle peut prendre une netteté plastique qui frise l'hallucination, et on pense qu'elle peut se transformer pathologiquement de façon à créer de toutes pièces, et par le fait de son intensité, l'hallucination vraie, ce qui cependant ne semble pas prouvé (Krafft-Ebing).

---

(1) Pitres. *L'aphasie amnésique et ses variétés cliniques*.

Les cas opposés, sont caractérisés par la perturbation en moins de la vision mentale. Pour les interpréter et chercher leur mécanisme, il faut tout d'abord tenir compte du processus physiologique que nous venons d'indiquer, et voir après comment il peut être troublé. Agir autrement serait illogique et comme si quelqu'un voulait, par exemple, comprendre les dyspepsies tout en négligeant l'examen de chacun des phénomènes qui interviennent dans la fonction de la digestion. Or, la difficulté ou l'impossibilité d'éveiller l'image est un résultat final, brut, qui peut être produit par le trouble primitif et isolé de chacun des phénomènes élémentaires nécessaires à son réveil, et dont l'ensemble constitue la mémoire de recollection ou dynamique. Cela veut dire que la suppression de la vision mentale des objets (formes et couleurs) peut tenir : tantôt à un défaut d'évocation ; tantôt à un défaut de reviviscence — qui peut être dû à l'affaiblissement de l'excitabilité du centre des images visuelles, à l'affaissement ou disparition de ces images par lésion du centre cortical correspondant ; tantôt, et pour que la mémoire de recollection soit complète, à un défaut de reconnaissance.

Mais ce sont les deux premiers mécanismes les seuls qui nous intéressent, et là-dessus nous insistons, tout d'abord, en ce que le trouble par défaut d'évocation ne doit pas être confondu avec le trouble causé par défaut de reviviscence. Malgré que son association soit possible (démence sénile et paralysie générale), elle n'est ni nécessaire, ni constante, comme nous l'avons vu, ce qui prouve que chacun de ces troubles possède ses conditions d'existence propre, et très probablement une localisation distincte dans les organes de la mémoire, envisagée comme fonction psychique — un ensemble d'associations dynamiques plus ou moins stables et plus ou moins promptes à s'éveiller [1].

La perte de la vision mentale est donc, d'après la psychophysiologie et la clinique, un phénomène complexe, à pathogénie multiple. Il est, en effet, de toute évidence que les images visuelles peuvent ne pas se présenter à l'appel parce que, à cause d'une lésion destructive du centre cortical correspondant, elles n'existent plus (l'inexcitabilité fonctionnelle du centre donnera le même résultat immédiat) ; ou alors, parce que, étant intactes, l'ex-

[1] Th. Ribot, *Les maladies de la mémoire*, 12e édit., p. 90.

citation évocative, qui met en jeu la grande majorité des activités élémentaires du cerveau, est trop faible pour les éveiller.

C'est, il me semble, cette éventualité pathogénique celle qui convient mieux au cas clinique que nous rapportons — et qui vraisemblablement n'était pas applicable au cas de Charcot — parce que les images existaient latentes dans le cerveau de notre mélancolique, comme le prouvent son apparition dans les rêves par réveil automatique, son éveil rapide par la stimulation externe, et enfin le retour spontané de la vision mentale; contrairement à ce que le regretté professeur de la Salpêtrière a observé chez son malade.

Il s'agit d'une suppression de la vision mentale des objets, qui est comparable à *l'aphasie amnésique* des anciens cliniciens (Lordat, Trousseau, etc.), dernièrement reprise et étudiée d'une façon magistrale par M. le prof. Pitres sous le nom *d'aphasie dysmnésique d'évocation*, «caractérisée par l'oubli d'évocation des mots avec conservation de la reviviscence et de la reconnaissance des images verbales» [1]. On a constaté aussi que la reviviscence par stimulation périphérique et la reconnaissance des images visuelles existaient intactes chez notre malade, et que c'était leur *évocation volontaire* qui se trouvait *seule* abolie.

L'idée de l'image visuelle était bien présente à son esprit, cette image elle-même était là aussi; ce qui faisait défaut c'était l'association entre ces deux éléments — un psychique et l'autre sensoriel — ; par un trouble d'évocation, le premier n'arrivait pas à éveiller le second.

Bref, nous avons affaire à une *perte de la vision mentale dysmnésique d'évocation*, pour employer la terminologie du professeur de Bordeaux. La pathogénie de l'oubli est identique dans les deux cas: c'est toujours un défaut d'évocation mnésique — soit des images des mots, soit des images des objets. Si la fixation et l'évocation des mots et des choses obéissent aux mêmes lois, elles doivent être capables de troubles identiques.

Peut-on donner à cette interprétation, basée sur la physiologie aussi bien que sur la pathologie cérébrale, un appui anatomique et préciser le siège de la lésion?

Nous pouvons dire, *à priori*, que dans la perte de la vision mentale par défaut d'évocation les choses se passent: *a)* comme

----

[1] Pitres. *L'aphasie amnésique et ses variétés cliniques*, p. 47

s'il y avait un affaiblissement initial, à sa source, de l'activité idéative — et dans notre cas l'état mental de la malade témoigne contre cette hypothèse; b) ou alors comme si la stimulation évocative, chemin faisant, avait été interceptée (ou affaiblie) par une lésion des voies associatives chargées de la conduire jusqu'au centre des images visuelles intactes, ou peu s'en faut. Ce serait, dans cette hypothèse qui s'adapte à notre cas, une perte de la vision mentale de conductibilité; dans le cas de Charcot, la perte de la vision mentale serait plutôt due à une lésion du centre cortical des images visuelles.

Mais où est le siège de ces images?

Après les expériences de Munk chez le chien et les observations cliniques de Fürstner, on est amené avec Wilbrand à admettre l'indépendance et l'autonomie anatomique du centre de la perception visuelle et du centre des souvenirs visuels. «Tous les deux, comme dit M. Brissaud, siègent dans le voisinage de la pointe occipitale assez près l'un de l'autre, le premier sur la face interne et le second sur la face externe du lobe occipital» (1).

Bien que cette localisation soit insuffisamment étayée par l'anatomie pathologique, il y a quelques faits qui plaident en sa faveur, et elle explique assez aisément beaucoup de phénomènes cliniques, comme celui-ci: J'observe dans mon service, depuis sept ans, un persécuté qui est affecté d'une hémianopsie homonyme latérale droite en rapport avec une lésion corticale ou sous-corticale de l'hémisphère gauche. Ce paranoïque a une hallucination visuelle permanente; il voit *du côté droit*, c'est-à-dire avec l'hémisphère aveugle, un titulaire qu'il a beaucoup connu avant l'hémianopsie. Chez lui, le centre de perception visuel gauche est ou isolé des centres ganglionnaires de la vision par la section des radiations optiques, ou peut-être détruit; mais, malgré cela, les images visuelles de l'hémisphère gauche sont conservées. Cela veut dire qu'en plus du centre, si bien connu, de la perception visuelle, qui siège à la face interne du lobe occipital, dans le territoire de l'écorce où viennent aboutir les radiations optiques, il existe très vraisemblablement un centre de la mémoire visuelle, qui paraît être localisé dans la face externe du lobe occipital.

Quels sont les rapports de ces centres entre eux? Comment fonctionnent-ils? Sans qu'il soit possible d'en établir les limites

---

(1) Brissaud. *Traité de médecine*, 2e édit. p. 142.

exactes, il est cependant probable que le centre des images visuelles communes se continue par une transition insensible en
arrière avec le centre de la perception (d'autant plus que celui-ci
occupe le domaine de la scissure calcarine, *la rétine corticale*,
qui peut empiéter sur la face externe du lobe occipital), et en
avant avec le centre de la mémoire graphique, situé dans le pli
courbe. Ces deux centres sont très intimement unis entre eux par
deux importantes voies associatives — le *faisceau transverse du
cunéus* et le *faisceau transverse du lobe lingual*. Mais, quoi qu'il
en soit du siège et de l'étendue exacts du centre des souvenirs
visuels, tout nous porte cependant à croire, ainsi que le fait fort
bien remarquer Vialet, «qu'il existe dans l'écorce des éléments
qui sont le siège d'une différenciation fonctionnelle, les uns chargés de recueillir les perceptions brutes, les autres plus spécialement aptes à emmagasiner les souvenirs visuels. A ce point de
vue encore il y a une distinction à établir entre les images visuelles communes et les images visuelles des mots nécessaires au
fonctionnement du langage intérieur» (¹).

Dans l'absence de documents anatomo-cliniques qui pourraient
seuls résoudre la question qui nous occupe, et dans l'ignorance où nous sommes au sujet du rôle joué par les fibres intra-cor-
ticales et sous-corticales dans les réflexes du cerveau, on ne peut
pas pousser les choses plus loin. Toutefois nous pouvons, il me
semble, établir d'une façon définitive que la perte de la vision est
un phénomène complexe, à pathogénie multiple:

A. Tantôt elle est causée par un défaut de reviviscence; c'est-
à-dire due à la perte d'excitabilité du centre des images visuelles
communes, produite par une lésion (dynamique ou organique) de
la face externe du lobe occipital (²) — et dans ce cas elle est comparable aux *aphasies nucléaires* et tout particulièrement à la cécité verbale;

B. Tantôt elle est causée par un défaut d'évocation; et alors
elle n'est pas justiciable d'une localisation invariable et étroite,
parce qu'il faut distinguer *a*) le défaut d'évocation dû à l'affaiblissement de l'activité idéative, produit par une lésion plus ou moins
diffuse de la corticalité générale, et surtout des lobes frontaux
b) et le défaut d'évocation produit par la rupture des communications entre les centres psychiques intacts et les centres des ima-

---

(¹) Vialet, *Les centres cérébraux de la vision*, p. 349.

ges visuelles communes également inaltérés (organiquement et fonctionnellement). Dans ce dernier mécanisme la perte de la vision mentale ferait pendant aux aphasies de *conductibilité ou transcorticales* des auteurs allemands.

Ceci posé, nous allons examiner l'interprétation que M. Séglas donne de la perte de la vision mentale. Le savant médecin de la Salpêtrière se rapporte assez souvent dans ses travaux à ce phénomène qu'il explique par un défaut de perception personnelle, ainsi que les troubles de la sensibilité des mélancoliques.

Voici comme il s'exprime dans ses *Leçons cliniques* :

«On pourrait supposer qu'il s'agit là d'une sorte *d'amnésie portant sur les images visuelles*. Je crois qu'il n'en est rien; bien plutôt que les images elles-mêmes, *c'est la faculté de les évoquer qui est atteinte*, le pouvoir de les assimiler à cet ensemble de faits psychologiques qui constitue la conscience personnelle» (1).

Plus haut (p. 667) il insiste sur les mêmes idées, et, revenant là-dessus dans son livre sur le *Délire des négations*, écrit ceci: «L'interprétation exacte de ces phénomènes n'est pas facile. S'agit-il d'une perte, d'un effacement des images sensorielles antérieurement acquises, en un mot d'une amnésie?

Bien que cela ne soit pas impossible, nous croirions plus volontiers que, dans ce manque, non de reviviscence automatique, mais de rappel volontaire des images, il s'agit d'un défaut de synthèse empêchant leur rattachement aux autres souvenirs ou sensations dont l'ensemble constitue la personnalité, d'un manque d'assimilation psychologique des images» (2).

On voit que M. Séglas, sans contester la première interprétation, admet plus volontiers l'autre.

Il est plus que probable, en ce qui concerne notre mélancolique, que bien plutôt que les images (visuelles) elles-mêmes, c'était la *faculté de les évoquer qui était atteinte*, comme M. Séglas l'admet. Mais cela constitue, en réalité, une forme spéciale d'amnésie, justement caractérisée par la difficulté ou l'impossibilité de l'évocation volontaire des images.

Cependant cette pathogénie ne convient pas, à mon sens, au malade du prof. Charcot; car, comme tout fait penser, les images visuelles n'étaient pas intactes chez lui—fait capital pour l'interprétation du phénomène—et la perte de la vision mentale était

---

(1) J. Séglas, *Leçons cliniques sur les maladies mentales et nerveuses*, p. 671.
(2) Séglas, *Délire des négations*, p. 76.

plutôt due à *un effacement de ces images elles-mêmes* qu'à la faculté de les évoquer. C'était un défaut de reviviscence qui était en jeu, je le répète encore.

*
* *

Je me résume. La pathogénie de la perte de la vision mentale n'est pas toujours identique dans son mécanisme; elle comporte les deux interprétations ci-dessus mentionnées; tantôt le trouble initial entrave le premier acte de la mémoire de recollection, et les images restent intactes, comme dans notre mélancolique (phénomène psychique); tantôt il atteint le second, et les images sont directement détruites, comme dans le malade de Charcot (phénomène sensoriel).

C'est une division pathogénique naturelle, basée sur la physiologie cérébrale aussi bien que sur la clinique; l'avenir dira jusqu'à quel point, et en dernier ressort, l'anatomie pathologique la justifie. Il paraît, cependant, d'après ce que nous avons dit, que ces deux variétés cliniques de perte de la vision mentale relèvent l'une et l'autre d'une localisation différente. Il n'est guère admissible qu'une si grande diversité symptomatique — caractérisée par la conservation intégrale des images d'un côté, et leur destruction, de l'autre — soit le fait de la lésion d'un seul et même organe; car la lésion n'a de valeur que par sa *localisation*.

DISCUSSION

M. SOLLIER: Je crois qu'il faut distinguer les cas d'amnésie visuelle avec mélancolie conséquente de la mélancolie vraie. On voit d'autre part cette perte de la vision mentale dans l'hystérie d'une façon constante et j'ai pu montrer dans ce cas qu'elle tenait à une qualité de la fonction du centre sensoriel en jeu. J'ai montré dans le «Problème de la mémoire» que le centre sensoriel était à la fois centre de perception et centre de représentation, la représentation correspondant à une qualité de fonctionnement supérieur à celle de la perception brute. Si l'on considère d'autre part le centre d'aperception où aboutissent les impressions sensorielles, on comprend que la connaissance des faits, dont on a perdu la représentation mentale, puisse être conservée malgré cette perte de représentation, dissociation qui me paraît être la caractéristique de ces faits de perte de la vision mentale.

SÉANCE DU 21 AVRIL

Présidence: M. Obersteiner

Le goitre exophthalmique considéré comme maladie et comme syndrome

Par M. Virgilio Machado, Lisbonne (v. page 152).

Discussion

M. Raymond: Je voudrais insister sur les conclusions du rapport de M. le prof. Machado. Il me semble avoir mis très bien au point la question de la nature du goitre exophthalmique.

Comme lui, je pense qu'il nous faut encore considérer la maladie de Basedow comme une névrose bulbo-protubérantielle à point de départ cérébral; c'est l'émotivité, état morbide cortical, qui en est le fond, le terrain, ce qui en centuplant les phénomènes de l'émotion rend ceux-ci pathologiques.

Très certainement le mécanisme thyroïdien troublé dans son fonctionnement consécutivement au choc bulbaire réagit à son tour.

Il n'y a donc pas une théorie pathogénique univoque de la maladie, mais on pourra la comprendre cliniquement en envisageant les choses comme l'a fait M. Machado et il me semble être dans la vérité.

Infantilisme et dégénérescence psychique. Influence de l'hérédité neuro-pathologique

Par M. Magalhães Lemos, Oporto.

Il y a presque 12 ans ([1]), M. le professeur Brissaud, en faisant une belle découverte, a saisi l'existence d'un rapport très intime entre un certain nombre de cas d'infantilisme et le myxœdème; il les détacha du groupe commun, où ils se trouvaient à tort mélangés, inaperçus et confondus, et il créa ainsi un type ou variété d'infantilisme, qu'il identifia au myxœdème fruste de l'enfant, et dont il a soutenu l'autonomie nosographique et pathogénique.

L'éminent professeur, dans une magistrale étude, décrit et oppose ces cas spéciaux, jusqu'alors méconnus ou mal différenciés, à tous les autres du groupe qui, pris en bloc, forment un autre type ou variété d'infantilisme. Et ainsi, ces individus auxquels on donne plus ou moins logiquement la dénomination d'infantiles, ont été divisés par M. Brissaud en deux types parfaitement distincts par leurs symptômes et par leur nature:

([1]) Leçon du 18 mai 1894.

1.º Le type *anangioplasique* comprenant les arrêts de développement liés aux anomalies cardiaques ou artérielles;

2.º Le type *myxœdémateux*, dont les caractères et l'origine rappellent le myxœdème proprement dit (*).

Le premier type contraste singulièrement avec l'autre par son étendue; par la diversité des exemplaires qui s'y trouvent rassemblés un peu artificiellement, en attendant leur classement définitif; par l'ossification précoce du cartilage épiphysaire, qui arrête définitivement la croissance; et, tout particulièrement, parce que «les attributs morphologiques de l'enfance sont exceptionnels» chez les individus qui le composent. «On n'a plus affaire qu'à de *petits hommes* ou *petites femmes* chez lesquels la sexualité attend indéfiniment son heure» (Brissaud).

En opposition, le deuxième type est bien plus restreint et défini; il présente une homogénéité remarquable, tous les cas se ressemblent; l'ossification du cartilage épiphysaire est tardive chez les individus qui y rentrent, ce qui permet parfois une reprise insolite de croissance; et, chose importante, tous ces cas offrent l'aspect d'une enfance prolongée, c'est-à-dire, qu'ils nous montrent l'infantilisme le plus pur, *l'infantilisme vrai*. Nous n'avons plus affaire à de «petits adultes», mais à de «grands enfants.»

Donc, les différences symptomatiques et pathogéniques, qui existent entre les infantiles du type Lorain et les infantiles du type Brissaud, sont remarquables.

Les affinités morbides de l'infantilisme, très fréquentes et d'une importance capitale pour sa conception pathogénique, ont attiré l'attention. On a constaté son association avec le nanisme, le gigantisme, l'acromégalie, le rachitisme, l'obésité, l'atrophie musculaire, le myxœdème (d'après M. Brissaud cette association est constante dans les cas du deuxième groupe et leur appartient en propre), la porencéphalie, la chorée variable des dégénérés, le maladie de Friedreich, l'hystérie, l'épilepsie, et encore avec quelques malformations telles que le bec-de-lièvre et surtout avec les imperfections des organes génitaux.

Et ce n'est pas tout.

On sait que l'infantilisme de Lorain repose le plus souvent, sinon toujours, sur un fond de dégénérescence héréditaire ou

---

(*) E. Brissaud. *Leçons sur les maladies nerveuses* (Hôpital Saint-Antoine, 1899, p. 449).

acquise, de nature infectieuse ou toxique. «Ces infantiles sont des dégénérés au premier chef, dit M. Brissaud, destinés à disparaître.»

Il y a plus, mais ceci devient peut-être une rareté: *L'infantilisme de M. Brissaud, l'infantilisme vrai peut s'associer avec la dégénérescence psychique héréditaire de nature nerveuse, c'est-à-dire, ayant pour origine les maladies nerveuses des parents.* C'est sur cette association que je vais insister dans ce travail, en étudiant un cas clinique dans lequel elle s'impose à première vue; j'exposerai sa symptomatologie, je chercherai son étiologie et je discuterai la pathogénie.

Il me semble d'un grand intérêt pour l'interprétation des infantiles d'examiner soigneusement les cas où la dégénérescence psychique, *provenant de l'hérédité neuro-pathologique*, et l'infantilisme vrai sont étroitement associés, formant, comme nous allons voir, une dégénérescence spéciale, une *dégénérescence à type infantile*, qu'on ne saurait pas nier sans forcer les faits cliniques.

Si je ne me trompe, cette association morbide jette une grande clarté sur la genèse de l'infantilisme envisagé comme un trouble de la fonction du développement individuel, ce qu'il est en dernière analyse.

Je me propose, dans cette communication, de montrer l'existence d'un type mixte, formé par la fusion de l'infantilisme avec la dégénérescence psychique, et de mettre en relief le rôle que l'hérédité neuro-pathologique peut jouer dans la genèse de ces cas.

OBSERVATION

ANTÉCÉDENTS HÉRÉDITAIRES. — *Nombreuses maladies mentales et nerveuses chez les ascendants, ainsi que la tuberculose, le rachitisme, le rhumatisme et le féminisme(?). — Consanguinité. — Grossesse gémellaire.*

HISTOIRE DU MALADE. *Débilité mentale et déséquilibration intellectuelle. — Grippe. — Obsessions (doute et phobie). — Nombreux accès maniaques et mélancoliques, tantôt isolés, tantôt conjugués, et qui ont motivé par 13 fois l'internat. — Infantilisme; arrêt de développement des organes génitaux, absence complète des caractères sexuels secondaires et persistance, à l'âge de 37 ans, des attributs fondamentaux de l'enfance, malgré 1m67 de taille. — Obésité, pèse 100 kilos. — Myxœdème fruste (et partiel?). — Sensation incertaine du corps thyroïde. — Examen radiographique. — Influence du traitement thyroïdien.*

ANTÉCÉDENTS HÉRÉDITAIRES. — L'hérédité est convergente et il y a deux mariages consanguins: les grands-parents du côté maternel ainsi que les parents du malade étaient cousins germains.

1° *Côté maternel. Grand'mère.* Femme intelligente et nerveuse, a eu une grossesse gémellaire.

Un *grand-oncle* est le grand-père paternel. Il est mort d'une chute attribuée à une attaque apoplectique.

Un autre *grand-oncle* était atteint de paralysie agitante, et il eut un fils idiot.

Grand'tante: Elle eut une fille débile qui se suicida.

Grand'tante: Était continuellement préoccupée de sa santé et prenait toujours des médicaments.

Le grand-père était mal équilibré, excessivement jaloux, et «il avait beaucoup de manies».

Une grand'tante était nerveuse.

Grand-oncle: Débile, méticuleux, excessivement timide et émotif, fuyait la société. Il avait «un esprit féminin», ne trouvait plaisir que dans les travaux des dames qu'il affectionnait surtout. Il passa son existence renfermé dans la maison à broder, à peindre, etc. «Il semblait même une dame». En outre il a été atteint de mélancolie intermittente.

Un grand-oncle a souffert beaucoup de rhumatisme noueux qui lui déforma les doigts et les mains.

Mère: La mère du malade, encore vivante, est très nerveuse, hystérique et souffre depuis longtemps de l'utérus. Elle a éprouvé une très violente émotion morale pendant qu'elle se trouvait enceinte du malade.

Oncle: Avait une très petite taille (presque nain); était rachitique et bossu. N'a jamais pu marcher «malgré les nombreuses applications électriques qu'on lui a faites». Est mort à 18 ans.

Tante: Est venue au monde d'un accouchement gémellaire; elle est morte à l'âge de 5 ans.

Tante: Née d'une même couche avec la précédente. Rien d'anormal jusqu'à 9 ans, mais après elle a été affectée d'une grave maladie: la marche devint progressivement difficile et, au bout de quelque temps, elle ne pouvait plus marcher; elle a perdu la parole, c'est à peine si elle articulait quelques mots; la déglutition était difficile, elle avalait parfois de travers et il était nécessaire de lui choisir la nourriture. Elle mourut à 44 ans.

Oncle: A été toujours déséquilibré, et, à la suite d'une chute qu'il a faite d'un cheval, à l'âge de 18 ans, «devint tout à fait fou». Il est aujourd'hui en démence.

2.e *Côté paternel.* —*Grand'mère:* Déséquilibrée. Devint folle vers la fin de sa vie; elle avait des hallucinations visuelles et est morte en démence.

Père: Le père du malade était un magistrat intelligent, très instruit, qui est arrivé à une haute situation politique, mais il était mal équilibré, impulsif, dissipateur et débauché. Il a eu des maîtresses pendant toute sa vie, avec lesquelles il dépensait follement, gaspillant sa fortune et s'endettant de plus de 120.000 francs. Ce n'est qu'à sa mort qu'on découvrit les dettes. Contracta la syphilis après la naissance des fils, devint tabétique, est mort à 64 ans.

Oncle: Intelligent, mais déséquilibré, excentrique, un type d'originalité. Il était considéré par tous comme «maniaque». Ayant une grosse fortune, il dissipa tout son bien.

Oncle: Est mort de tuberculose vers l'âge de 50 ans.

Tante: Aliénée. Après avoir fait de nombreuses tentatives de suicide, on l'a trouvée noyée dans un puits.

Tante: Encore vivante, souffre beaucoup de rhumatisme.

Oncle: Excentrique et mal équilibré.

ANTÉCÉDENTS PERSONNELS. — Pas de fausses couches. Pas de gémelliparité. Après un enfant mort-né, la mère accoucha à terme, successivement, de trois enfants, qui sont tous vivants, une fille et deux garçons. Notre malade, qui est le cadet, naquit le 23 mars 1867, d'un accouchement heureux. Venu au monde, son développement était normal, il marcha à 1 an ½, sevrage à 3 ans. Il paraît que la dentition s'est faite à l'époque normale. Commença son éducation littéraire avec une tante, et savait lire à 5 ans, ce qui avait permis de fonder sur lui certains espoirs, bientôt déçus. À 6 ans, le père lui donna une institutrice anglaise pour lui apprendre cette langue, mais où il se fit une telle confusion dans son esprit qu'il oublia ce qu'il savait du portugais; et, pendant deux ans qu'il vécut avec l'institutrice, c'est à peine s'il apprit quelques mots d'anglais. Entré au collège à 9 ans, la difficulté qu'il avait pour l'étude des langues ne fit que s'accentuer, de façon qu'il abandonna successivement l'anglais et le français, et ne put jamais passer l'examen de portugais; manifesta en même temps une inaptitude absolue pour les sciences. C'était inutilement que les professeurs se dévouaient et entouraient son éducation de soins spéciaux; et sa famille, convaincue qu'on ne pouvait en rien faire, le fit sortir du collège après quatre ans.

Ces détails suffisent pour indiquer la faiblesse de son intelligence. Cependant, sa mémoire est bonne, surtout pour les dates et les noms; mais le pouvoir d'attention est très limité. Il a une certaine facilité d'élocution, mais sa conversation prolixe et prétentieuse dénonce la débilité de ses facultés intellectuelles.

Voici maintenant ce qui concerne le sens moral et le caractère. Passait facilement de l'activité à l'apathie, de l'excitation à la torpeur, du rire aux larmes; était irritable, violent, impulsif, sournois, méchant et d'humeur difficile. «Était bizarre et terrible».

Il y avait des époques auxquelles il se sentait moins nerveux, et alors il était un peu plus docile et obéissant.

Il pesait 35 kilos à 13 ans; c'est après que l'obésité actuelle débuta en s'établissant progressivement, de façon qu'il pesait 82 kilos à l'âge de 18 ans.

Il eut la grippe au mois d'août 1891; et deux mois après, lorsqu'il n'était pas encore remis, sont venues les «peurs», comme dit le malade, ce qui a ouvert un chapitre nouveau dans son histoire pathologique. Dans ces conditions, comme nous allons le voir, se présentèrent des doutes et des phobies, qui étaient en rapport avec son éducation religieuse, et son esprit craintif et scrupuleux.

Voici d'ailleurs ce qui s'est passé.

Élevé dans la pratique de la religion, il poussait les choses trop loin, bien plus loin que sa famille. C'est ainsi qu'il avait toujours son catéchisme au chevet du lit pour pouvoir se rappeler, à l'instant même, quelque prière, par hasard oubliée. Il était donc excessivement scrupuleux. Mais deux mois après la grippe, et pendant la convalescence, il s'imagina qu'il ne savait pas le catéchisme, et pour s'en assurer il se posait sans cesse à lui-même des interrogations, et priait les autres de les poser.

Doué d'une bonne mémoire il se rappelait tout facilement; mais, malgré cela il lui semblait qu'il ne savait pas les prières aussi bien qu'il le fallait, et en restait très inquiet, très préoccupé, très anxieux.

En même temps, une grande peur envahit son esprit; c'était une peur vague qu'il ne savait pas préciser. Lui, qui auparavant aimait à se promener tout seul, ne pouvait pas, à présent, sortir de la maison sans se faire accompagner. Dans la suite, cet état émotif s'aggrava, et la peur se précisa avec plus de netteté. Il avait peur d'être voué à l'enfer, pour ne pas savoir le catéchisme. Devient triste, se renferme dans la maison, ne veut pas sortir du lit, et perd l'appétit.

Pas d'idées de culpabilité (excepté celle de ne pas savoir le catéchisme), pas d'idées hypochondriaques, pas d'idées de ruine; ce qui le dominait, c'était la peur d'aller à l'enfer. Lorsque la mère, désolée, lui demandait ce qu'il avait pour être si triste, il répondait invariablement, en sanglotant: «J'ai peur d'être voué à l'enfer».

La période aiguë de la maladie s'étant dissipée, disparut aussi avec elle la peur d'être damné, mais il restait sous l'influence d'une peur vague, pendant quelque temps.

Dans l'évolution de cette crise obsessive nous avons eu successivement: doute, phobie diffuse, monophobie, phobie diffuse et guérison. L'état mélancolique est secondaire.

Je ne veux pas m'appesantir sur les phénomènes que je viens de résumer, mais je tiens à constater, d'ores et déjà, qu'ils sont frappés au coin d'un cachet franchement dégénératif. C'est la seule particularité qui intéresse le but visé dans ce travail.

Il a été guéri vers la fin du mois de janvier (1892), mais il ne s'est pas conservé longtemps dans son état normal: une vingtaine de jours après il faisait un accès à double forme qui obligea à l'interner à l'hôpital du Conde de Ferreira. Dans la suite il a eu un très grand nombre d'accès maniaques et mélancoliques, tantôt isolés, tantôt conjugués, et il a été interné 13 fois.

Sans vouloir m'engager dans la discussion de la place qui convient aux folies intermittentes dans la classification des états psychopathiques, il me semble incontestable que le malade est un intermittent, et de plus, qu'il est frappé de dégénérescence psychique.

A mon avis l'existence de la dégénérescence s'impose. En effet, ses antécédents héréditaires, l'instabilité de son humeur et de son caractère, sa facilité à délirer, le début des accès à l'âge de 24 ans, les obsessions et surtout le terrain spécial de débilité intellectuelle sur lequel ces nombreux accès se sont développés, montrent que le malade est un dégénéré, ou alors la dégénérescence n'existe pas.

Mais nous allons examiner des malformations physiques qui font pendant avec les symptômes psychiques que nous venons de décrire, et qui parlent dans le même sens.

État actuel (¹) — Comme l'examen des formes est de la plus grande importance dans ce que je vais exposer, il me semble utile d'ouvrir cette partie de mon observation par un ensemble de données anthropométriques, sans lesquelles le tableau somatique resterait incomplet.

<h4 style="text-align:center">A. CRÂNE</h4>

1) *Diamètres:*

    Antéro-postérieur maximum............................ 189   mm.
    Transversal maximum............................ 146
    Frontal minimum............................ 173
    Indice céphalique............................ 77,24

(¹) Je me rapporte à l'état du malade avant le traitement thyroïdien.

2) Courbes :

Inio-frontale   348   mm.

Sus-auriculaire   310   „

Horizontale   550   „

B. FACE

Angle facial . . . .   78°

Hauteur du visage   172   mm.

Largeur du visage   143   „

Longueur faciale supérieure   77   „

Indice du visage   83,13   „

Indice facial   53,84   „

Taille   167   cm

Mesures du cou, du tronc et des membres :

Circonférence du cou   390   mm.

Distance des deux acromions   445   „

Grande envergure   163   „

Circonférence de la poitrine :

a) Immédiatement au-dessous des aisselles . . .   1110   mm.

b) Au niveau de la ceinture   1320   „

Circonférence maxima de la cuisse   700   „

Circonférence maxima de la jambe   500   „

Circonférence minima de la jambe   257   „

Face arrondie, jouffue, nez peu développé, peau fine, visage absolument gla-
bre, au teint flétri et quelque peu ridé. La face dorsale des mains présente des fossettes comme chez les enfants. Organes génitaux rudimentaires. Les testicules, descendus dans les bourses, sont inégaux, et petits ; la verge est minuscule, à peine
aussi volumineuse que celle d'un enfant de 5 à 6 ans.

À l'âge de 37 ans, il n'y a pas un poil ni aux aisselles ni au pubis. Avoue se
plaire dans la société des femmes et aimer les caresses des filles, qui le font, dit-il,
entrer en érection, mais il n'a jamais pratiqué ni même tenté le coït qui, d'ailleurs
serait matériellement impossible. Il se masturbe et prétend provoquer ainsi une
esquisse d'érection et un peu de plaisir, mais il n'a jamais eu aucune pollution. Il
est affligé de l'état plus que rudimentaire de sa verge, et me prie de bien vouloir
la mettre en état de fonctionner.

Les dents, sans être un modèle de perfection, n'offrent aucune malformation
digne de remarque, excepté qu'elles sont gâtées et que la troisième molaire gauche
et inférieure n'est pas sortie.

La voix est lente, grêle et aigre. Le cou est gros, large et court. Larynx peu
saillant.

Le corps thyroïde n'est pas bien perceptible à la vue ni à la palpation, même
dans les mouvements de déglutition. Cependant, et malgré le résultat incertain de
cet examen, qui n'est pas aisé à cause de la lipomatose du cou, nous admettons volontiers que le corps thyroïde n'est pas complètement atrophié, parce que la croissance n'a pas été arrêtée, parce que le tableau symptomatique du myxœdème n'est

pas accentué, et encore, parce que, dans ce cas, il devrait déjà exister un début de cachexie, et l'état de sa santé est en somme assez satisfaisant.

*

* * *

C'est le syndrome morphologique de l'infantilisme, d'après la description classique de M. Henry Meige, que nous avons devant nous. Et, comme on le voit, ce syndrome est presque au grand complet, excepté pour les éléments fournis par la configuration du tronc et des membres — torse arrondi, cylindrique, ventre un peu proéminent et membres potelés — qu'on peut cependant apercevoir, mais qui sont plus ou moins cachés et déformés par l'accumulation de la graisse dans le tissu sous-cutané, qui masque les reliefs osseux et musculaires.

Il y a, cependant, dans le tableau de l'infantilisme un symptôme assez important, la petitesse du corps, qui nous manque; notre malade dépasse de 2 centimètres la moyenne pour les Européens, puisqu'il mesure 1 m. 67 de taille. Mais, malgré que ce caractère soit un des plus frappants de l'infantilisme, il n'est pas essentiel. Il y a de «petits hommes» et de «grands enfants». Les adultes, comme M. Brissaud le remarque avec justesse, ont bien des manières de rester enfants; cela dépend d'une multiplicité de circonstances, de la convergence de causes qu'on ne saurait pas spécifier. Ce qui domine, dans l'évolution physiologique, le passage de l'enfance vers l'adolescence, c'est, avec métamorphose plastique connue, l'apparition de la fonction sexuelle, et des caractères sexuels secondaires. La taille joue un rôle relativement secondaire, de façon qu'on peut voir la coexistence de l'infantilisme et du gigantisme. Ainsi que l'arrêt de la croissance ne suffit pas à justifier le diagnostic d'infantilisme, l'accroissement normal de la taille, tout bien considéré, ne saurait l'exclure.

Encore un fait à mentionner: Je connais le malade depuis le mois d'avril 1892, et il a aujourd'hui le même aspect qu'il avait alors, paraissant beaucoup plus jeune qu'il ne l'est. Il n'a plus d'âge.

D'après cet ensemble de symptômes physiques, on ne peut douter que notre malade, malgré sa taille, soit bien un infantile. L'enfant a grandi, oui; mais, chose essentielle, il ne s'est pas *métamorphosé* en homme, puisqu'il garde à l'âge de 37 ans les attributs morphologiques fondamentaux de l'enfance. Et, puisqu'il s'agit de constater la présence d'un syndrome morphologique et de bien le mettre en relief, on peut comparer les photographies que nous donnons (¹) avec beaucoup d'autres, et tout particulièrement avec celles publiées par MM. Marfan et Louis Guinon (²); on dirait le même sujet photographié à des âges différents, si on fait abstraction de l'obésité de notre malade.

Et puis «le nom d'infantilisme, dit M. Henry Meige, sert à désigner un état physique et mental qui s'observe chez les individus dont l'appareil sexuel a subi, congénitalement ou accidentellement, un arrêt dans son évolution». C'est justement notre cas. En effet, notre malade, je le répète, avec ses 37 ans, a des testicules très petits et un pénis à peine aussi développé que celui d'un enfant de 5 à 6 ans; il est absolument imberbe, le pubis et les aisselles n'ont pas un poil. *Bref, il est un homme par son âge et par sa taille, et un enfant par l'état rudimentaire de ses organes génitaux, par l'absence complète des caractères sexuels secondaires, et encore par ses formes extérieures.*

Il s'agit donc, et je tiens à bien fixer d'ores et déjà ce point du diagnostic, *d'un cas d'infantilisme* — non pas de l'infantilisme de Lorain, mais de l'infantilisme de M. Brissaud, de *l'infantilisme vrai.* C'est même un cas spécial qui, à cause de la taille, établit une transition très instructive entre l'infantilisme et le gigantisme à type infantile.

Voilà en ce qui concerne le corps. Voyons maintenant ce que l'esprit offre de particulier. «Un état mental infantile, dit encore M. Henry Meige dans sa description, accompagne toujours la malformation corporelle. Il concorde en général avec celui de l'âge que paraît conserver le corps: légèreté, naïveté, pusillanimité, pleurs et rires faciles, irrascibilité prompte, mais fugace, tendresses excessives ou répulsions irraisonnées. En outre, les facultés morales, affectives et intellectuelles subissent des altérations en rapport avec les accidents psychopathiques qui relèvent de l'hystérie dont les sujets sont fréquemment atteints».

Eh bien, notre malade n'est pas un hystérique. C'est un débile qui possède à côté d'une bonne mémoire une intelligence très faible; il retient beaucoup de noms et de dates, mais son raisonnement, comme nous l'avons dit, est faible et faux.

Nous nous sommes déjà suffisamment occupés de ce sujet pour ne pas avoir besoin d'y revenir. Ajoutons simplement quel-

---

(¹) L'auteur, qui a présenté des photographies et des radiographies à la section, n'a pu fournir de gravures pour les comptes-rendus.   B.

(²) Revue mens. des mal. de l'enfance, 1893, p. 491.

ques mots pour mieux préciser et compléter les anomalies du
caractère et du sens moral.

Il est grincheux, irritable et impulsif. Parfois on le surprend
à s'amuser comme un enfant, à couper de petits morceaux de
papier, à percer un journal de trous à la façon d'une dentelle, à
jouer à la toupie, etc. Les sentiments affectifs sont conservés, et
il ne montre pas de mauvais instincts à l'égard des animaux,
excepté des chats qu'il ne peut pas supporter. Cependant, en se
promenant une fois dans la grange de l'hôpital, il s'est emparé
d'un moineau tombé vivant dans un filet et, sur le champ et d'un
coup de main, il l'a tué, déplumé et mangé tout cru. Il ne comprend pas ce qu'il y a d'anormal dans son acte, ni l'étonnement
des gardiens qui l'ont observé, et avoue, en riant, qu'il éprouve
un plaisir tout particulier à manger de la sorte les petits oiseaux;
et qu'il lui arrivait aussi, lorsqu'il voyait dans la cuisine de la
viande sanglante, venue du boucher, d'en saisir un morceau et
de le manger en cachette.

Cet état mental, un peu complexe, tient de l'infantilisme — l'en-
fantillage de l'intelligence et du caractère me semble irrécu-
sable, — et encore, on ne saurait pas le nier, de la dégénérescence
psychique. En effet, notre malade, comme nous l'avons montré,
est un dégénéré de lui-même et par ses antécédents héréditaires.
Dans ses antécédents il y a, à côté de la consanguinité, une considérable accumulation convergente d'affections cérébro-spinales
susceptibles d'influencer la descendance; et le tableau que nous
en donnons démontre l'influence fâcheuse de l'hérédité morbide
rayonnant à travers trois générations.

L'examen direct du malade prouve à son tour que la tare
constitutionnelle de sa famille pèse lourdement sur sa personnalité
physique et psychique. Elle a même fait sentir son influence
nocive de très bonne heure et ne l'a jamais abandonné. La faiblesse native de son état mental, les stigmates physiques et psychiques que nous avons indiqués, les diverses manifestations
vésaniques, à cachet nettement dégénératif, qui se sont succédées
à différentes reprises et qui ont obligé la famille à l'interner 13
fois dans les asiles, où il a séjourné presque tout le temps depuis le premier accès (1892), parlent hautement de la dégénérescence.

Donc l'infantilisme est associé à la dégénérescence mentale.
Voilà un autre point du diagnostic qui me semble indiscutable,
et sur lequel je reviendrai plus tard à propos de la pathogénie;

mais, avant d'y arriver, je vais pousser plus loin l'étude clinique du malade au point de vue des associations morbides qui se sont donné rendez-vous dans sa personne.

Si l'infantilisme, dit M. Henry Meige dans sa belle description, peut se manifester isolément, il n'est pas rare de le voir s'associer à d'autres dystrophies congénitales (nanisme, gigantisme, rachitisme, obésité, atrophie musculaire). La plus fréquente de ces associations est le *myxœdème infantile*, qui participe à la fois des caractères de l'infantilisme et de ceux du myxœdème [1]. Et, j'ajoute, ces associations jettent une vive lumière sur la pathogénie de l'infantilisme et aident puissamment à mieux le comprendre.

L'obésité apparaît chez les infantiles comme l'exagération de leur embonpoint habituel, de cette «couche adipeuse d'une assez grande épaisseur qui enveloppe tout le corps et masque les reliefs osseux et musculaires», et qui constitue un de leurs caractères.

Eh bien, notre malade est un obèse, il pèse 160 kilogrammes sans vêtements. C'est une obésité qui saute immédiatement aux yeux. Ce qui frappe tout d'abord chez lui, avec l'absence de barbe, c'est l'atteinte portée à l'harmonie des formes, devenues monstrueuses par l'accumulation de la graisse dans le tissu sous-cutané.

Comme on le voit dans les photographies, et comme d'ailleurs c'est la règle chez les obèses, le tissu adipeux s'est développé de préférence dans la partie antérieure et latérale de l'abdomen : lombes, fesses, mamelles, régions cervicale et sous-mentonnière, joues, régions axillaires, inguinales, poplitées et à la face dorsale des mains. Mais spécifions les principales altérations produites par cette lipomatose généralisée. Le menton se continue avec une boursouflure graisseuse qui couvre la région antéro-latérale du cou et qui, prenant la forme d'un croissant, monte des deux côtés, encadre et arrondit la face et vient mourir au niveau de l'arête du maxillaire, qu'elle efface. Les seins, «plus volumineux que ceux d'une femme en lactation», tombent de chaque côté de la poitrine en se continuant avec un énorme pli cutané qui, à la façon d'une poche, de convexité inférieure, pend des deux côtés du thorax, s'étendant de l'appendice xiphoïde jusqu'aux dernières côtes, et mesurant dans sa convexité 0m52. Le ventre tombe aussi comme un

[1] Henry Meige, « Deux cas d'acropachydermie antique. *Nouvelle iconographie de la Salpêtrière*, nº 5, 1897.

tablier sur les cuisses et cache complètement les organes génitaux. Le bord libre de cette poche mesure 1m15. De cette façon, le tronc, vu par sa face antérieure, offre trois énormes plis adipeux, qui le déforment et lui donnent un aspect féminin très accentué. Regardé par sa face postérieure, le tronc se présente également déformé; à cause de la grosseur des cuisses, qui sont en contact, il semble trop long, ce qui donne au malade un air trapu.

L'adiposité des membres fait disparaître les saillies osseuses et les fossettes, et il y a de volumineuses masses lipomateuses dans la région poplitée interne.

Bref, l'adiposité sous-cutanée du tronc et des membres a déformé l'aspect extérieur du corps qui est devenu plus ou moins informe dans son ensemble et dans chacune de ses parties.

En auscultant le cœur, on entend à la base un dédoublement du second bruit, qui n'est pas lié à une lésion aortique. Pas de souffles. Le pouls, qui bat 62 à la minute, est faible et irrégulier; et le malade s'essouffle facilement, lorsqu'il accélère le pas, fait un effort ou monte l'escalier.

La marche et tous les mouvements s'exécutent difficilement et lentement. Parfois on le surprend assis, immobile, la tête penchée sur la poitrine et dans un certain état de torpeur, plutôt physique qu'intellectuelle. Il a des varices aux jambes.

La fétidité de la sueur est quelquefois insupportable, et il souffre d'un eczéma chronique.

Voilà encore une autre association: l'obésité. Est-ce tout?

Comme nous avons vu, M. Henry Meige, se rapportant aux associations de l'infantilisme, écrit: «La plus fréquente de ces associations est le myxœdème infantile qui participe à la fois des caractères de l'infantilisme et de ceux du myxœdème». De son côté, M. Brissaud remarque ceci: « ... Ma description de l'infantilisme, telle que je viens de la reproduire (c'est la description de M. H. Meige), s'applique admirablement à l'infantilisme myxœdémateux, *mais à celui-là exclusivement*.

Or cette même description s'adapte de tout point à notre cas; donc, suivant les idées de l'éminent professeur, nous devons avoir un infantilisme myxœdémateux. Examinons:

Tout d'abord, il ne faut pas l'oublier, quelques caractères du myxœdème ont été déjà mentionnés comme faisant partie de l'infantilisme. Mais ce qui frappe d'abord chez le malade, c'est la physionomie qui est caractéristique. La face est large, arrondie, en pleine lune; les joues sont grosses, comme soufflées et tremblottantes ; le nez est petit et les lèvres épaissies et renversées. Le teint est flétri, terne, rougeâtre, plus foncé et légèrement cyanotique sur chaque pommette. La face dorsale des mains, avec ses fossettes infantiles, est gonflée, comme capitonnée par un tissu colloïde, ou distendue par un faux œdème, mou et élastique, où la pression du doigt ne persiste pas. La peau qui la couvre, légèrement chiffonnée, présente une couleur foncée, est cyanotique, froide et sensiblement sèche et squameuse, ce qui peut être dû, en partie au moins, à la diminution des sécrétions sudorale et sébacée.

La physionomie a, parfois, un air hébété et apathique, mais qui ne répond pas à une vraie torpeur mentale. Si le malade est souvent assis et immobile, c'est plutôt parce que l'obésité rend les mouvements lents et difficiles. Il se distrait par moments à lire les jornaux.

Le système unguéal est aussi intéressé. Les ongles, surtout ceux du petit doigt et de l'index, n'ont pas la convexité transversale ; ils sont aplatis, et se présentent sous la forme de lames planes. De plus, les ongles sont atrophiés : plus minces qu'à l'état normal, légèrement striés dans le sens longitudinal, se cassant et s'effritant à leur extrémité libre d'où se détachent des lamelles très minces.

Qu'est que cela signifie ? Est-ce une apparence de myxœdème ou un myxœdème ?

Étudions les faits sans passion et sans parti pris. Il ne faut pas pousser notre enthousiasme pour les découvertes récentes jusqu'au point d'accuser le corps thyroïde de ce dont il n'est pas responsable. M. Hertoghe, par exemple, dans son unification pathogénique de l'infantilisme, étend outre mesure l'influence du corps thyroïde, en lui rattachant des phénomènes qui, d'après M. Brissaud, ne lui appartiennent pas primitivement. La coexistence de ces dystrophies rend assez délicate l'interprétation de quelques symptômes de façon qu'on peut se demander s'ils appartiennent ou non au myxœdème. Par acquit de conscience je voudrais me renseigner très exactement sur l'état du corps thyroïde, car c'est le seul moyen d'émettre un diagnostic ferme dans les cas difficiles, mais l'obésité du cou ne le permet pas.

C'est vrai que nous n'avons pas un tableau myxœdémateux très chargé ; mais on ne l'observe jamais dans l'infantilisme. Ce que nous avons toujours dans ce cas, c'est un myxœdème atténué, fruste et peut-être incomplet. «S'il n'y avait pas de myxœdèmes frustes, dit M. Brissaud, il n'y aurait pas d'infantilisme myxœdémateux

(¹)». Mais il s'agit de savoir si ce que nous avons est assez pour bien caractériser le myxœdème. Si nous comparons notre cas avec ceux d'infantilisme fruste qui ont été rapportés par MM. Brissaud, Thibierge, Combe, Hertoghe, etc., il ne me semble pas douteux que nous avons affaire à un myxœdémateux. Il y a plus qu'il n'en faut pour le caractériser.

Donc, notre malade est un infantile, un myxœdémateux et un obèse. Ces trois grandes dystrophies coexistent chez lui. Cela n'est plus discutable. Mais il est aussi un dégénéré au premier chef, et il l'est par ses antécédents héréditaires et par lui-même, de corps et d'esprit.

La croissance s'est faite d'une façon normale, étant donné que sa taille mesure 1m. 67: ce qui prouve que l'action du corps thyroïde sur les cartilages épiphysaires n'a pas fait défaut; mais le *développement sexuel* ne s'est pas produit de pair avec la croissance: il s'est arrêté de très bonne heure, dès les premières années. L'harmonie du développement physique a été de la sorte troublée chez notre malade, qui est un homme par son âge et par sa taille, et un tout petit enfant par son appareil sexuel. C'est un «grand enfant» dans toute la force du terme.

Malgré le cas si remarquable de Hertoghe (²), le développement sexuel semble donc obéir à une autre influence que celle qui provoque la croissance, qui est le fait de l'accroissement des os longs. Est-ce aussi une influence thyroïdienne? Dans l'affirmative, il faut de toute nécessité admettre que la lésion du corps thyroïde chez notre malade est différente de celle qui arrête d'un coup le développement du squelette et le développement des organes génitaux.

Voilà pour le corps. Maintenant, en ce qui concerne l'esprit, il est aussi évident que son développement s'est fait d'une façon inégale, laissant de grandes lacunes et plutôt dans le sens de la dégénérescence que dans le sens de l'infantilisme. En effet, l'état mental du dégénéré est essentiellement caractérisé par la déséquilibration de l'esprit produite par l'arrêt de développement de certaines facultés, et parfois par l'hypertrophie des autres.

Puisqu'il en est ainsi, une question se pose d'elle-même: Quelles sont les relations de ces trois dystrophies entre elles et avec la dégénérescence? Puisque notre malade est si lourdement chargé,

---

(¹) Brissaud, Loc. cit., p. 479.
(²) Cité par Brissaud, Leçons sur les mal. nerveuses (Hôpital Saint-Antoine, Paris 1895, p. 473).

si fortement imprégné d'hérédité névropathique, je suis, à *priori*,
tenté d'y trouver l'explication pathogénique de son état morphologique et psychique, et je demande quel est le rôle joué par l'hérédité dans tout cela; quelle est sa part de responsabilité dans
cette situation, dans cet aboutissement final. C'est ce que je veux
discuter, mais avant de m'engager dans cette voie, il est bon de
faire connaître le résultat du traitement thyroïdien, ce qui donne
à la discussion un élément de plus, qui a son importance, puisqu'il permet, dans une certaine mesure, de séparer ce qui appartient au myxœdème, c'est-à-dire au corps thyroïde, de ce qui a sa
cause en dehors de l'influence thyroïdienne.

Nous ne voulons pas, comme fait M. Hertoghe, accorder à ce
critérium une importance presque décisive, que M. Brissaud conteste, sans lui refuser cependant une certaine valeur. «Et puis,
dit M. Brissaud, se rapportant à un cas clinique de M. Hertoghe,
jugeons, par les résultats du traitement, à quel point un diagnostic
d'infantilisme myxœdémateux est exact» (1). Eh bien! faisons la
même chose. Voyons aussi le résultat du traitement thyroïdien
pour juger de l'importance du rôle pathogénique que le corps ty-
roïde a joué dans l'état du malade.

Mais, avant, nous allons indiquer le résultat de l'examen radiographique, très important à connaître dans ce cas, et que nous
devons à l'obligeance de nos amis le dr. Arantes Pereira, directeur
de l'Institut Pasteur, d'Oporto, et le dr. Carteado Mena, médecin
assistant. On sait que la radiographie a fourni des renseignements
remarquables et très utiles sur le processus de l'ossification et sur
l'état du squelette dans quelques maladies, et elle permet de vérifier jusqu'à quel point le développement sexuel accompagne le
développement ostéogénique.

Comme on voit par les photographies que nous donnons, les
soudures épiphysaires sont faites dans le squelette de la main et
du pied, et dans les articulations radio-carpienne et tibio-tarsienne.
Il en est de même pour les articulations du coude et du genou.
Partout les soudures épiphysaires semblent complètement ache-
vées. Pas de traces bien nettes de cartilages d'accroissement.

Le traitement fut commencé le 11 juin 1904 par un lobe
du corps thyroïde de mouton, que le malade ingérait tous les
matins, à jeun; le 18, cette dose a été élevée à un lobe et demi,

---

(1) Loc. cit., p. 47.

et le 29 à deux lobes par jour, qu'il prit régulièrement jusqu'au 8 juillet. Mais le traitement a été interrompu alors, parce que se sont manifestés des symptômes d'empoisonnement, qui consistaient en une faiblesse générale si grande que le malade ne pouvait plus monter l'escalier, de façon que je lui ai fait préparer une chambre au rez-de-chaussée; il lui était extrêmement pénible de faire quelques pas. De plus il se plaignait d'inappétence, avait des vomissements bilieux, et 112 pulsations avec une température normale. Ces phénomènes se sont dissipés rapidement, et au bout de huit jours il reprit les deux lobes qu'il continua à prendre jusqu'au 12 août (1904), sauf une interruption de 7 jours à cause d'une attaque de grippe.

Pendant le traitement, outre l'examen du pouls, de la respiration, de la température (axillaire et rectale), et des manifestations myxœdémateuses, l'urine était analysée tous les jours, et le malade fut pesé chaque semaine.

La modification la plus importante du traitement s'est accusée dans la diminution du poids, qui est successivement descendu de 156 kilogr. (¹), que le malade avait le 11 juin, à 149 kilogr. (le 16 juin), à 140 (le 6 juillet), à 133 kil. 500 (le 14 juillet), à 127 (de 23 juillet), etc. pour arriver à 123 kilogr. 750 le 23 août. Il a donc perdu en deux mois 32 kilogr. 250 !!

La température centrale prise au rectum s'est élevé de 37°5 à 37°9, et arriva même à 38°4; mais elle fut presque toujours au-dessous de 38°, avec de petites oscillations. Le 8 juin, lorsque j'ai suspendu le corps thyroïde, le pouls, qui s'était élevé de 82 pulsations à 113, est descendu dans les jours suivants à 108, 98, 96, 88, 83, 81, 66, et enfin à 65 le 16 juin; mais reprenant ce jour le traitement, le pouls augmenta immédiatement le chiffre des pulsations.

La quantité d'urine, qui était de 1650 cc. avant le traitement (en 24 heures), est arrivée à 2360 cc.

Il ne me semble pas devoir indiquer les oscillations que le volume de l'urine subissait par jour, ni le résultat de l'analyse chimique, qui a été faite par le dr. Alberto d'Aguiar, professeur à l'École de médecine, et par le dr. Aarão de Lacerda, professeur à l'Académie polytechnique, parce que ces données, malgré les renseignements qu'elles fournissent sur les processus chimiques

---

(¹) Il pesait 160 kilogr. quand il fut interné.

de la nutrition chez les obèses, n'éclairent le problème qui nous occupe que d'une façon très indirecte.

Donc, comme résultat du traitement, nous avons déjà à enregistrer une perte de poids supérieure à 32 kilogr., la polyurie, l'élévation de la température centrale et la fréquence du pouls.

Mais ce n'est pas tout. La fétidité de la peau est presque disparue; les joues ne sont pas aussi grosses, comme on peut le constater dans les photographies, les différents bourrelets et plis adipeux se sont sensiblement atténués.

Voilà l'effet thérapeutique du corps thyroïde, qui s'explique aisément par la stimulation qu'il a produite dans les actes de la nutrition qui étaient ralentis. Par ce fait, comme chez le malade de Hertoghe, la substance thyroïdienne aurait pu peut-être provoquer une poussée de croissance, si la taille était infantile, et si, condition *sine quâ non*, un reliquat du cartilage épiphysaire avait permis une reprise tardive de l'accroissement des os longs. Cependant, en ce qui concerne les organes génitaux, l'action du traitement était nulle. Malgré l'importante stimulation des actes nutritifs, et contrairement à ce qu'on a vu dans le malade de M. Hertoghe, les organes génitaux n'ont pas bougé du tout. La verge reste infantile, toujours à l'état de promesses, absolument comme elle était avant le traitement; et pas un poil n'a poussé ni à la face, ni aux aisselles; mais, une année après le traitement, presque à l'âge de 39 ans, j'ai constaté avec surprise une poussée de quelques poils au pubis, ce qui remplit le malade de joie.

Est-ce qu'il n'y avait plus de possibilité anatomique pour la croissance de l'appareil sexuel et de toute la pilosité masculine? On ne saurait se renseigner à ce sujet d'une façon aussi précise que pour l'accroissement de la taille, grâce à la radiographie.

La substance thyroïdienne a été également impuissante à modifier bien d'autres symptômes. Le visage conserve le même teint, les téguments des mains présentent la même infiltration de faux œdème et le même aspect, c'est à peine si sa sécheresse s'est atténuée d'une façon appréciable. La dystrophie des ongles et l'état mental n'ont pas subi le moindre changement.

Voilà le résultat que j'ai obtenu il y aura bientôt deux ans, et qui persiste à peu près dans le même état, malgré la suspension absolue de la glande.

Ce traitement a été repris tout dernièrement, le 7 mars 1906, à l'occasion d'un accès maniaque, qui me ramena le malade et je le continue encore avec une petite modification. Constatant que

les lobes de la glande thyroïde du mouton avaient entre eux une
différence de poids, qui peut osciller entre 0,5 décigr. et 1 gr., je
me suis décidé à ne pas laisser au hasard la dose d'une substance si active. J'ai commencé par un gramme de la glande thyroïde, ingéré tous les matins et j'ai élevé cette dose quotidienne
jusqu'à 2 gr. et ¹/₂.

Le traitement a été répété avec le même résultat, sauf son
action sur le système pileux, qui a été nulle jusqu'à présent — pas
de nouvelle poussée au pubis. C'est ainsi que j'ai pu observer,
comme la première fois, l'augmentation du chiffre des pulsations,
l'élévation de la température centrale, la polyurie, la diminution
de la fétidité de la peau, et la perte de 9 kilos de poids. Le malade qui pesait 135 kilos le 7 mars ne pèse aujourd'hui (16 avril)
que 126 kilos.

J'ai aussi observé un effet laxatif très net, et aussi la disparition complète de douleurs que le malade avait dans les pieds et
dans les jambes. C'est un fait sur lequel M. Hertoghe a déjà appelé l'attention depuis 7 ans (¹).

Il n'y a pas eu, cette fois, des symptômes d'empoisonnement.

Le malade exécute avec une facilité relative quelques mouvements qui lui étaient excessivement pénibles, presque impossibles,
comme nouer les cordons des caleçons, se mettre les chaussettes,
etc.; il est plus agile, plus en train.

Tel est le bilan des modifications médicamenteuses. Comme
on voit, l'action du traitement n'a pas été merveilleuse, exception
faite de la diminution du poids, qui a été remarquable, et cette poussée de poils au pubis, qui m'a étonné. À dire vrai, la démyxœdé-
matisation proprement dite est en définitive très faible, presque nulle.
Or, en faisant même quelques réserves nécessaires, ce bienfait
partiel et léger paraît indiquer que le corps thyroïde n'est pas
seul responsable de cet ensemble morbide; c'est-à-dire que quelques phénomènes présentés par le malade ont peut-être leur cause
ailleurs.

Mais où cela?

Nous n'avons pas à faire ici une étude particulière de chacune des conditions anatomiques qui, en dehors des lésions thyroïdiennes, peuvent produire l'infantilisme, ni de leurs causes. Nous
dirons tout simplement que notre malade, avec sa haute taille, ne

---

(¹) E. Hertoghe. *Nouvelle Iconographie de la Salpêtrière*, vol. XII, p. 208.

rappelle en rien les faux infantiles de la syphilis, de la tuberculose, de l'alcoolisme, etc. D'autre part, si ces agents infectieux et
toxiques arrivent quelquefois à réaliser cette variété d'infantilisme qu'on appelle type Lorain, c'est, d'après M. Brissaud, par l'intermédiaire des anomalies cardio-artérielles qu'ils le produisent (¹).

Eh bien! outre que ces causes n'existent pas chez notre malade, l'aplasie artérielle n'est pas reconnaissable et paraît, elle
aussi, ne pas exister non plus, parce que nous n'avons à
l'âge de 39 ans, ni la néphrite scléreuse, qui coïncide souvent
avec elle, ni même la chlorose; et surtout parce qu'elle semble
incompatible avec la taille du malade.

La circulation joue, en effet, un rôle très important dans la
croissance. «Elle seule, dit M. le prof. Brissaud, assure aux tissus
l'apport régulier et ininterrompu des matériaux indispensables pour
que l'édifice s'élève. La thyroïde ne leur donne que bien peu de
sa substance. C'est le sang qui fait les frais de tout; et nier que
la pauvreté du sang entraîne un retard quelconque dans le développement, c'est, à mes yeux, nier l'évidence même. L'augmentation de la taille me paraît donc être subordonnée, dans une large
mesure, à la libre circulation du sang, qu'on appelle couramment,
non sans raison, *liquide nourricier*» (²).

C'est incontestable. Mais c'est aussi de toute évidence, il me
semble, que la *transformation* de l'enfant dans l'homme, bien que
subordonnée dans une large mesure à la circulation, comme la
croissance, obéit à une influence tout autre. Bref, la circulation
du sang est une condition nécessaire au développement, mais
elle n'est pas suffisante.

Bien des faits le prouvent. D'un côté, cette transformation
morphologique peut se faire *in situ* et de façon que les proportions de tous les organes soient conservées, même lorsque la croissance s'est arrêtée bien au-dessous de la moyenne. Cela veut dire
qu'elle peut toujours s'opérer avec une quantité très limitée de
matériaux, de liquide nourricier, avec une activité circulatoire restreinte. Et dans ce cas, nous avons de petits hommes, des adultes «réduits à l'échelle», comme «vus par le gros bout d'une lorgnette».

D'autre part, la croissance peut s'opérer pour ainsi dire toute
seule, isolément, sans se faire accompagner de la bien connue mé-

---

(¹) Loc. cit. p. 246, 248.
(²) Loc. cit. p. 171.

tamorphose plastique et alors nous avons des enfants augmentés à l'échelle, comme regardés à travers une lorgnette, de grands enfants, qui réalisent l'infantilisme vrai; et encore des géants à type infantile qui s'en rapprochent.

Le cas que nous rapportons prouve tout particulièrement que la présence du liquide nourricier ne suffit pas à cette métamorphose, puisque nous avons un individu qui, malgré ses 167 cm. de taille, conserve, à l'âge de 39 ans, les formes extérieures de l'enfant.

Le squelette se développa d'une façon normale. L'enfant grandit; s'il ne s'est pas transformé en homme, ce n'est donc pas parce que le sang lui manqua, ni cette stimulation trophogène du corps thyroïde qui, d'après les expériences de Gley et Hofmeister, serait nécessaire au cartilage épiphysaire pour la croissance. C'est bien autre chose qui lui a fait défaut.

La circulation du sang offre tout simplement la matière première, mais elle ne suffit pas, je le répète encore, pour que l'édifice humain s'élève d'après le plan arrêté par l'espèce; il faut que ces matériaux soient employés judicieusement, harmonieusement, en rapport avec les lois de l'ontogenèse.

En définitive, acculés par les faits à cette difficulté, nous avons besoin d'admettre l'intervention d'une force, de quelque chose qui actionne et dirige la matière, apportée par la circulation du sang, dans le développement individuel, qui modèle l'individu dans son ensemble et chacun de ses organes en particulier, d'après la forme et les proportions qu'ils avaient chez les ancêtres.

C'est l'hérédité qui s'en charge.

Eh bien! cette force initiale et directrice qui a coulé notre malade dans un moule si défectueux, nous l'avons vue viciée à travers trois générations de ses ascendants, qu'elle écarta en grand nombre du type normal, en leur donnant un système nerveux imparfait, et parfois une organisation physique défectueuse, et en engendrant ainsi «des êtres nouveaux, anormaux, à mécanisme cérébral faussé».

Il me semble, en conséquence, que l'association de la dégénérescence avec l'infantilisme n'est pas chez notre malade une simple coïncidence, la rencontre fortuite de deux affections différentes, ce qui ne comporterait aucune interprétation pathogénique, mais, au contraire, qu'elles ont toutes les deux le même point de départ, une origine commune, une seule cause initiale: l'hérédité morbide nerveuse.

C'est fort vraisemblablement, à mon avis, l'hérédité neuropathologique qui est coupable de cet état; et je pense qu'elle a pu produire tout cet ensemble symptomatique en troublant le développement individuel de deux façons différentes : a) directement, par son action immédiate sur les phénomènes d'ontogenèse; b) et indirectement, par son action sur le corps thyroïde, et peut-être aussi sur l'hypophyse et les autres glandes vasculaires sanguines.

Donc, chez notre malade, la dégénérescence mentale et l'infantilisme ont entre eux de grandes affinités, des rapports très intimes, puisqu'il paraît, jusqu'à plus ample informé, qu'ils tiennent de la même cause initiale.

Ce sont, je le répète, les maladies mentales et nerveuses successivement accumulées dans les ascendants, par suite de l'hérédité convergente, qui ont préparé le terrain et influencé le germe. Mais à côté de cette influence héréditaire permanente, il faut aussi tenir compte de la violente émotion morale éprouvée par la mère pendant la grossesse du malade, à l'occasion d'un naufrage où elle a failli périr avec son mari et ses deux enfants, ce qui représente, en définitive, une influence héréditaire accidentelle et transitoire.

Il n'est pas douteux que la secousse morale, le choc nerveux provoqué par cet accident, survenu au cours du troisième mois de la grossesse ait pu exercer une influence fâcheuse sur le développement de l'enfant et aggraver de la sorte l'influence néfaste de la tare héréditaire permanente; ce qui expliquerait la différence qui existe entre le malade d'un côté, sa sœur et son frère de l'autre.

Il faut donc tenir compte de cette cause accidentelle, notamment dégénérative, et la rapprocher de l'hérédité proprement dite (¹), qui, d'après mon savant maître M. Magnan, reste le «facteur principal» de la dégénérescence (²).

Peut-être que l'état pathologique de l'utérus (la mère en a toujours souffert) a aussi joué un rôle quelconque, plus ou moins important, dans la genèse de notre infantile. D'ailleurs, dans la pratique, et d'une façon générale, il est à peu près impossible

<hr>

(¹) VOIR, loc. cit. précéd., 1906, t. I, p. 42; CAMPINAS, Ann. méd.-psychol., 1856, t. II, p. 337; ARNAUD, in Traité de pathologie mentale, publié par Gilbert Ballet, p. 42; KRAEPELIN, in Traité de pathologie mentale, publié par Gilbert Ballet, p. 126.
(²) MAGNAN, Ann. méd.-psychol., 1895, t. II, p. 102 sq.

d'isoler, dans chaque dégénéré que nous observons, la cause principale de sa déchéance presque toujours due à une multiplicité de conditions étiologiques, à la convergence de causes qu'on ne saurait pas doser ni même spécifier. Mais tout cela n'empêche pas, à mon sens, de proclamer que l'écrasante hérédité névropathologique, aggravée par l'émotion morale de la mère pendant la grossesse, a été le facteur étiologique prépondérant dans notre cas.

*

* *

En conclusion : rapprochant notre cas de ceux qui ont été publiés, et en les embrassant tous d'un coup d'œil général, l'infantilisme nous apparaît comme un trouble spécial, anatomique et psychique, du développement individuel, dont les causes lointaines sont variables, mais qui a presque toujours comme cause prochaine une lésion du corps thyroïde. La dégénérescence héréditaire d'origine nerveuse est, si je ne me trompe fort, une de ces causes lointaines.

Ainsi que l'hérédité de la syphilis, de la tuberculose et des autres infections à manifestations chroniques, ainsi que l'hérédité de l'alcoolisme et d'autres intoxications, l'hérédité nerveuse, elle aussi, peut produire l'infantilisme indirectement : soit en portant son action sur le corps thyroïde et créant de cette façon les conditions pathogéniques de l'infantilisme dysthyroïdien, soit en portant son action sur l'appareil circulatoire, et produisant les variétés tératologiques cardio-vasculaires qui mènent à l'infantilisme angioplasique, soit peut-être (qui sait ?) en s'adressant aux autres glandes trophogènes telles que l'hypophyse, la rate, le thymus et les capsules surrénales.

C'est son action *indirecte* qu'on ne saurait pas mettre en doute. Mais, en vue des malformations somatiques dont elle est coutumière, et tout particulièrement par son action déformante, si connue, sur les organes génitaux, et d'autre part, parce que le traitement thyroïdien dans quelques cas exceptionnels peut être d'une efficacité très mince, presque douteuse, il m'a semblé logique d'admettre — rien ne s'y oppose à *priori* — que l'hérédité nerveuse puisse encore produire l'infantilisme en troublant d'une façon directe, par elle même et sans aucun intermédiaire, l'évolution ontogénique, et en déterminant par ce fait des retards ou des arrêts de développement de l'ensemble de l'individu tout entier ou d'un appareil spécial.

Enfin, elle pourra encore agir sur le développement individuel directement et indirectement, et par des processus multiples, simultanés ou successifs, fixer à tout jamais un état qui ne devait être que transitoire.

Et c'est probablement ce qui s'est passé dans le cas présent.

*

On ne saurait donc pas nier l'hérédité neuro-pathologique comme cause primitive d'infantilisme.

À côté des cas vulgaires de dégénérescence qui encombrent les maniçomes, elle peut aussi produire, ainsi que l'hérédité syphilitique et alcoolique, une dégénérescence toute spéciale, *une dégénérescence à type infantile*, constituée par la fusion des caractères de la dégénérescence mentale avec les caractères de l'infantilisme du type Brissaud.

En d'autre termes, la dégénérescence psychique et l'infantilisme «authentique», ayant tous les deux pour origine les maladies mentales et nerveuses des ascendants, peuvent coexister chez le même individu, se pénétrer, se fondre dans un type mixte.

C'est ce que je tiens surtout à faire ressortir.

Quoi qu'il en soit de la pathogénie, qui peut être discutée, le fait clinique lui-même ne semble indiscutable.

Bien-Boa et Ch. Richet

Par M. Rouby, Alger

I

CONSIDÉRATIONS PRÉLIMINAIRES

Le Spiritisme est la croyance aux esprits, âmes des morts ou autres entités, se manifestant aux vivants.

Le Spiritisme admet la possibilité d'une communication directe entre les vivants et les morts, non seulement au moyen des tables tournantes, raps, coups frappés, écritures variées, télépathie, mais encore au moyen de réincarnations véritables; c'est-à-dire que les âmes peuvent venir sur la terre et reprendre pendant quelques minutes un corps vivant avec toutes ses fonctions, activité cérébrale, respiration, circulation, sécrétions, digestion, etc.

Si les apparitions et autres manifestations spirites étaient démontrées, les plus passionants problèmes de la Philosophie, celui de l'origine de l'homme et celui de l'immortalité de l'âme en particulier, seraient résolus.

La question est donc grave et mérite qu'on s'en occupe.

Mais, avant toutes choses, il est indispensable que les phénomènes extraordinaires observés par les spirites soient prouvés et acceptés comme le sont les autres faits scientifiques.

Ne rien nier à priori d'une part, mais rejeter d'autre part tout ce qui peut être entaché d'un soupçon ou d'un simple doute, telle doit être la règle.

Le soleil a des taches; le spiritisme, s'il veut être une science, ne doit pas en avoir.

Dans les livres traitant du spiritisme, nous avons trouvé, dans un premier chapitre, un argument assez habile pour impressionner les gens superficiels; cet argument qu'il nous faut combattre, dépouillé de toutes les phrases creuses, qui l'accompagnent, se réduit à ceci:

Toutes les grandes découvertes ont été niées à leur début aussi bien par les hommes de science que par le public ignorant. Il n'est donc pas étonnant que le spiritisme, science nouvelle, soit attaqué à son tour par la plupart des savants modernes.

Suit, pour appuyer l'argument, une longue liste des inventeurs méconnus, liste qu'on trouvera dans le livre de Flammarion.

Or, de même que ceux qui ont attaqué Galilée, Pasteur, Edison, étaient des ignorants incapables de les comprendre, de même ceux qui attaquent aujourd'hui les princes du spiritisme sont des esprits retardataires et inférieurs.

Voyons ce que vaut l'argument:

De ce que des faits scientifiques nouveaux ont été niés, bien que vrais, cela ne veut nullement dire que tous faits nouveaux soient vrais. Les exemples donnés du reste sont loin d'être probants: examinons, par exemple, l'invention du téléphone. «Le jour où l'on présenta, écrit M. Flammarion, cet instrument à l'Académie des sciences, un membre de l'Institut, M. Bouillaud, s'écria: «Nous ne serons pas les dupes d'un ventriloque. Que prouve ce fait? qu'on peut faire partie de l'Académie des sciences et prêter à rire, mais rien de plus; car Flammarion aurait pu ajouter que les autres académiciens acceptèrent avec empressement l'invention d'Edison et qu'un an après toutes les nations s'en servaient.

De même pour Pasteur : quelques médecins, il est vrai, partisans de la génération spontanée, combattirent d'abord ses théories, mais le jour où, en présence d'une commission de savants, il inocula la rage à cent chiens, dont cinquante furent sauvés parce que vaccinés, ce jour-là l'illustre savant fut acclamé par le monde entier.

Galilée aussi fut méconnu, non par les astronomes de son temps, mais par les prêtres, dont sa découverte renversait la doctrine. Comme la terre malgré tout continua de tourner, la Vérité elle aussi se mit en marche et enseigna à l'Univers l'immobilité du soleil. Que nous importe si, en 1806, M. Mercier — encore un membre de l'Institut — refusa d'admettre que la terre tournât comme un chapon à la broche, puisqu'il ne réussit à persuader personne.

Mercier, malgré le mérite de son ouvrage, le «Tableau de Paris», nous fournit une nouvelle preuve que dans les Sociétés savantes se glisse de loin en loin l'animal du bon Lafontaine, chargé autrefois de reliques, aujourd'hui de palmes vertes ; c'est la seule morale à tirer de ce tableau de savants méconnus.

Est-ce que, plus près de nous, Roentgen a été nié ou même discuté ? Non. Pourquoi cette différence de traitement entre la découverte des rayons X et la découverte de la réincarnation des corps ? C'est que, voilà : les rayons X nous ont donné immédiatement des preuves irrécusables de leur existence, tandis que la matérialisation des esprits ne nous a pas encore fourni la preuve que nous attendons, la preuve irréfutable, celle devant laquelle on s'incline.

La science progresse et nous admettons tous ses progrès ; mais, à côté des vrais savants, il y a les faux savants, ceux qui veulent nous faire accepter des phénomènes incomplètement vérifiés comme des vérités.

Ceux qui, sous prétexte que Galilée a été méconnu lorsqu'il a prouvé que la terre tourne autour du soleil, viennent nous dire : «La terre aujourd'hui tourne autour de la lune» et nous accusent d'être les ennemis du progrès, parce que nous refusons de croire à leur lunatique découverte.

Vous niez, nous disent-ils, comme autrefois vous avez nié le magnétisme, l'éclairage au gaz, les chemins de fer, l'hélice et la vapeur, comme vous avez nié le daguerréotype et le galvanisme, le paratonnerre, la vaccine et la circulation du sang !

Eh non, Messieurs les spirites, nous ne nions rien de tout

cela, nous ne nions qu'une chose, la rotation de la terre autour de la lune.

II

THÉORIES ACTUELLES DU SPIRITISME

Admettons qu'il y ait réellement des phénomènes de matérialisation:

Deux explications peuvent nous être données par:

1° la théorie matérialiste,

2° la théorie spiritualiste plus communément appelée spirite.

De la théorie matérialiste relèvent les livres de Crookes, de De Rochas, de Maxwell, les articles de Richet et de tutti quanti. Ils cherchent à donner des phénomènes, quels qu'ils soient, des explications matérialistes, *sans intervention d'un agent étranger* aux forces qui émanent des expérimentateurs et des sujets; cela veut dire que *quelque chose* sort du médium ou des assistants pour former *une autre chose*.

Les partisans du matérialisme attendent la production d'une théorie satisfaisante, grâce à un faisceau de phénomènes suffisants et tels, qu'ils obtiennent l'acquiescement de l'homme de bonne foi le plus sévère.

De la 2° théorie, celle spiritualiste ou spirite, relèvent la plupart des revues spirites d'Europe et d'Amérique. C'est la théorie de ceux qui expliquent tous les phénomènes obtenus dans leurs réunions par *l'intervention des Esprits*.

C'est ainsi que Léon Denis, dans la *Revue Sc. et Morale du Spiritisme*, écrit à la page 20, de juillet 1904: «Par son côté expérimental, le spiritisme n'est qu'une science. Par le but de ses recherches, il plonge à travers les régions du monde invisible et unit l'homme à la puissance divine; il devient ainsi une doctrine, une philosophie religieuse.

«Il est de plus le lien qui réunit deux humanités. Par lui les esprits prisonniers dans la chair, c'est-à-dire les vivants, et les esprits délivrés de la chair, c'est-à-dire les morts, s'appellent, se répondent et entre eux une véritable communion s'établit».

«Le spiritisme nous procure la satisfaction du cœur, la joie de retrouver au moins par la pensée, quelquefois même par la forme, les êtres aimés que l'on croyait perdus».

Il reste aux théoriciens soit matérialistes, soit spirites, à étayer leurs théories sur des réalités.

Nous allons voir que les faits donnés comme des vérités par le prof. Richet ne sont que des fourberies.

Notre livre s'adressant non seulement à des savants et à des partisans d'Allan Kardec, mais encore à des personnes ignorantes des idées et des formules spirites, nous avons cru bien faire de résumer en quelques mots la doctrine telle qu'elle a été publiée par un apôtre de la nouvelle religion, Papus Encausse.

Papus Encausse, dans son livre sur l'occultisme et le spiritualisme, expose une doctrine soi-disant scientifique, qui, en ce moment, sert de Bible ou de Coran à la plupart des spirites, sinon à tous.

Résumons-la en quelques mots :

Chez l'homme, entre le Corps physique et l'Esprit immortel, il y a un intermédiaire qui est le *Corps astral*.

Le corps astral est le lien entre l'Inférieur physique et le Supérieur spirituel.

Pour mieux faire comprendre ces trois éléments : Supérieur, Inférieur, Intermédiaire, on nous donne l'exemple suivant : L'homme est semblable à un équipage dont la voiture représente le corps physique, le cocher l'esprit, et le cheval le corps astral.

Ce cheval est représenté dans le corps humain par le nerf grand sympathique, qui dirige seul l'organisme, lorsque le cocher dort ou pense à autre chose.

Sauf le nom nouveau de corps astral, tout cela, jusqu'à présent, est parfaitement scientifique ;

Déjà, il y a un siècle, dans son charmant roman du *Voyage autour de ma chambre*, Xavier de Maistre nous décrivait d'une façon aussi spirituelle que psychologique les méfaits causés chez lui par la Bête ; il appelait ainsi son corps astral.

Dans ces dernières années le professeur Grasset, de Montpellier, a créé l'hypothèse fort ingénieuse et fort utile pour la discussion du Centre intellectuel O et des Centres inférieurs polygonaux, qui dirigent les actes automatiques.

Le spiritisme n'est pas resté dans ce domaine scientifique ; il s'est lancé dans des hypothèses qui sont hypothèses des Mille et une nuits tant qu'elles ne s'appuient pas sur des faits parfaitement démontrés, ce qui jusqu'à présent n'a pas eu lieu.

Ainsi on nous dit que le corps astral, qui est le fluide des anciens spirites, peut sortir du corps de l'homme et rayonner autour de lui, en formant l'aura astral, espèce d'atmosphère invisible. Pas de preuves.

On nous dit qu'à la mort de l'homme, le corps physique

retourne à la terre d'où il était venu, mais que le corps astral et l'être psychique en gardant la mémoire, l'intelligence et la volonté, vont dans le plan astral, c'est-à-dire dans l'éther où se meuvent les mondes. Pas de preuves.

On nous dit que le plan astral est peuplé de trois sortes d'esprits:

1° — Les esprits supérieurs, anges, démons, esprits planétaires;

2° — Les élémentals, esprits qui n'ont pas encore vécu. Êtres inférieurs à la nature humaine, mais qui peuvent y parvenir en passant par le *Moule Astral* et en prenant de la matière dans ce moule. Les esprits de l'air ou farfadets; du feu ou salamandres; de l'eau ou ondins; de la terre ou gnomes, forment le peuple des *Élémentals*. Ce sont, dans les séances de spiritisme, ces êtres qui s'amusent aux dépens des médiums, en se faisant passer pour Charlemagne, Victor Hugo, etc., etc.;

3° — Enfin, le troisième ordre d'esprits est formé par les élémentaires qui ont été hommes, qui ont passé par le plan astral et qui peuvent après 10, 100 ou 1.000 ans revenir sur terre, non seulement pour la durée d'une vie humaine, plus ou moins longue, mais encore pour quelques minutes seulement, cela par le miracle de la réincarnation et de la désincarnation.

De ces trois ordres d'esprits, pas de preuves encore ou des preuves insuffisantes.

Enfin, d'après Allan Kardec, Papus Encausse et tous les spirites, les esprits ne peuvent soit communiquer avec les humains soit se matérialiser qu'au moyen du *Médium*.

III

DU MÉDIUM

Qu'est-ce qu'un médium?

Le médium est une personne qui a, nous dit-on, un corps astral tellement développé qu'il peut influencer les esprits du plan astral, les élémentaires surtout, les amener jusqu'à lui, communiquer avec eux.

De plus, il peut les faire communiquer avec les personnes présentes, cela au moyen de coups frappés, de raps, d'écritures et de transports d'objets.

Le médium peut faire davantage encore; il peut se *désagréger* et donner sa propre matière, sa propre chair à un esprit, qui alors devient matériel; c'est le phénomène, ou plutôt le miracle de la réincarnation.

La réincarnation est donc, comme on le voit, un phénomène par lequel un esprit devient corps aux dépens d'un autre corps, celui du médium. Supposez deux tonneaux, l'un plein, celui du médium, l'autre vide, celui du fantôme: au moment de l'apparition, celui du médium se transvase dans celui du fantôme; la séance finie, le fantôme se retransvase dans le médium et le tonneau redevient vide, tandis que, l'autre est de nouveau plein. Telle est la théorie.

On peut diviser les médiums en deux classes: les hystériques et les fraudeurs.

1.º — Les médiums hystériques sont ceux qui, sous l'influence de l'hypnose, entrent en sommeil, en extase, en catalepsie et procurent ainsi au public, par la vue de leur maladie, une certaine émotion utilisée par les habiles pour faire croire que les faits de spiritisme sont aussi réels que ceux de l'hypnotisme. Ces médiums ne servent qu'à cela; ils ne produisent jamais aucune manifestation dans les séances.

À la villa Carmen, dont nous allons parler, ils servaient encore à apporter, sous leurs jupons et leurs robes, sous leurs vestes ou dans leurs pantalons, les ustensiles, haïcks, postiches et autres accessoires pour la comédie que les fraudeurs se disposaient à jouer.

Le métier de médium ne va pas toujours sans danger; deux faits qui se sont passés à Alger et m'ont été racontés par des confrères vont le prouver:

Mlle. X... employée comme lingère chez la générale Noël, était fort souvent plongée dans le sommeil hypnotique. Elle devint aliénée, sa folie ayant pour cause, dit-on, une excitation nerveuse trop longtemps renouvelée et trop longtemps prolongée. Enfermée à l'hôpital de Mustapha dans le service de M. le dr. B., section des malades mentales, elle fut de là transférée à l'asile d'Aix en Provence où elle est encore. Son vieux père, dont elle était l'unique soutien, traîna une existence malheureuse, se livra à la boisson et mourut de misère quelques mois après.

Autre fait cité par le Dr. Denis, d'Alger:

Un jour pendant une séance on entendit tout d'un coup la chute d'un corps derrière le rideau: c'était le médium qui avait glissé de sa chaise et qu'on releva à la fin de la séance crachant le sang.

La deuxième classe des médiums sont les médiums fraudeurs, de beaucoup les plus intéressants et surtout de beaucoup les plus nombreux.

Ce sont eux qui produisent les manifestations et l'on peut dire que médiums fraudeurs et manifestations vont ensemble. Il y a des médiums, dont les trucs sont très habiles et très difficiles à déchiffrer; qui, pendant une période de temps plus ou moins longue, font croire que leurs manifestations sont réelles; mais jusqu'à présent, toujours il est arrivé que leurs machinations ont été percées à jour, lorsqu'on a bien voulu s'occuper d'eux d'une manière sérieuse, soit en les faisant opérer devant une commission de savants, soit en chargeant un prestidigitateur habile de découvrir le mécanisme de leur invention.

Avant d'entrer dans la villa Carmen, de faire l'inventaire des gens et des choses, et de parler longuement des fourberies employées par les divers médiums qui s'y sont succédés, il est utile de faire un retour en arrière et de rappeler quelques-unes des fraudes colossales qui ont été lancées par des médiums fraudeurs.

Parmi les fraudes colossales qui se sont produites sous le couvert du spiritisme, une des plus célèbres est celle des frères Davenport. Étudiant alors à Paris, nous fûmes témoin des faits que nous allons raconter, et c'est leur souvenir qui, depuis, a incliné notre esprit à douter des phénomènes spirites.

Les frères Davenport arrivèrent en 1865 en France avec la très grande réputation de médiums pouvant produire des faits véritablement miraculeux, faits qu'ils attribuaient aux esprits, faits qui devaient assurer le triomphe définitif du spiritisme.

Depuis dix ans, en Amérique d'abord, puis en Angleterre, ils donnaient plusieurs fois par semaine le spectacle de leurs manifestations spirites, sans que personne ait eu l'idée d'émettre un doute sur la réalité des phénomènes exhibés; même plus, des savants et des hommes considérables des deux pays avaient certifié que ce qu'ils avaient vu ne pouvait être produit que par les esprits.

Le truc de ces escamoteurs était si habilement combiné, que dans des séances particulières données à Paris, en présence d'écrivains et de journalistes en renom, tout le monde fut unanime à reconnaître comme inexplicables autrement que par le spiritisme les faits dont ils avaient été témoins.

Les séances des Davenport se composaient de deux parties. La première partie comprenait les exercices de l'armoire. Dans ce meuble, les deux frères étaient enfermés, liés sur leurs chaises avec des cordes qui paraissaient enserrer complètement leur corps, leurs bras et leurs jambes. L'armoire fermée, ils se débarrassaient de leurs liens en une ou deux minutes avec une habileté sans égale; s'emparant alors de violons, guitares et sonnettes placés dans le meuble, ils faisaient entendre une infernale musique que l'on attribuait aux esprits, car, si l'on ouvrait les portes, on trouvait les deux médiums garrottés sur leurs chaises.

Dans la seconde partie de la séance, les Davenport se plaçaient au milieu du théâtre, après s'être fait attacher sur leurs chaises par certains spectateurs; ils laissaient l'obscurité complète dans la salle; presque aussitôt des instruments de musique, placés sur une table, à côté, faisaient entendre une harmonie mystérieuse; puis on voyait les guitares et les violons qu'on avait phosphorés, s'élever en l'air, tracer des contours lumineux et planer sur la tête des spectateurs. Un spectateur est ébouriffé par le passage d'une main, un autre se sent presser la main par une main invisible. Bientôt après, une personne se voyait dépouillée de son chapeau, une autre de son lorgnon, une troisième d'un vêtement qu'elle tenait sur ses genoux. On donne de la lumière subitement et l'on trouve les Davenport toujours solidement attachés sur leurs chaises, mais l'un des frères est habillé du vêtement et l'autre frère porte sur son nez le lorgnon, et sur sa tête le chapeau, enlevés aux spectateurs.

Malgré leur admirable habileté, les frères Davenport trouvèrent un prestidigitateur plus habile qu'eux, Robert-Houdin, qui a laissé son nom au petit théâtre du Boulevard des Italiens. Robert-Houdin leur tint à peu près ce langage: «Chers confrères, vous êtes comme moi d'habiles escamoteurs, mais si vous continuez à nous la faire au spiritisme, je vous traite de blagueurs.» Comme les Davenport continuaient à se prétendre médiums, Robert-Houdin dévoila leurs trucs, les expliqua et les reproduisit.»

Ce fut l'effondrement, mais les deux frères avaient ramassé depuis 10 ans, grâce à la crédulité payante d'un public naïf, de quoi se consoler de cette fin lamentable [1].

C'est ainsi que le triomphe du spiritisme fut ajourné, parce qu'un homme habile se trouva pour démontrer que des phénomènes, soit-disant surnaturels, admis par des milliers d'anglais et d'américains, étaient au contraire les plus naturels du monde.

Mme la générale Noël, dans une de ses lettres, nous narre, d'une façon charmante du reste, la mésaventure d'un autre médium venu également d'Amérique et qui, comme les Davenport, dût y retourner, honteux comme un renard qu'une poule aurait pris. C'était l'hiver du mois d'octobre 18.., le général se trouvait à Paris et voici que les journaux annoncent l'arrivée dans la capitale de Mme Williams la fameuse médium américaine, qui se faisait, disait-on, de cent à trois cent mille francs de rente par an, et dont les admirateurs étaient si nombreux qu'elle en était réduite à donner ses séances dans la clairière d'un bois!! Le général, qui n'avait jamais vu de matérialisation, fut invité par la duchesse de Pomar (comtesse de Caithness en Ecosse) à assister à une séance intime et non payante, dans le salon de son hôtel, où se trouvait la merveilleuse statue de Marie-Stuart, laquelle revenait de temps en temps donner des conseils à la duchesse. Le général trouva une réunion d'une douzaine de personnes: la maîtresse de maison, le duc son fils, son médecin, son chapelain, quelques dames, le Barnum du médium (selon la mode américaine) et le médium lui-même, grosse dame que l'on avait mise derrière les rideaux cachant l'embrasure d'une fenêtre. Il y avait un peu de gaz; on fit un peu de musique. Enfin, on entendit une voix d'homme et une voix de femme qui causaient en anglais, derrière les rideaux, et une forme d'homme

____

(1) On trouvera dans le Dict. de Larousse l'explication des phénomènes de la fameuse armoire.

sortit en tenue de soirée, plusieurs fois, tantôt seul, tantôt avec une toute petite forme féminine vêtue de blanc, laquelle forme s'aplatit par terre et disparut dans le sol — à ce que l'on supposa.

Ces esprits étaient les guides ordinaires du médium, l'acteur Cushman et sa fille Charlotte.

Au thé qui suivit la séance, le duc se déclara certain de la tricherie du médium, car, à un moment où Cushman était dehors, il avait vu, entre les rideaux, briller quelque chose qu'il savait être les clous dorés de la chaise qui avait dû être occupée par la grosse Mrs Williams! On eut alors l'idée d'organiser une souricière; à une séance suivante, qui était payante, quatre jeunes gens se jetèrent sur Cushman l'esprit. On releva vivement le gaz et on découvrit Mrs Williams elle-même, en perruque, barbe, smoking, culotte, bas de soie noire et escarpins. Dans le cabinet on découvrit sa robe avec une foule d'accessoires et l'on trouva une poupée en baudruche qui n'était autre que Mlle Charlotte, laquelle se dégonflait si bien qu'elle se réduisait pour ainsi dire à rien. Mrs Williams tompta, se trouva mal, fut chassée de Paris et revint en Amérique où elle déclara que, pendant son sommeil, ces païens de Français avaient saisi et jeté dans le cabinet tout ce qu'on y avait trouvé.

Notons ce fait que, depuis de nombreuses années, tous les spirites d'Amérique croyaient en Mrs Williams, que les journaux étaient remplis de ses exploits et que les mines d'argent du Colorado étaient en couches minces à côté du filon épais de bêtise qu'elle avait su exploiter. Si Mrs Williams pour une cause ou une autre a quitté le métier, nombreux sont les médiums de France et d'Amérique qui l'ont remplacée; là Fortune vient en dormant.

Faut-il parler du médium italien Bailey (*Rev. sc. et m. du spiritisme*, 2e semestre 1904 — Société des études psychiques de Milan, du 28 février au 22 août 1904), l'homme qui avait la spécialité des nids d'oiseaux et des antiquités romaines? Il s'effondra lui aussi lorsqu'il se trouva en présence d'une commission de médecins sérieux réunis pour le contrôler.

Dans le no du *Light* du 16 août 1904 on peut lire sa fin lamentable. Le 7 mai 1904, les médecins lui demandent avant la séance de se mettre à nu jusqu'à la ceinture; mais il refuse de crainte d'un rhume. On se contente donc de palper son corps. Comme on sent sous le vêtement une substance résistante, Bailey déclare que c'est une garniture qu'il portait depuis plusieurs années. C'était possible, mais il fallait le croire sur parole.

En séance, l'Indien, — était-ce déjà Bien Boâ, en voyage? — exprima sa satisfaction de pouvoir apporter un objet de son pays à Mme C. O. qui avait manifesté ce désir. C'était un morceau de pâte sèche qu'il avait trouvé, disait-il, chez une femme qui se préparait à faire des gâteaux, dans la ville de Bénarès.

Il annonça ensuite l'arrivée d'un oiseau vivant et permit à deux assistants de venir le voir avec une très faible lumière rouge. Il était recouvert presque complètement par les mains du médium. L'un des assistants crut avoir vu sa tête, l'autre le bout de son bec. On dit à la société qu'il y avait aussi un nid et on attendit à la fin de la séance pour observer à la fois le nid et l'oiseau. Mais alors il arriva que l'oiseau s'était dématérialisé et qu'il n'en restait plus une plume. Le nid fut examiné par deux professeurs qui déclarèrent que c'était de vieux nids qui avaient servi à en faire un nouveau. Un fragment de la pâte fut prélevé et soumis à un examen chimique qui démontra que c'était de la polenta, pâte de maïs semblable à celle dont se nourrit communément le peuple de Rome. Le mardi 10 mai devait avoir hou une 3e séance, Bailey ne vint pas, sous prétexte de mauvaises nouvelles. Le mercredi, il était malade. Le jeudi, il partait pour Naples et l'Australie, se servant sans doute des plumes de ses oiseaux pour s'envoler.

D'Eusapia Paladino, je n'en parlerai que pour constater les nombreux écrits, les nombreuses conférences, les nombreuses discussions concernant cette merveilleuse fabricante de franches fumisteries. Ah! le joli mot! le mot sauveur des situations. «Tu fraudes?» «Moi! je n'en sais rien, je suis inconsciente» Qu'ils seraient honteux et confus tous ceux qui ont affirmé la bonne foi de la bonne Eusapia si on inscrivait leurs noms sur une liste intitulée «Les Dupes de Mme Paladino».

Sir William Crookes lui-même s'apercevra un jour que son médium est fraudeur, seulement il est plus savant et plus habile que d'autres; le jour où sir William Crookes voudra m'amener son médium à Alger, je suis certain, avec un appareil de mon invention, de prouver quelques unes de ses fraudes.

Est-ce que Mme Piper et M. Davey n'ont pas été également taxés de fraudes par des gens sérieux s'occupant de recherches psychiques?

Maxwell, docteur en médecine, avocat général à Bordeaux, dans son livre des *Phénomènes psychiques*, dit un mot qu'il faut retenir: «Toutes les fois qu'un sujet payé donnera des séances régulières, il y aura cent chances contre une d'être en présence d'une escroquerie véritable.» Encore un petit effort, que Maxwell n'a pas osé faire et que nous ferons pour lui; disons cent chances contre zéro.

De plus, parmi les médiums payés, il n'y a pas seulement ceux à qui on donne un cachet par séance; il y en a d'autres qui savent se faire rémunérer autrement; je connais en France un riche spirite qui a fait de son médium son héritier universel.

Combien de médiums attendent de même l'héritage partiel ou total des dupes à leur dévotion. Si je crois à Bien-Boâ, et si Bien-Boâ me dit de faire mon héritier la grosse maltaise ou la mince française, il faut bien lui obéir!

Des médiums honnêtes, qui travaillent sans penser au gain présent ou futur, il paraît qu'il y en a: il faut les mettre en cage car ce sont des oiseaux rares. «Il est indispensable, dit Maxwell, de considérer la fraude comme toujours possible, même avec les personnes les plus sérieuses et les plus sûres. Les gens les plus honorables et les plus sages peuvent succomber à la tentation de mystifier le voisin.»

A la villa Carmen, pas plus qu'ailleurs, n'ont manqué les médiums tout à la fois fraudeurs et payés; nous allons en parler longuement dans un chapitre spécial.

Mais en plus de ceux-ci, peut-être faut-il créer pour Alger une troisième classe de médiums, celle des domestiques ; médiums tout à la fois fraudeurs et intéressés, mais d'une façon différente.

Chez le général, le cocher est renvoyé s'il ne suit pas les passes de Mme Noël, la médiumnité faisant partie du service comme le pansage des chevaux ; le valet de chambre doit savoir faire un lit et dormir sur une chaise. Comme les domestiques qui sortent de là sont innombrables, ce sont, grâce à la générale, des centaines de médiums, hommes et femmes, que l'on peut rencontrer sur le pavé d'Alger. Areski dont je vais parler n'est pas une exception, et nous allons écrire l'histoire intéressante de plusieurs d'entre eux.

Mais auparavant il faut présenter à nos lecteurs M. le Général et madame la Générale Noël Carmencita, les propriétaires de la Villa Carmen.

LA VILLA CARMEN

La maison du général Noël se nomme villa Carmen, du nom de Carmencita, nom que s'est donné Mme la générale (¹).

Bâtie dans une jolie situation, sur la pente du coteau de Mustapha, elle domine la baie d'Alger ; dans son voisinage une vieille fontaine arabe, dont la faïence bleue s'effrite, a donné son nom à la rue.

Devant la petite villa est un jardin que remplit presque entièrement un grand palmier si touffu que les esprits s'y cachent, en attendant l'effluve qui leur permet de se manifester.

Ce minuscule oasis se termine à gauche et à droite par deux pavillons de cinq mètres carrés environ, séparés l'un de l'autre par un escalier rapide qui descend dans une rue basse, laquelle, ironie du sort, porte le nom de Darwin.

Les pavillons s'ouvrent sur le jardin, celui de droite sert de lingerie et de chambre d'amis, celui de gauche de cabinet d'apparitions ; pendant l'été de 1905, dans le premier était logé G. Delanne, qui pouvait ainsi voisiner avec Bien-Boâ, locataire du second pavillon.

Au-dessous de ces chambres, mais s'ouvrant sur la rue Darwin, se trouve, d'un côté une écurie, de l'autre côté une remise. Le pavillon de Bien-Boâ — donnons-lui ce nom — est au-dessus de la remise.

Le pavillon Bien-Boâ n'a pas la simplicité voulue pour des

____

(¹) Mme Noël est originaire du pays de Galles, en Angleterre, où le nom de Carmencita est plutôt rare.

expériences de matérialisation vraiment scientifiques. Les fenêtres sont inutiles et ne devraient pas exister; au lieu de cela, elles sont recouvertes d'une toile clouée au mur et, par dessus cette toile, se trouve un rideau de tapisserie épais qui est aussi cloué au mur. Le plancher de la salle est formé d'un carrelage en petites dalles cimentées. Par dessus est cloué une sorte de tapis linoléum, qui, près du cabinet, est lui-même recouvert d'un tapis de feutre.

C'est dans le fond du pavillon de Bien-Boa que se trouve le cabinet à matérialisation. Il est constitué par un espace représentant un triangle rectangle dont l'hypothénuse a $2^m,50$ de longueur; par conséquent un des angles est très aigu, si aigu qu'il arrive qu'un homme placé dans cet angle, au moment où le rideau est ouvert, se trouve caché par ses plis; plus on ouvre largement le cabinet pour en examiner l'intérieur, plus les plis sont nombreux et épais. C'est surtout dans cette cachette que se blottissaient Areski et les autres. Une tringle de fer suivant la ligne de l'hypothénuse supporte, au moyen d'anneaux, deux rideaux de tapisserie épaisse et sombre; un baldaquin d'étoffe analogue est placé devant la tringle; entre ce baldaquin et la tringle peuvent se dissimuler bien des objets. Enfin ce cabinet a un plafond particulier, en forte toile, placé à deux mètres de hauteur, qui laisse un espace de $0^m,50$ entre lui et le plafond véritable du pavillon. Or, cet espace vide ne me dit rien qui vaille: un homme peut s'y cacher. C'est un petit grenier à usage de fraudes. Il est facile de déchirer cette toile en un point quelconque, de passer la main par l'ouverture, d'y cacher et d'y reprendre tout ce qu'on voudra. Il y a dans le cabinet un fauteuil rembourré; avec quoi? avec du crin? avec des étoffes? avec des foulards de soie dorés? or, avec ces divers objets, on peut faire des barbes, des crinières de cheval, des coiffures, des robes et des voiles blancs. Une chaise ou un tabouret de bois valait mieux que ce fauteuil, qu'on soulevait mais qu'on ne soufflait pas.

Dans le pavillon se trouvaient bien d'autres choses qui n'auraient pas dû s'y rencontrer, si on voulait en faire un laboratoire sérieux. Pourquoi, par exemple, une baignoire, un appareil de chauffage et un vieux bahut? Vraiment, on aurait pu jouer à cache-cache dans cet appartement.

Enfin, pour terminer l'inventaire du pavillon, disons qu'il y avait encore une grande table ronde séparée du rideau par un espace d'un mètre environ. Aux mois d'août et septembre de 1905,

c'est autour de cette table que se tenaient assis, la générale, le
général, M. Gabriel Delanne, Poix, M. Charles Richet, une anglaise
Mme X...; enfin Mme Maia. Il semble que Ch. Richet, s'il avait
voulu ne s'occuper de rien autre chose que de vérifier des phénomènes psychiques, aurait dû demander une chaise au premier
rang, devant le rideau, de façon à tout voir et à bien voir. Au
lieu de cela, il se place ou il se laisse placer le plus loin possible
de la scène en sorte qu'il ne peut rien constater de ce qui se passe
dans la partie inférieure du cabinet, la table le lui cachant. Ses
notes étaient forcément prises d'après les réflexions de personnes
mieux placées que lui, mais témoins intéressés.

En tout cas, sa place autour de la table, en arrière des assistants, à côté d'une dame charmante, pouvait être cause de distrac-
tions, nuisibles aux succès des études à faire.

Qu'aurait fait un inspecteur sérieux? Il aurait commencé à
déménager tout mobilier sujet à caution: il aurait enlevé tapis,
tapisseries, rideaux, baldaquins, fauteuils rembourrés; il aurait
bouché les fenêtres avec des briques et du plâtre et n'aurait laissé
dans la salle que la table ronde et des chaises. Alors seulement
le cabinet de matérialisation eût été dans des conditions favorables
d'expérimentation. Tel qu'il est constitué, il est un nid à fraudes.
Il peut servir à un homme qui veut s'amuser, non à un homme
qui veut étudier.

Y avait-il une trappe dans le cabinet de Bien-Boâ?

Le général Noël m'écrit: «M. Ch. Richet possède une lettre
du père de Marthe dans laquelle on parle d'une trappe; j'ai
copié le passage du document et mon rôle s'est borné là. A cet
égard, je n'ai rien affirmé.

Si Ch. Richet avait reproduit dans son journal la lettre qu'il avait
reçue, on aurait eu, à ce sujet, une base certaine de discussion.
Il a eu peur de la produire, passons.

Areski me dit qu'il n'y avait pas de trappe dans le kiosque,
que, si elle eût existé, on ne s'en serait pas servi, car elle n'était
pas nécessaire pour reproduire Bien-Boâ. Je crois Areski, qui, je
l'ai constaté, n'est pas menteur, quoiqu'on l'affuble d'épithètes
malsonnantes; j'admets donc qu'il n'y avait pas de trappe.

L'examen de la salle était-il vraiment sérieux? Non.

Toutes les personnes interrogées me disent qu'on ne visitait pas ou qu'on visitait mal le pavillon, soit avant, soit après
les séances. Dans l'après-midi, le général allait voir si tout y
était en ordre, si le bec de gaz marchait, si la petite lanterne

était à sa place, puis se retirait. Après le souper, c'est-à-dire deux heures après, on venait, sans autre examen, assister à la séance.

Dans la lettre du dr. Denis, on trouve une phrase bien caractéristique à ce sujet: «Les maîtres de céans regardaient, comme un manque de politesse à leur égard, la demande d'examiner la salle minutieusement, en sorte que les visiteurs s'abstenaient de cet examen regardé comme un doute injurieux».

G. Delanne et Mⁱˢ X... nous disent bien, dans leur revue, que l'examen de la salle a été fait avant et après chaque séance, mais leur affirmation à cet égard ne peut être retenue; ils avaient un trop grand intérêt tous les deux à ce que les apparitions marchassent bien pour mettre des bâtons dans les roues, qu'ils étaient plutôt disposés à graisser; tous les deux sont rédacteurs de revues spirites; alors, monsieur et madame Josse, vous êtes orfèvres.

«M. G. Delanne et Mⁱˢ X..., après avoir fait scrupuleusement la visite de la salle, allaient chercher M. et Mᵐᵉ Noël, ainsi que Mⁱˡˡᵉˢ B...». En laissant un moment les abords de la salle vide, rien n'était plus facile à Areski ou à un autre, soit de se cacher dans le cabinet noir, soit d'y déposer quelque objet nécessaire.

Si M. G. Delanne nous raconte qu'il a surpris deux fois Areski en train de frauder, c'est une habileté de sa part de le dire; après un tel aveu, personne n'osera douter de sa véracité et il pourra, sans qu'on ose infirmer sa bonne foi, nous narrer dans son journal les phénomènes les plus saugrenus et nous les faire accepter.

Lorsque je demandai à Areski, qui n'est pas homme à se laisser surprendre, comment la chose était arrivée, il me répondit par ce mot typique: «On ne se cachait pas devant M. Delanne».

Lorsque Ch. Richet vint à la villa Carmen, aux débuts il fit la visite du pavillon minutieusement, mais sa surveillance sans doute se ralentit, lorsqu'il vit qu'elle était mal vue par ses hôtes.

Lorsqu'on craignait son examen, rien ne paraissait: le jour des photographies il était trop occupé de celles-ci pour penser à visiter la salle comme elle aurait dû l'être. Sait-il pourquoi Mⁱˡˡᵉ Marthe, qui n'a jamais été endormie, fit un jour semblant de l'être une heure durant, après la séance, et se fit traîner au jardin raide comme une barre par l'illustre professeur, avant de se réveiller? N'est-ce pas que, ce jour-là, il fallait que la visite ne fûpas faite, qu'un objet compromettant sans doute et difficile à faire disparaître était resté dans la chambre noire et qu'on ne voulait pas qu'il soit surpris par M. Richet. Quelle autre raison donner à ce faux évanouissement d'une heure ? Donc, malgré l'affirmation de M. Richet, nous disant qu'avant et après chaque séance il a fait une visite très méticuleuse des lieux, nous doutons ; puisque Mlle Marthe va nous avouer tout à l'heure que tout était fraude dans les apparitions, pourquoi M. Richet, si son examen a été aussi minutieux qu'il le dit, n'a-t-il su trouver ni le haïck, ni les accessoires de l'apparition ? Ils étaient cachés quelque part pourtant ?

L'examen, si on le veut réel et complet, doit porter aussi sur les médiums. Or, jamais ils n'ont été visités. M. Ch. Richet s'est contenté de constater que Mlle Marthe avait un corsage peu rempli et une jupe courte et collante, mais il n'a pas su trouver la barbe de Bien-Boâ dans les cheveux de la jeune fille. Pourquoi M. Ch. Richet a-t-il laissé entrer Aïcha, Mme X... et la générale dans le cabinet des matérialisations, sans s'inquiéter de leurs apports possibles ? La chéchia d'Areski, les foulards de soie, le collier de sequins, la gandourah et le voile, s'ils n'étaient pas déjà dans le cabinet noir, ont été apportés par les médiums. Comment se fait-il que ces médiums n'aient pas été fouillés ? comment se fait-il que Ch. Richet n'ait pas su tirer ces objets de leur cachette sous les vêtements ?

En résumé, de temps en temps on fit un examen du kiosque pour écrire dans les journaux qu'on l'avait visité, mais la chose ne fut faite, ni toujours, ni sérieusement, ni par des inspecteurs sans parti pris, ni par des témoins désintéressés.

La salle des séances était éclairée par une lanterne à verre rouge placée au-dessus de la porte : «Lorsqu'on était entré et que la porte était fermée, on pouvait distinguer les personnes présentes, *au bout d'une minute*. Cet éclairage était celui des bonnes séances, celles où le fantôme était suffisamment matérialisé pour supporter cette lumière; mais dans certaines réunions, sur la demande de Mme la générale ou du médium, le verre de la lanterne était assez souvent tourné vers le mur ; ce qui diminuait encore l'éclairage de la salle.

Si l'on tient compte que la plupart des assistants étaient complices, il est facile de comprendre qu'Areski ou un autre pouvait se glisser dans la salle avec les derniers entrants et, à la faveur de l'obscurité presque complète, pénétrer et se cacher dans le cabinet noir.

M. Ch. Richet, dans le numéro de sa *Revue* de mars 1906, accuse Areski de mensonge pour avoir déclaré qu'il pénétrait sans se cacher dans la salle des séances.

Raisonnons un peu et voyons si Areski a tort de le prétendre ou si Ch. Richet a raison d'accuser.

Des aveux de tous, il résulte aujourd'hui que Bien-Boâ n'a jamais existé et qu'un médium tantôt mâle, tantôt femelle, remplissait ce rôle.

Au moment des visites de Ch. Richet à la villa Carmen, il n'y avait d'hommes que le général, Delanne, Richet et Areski. Et Areski, seul du sexe fort, pouvait prendre l'emploi de Bien-Boâ. Or, M. Ch. Richet lui-même a constaté la présence de ce coquin d'Areski dans le cabinet noir, le jour où, appuyant sa tête sur le sein du faux Bien-Boâ, il a constaté qu'il n'avait pas senti une poitrine de femme. Donc c'était une poitrine d'homme, donc c'était la poitrine d'Areski. Donc Areski s'était introduit dans le pavillon d'une façon quelconque, soit comme il le dit, derrière tout le monde, soit en se cachant quelque part avant l'entrée du général et de ses invités.

Ceci nous donne la preuve que la visite du cabinet et la surveillance des entrées étaient assez mal faites et que, lorsque Ch. Richet nous déclare qu'il visitait si minutieusement toutes choses, il ne doit pas être cru sur parole.

M. de Rochas, MM. les membres de la *Société* des Recherches psychiques de Londres, ceux de la *Société* de Milan, M. Crookes enfin, tous expérimentateurs sérieux qui ne tiennent aucun compte du principe d'autorité pour croire sur parole un expérimentateur quel qu'il soit, seront de mon avis et constateront avec moi, avec quelles précautions insuffisantes M. Ch. Richet a opéré.

LES HABITUÉS DE LA VILLA CARMEN

Le groupe spirite de la villa Carmen est composé de cinq à sept personnes au plus.

Il comprend un président, un guide, des spectateurs:

Le président, c'est Mᵐᵉ la générale Noël, l'exquise Carmencita: anglaise du pays de Galles, écrivain romantique à style imagé, elle aime à raconter les séances qui se tiennent dans sa villa; spirite convaincue et aveugle, elle prépare ce qui va se passer dans la séance et y tient la main, entrant dans le cabinet des matérialisations et en sortant, pour faire marcher les apparitions quand elles ne vont pas à son gré; mais, en même temps, lorsque l'apparition a lieu, étant la première à y croire, et ne permettant à personne d'en douter.

On dit que pour calmer des douleurs névralgiques elle se sert de calmants et que souvent, sous cette influence, elle sait mal distinguer le rêve du réel. Mais sa bonne foi en tous cas est complète. Depuis que le général est à la retraite, c'est elle qui a pris le bâton du commandement pour faire marcher droit le régiment d'esprits qu'elle a sous ses ordres.

Dans la visite que je lui fis et qu'elle attendait, je trouvai une personne fort bien conservée, fort élégante, fort aimable, dont la conversation amusante me tint sous le charme. Je regrette vraiment qu'un but sérieux me force à lui causer quelque déplaisir, lorsque je voudrais ne lui offrir que des fleurs et des roses sans épines.

Le général est l'alter ego de la générale; il ne la quitte jamais. Il profite des séances de l'après-midi pour faire une sieste sérieuse et de celles du soir pour commencer son sommeil de la nuit, maugréant seulement d'être assis sur une chaise au lieu d'être étendu sur les bons matelas de son lit. Il s'occupe de spiritisme parce que Mme Noël en a fait le pivot de son existence, et qu'elle lui a persuadé de croire sincèrement que cela est arrivé. M. le général, comme Mme Noël, me paraît de bonne foi.

Le *Guide*, c'est Bien-Boâ; Bien-Boâ l'immortel! Ch. Richet trouvant ce nom par trop ridicule l'a changé en celui de B. B., les deux initiales. C'est mal de l'avoir démonétisé ainsi: un nom glorieux ne se change pas; que dirait le professeur si, pour se venger, Bien-Boâ lui donnait le nom de Ch. Ri.? Phrygia seule en serait heureuse!

Bien-Boâ est un ancien prêtre de l'Hindoustan qui vivait à Golconde il y a 300 ans; il devrait être très vieux et avoir une barbe de Mathusalem? non, il a une barbe noire et, pour les besoins de la cause, il est jeune; il aime embrasser la générale plus que de raison, Mme Noël l'adore et ne peut se passer de lui. Le général n'en est nullement jaloux, car Delanne nous dit qu'un jour de matérialisation il prit sa femme sur ses genoux pour que Bien-Boâ n'eût pas la peine de se baisser pour déposer des baisers sur sa joue.

Depuis longtemps Bien-Boâ fréquente la villa Carmen; à la date du 19 mai 1904 (*Revue* de juillet 1904) voici quelle était sa façon d'agir, d'après la présidente:

Les voyants aperçurent, dans le coin gauche du cabinet, l'esprit tout lumineux et entouré d'une auréole rouge. Ensuite il disparut, la lumière mystérieuse s'éteignit et on vit l'entité voltiger à travers la salle, derrière la présidente. Tout à coup celle-ci se sentit saisie par le cou. Elle se rendit compte plus tard que le bras de l'Esprit l'avait entourée et que Bien-Boâ se disposait à l'embrasser comme par le passé; les autres membres du reste lui dirent l'avoir vu distinctement se pencher sur elle; mais sur le moment la peur fut plus forte et elle se mit à crier. Son guide lui témoigna aussitôt son mécontentement en la quittant et en allant embrasser Mᵐᵉ Marthe sur la joue. La présidente fit alors observer tout haut que jamais jusqu'à ce jour, il n'avait embrassé une autre personne avant elle-même. L'Entité revint ensuite à la présidente et lui donna plusieurs tapes sur la joue. Enfin, l'Esprit se promena derrière les trois dames leur jetant à tour de rôle son voile de gaze sur la tête. Tata voyait parfaitement ses beaux yeux, détail dont elle fit part à l'assistance.

Le 28 juillet 1904, souffle une brise fraîche; il tombe du plafond une pluie d'essence de jasmin: B. B. apparaît tenant une couronne de jasmins dont il coiffe la générale.

D'autres manifestations aussi belles que curieuses eurent encore lieu ce jour-là, mais un ordre formel du guide recommande de ne point les livrer au public. Le 4 août, Bien-Boâ apparaît resplendissant sur le seuil du cabinet dans une attitude superbe, les bras étendus comme s'il bénissait; quelques diamants brillent parmi les plis neigeux de son voile. Il embrasse la présidente.

Bien-Boâ, bien qu'ancien prêtre, a les goûts de la générale pour les broderies d'or et d'argent et les colliers en petites pièces d'or; il s'enveloppe d'un voile de mousseline blanche, soyeuse, qu'on nomme haïck en arabe et qu'on trouve à acheter chez les marchands de tissus de la rue de la Lyre, d'Alger. Nous verrons que son casque n'est pas en métal, c'est la chéchia d'Areski recouverte d'une étoffe de soie.

Lorsque le professeur Ch. Richet vint à Alger, Bien-Boâ fut presque sobre d'ornements; les écrins de diamants et de pierres précieuses ne furent pas descendus du ciel astral: il se contenta de quelques broderies autour du cou et, un jour, d'un petit collier d'or. Il montra ainsi sa rare connaissance du monde: «Un costume sévère est de mise pour un interview avec un académicien, se dit-il, au prochain garden party de la générale je me montrerai éblouissant d'un luxe asiatique».

«Une très épaisse barbe, qui paraît comme collée sur la lèvre supérieure de Bien-Boâ, barre la figure»; c'est Ch. Richet, page 561, qui parle. Areski regarde cette photographie, tu vois cette barbe? Qu'est-ce? Ça, Monsieur, me répond le cocher de la villa Carmen, c'est le crêpé de Mlle Marthe, elle en a comme ça dans les cheveux pour les faire gonfler. Si l'on regarde sur la photographie la grosse moustache de Bien-Boâ avec une loupe, on verra qu'elle est identique avec les crêpés ordinaires des dames. Un plaisant m'ayant adressé un de ces crêpés avec ces mots signés B. B. « Cher docteur, je vous envoie ma moustache », j'ai pu faire la comparaison.

Du reste, cette moustache est inexplicable avec la théorie de Richet; il nous dit que la manche de Mlle Marthe était vide, parce qu'elle avait fait cadeau de son contenu à B. B., mais il ne tient pas compte que cette gente demoiselle n'est pas femme à barbe; ah! si c'eût été le Vercingétorix à la farouche moustache de Vrain-Lucas qui eût servi de médium, on comprendrait la substitution, mais la lèvre rose de Mlle Marthe est vierge de tout poil et la plus belle fille du monde ne peut donner que ce qu'elle a.

Cinq minutes plus tard, lorsque B. B. se désagrège et qu'il rend à Mlle Marthe tout ce qu'il lui avait emprunté, à qui rend-il la barbe? On ne nous le dit pas. Vous le voyez, estimable académicien, vous nous devez un mémoire sur les Incarnations, les Désincarnations et les Réincarnations du système pileux de votre ami Bien-Boâ.

Autre chose: Sueurs et excrétions! Nous savons que Bien-Boâ transpire (page 322 de la *Revue* de G. Delanne). Lorsque le fantôme embrassa Mme Noël: «Il est trempé de sueur», s'écria celle-ci. Comme la séance se termine immédiatement, l'on trouve le médium, Mlle Marthe, trempé de sueurs aussi, à un tel point que son corsage dessinait toute la forme de son buste.

Cette sueur du médium transmise au fantôme par le fluide astral mérite déjà une mention particulière, mais existent d'autres excrétions: les glandes salivaires sécrètent, le foie et le pancréas sécrètent et même les reins sécrètent, j'en prends à témoin tous les physiologistes et Richet en particulier.

Du moment où les glandes sudoripares de Bien-Boâ sécrètent, ses autres glandes doivent nécessairement sécréter aussi. Si la sueur s'évapore, les autres produits ne s'évaporent pas. Que sont devenues, astral professeur, lors de la dématérialisation, les sécrétions internes de B. B.? Vite, Areski, prends ton encensoir arabe et viens brûler l'encens et la myrrhe dans le petit cabinet que tu connais si bien.

Du sexe de Bien-Boâ parlons en termes voilés: Était-il homme, était-il femme? La générale nous dit, dans la *Revue* de

Delanne, qu'elle s'est assurée qu'il était mâle. Au contraire, d'après la théorie de Richet, étant donné le sexe faible du médium, et d'après l'aphorisme déjà cité que la plus belle femme du monde ne peut donner que ce qu'elle a, Bien-Boâ ne peut posséder que le sexe aimable.

Alors quoi? Auvergnat?

B. B. a de la famille: des sœurs, une mère, un oncle, mais Bergolia est la sœur préférée de Bien-Boâ; avant l'apparition de M. Ch. Richet à la villa Carmen, elle y venait soit seule, soit accompagnée de son frère. Lisez dans la *Revue* de janvier 1905 son portrait: «Elle a 17 ans, un bras nu, rond et superbe; son pied est petit, on dirait un flocon de neige; sa sandale est, avec quelques modifications, la chaussure de Bien-Boâ; à la *2* et à la 3* séance, elle s'assied à table, embrasse la générale et le général, mais, dit-elle, elle est venue pour Carmencita qu'elle adore et qui est l'idole de son frère; elle parle tantôt français tantôt indien».

«Le 1ᵉʳ janvier 1905 (*Revue* de G. Delanne, février, page 462) apparaît de nouveau la charmante Bergolia: l'Entité était ce jour-là excessivement décolletée, à la mode indienne (?). Elle exhibait du reste sa jolie poitrine avec la plus grande complaisance et s'amusait beaucoup parce que le général, qui est myope, lui disait regretter infiniment de ne pouvoir admirer, comme faisaient ces dames. Puis l'Entité accepte de manger une meringue. Elle la mangea devant nous tous et comme elle persistait à parler en même temps, nous eûmes, par sa parole embarrassée, la conviction qu'elle avait bien la bouche pleine, ce qui nous fit beaucoup rire».

Bergolia reparut le 6 janvier (mars 1905) dans la chambre de la générale. «Elle fit observer aux dames qu'elle était toute décolletée à la mode de son pays, et ayant pris la main de la présidente, elle lui fit toucher son sein à plusieurs reprises. Le général et ces demoiselles furent favorisés de même. Quoique la lampe fût dissimulée dans un coin, on voyait fort bien cette matérialisation».

Bergolia parle de son frère: c'est un grand personnage, un grand prêtre et un saint. Bien-Boâ n'est pas son nom, c'est un nom de guerre; il n'est pas Dieu. Elle mange ce jour-là des fondants envoyés par le prof. Richet; elle dit: «Ah! ah! ce coffret te vient du professeur Richet; je le sais. C'est un savant qui est venu te voir il y a un an».

En effet, Ch. Richet était venu en 1903 à la villa Carmen et on lui avait montré Jeanne d'Arc; prendre sa photographie et nous la montrer, c'était un devoir; le bras encuirassé au moins n'aurait pas paru vide. Il n'en a rien fait; ah si c'eût été Phryné!

Bergolia a parfois des habitudes asiatiques excessives; à la séance du 13 janvier, «elle me pria, dit la générale, de passer ma main du haut en bas de sa jambe pour m'assurer que cette jambe était faite de chair et d'os: au milieu des rires des jeunes filles, je passai l'inspection demandée et je constatai que les formes de l'Esprit étaient dignes d'être reproduites par le ciseau d'un Praxitèle» (*Revue* d'avril).

Après celle-là, il faudrait peut-être tirer l'échelle? c'est Ninon, la chiromancienne, qui sert de médium lorsque Bergolia est excessive.

Mais Bien-Boâ a non seulement Bergolia, il en a encore une autre sœur, une sœur aînée (*Revue* de mai 1905), «apparition d'une jeune femme de haute stature, ses bras, sa poitrine, ses seins sont nus.»

Enfin survient le même jour la mère du doux Bien-Boâ, de Bergolia à la belle cuisse, et de celle dont le torse est sans voiles. Cette vieille maman se mit à danser une danse guerrière. On ne s'ennuyait pas à la villa Carmen.

Le 6 février, apparition nouvelle de la mère avec ses deux filles aînées: Mme Noël est couchée; elle passe son bras autour du cou de chaque esprit et l'examine à loisir. «Bien entendu, nous ne donnons qu'un résumé et un faible résumé des merveilles qui transforment notre vie.» Aussi la fin de la séance du 6 février a dû être *supprimée complètement par discrétion.*

C'est un comble! On comprend mal que M. G. Delanne ait pu laisser passer dans son journal de telles élucubrations, qui ne sont peut-être que la fin de rêve d'un fumeur d'opium. Nous nous en souviendrons lorsque nous aurons à le juger.

Dans la *Revue* du mois de juin 1905, nous voyons apparaître une nouvelle Entité qu'on a pu photographier. «Un esprit inconnu, au nez camus, aux fortes moustaches, aux gros yeux, tout enveloppé de loques lui donnant un faux air oriental, voilà ce que je vis. Deux femmes vues de dos étaient à ses côtés. A leurs toilettes je reconnus nos médiums. L'Esprit inconnu avait sur la tête un fichu m'appartenant; de plus, il était enveloppé dans un vieux peignoir de nuit que je reconnus parfaitement à un énorme accroc que j'y avais fait tout dernièrement».

Il y a encore à la villa Carmen un être astral qui joue un

rôle très important, c'est Branhauban, un ancien commandant en retraite qui vivait du temps de Rabelais, si j'en crois son goût immodéré pour les choses dites Rabelaisiennes; c'est le mauvais génie de la générale, qui aime la correction parfaite.

Les farces de Branhauban sont célèbres à Alger; nous en reparlerons plus loin. Mais toutes ces Entités disparurent et furent soigneusement remisées pendant les mois d'août et de septembre 1905. Elles eurent peur du professeur et se tinrent silencieuses dans le plan astral. Seule parut une nouvelle visiteuse, Phygia, l'ancienne prêtresse d'Héliopolis, qui, sachant Ch. Richet en Algérie, quitta l'Egypte pour le rejoindre. Mais Phygia a droit également à un chapitre spécial; elle l'aura.

Comme on le voit, nous ne nions pas la présence de Bien-Boâ avant l'arrivée du professeur Richet à la villa Carmen; bien au contraire, nous disons qu'avant comme après lui la plus colossale fourberie n'a cessé de régner rue de la Fontaine-Bleue, sans que le général ni la générale n'aient jamais voulu se rendre compte qu'on se moquait d'eux et qu'on les exploitait, ou même parfois qu'on venait chez eux profiter de l'obscurité du pavillon pour faire toute autre chose que du spiritisme.

Jusqu'à ce moment, les apparitions de la villa Carmen, comme on le voit, faisaient les délices de tous les habitants des villes d'Alger et de Mustapha, qui aiment à rire. Les choses changèrent de face, lorsque Ch. Richet vint prêter l'autorité de son nom et de sa réputation de savant physiologiste aux phénomènes de matérialisation de Bien-Boâ. Dans son discours, prononcé à Paris le 3 décembre 1905, à la salle de l'Agriculture, M. G. Delanne prononça les paroles suivantes :

> Les récentes expériences d'Alger vont marquer une nouvelle date historique dans les fastes de la science psychique. Toutes les circonstances s'unissent pour donner aux observations faites un caractère de parfaite certitude... Il n'est plus temps de rire, la saison des jeux et des ris est périmée. Le rieur qui est aux prises avec un tel phénomène ressemble à Don Juan dont la main est prise dans la main du commandeur. Le rire s'achève en grimace.

D'autre part, M. Pierre Janet, du Collège de France, dans un interview paru dans la *Petite République*, disait :

> Le phénomène d'Alger vaut surtout par le nom de M. Ch. Richet dont on ne saurait trop affirmer la loyauté personnelle et la valeur comme physiologiste.

Et M. T. Ribot, à son tour :

Nous ne savons rien. Nous ne pouvons sans plus de preuves douter de l'affirmation de M. Ch. Richet, *dont la probité scientifique est connue.*

C'est alors que, vivant à Alger et pouvant être documenté mieux que personne, je crus de mon devoir d'ouvrir une enquête et de chercher ce qu'il y avait de vrai et de faux dans les apparitions de la villa Carmen.

Lorsque ma conviction fut faite, je pensai qu'il était correct d'écrire à Ch. Richet pour lui demander si, en présence des aveux des médiums, il persistait dans sa croyance. La réponse à ma lettre, qu'on trouvera dans le dossier, fut telle qu'elle me permit de dire ce que je savais, sans regretter que mes documents ne fissent voir le professeur Ch. Richet sous un nouveau jour.

LES MÉDIUMS ANTÉRIEURS

Mettant la découverte de la Vérité au-dessus de toute autre considération, M. le dr. Denis, médecin des hôpitaux d'Alger, a bien voulu m'aider dans mes recherches. Il comprend comme nous qu'il est de la dernière importance de ne rien laisser debout de l'échafaudage maladif élevé dans la villa Carmen.

Ce que nous écrit le dr. Denis, il l'a vu, de ses propres yeux vu; il l'a entendu, de ses oreilles entendu, ayant assisté régulièrement, *pendant six mois,* aux séances de la villa Carmen.

La valeur morale de l'homme est connue; personne n'osera douter de sa parole.

On ne pourra donc pas lui faire le reproche qu'on nous a fait, à M. Marsault et à moi, de n'avoir pas assisté aux séances, reproche bien immérité en ce qui me regarde, puisque je n'ai cessé de demander une invitation que j'attends encore. En vain, car on sait bien que je saurai démasquer la boucherie, n'étant pas un jobard à qui on fait avaler les plus grossières inepties; ou bien, si par hasard j'étais invité, il m'arriverait ce qu'il advint au dr. Denis qui, comme sœur Anne, pendant six mois, attendit l'apparition, sans jamais rien voir venir.

J'ai lu, m'écrit le dr. Denis, avec le plus vif intérêt le compte rendu de votre conférence sur le spiritisme et le trop fameux Bien Boa, dont le nom est sur toutes les bouches; j'approuve de tout mon cœur et surtout de ma raison le ridicule sous lequel vous enfouissez le spiritisme.

Il est inutile de vous dire que je n'ai jamais été spirite; c'est le hasard qui m'a conduit dans le groupe du général Noël. Notre confrère H... est un croyant et il avait entraîné M. Charles H. Celui-ci était guidé par un sentiment très louable; il espérait revoir en fantôme son père, mort depuis longtemps; c'était de l'amour filial pur. Tous deux m'avaient souvent parlé de spiritisme et de leurs convictions que j'avais vivement combattues, mais je ne pouvais qu'opposer le raisonnement à leur croyance et vous savez que la foi et la raison font mauvais ménage ensemble.

Enfin, docteur, me dit M. H., quand vous verrez l'esprit comme vous me voyez, vous serez bien obligé de croire.

Je consentis à entrer dans le groupe. On consulta, sur mon admission, Bien-Boa par l'intermédiaire de la table; celle-ci répondit par un oui très énergique, aidé sans doute par la pression de la main de mes amis. Je vins aux séances et pendant six mois, sauf rares exceptions, j'y fus tous les vendredis. J'ai donc été un persévérant et je n'ai pas été frappé de la lumière spirite.

Un jour, ennuyé d'attendre Bien-Boa qui refusait obstinément de montrer le bout de son nez, le dr. Denis voulut montrer à ses amis avec quelle légèreté peu scientifique on acceptait, à la villa Carmen, tout ce qui se produisait.

C'est ici que se place la joyeuse mystification que j'ai racontée dans ma conférence d'après le n° de janvier 1904 de la *Revue scientifique et morale du Spiritisme*. Le procès verbal de cette expérience était authentiqué par le général, la générale, M. V...., employé à la Banque d'Algérie, M. H... propriétaire à Alger, et le dr. Denis. Voici ce procès verbal:

Le 18 décembre, nous, soussignés, constatons que nous avons vu M. Charles H., sur l'invitation de la générale Noël, prendre le crayon pour la troisième fois (il s'agissait seulement de médiumnité mécanique). Nous savons que M. H... ne connaît pas l'anglais et nous savons qu'il n'a jamais été médium écrivain. Nous déclarons que les seules personnes du groupe sachant l'anglais sont la générale et le dr. Denis.

Le général en sait quelques mots; enfin les autres membres ignorent absolument cette langue. En ces conditions les membres virent avec stupéfaction M. H... tracer râlement, méthodiquement ces mots:

My lovely Carmencita, be calm and hope. Consult your sister whenever consult... Major Branhaban arrives! Ici la main de Mr. H... paraît être violemment saisie par une autre influence, cette main tapota fortement le papier, puis le crayon lui tomba des doigts.

En foi de quoi nous signons: Carmencita Noël — général Noël — docteur D. — V... — Charles H.... — L. H...

Je déclare ne pas savoir l'anglais et être absolument incapable d'écrire moi-même la phrase ci-dessus mentionnée. En outre, j'ignorais absolument posséder ces facultés médiumniques. Ch. H.

Comme on le voit, rien ne manque à ce procès-verbal d'une expérience, on peut dire la plus remarquable de la villa Carmen. Le malheur est qu'il s'agit d'une simple plaisanterie.

Le dr. Denis, qui savait l'anglais, avait tout simplement fait apprendre par cœur la phrase anglaise à son complice en fumisterie. Il ne prévoyait pas à ce moment qu'on lui ferait signer un procès-verbal. Il se trouva pris à son propre piège et l'avoue maintenant loyalement. Il est même désolé qu'un tel amusement ait pu troubler la conscience de quelques personnes, qui lui ont écrit pour avoir son attestation particulière et qu'il a immédiatement détrompées.

Ce n'est pas du reste la seule plaisanterie que nous ayons à notre actif, ajoute le dr. Denis; si je l'ai fait, c'est dans le but de voir de près la méthode scientifique du spiritisme; de voir comment sont conduites les expériences; comment elles sont acceptées et contrôlées. Après celle de l'écriture, j'étais fixé: il faut être un fameux jobard pour s'y laisser prendre.

On peut voir, par ce qui précède, comment la simplicité des habitants de la villa Carmen a pu être exploitée depuis dix ans par tous les plaisantins de la ville.

À la date du 19 mai 1904, nous trouvons dans la *Revue* de Delanne (juillet, page 45) une autre mystification.

Sur le guéridon, hors du cabinet, sur lequel on avait placé du papier, on découvrit une belle communication écrite à la plume et à l'encre violette (!). L'écriture était renversée, de manière à ne pouvoir être lue que dans un miroir ou bien en tenant la feuille à l'envers devant une lumière: "Mes clos aînés, ne vous désolez pas de la courte durée de mes apparitions, au contraire mes forces s'appliquent à veiller sur des destinées chères à ton groupe, o Carmencita; réjouissez vous donc dès aujourd'hui. Signé: B. B.,. Il y avait en outre deux lignes écrites en caractères télégraphiques. L'un de nous affirma que ces lettres étaient celles de l'alphabet Morse et les traduisit ainsi: «À Carmencita, Bien-Boâa, Dont procès-verbal fut fait.

M. Ch. H., l'auteur de la phrase anglaise, que la générale croyait un médium, fut un jour soi-disant endormi et mis sous le baldaquin. Le groupe entonna de joyeux cantiques, mais malgré cette harmonie M. H. s'ennuyait. À la fin, pour en finir, il tire doucement son mouchoir, le promène dans l'air, et la générale s'écrie: «Voici Bien-Boâ! venez, mon bien aimé».

M. Gabriel Delanne et Ch. Richet après lui vitupèrent contre les braves gens qui, un jour, moins pour mystifier le général Noël que, pour se documenter sur la valeur des phénomènes spirites, ont joué cette comédie de l'écriture anglaise, mais qui, aussitôt se rendant compte des conséquences graves qu'on voulait en tirer en la publiant, déclarèrent loyalement la vérité.

Eh quoi! en présence de ces graves questions qui sont en

jeu, origine de l'homme, immortalité de l'âme et autres problèmes qui intéressent à un si haut point l'humanité toute entière, vous vouliez qu'ils gardassent le silence? Eh quoi! lorsqu'il s'agit de savoir si l'au-delà existe ou n'existe pas, vous parlez manque de respect et devoir de politesse? Mais tout cela pèse dans la balance scientifique comme fétu de paille, et c'est niaiserie d'en parler.

Eux, du moins, ont réparé dans la mesure du possible le mal qu'ils ont pu faire. Les honnêtes gens jugeront autrement la conduite de Gab. Delanne et de Ch. Richet qui, sachant la vérité, continuent à tromper le public.

Nous devons, pour expliquer les mots de l'écriture anglaise, dire ce qu'est Branhauban, le major. C'est l'esprit qui rend amère l'existence de la générale Noël.

Branhauban a dû faire partie de la troupe de Molière et jouer dans les farces de Scapin; mais sa naissance remonte sans doute plus haut, car les choses rabelaisiennes lui sont chères; il a dû voyager avec Pantagruel et ses joyeux compagnons, qui lui ont appris leurs énormes gauloiseries; jugez-en:

Loin d'imiter Bien-Boa, le gracieux Indien toujours plein d'adoration respectueuse pour Carmencita, le major Branhauban, oublieux de la discipline militaire dans la maison d'un général, ne craint pas de faire aux deux époux des niches irrévérencieuses.

C'est lui qui souffle dans les mollets de la générale et qui parfois les pince; c'est lui qui enlève sa chaise lorsqu'elle veut s'asseoir et la fait tomber à terre; le général lui-même subit parfois ce traitement et se relève très mortifié qu'un esprit attente ainsi à sa dignité.

Un soir, on demande à Bien-Boa si la générale peut aller au théâtre. La table répond; on compte les lettres de l'alphabet:

        A. B. C. D., etc., etc. . . . .   M
        A. B. C. D. . . . .   E
        A. B. C. D., etc., etc. . . . .   R

La générale devinant le reste agite son mouchoir: «Allez-vousen, Branhauban; ce n'est pas bien, commandant! vous m'aviez cependant donné votre parole d'honneur de ne plus nous troubler», s'écrie-t-elle, parlant à la cantonnade (lettre du dr. Denis).

Une autre fois, les croyants étaient réunis dans le pavillon de la villa Carmen; ni mistral, ni siroco, ni brise de mer ne chantaient au dehors; au dedans, dans l'attente de Bien-Boâ, régnait un religieux silence. Tout à coup un bruit musical se fait entendre; la partie jeune de l'assistance pouffe de rire. Le nez dans son mouchoir, la générale indignée se lève: «C'est un raps odorant, commandant Branbauban?»; un nouveau phénomène spirite, une matérialisation gazeuse, venait de se produire.

Branbauban en fait bien d'autres; il égare le lorgnon du général que Bien-Boâ lui rapporte le lendemain. Il donne à la bonne qui sort du salon, un plateau à la main, un tel accès de fou rire que tasses, sucrier et théière roulent à terre: «C'est Branbauban» s'écrie la générale, en entendant le bruit de la vaisselle cassée.

Lorsque la générale vient au théâtre, c'est Branbauban qui envoie les petits messieurs de l'orchestre lui dire: «Madame, quel est donc le gracieux fantôme, vêtu de soie blanche, qui se penche sur vos épaules?» «C'est Bien-Boâ, répond-elle, qui se tient là pour me protéger et m'enlever en cas d'incendie». Alors ce coquin de major de pouffer et de communiquer son fou-rire à des rangs entiers de fauteuils.

La générale, les jours de séance, avant de pénétrer dans le cabinet aux matérialisations, a l'habitude de faire à ses hôtes une causerie, presque une conférence, non seulement sur les devoirs spirites, mais encore sur la façon dont l'esprit se matérialise avec la substance du médium. C'est Branbauban qui, à ce sujet, lui mit dans la bouche un jour cette comparaison qu'on a peine à comprendre passant entre les lèvres si poétiques d'ordinaire de la générale: Supposez deux tonneaux l'un près l'autre: le premier est plein, c'est le médium, le second vide, c'est Bien-Boâ. Tout à coup le premier tonneau se met en transes, son robinet s'ouvre et son contenu s'écoule dans le second tonneau qu'il remplit. Lorsque le transvasement est opéré, le médium sonne creux et Bien-Boâ sonne plein: c'est le moment de la matérialisation. Puis, d'une façon inverse, le phénomène se reproduit: le tonneau Bien-Boâ ouvre à son tour son robinet et se vide dans le tonneau du médium, qui une fois rempli peut être rendu à la circulation.

C'est Branbauban qui, lorsque tout le monde était rangé autour de la table, au moment de la prière, au lieu d'inspirer à la générale des chants religieux, majestueux comme des oratorios d'Hændel et dignes d'un spiritisme élevé, lui faisait chanter les chansons folichonnes de Madame Angot: «Quand on conspire, etc...», ou la romance amoureuse de Faust: «Laisse-moi contempler ton visage

ges, faisant de toutes les voix discordantes une réjouissante cacophonie; le chant de conspiration pouvait à la rigueur se comprendre dans l'obscurité du pavillon, mais Marguerite ne pouvait montrer son visage, malgré toute sa bonne volonté. Dans le cours de cette histoire, nous aurons à reparler du major Branhauban.

Du plus loin que nos notes remontent, nous trouvons des médiums fraudeurs à la villa Carmen.

C'est Kalin dont Mme M., habitant rue Michelet à Mustapha, nous raconte les hauts faits. La générale demande que Bien-Boâ lui apporte soit des fleurs, soit des bonbons, surtout des chocolats. Bien-Boâ prie la générale d'attendre et de glisser 20 francs sous le rideau. Le lendemain, dans une obscurité voulue, on entend tomber sur la table des pralines de chocolat: «Merci, Bien-Boâ, merci», dit la générale, croyant ces bonbons astraux; mais Mme M..., sentant un frôlement, s'était levée et avait saisi la main de Kalin encore pleine de bonbons qu'elle laissait tomber de temps en temps devant la générale.

Dans la *Revue* de mai 1904, page 655, la générale nous narre l'histoire de Tata, un médium non payant, venu là pour s'amuser:

Tata, en rentrant dans le pavillon, se sentit attirée en arrière dans le cabinet et fut jetée sur le siège médiumnique où elle s'endormit instantanément et profondément. Enfin elle sort du cabinet noir, se met à aller et venir dans une agitation extrême et finit par saisir la main du général. Elle le fit lever, l'entraîna sous le bec de gaz et lui leva le bras vers le robinet, en secouant fortement le bras.

Le général, comprenant ce geste, alluma le gaz. Puis Tata se tourna vers le cabinet noir, ouvrit démesurément les yeux, étendit un bras rigide, et montrant du doigt le bas des rideaux, elle s'écria d'une voix rauque: «Là, là, là». Le général regarda et vit... Il y a du blanc. Qu'est-ce? Les autres membres se levèrent en sursaut et la présidente aperçut distinctement, couché à terre sur un coussin, un ravissant pigeon blanc... — Signé Carmencita Noël, général Noël, F. Laurens, Mme Ch. Laurens, Ch. B.

Or, Tata qui, comme on le voit, avait joué une scène de comédie dans la perfection, sans se douter que les médiums doivent être plus sobres de gestes, avait eu soin, contre les habitudes de la maison, de se faire examiner dans la villa par trois dames qui lui ôtèrent son manteau, examinèrent ses chaussures, lui retirèrent ses bijoux et lui passèrent une blouse foncée, après avoir constaté qu'elle portait, comme d'habitude, une jupe pratique, aussi courte que possible.

Si ces trois dames avaient fait une perquisition plus complète sous la jupe courte, elles auraient trouvé le pigeon logé dans le pantalon. Tous les habitants d'Alger, arabes et européens, furent jaloux de l'oiseau!

C'était le moment où l'on parlait dans le monde spirite des incarnations d'oiseaux produites par le médium italien Bailey. Il fallait bien que la villa Carmen eût les siens aussi. En conséquence, outre la colombe, la villa Carmen va avoir ses bengalis (vendredi 22 avril 1904).

Au bout de quelques minutes, Tata s'endort. A ce moment précis Mᵐᵉ Marthe se sent entraînée; elle a sa connaissance, mais elle ne peut ni bouger ni parler; Tata se lève et dit: «le les vois, les voilà». A cet instant, la présidente sent un petit oiseau qui se blottit contre son cou. Marthe voyait parfaitement le petit oiseau, mais elle était comme changée en statue. Elle vit alors un second petit oiseau arriver de la porte et se diriger sur la présidente. Tata qui s'était avancée le saisit au passage. On constata que le guide Bien-Boa avait donné à son amie la présidente deux ravissants petits bengalis de la plus petite taille, l'un bleu et gris, l'autre gris et rouge.

On avait également fouillé Tata avant la séance, mais sans examiner le bienheureux pantalon rempli de si jolies choses.

Les deux petits bengalis, au lieu de s'évaporer, eurent le chagrin d'être mis en cage dans la chambre de la générale, où ils moururent de regret d'avoir quitté le Paradis terrestre. Ils sont retournés dans le plan astral, sans doute.

Les médiums qui veulent s'amuser s'ennuyeraient trop à la longue si les manifestations étaient toujours les mêmes. Dans la *Revue* de novembre 1904, pages 280 et suivantes, nous notons l'apparition de l'oncle Médard.

Apparaît l'oncle Médard, que les deux jeunes sœurs de Marthe reconnaissent parfaitement: un vieillard qui salue le groupe en soulevant son chapeau d'un geste ample et majestueux. Après la séance, lunch dans la salle à manger. On prend place comme d'habitude autour d'une lourde table carrée en bois de cèdre massif surmontée d'un dessus en faïences peintes. Subitement de violents coups se firent entendre, paraissant frappés sous la table. Chacun instinctivement se baisse et regarde sous le meuble. Rien... Mᵐᵉ la générale eut alors une inspiration: «M. Médard, dit-elle, si c'est vous qui frappez ainsi, soyez le bienvenu; mais pour nous prouver que c'est bien vous, veuillez frapper trois coups sous le couvert de votre belle-sœur. Aussitôt demandé, aussitôt exécuté. Les assistants, très excités, continuèrent alors à luncher et à causer, l'invisible Médard prenant part à la conversation, par de nombreux et vigoureux coups qui faisaient trembler la table, ses nièces ayant rappelé combien il aimait la bière et lui-même ayant paru y acquiescer par une série de raps énergiques, Mᵐᵉ la générale dit alors se souvenir d'une expérience qui avait été tentée et réussie en Angleterre et elle proposa à la société de l'essayer à son tour. Remplissant une chope de bière mousseuse et soulevant haut le verre, elle s'écria: «M. Médard, si vous êtes vraiment ici, parmi nous, je

sociated conditions or circumstances, is a difficult undertaking, involving, among other departures from routine practice, the association of disturbed and dangerous with demented and harmless patients, and so on through all the intermediate degrees. This, too, has been accomplished, and with unexpected ease and success.

My first intention and expectation were that, by possibility, the consumptive insane patients, or a majority of them, might be removed from contact with their fellows for some months, perhaps as many as five months, during the milder season of the year, with the attendant advantage of freeing, for the time being, corresponding space in the permanent buildings, and affording opportunity for desinfection and renovation.

Study was made of the arrangement of hospital tents and necessories in the exhibit by the United States Army Hospital Corps at the Pan-American Exposition then in progress at Buffalo, and visits were made, for the same purpose, to army posts in the vicinity of New York City.

The camp first established consisted of two large dormitory tents—twenty by forty feet—each containing twenty beds, with smaller tents of different shapes, about ten by ten feet, for the accommodation of the nurses, the care of hospital stores, pantries and a dining-tent for such patients as were able to leave their beds and tents, and go to the table for their meals. Running water was secured by means of underground pipes, and the safe disposition of waste and sewage was also specially provided for.

As has been said, it was expected to continue the camp only through the summer and as far into the autumn as favorable weather might render justifiable. But when in the late autumn it was found that the favorable experience continued, it was decided to attempt to carry the experiment, on a modified scale, into, or even through, the approaching winter. The camp, as first established, had been placed upon an elevated knoll adjacent to the river side and purposely exposed to the full force of the summer breezes. For the winter experiment its site was removed to the center of the island, where trees and buildings interposed to act as a wind-break to the severe storms from the east and northeast which are to be expected in that locality. The number of patients was reduced to twenty, those in whom the disease was most active being retained and the others being returned, for the time being, and much against their will, to the buildings. One large tent sufficed for the housing at night of the reduced number of patients, and one was set apart as a sitting-room for day use, with the accessory tents before mentioned, and large stoves were placed in them, here and there, with wire screens surrounding them, to protect the patients, and a liberal use of asbestos and other fireproof material and arrangements for the prevention of fire. Better resistance to the force of the expected gales was secured by stronger and more numerous guy-ropes and anchorages, and slatted wooden movable pathways were prepared which might furnish means of passage between the tents when snow and slush should come. Thus equiped the coming of midwinter was awaited with the expectation that the twenty survivors must sooner or later follow their fellows into the shelter of permanent buildings, and with every preparation made for immediate evacuation and retreat. The most sanguine hope did not go beyond this point. As the weeks passed, however, and the patients continued comfortable, evacuation was deferred until a severe storm occurred. Then it was found that, in spite of high wind and snow, a more equable temperature had been maintained and less discomfort caused in the tents than in the hospital wards most exposed to the force of the gale. From that experience, followed by other confirmatory ones, resulted the reconsideration of the design to evacuate the camp.

To make a long story short, it has remained in continuous use, not only throughout the first winter, but through the two succeeding winters and intervening seasons, up to the date of the present writing. The scope of its employment has been gradually enlarged until all patients in whom there are active manifestations of phthisical processes — an average of forty-three out of a total census of about two thousand — are isolated therein, and there has been parallel enlargement of the elements of the plant.

While not properly coming within the scope of this writing, it may not be out of place to make brief mention of the fact that the success of the first established camp — that for the tuberculous insane — has led to the extension of the tent treatment for the insane, at this hospital, to several other classes of patients. Following the experiences and results of the first winter, as above summarized, the tuberculosis camp was in the spring reenlarged to its full capacity, and has remained in full use ever since, so that every patient showing the least activity of symptoms is not only afforded for himself the advantage of the outdoor treatment, but is removed from possible danger of injurious influence upon his neighbors. Each year also an additional camp for another class of the insane has been put in commission: one in 1901, camp «B», for demented and uncleanly men, many of them bedridden, whose emancipation from the wards was a great gain, both for themselves and for the hospital conditions generally; one in 1902, camp «C», for feeble and decrepit women, who were losing the benefits of outdoor life because the high levels and long stairways of the buildings were a prohibition to egress and ingress; one in 1903, camp «D», for convalescing patients, and those mainly from among the workers in the printing office, the shoe-shop, and the tailor-shop, so that they might enjoy, in the non-working hours, and especially at night, the advantages of which their indoor employments deprived them during the greater portion of the day; and, lastly, one in 1904, camp «E», of forty beds, as an accessory to the acute hospital service, where patients for the most part confined to bed, and suffering from various concurrent diseases added to their insanity, find an agreeable and beneficial change from the ordinary surroundings of the hospital sickroom. In all, during the summer just past, and at this date, two hundred and sixty patients have been, and are, undergoing tent-treatment, an average of forty-three — all consumptives — remaining in camp «A» throughout the year, and the others as long as favorable weather continues. In 1903 camp «B» continued in commission from June 1 to November 30, camp «C» from June 1 to October 15, camp «D» from June 1 to November 30, and camp «E» was opened on July 1, 1904.

It is not proposed to follow here in detail the history of the camp for tuberculous patients. Neither the purpose of this communication nor the limitation as to space will permit of it, and the reader who may desire further information in that direction must be referred to the annual printed reports of the hospital, and to special articles by members of the hospital staff which have, from time to time, appeared in the *Journal of Insanity* and other professional publications. It must suffice to summarize results. The isolation of the tuberculous patients has reduced to a minimum the danger of infection of other patients and of employees. The patients themselves have suffered no injury or hardship, but have, on the contrary, been unmistakably benefited. This is shown, among other ways, by a decrease in the death-rate from pulmonary tuberculosis, both absolute and relative, and by a marked

general increase in bodily weight, amounting in the case of one
patient to an actual doubling of weight — from eighty-three to one
hundred and sixty-six pounds — in fourteen months of camp residence.

I prefer to advance these proofs, as they depend upon figures
which are not capable of manipulation, rather than the usual percentage calculations of «improvements», and especially of «reco-
veries», which are for the most part notoriously unreliable. Several patients whose mental improvement permitted of their absolute
discharge have left the hospital with the pulmonary disease also,
to all appearances, completely arrested. Others whose condition
in the latter respect was similar have been returned, their insanity
still continuing, from the tent to the ward, and after periods ex-
tending in individuals as long as two years, continue, as far
as can be found upon most thorough investigation, immune
from reappearance of the disease. In other such cases again, but
these are fewer in number, confinement to the wards has resulted
in return of phthisical manifestations; but even in this most un-
favorable class the benefits of the outdoor system have been demonstrated, for invariably improvement has again speedily followed upon their prompt return to the camp. Mental improvement
has as general rule been the concomitant of physical, not only
among the patients in the tuberculosis camp, but also in the
others, and in the former class this has been somewhat of an ano-
maly. My experience, and I think that of others, has been that
when phthisis and insanity co-exist they are apt to alternate as to
the prominence of their several manifestations — the mental symptoms being more pronounced whilst the physical are in abeyance
and *vice versa*. Under the tent-treatment we have found a general
disposition toward accord in the manifestations, improvement in
both respects proceeding concurrently, and some of the discharges
from the hospital which gave most satisfaction to us at the time,
and most assurance for the patient's future, were of inmates of
the tuberculosis camp.

The mental improvement, even in cases where recovery was
not to be looked for, has been a gratifying feature of the camp
experiment, and depending largely, as it has, upon the patient's
satisfaction with his new surroundings, has served to dispel one
of the doubts with which the experiment was undertaken. It was
apprehended that not only might the patients themselves resent
their transfer, but that similar objection might come from their

relatives and friends, since innovations, even progressive ones, are apt to be frowned upon by those who constitute the majority in the clientèle of a public hospital in a cosmopolitan city. Even at the outset, however, the protests, whether from patients or their friends, were surprisingly few, and latterly they have been more apt to arise, if at all, over the patient's return to the buildings when that became necessary. Through out the winter months constant and anxious inquiries have been made, both by patients who had been in the non-tuberculosis camps and by their visitors, as to how early in the spring the former might expect to resume their camp life.

The question of medication may in the present writing be dismissed with a very brief reference. It has been found unnecessary to extend it greatly, and it has been limited mainly to the treatment of symptoms. Stimulation—alcoholic and the like—has been found of but little demand or use, and the quantities consumed—always under individual medical prescription—have been insignificant. On the other hand the dietary has been made as liberal as the imposed restrictions of the State Hospital schedule have permitted, both in the way of regular diet and extras, and in the leading essentials—milk and eggs—private donations have supplemented the regular supply. But dependence, after all, has been mainly placed upon rigid isolation and disinfection, and upon the unlimited supply of fresh air. As an interesting incidental fact it may be mentioned that not only the patients, but also the nurses living in the camp have enjoyed almost complete immunity from other pulmonary diseases. Not a single case of pneumonia has developed in the camp in its existence of over three years, though it caused 131 deaths in the hospital proper in that time. The "common colds" so frequent among their fellows living upon the wards, or in the attendants' home, have been unknown among the tentdwellers.

The popular idea that the consumptive is a doomed man unless he can at once abandon home and family and business and betake himself to some remote region would seem to be negatived by our Ward's Island experience. So also with the strenuous claims for high altitude. The Ward's Island camp is but a few feet above the tide-water level, its site is swept in winter by winds of high velocity, coming over the ice-bound waters of the rivers and the sound which surround it, and it suffers as much as, or more than, any other part of the city of New York from the trying changes of temperature and humidity which are so characteristic of its climate. If, in spite of all these drawbacks, what has been done can be done, and that for insane patients, what may not be hoped from the extension of the same methods to the ordinary consumptive of sound mind, anxious for recovery, and capable of giving intelligent assistance in the struggle?

Discussion

M. JULES MOREL. M. le dr. Macdonald a présenté un travail très intéressant sur le traitement des aliénés tuberculeux au grand air dans les tentes, mais je tiens à suppléer à son succès en déclarant que notre savant confrère a organisé le même traitement dans les psychoses aiguës et qu'il a exposée depuis plusieurs années dans les rapports annuels dont j'ai pu prendre connaissance. A l'asile que je dirige j'ai tenu à imiter ce traitement au grand air. Ne disposant pas de tentes je place mes malades dans des fauteuils pliants où les malades sont couchés presque horizontalement et à l'ombre. Le traitement m'a donné des résultats très satisfaisants et même les malades plus agités peuvent trouver au grand air l'action calmante qui constitue un très heureux adjuvant du traitement par les bains prolongés.

Réforme pénale au point de vue anthropologique et psychiatrique (1)

Par MM. A. E. MACDONALD, New York City.

(le texte n'a pas été remis)

et J. BETTENCOURT FERREIRA, Lisbonne (v. page 571).

Discussion

(Ces rapports ont été discutés en même temps que celui de M. Morel sur la prophylaxie et le traitement des criminels récidivistes.)

Prophylaxie et traitement des criminels récidivistes

Par M. JULES MOREL, Mons (v. page 209) (2)

M. MOREL présente les conclusions suivantes:

I. — Il y a lieu de surveiller étroitement et de soumettre à un traitement spécial tout enfant présentant ou pouvant présenter une tare héréditaire, ou chez qui l'on pourrait supposer l'existence d'un trouble mental ou d'une dégénérescence (enfants d'aliénés, de dégénérés, de criminels, d'alcooliques, de syphilitiques — enfants de parents ayant souffert de neurasthénie, de chorée, d'hys-

---

(1) Le rapport sur le même sujet de M. G. A. van Hamel (v. page 578) n'a pas été discuté, parce que l'auteur n'était pas présent.

(2) Le rapport sur le même sujet de M. J. F. Sutherland (v. page 560) n'a pas été discuté parce que l'auteur n'était pas présent.

térie ou d'épilepsie — enfants ayant souffert d'une maladie infectieuse ou débilitante, de traumatisme, etc.).

Il y a lieu de porter l'attention sur les soins physiques à donner aux enfants et de diriger sérieusement, progressivement et méthodiquement, la vie psychique à partir de la première enfance jusqu'à l'âge adulte.

La santé physique est une des premières conditions de la santé psychique.

II. — *L'alcoolisme* étant une des principales causes de la dégénérescence et conséquemment un grand facteur dans la pathogénie du crime, il y a lieu de réclamer, sans relâche et à tous les gouvernements, des mesures efficaces pour enrayer les ravages ou les désastres résultant de l'abus des boissons alcooliques.

En dehors des mesures législatives qui viseraient la réduction de la consommation des boissons alcooliques, il y a lieu de réclamer ou de créer des établissements spéciaux pour le traitement des buveurs qui veulent se guérir de leur passion.

III. — Toute personne ayant dans ses attributions l'éducation et l'instruction de la jeunesse devrait contribuer à la séparation des éléments entachés d'insuffisance mentale ou morale et inaptes à suivre régulièrement les classes. Leur place est dans un *institut médico-pédagogique.*

Les *sociétés de patronage* pourraient dans ces circonstances rendre de très grands services aux parents des enfants arriérés et spécialement de ceux qui montrent une tendance à la délinquance.

La multiplication des instituts médico-pédagogiques contribuerait à diminuer la population des écoles de réforme et ultérieurement celle des prisons et des dépôts de vagabondage et de mendicité.

IV. — Il y a lieu de prendre des mesures plus charitables à l'égard des enfants et des adultes délinquants.

Autant que possible ces mesures ne pourraient pas être édictées par des autorités judiciaires. Il y a lieu d'étudier si ces autorités ne pourraient pas être remplacées par des autorités administratives.

Si les moyens éducatifs ordinaires ne répondent pas au but désiré, il faudrait conclure à la nécessité d'un internement, pour un temps indéterminé, dans une école de réforme organisée suivant la conception des instituts médico-pédagogiques. Aucune mesure spéciale ne pourrait y être prise, pour les questions d'instruction, d'éducation ou de discipline, sans l'avis préalable du médecin aliéniste attaché à l'établissement.

V. — Les écoles de réforme réorganisées auraient pour but de classer les différents éléments suivant leurs aptitudes intellectuelles et morales. Les inéducables feraient l'objet d'essais spéciaux; on les utiliserait pour des services en harmonie avec leurs capacités mentales et physiques. Maintenus à jamais, ils seraient l'objet d'une protection spéciale; ils ne pourraient plus nuire à la société.

VI. — Ainsi se trouverait diminué sensiblement le nombre des criminels récidivistes. Ces criminels comptant de nombreux jeunes gens dont l'état intellectuel et moral laisse beaucoup à désirer, leur classement s'impose. Pour eux encore, il faut des écoles de réforme — genre Elmira — mais perfectionnées et organisées de manière à pouvoir leur donner un enseignement en harmonie avec leurs facultés mentales encore utilisables.

Si à l'Ecole d'Elmira on peut détenir les adultes pendant une période indéterminée, mais au maximum jusqu'à l'âge de 30 ans, pourquoi n'essayerait-on une organisation pareille chez tous les jeunes criminels dont l'examen psychologique aurait découvert des lacunes sérieuses qui feraient douter de la possibilité de leur accorder la liberté.

Une organisation sérieuse ferait opérer un nouveau classement et on arriverait ainsi à séparer les inéducables adultes qui feraient l'objet de mesures spéciales, mais qui resteraient éliminés à jamais de la société. Un médecin aliéniste serait attaché à cette école. Nulle décision importante concernant les élèves ne pourrait être prise sans l'assentiment du médecin aliéniste.

VII. — L'école de réforme organisée pour les adultes présenterait les mêmes avantages que l'école de réforme pour enfants. Les éléments inéducables, retenus à jamais parce qu'ils constituent la source des criminels récidivistes, feraient diminuer considérablement le nombre de ces derniers à la grande satisfaction de la société et pour le plus grand bien de ces malheureux.

VIII. — Il resterait enfin encore à recourir à des mesures prophylactiques pour les autres criminels, les vagabonds et les mendiants, qui comptent un grand nombre de créatures pathologiques et pour lesquelles des mesures de protection et de sécurité devraient être prescrites.

Toute prison de quelque importance devrait posséder un médecin aliéniste auquel la clientèle courante serait interdite.

DISCUSSION

M. SOLLIER: Je rappellerai que c'est Séguin qui en France a eu l'initiative de ces instituts médico-pédagogiques, et a publié le premier ouvrage sur cette question, puis Delhomme et enfin Bourneville qui instituent vraiment l'éducation médico-pédagogique dans un grand asile public comme celui de Bicêtre. J'ai montré en 1888, dans un mémoire sur l'hérédité et l'alcoolisme, que l'alcool agissait seul dans 17 à 18 % sur la dégénérescence avancée (idiotie, épilepsie), et dans un assez grand nombre de cas, la conception pendant l'ivresse sans alcoolisme antérieur. Je suis d'accord sur les réformes à faire avec M. Morel. Il faut dans leur intérêt même, mettre en dehors de la société les dégénérés inadaptables au milieu social, et il faut pour cela modifier la mentalité des magistrats, et leur faire comprendre que, à côté du rôle répressif de la justice, elle avait avant tout un rôle de préservation sociale.

M. ROVIGHI: Ricorda al Congresso che a Bologna da qualche anno funziona molto bene un asilo pei deficenti diretto dal prof. Ferrari, dove sono accolti i deficenti, i degenerati, gli epilettici nell'età di 7— 10 anni e si hanno splendidi risultati nell'educazione morale ed intellettuale di questi individui. Così pure si hanno degli istituti di patronato pei recidivi, pei liberati dal carcere.

M. PACTET. Je suis tout à fait partisan des conclusions des rapports de MM. Bethencourt Ferreira et Morel et je crois qu'un service d'examen médico-psychologique des détenus présenterait l'immense avantage d'éliminer des prisons les détenus qui sont atteints d'aliénation mentale. La Section de Médecine Légale du Congrès a bien voulu, sur ma proposition, émettre un vœu en faveur de la création d'un service de ce genre et a fait ainsi œuvre éminemment humanitaire. La proportion des aliénés dans les prisons est généralement évaluée à 5 ou 6 %; ceux-ci y séjournent souvent un temps fort long et cette situation constitue une dérogation à ce principe universellement admis aujourd'hui que la place des aliénés ne saurait être ailleurs qu'à l'asile.

M. Sollier ayant fait allusion aux compagnies de discipline à propos des anormaux qui s'y trouvent, je tiendrais, à ce propos, à dire ce qu'il m'a été possible d'observer tout récemment en Algérie, pendant le cours d'une période de service militaire que j'y accomplissais au mois de décembre de l'année dernière. Le ministre de la guerre avait bien voulu m'autoriser à visiter les établissements pénitentiaires militaires de la division d'Alger. Je suis donc allé à l'atelier de travaux publics d'Orléansville où une quinzaine de militaires ont été soumis à mon examen. Parmi ceux-ci j'ai trouvé un épileptique avec impulsion automatique violente, un sujet atteint de délire de persécution avec hallucinations, des idiots et des imbéciles. Tous ces militaires condamnés ont été soumis à la commission de réforme. Mais je pense qu'un examen méthodique des hôtes des pénitenciers militaires, pratiqué par un médecin aliéniste, permettrait d'y découvrir une proportion notable d'anormaux et d'aliénés. C'est une tâche que je me propose d'entreprendre.

M. AUGUSTO DE CASTRO: En ma qualité de premier médecin de la Colonie agricole de Villa Fernando je profite du moment, sous la suggestion de la communication de M. Bethencourt Ferreira, pour faire remarquer la nécessité que l'examen médico-psychologique doive précéder l'entrée aux établissements correctionnels, afin de ne pas préjudicier ou retarder l'œuvre d'éducation commune dans l'internat.

MM. PACTET et SIMON: (Le texte n'a pas été remis).

La sclérose latérale amyotrophique et les scléroses de la moelle épinière

Par M. A. Rovighi, Bologne.

Les questions nosographiques et pathogénétiques de la sclérose latérale amyotrophique et en général des scléroses de la moelle épinière sont bien loin d'être résolues.

Il y en a qui pensent que «maladie de Charcot» et «atrophie musculaire progressive» sont deux maladies différentes et que la paralysie bulbaire, les dystrophies progressives, le tabès dorsal spasmodique sont aussi des entités cliniques tout à fait séparées et distinctes.

Pendant l'année 1888, l'auteur a eu l'opportunité d'étudier un cas très intéressant de sclérose latérale amyotrophique, dans lequel les phénomènes atrophiques furent les premiers à se présenter, avec le type de la forme de Aran-Duchenne, et ensuite se sont présentés les symptômes spasmodiques et enfin ceux de la paralysie bulbaire. A la section, on trouva la dégénération des faisceaux pyramidaux jusqu'aux pédoncules cérébraux et atrophie des cellules grises des cornes antérieures de la moelle épinière.

L'auteur, avec Leyden, Senator, Strümpell et plusieurs autres auteurs, ont émis l'opinion que la maladie de Charcot, l'atrophie musculaire progressive et la paralysie glosso-labio-laryngée sont le même processus morbide avec différentes localisations.

Depuis lors (1888), l'A. a réuni d'autres observations cliniques qui confirment cette opinion et il ne peut pas s'accorder avec Raymond et Charcot fils, qui récemment ont absolument soutenu l'unité clinique de la sclérose latérale amyotrophique.

A la suite d'autres observations cliniques que l'A. présente au Congrès, il ne croit pas qu'il existe une aussi grande différence entre l'atrophie musculaire progressive d'origine spinale et les dystrophies musculaires progressives. Le caractère familial ou héréditaire qu'on a dans les dystrophies ou myopathies primitives, on l'a aussi dans quelque cas d'atrophie musculaire progressive type Aran-Duchenne (cas de Hoffmann et Werding, Erb, Möbius, etc.).

De l'autre côté, l'A. a récemment observé un cas de dystrophie musculaire progressive type Charcot-Marie, qui commença par les jambes, et après deux années apparut l'atrophie aux mains, et dans lequel il n'y a pas de l'hérédité mais seulement l'alcoolisme dans les aïeux.

M. le dr. Valobra, dans une excellente monographie, a rapporté l'observation d'une enfant avec dystrophie musculaire progressive, née d'une mère affectée de sclérose latérale amyotrophique.

Rovighi a étudié aussi trois frères qui présentaient toute la symptomatologie de la paralysie spastique familiale, nés de parents affectés de tabes spasmodique, dont un, mort avec phénomènes de démence dans un asile d'aliénés, présentait, en outre de la dégénération des faisceaux pyramidaux et de quelques faits d'atrophie dans les faisceaux de Goll et de Burdach, des hétérotopies dans la moelle épinière à côté des autres altérations probablement d'origine cadavérique. L'A. présente diverses figures des préparations et arrive aux conclusions suivantes:

1° — On ne peut pas distinguer la sclérose latérale amyotrophique et l'atrophie musculaire progressive de la paralysie bulbaire, parce que facilement une forme se confond avec l'autre. D'après l'A. il s'agit du même processus morbide avec caractère dégénératif, dont les facteurs sont multiples: *a)* hérédité névropathique et familiale — *b)* faiblesse congénitale ou *acinésie* du neurone spino-musculaire — *c)* excès de travail musculaire — *d)* intoxications endogènes et exogènes — *e)* infections aiguës et chroniques, etc., etc.

2° — La durée de ces trois maladies dépend de la rapidité avec laquelle le processus morbide sclérosant envahit les noyaux gris du bulbe rachidien.

3° — La clinique montre aussi qu'il y a des analogies entre l'atrophie musculaire progressive (type Aran-Duchenne) et les dystrophies musculaires progressives et, peut-être aussi, la paralysie spastique familiale. Dans tous les cas prédominent les caractères suivants: l'hérédité homologue ou hétérologue; des faits de dégénérescence, partielle ou générale, qui est démontrée par la démence, qui ensuite frappe ces malades; et par la présence d'hétérotopie, arrêt de développement, *acinésie* congénitale des cellules grises ou de deux faisceaux moteurs ou sensitifs du système nerveux.

Discussion

M. RAYMOND. Le travail de M. Rovighi est tout à fait intéressant. Si je ne me trompe pas, il est le premier cas authentique de sclérose latérale amyotrophique héréditaire. Je le considère comme d'autant plus important qu'il apporte un appoint de valeur aux idées que je professe relativement à cette maladie. Elle m'apparaît comme devant être rangée dans le grand groupe des «maladies dégénératives du système nerveux, des maladies de dégénérescence». Il s'agit, dans ces

affections, de systèmes anatomiques, qui ne sont construits que pour durer un
certain temps et que la moindre cause, à un moment donné, peut altérenter

Relativement à la variabilité des symptômes, en particulier de la contra
cture, cela dépend de la prédominance des lésions dans telles ou telles parties
des systèmes anatomiques atteints, constituant ainsi les variétés cliniques d'un
même type morbide.

Contrat matrimonial et l'hygiène publique

Par M. LADISLAV HASKOVEC, Prague.

Avant-propos.

M. le prof. Pierre Marie, de Paris, a bien voulu communiquer, il y a 5 ans, à la Société de neurologie de Paris ma
proposition tendant à l'organisation de la lutte contre la dégénérescence humaine due à l'hérédité pathologique. J'y recomman-
dais la constitution d'une commission internationale composée de
médecins, de juristes et de sociologues, qui se chargerait de préparer un projet de loi en vue d'empêcher les unions conjugales
légales dont il ne peut naître que des enfants malades et incapables plus tard de soutenir la lutte pour l'existence. La Société
a exprimé le désir *que je lui fasse d'abord connaître les moyens
propres à la réalisation de mon projet dont elle n'entendait pas
prendre l'initiative.*

C'est pourtant une question qui préoccupe le monde médical
et sociologique depuis bien des siècles.

Tout le monde rend hommage aux grands cliniciens français
qui nous ont fait connaître les terribles lois de l'hérédité pathologique et qui nous ont appris à les étudier. Cette étude doit avoir
un but pratique, qui est de soulager l'humanité souffrante.

Et comme ce sont les neuropathologistes qui connaissent le
mieux les tristes conséquences de l'hérédité pathologique, je me
suis adressé en premier lieu à l'honorable Société de neurologie
de Paris en lui soumettant mon projet à discussion. Aujourd'hui
je prends la liberté de communiquer les motifs qui m'ont amené à
présenter la dite proposition.

Si d'autre part le sujet a été traité de la même manière, je n'y
vois qu'une preuve de plus que cette question est au nombre de celles dont la solution s'impose impérativement. L'hygiène publique a
déjà mis à son profit toutes les branches des sciences médicales.
Seule l'étude de l'hérédité pathologique concernant les maladies
nerveuses et mentales n'a pas encore été traitée de manière à
profiter à l'hygiène et à la santé publique.

Ce serait à une enquête internationale d'arrêter la base de
l'étude de l'hérédité pathologique sur des lois utiles à l'universa-
lité. L'initiative à ce propos provenant du centre d'une société
médicale ne restera pas sans succès.

Chapitre I.

*La médecine publique a contribué dans une large mesure à la nouvelle législation
hygiénique, législation qui prend surtout soin de la santé physique de nos
contemporains.*

*Nos maladies ne sont-elles pas dues aussi à des influences héréditaires ? Est-il possible
de lutter avec fruit contre les maladies de cette sorte ? Quelle tâche incombe à l'hygiène publique ? Beaucoup de raisons signalent l'importance
pour l'hygiène publique de porter son attention sur le mariage.*

La société humaine constituée en états s'efforce de protéger
la propriété et la santé de ses membres par des lois strictement
réglées. Ces lois, qui se modifient selon la marche de l'instruction publique, la civilisation et le progrès des connaissances humaines en général, se multiplient constamment et conformément
aux circonstances et aux exigences nouvelles. Les progrès modernes de la science médicale, après avoir pénétré au fond de la
vie sociale et modifié considérablement les manières de voir
existant depuis des siècles, ont engendré une nouvelle science
— l'hygiène — et ne sont pas restés sans influence sur l'évolution
de la législation hygiénique.

L'hygiène publique, autant par la sévérité des lois que par
l'instruction du peuple, par ses organes exécutifs — par ses médecins et par la foule de ses fervents volontaires — prend soin de la
salubrité des villes, des places publiques, des lieux de plaisir,
d'assemblées, surveille notre logement, l'école, l'église, le théâtre,
nous montre la marche à suivre pour nous préserver des maladies contagieuses et d'autres.

L'hygiène publique surveille en outre l'intégrité, la pureté et
la salubrité de nos aliments et de nos boissons, elle nous prescrit enfin des vêtements convenables.

L'hygiène publique fait une guerre efficace à la tuberculose,
s'efforce de mettre un frein à l'ivrognerie en tant que celle-ci peut
corrompre l'individu et les générations et les rendre incapables
de soutenir la lutte de l'existence. Elle règle la prostitution et tâche de préserver des infections sexuelles, etc., etc.

L'hygiène publique prend non seulement soin de l'individu en
particulier, mais de toute la société humaine. Ses progrès et ses

succès sont tout à fait évidents. En voici un petit exemple : La peste importée de l'étranger à Vienne, il y a quelques années. Cette terrible maladie, considérée jadis comme un fléau du ciel qui dépeuplait des contrées entières, fut, cette fois, non seulement confinée au point d'infection, mais ne s'y répandit point.

La mortalité provoquée par le typhus, la variole et la diphthérie ne diminue-t-elle pas?

On comprend les grands succès remportés ici par l'hygiène publique. On comprend également à quel point la tâche de l'hygiène publique et de ses organes exécutifs est grande et difficile. Afin que l'hygiène publique et ses organes exécutifs puissent aller jusqu'au bout dans l'accomplissement de cette tâche ardue, il est indispensable qu'ils soient soutenus par la population elle-même. Malheureusement il n'arrive que trop fréquemment que l'ignorance et le sens conservateur trop invétéré s'opposent aux progrès de l'hygiène publique. Le temps n'est pas si loin où les commissions d'hygiène publique étaient accueillies par le peuple avec des fourches et d'autres instruments aratoires? Il est vrai que l'hygiène publique, à l'égard du bien commun qu'elle a pour objet, se trouve parfois obligée de toucher à la propriété individuelle en ordonnant l'aplanissement d'un obstacle hygiénique, une désinfection forcée, les quarantaines, etc.

Mais que l'on considère ce que c'est que cet empiètement sur le droit privé, l'indépendance et la propriété individuelle, quand il s'agit du bien commun que nous apporte l'hygiène publique pour la santé et la propriété communes! L'expérience nous a appris que sans la sévérité des lois il n'est pas possible de réaliser les réformes hygiéniques modernes tendant au bien et à la prospérité de toute la population. L'idée la plus humanitaire, la plus utile, la plus ingénieuse se brise contre le préjugé, l'erreur, l'ignorance, la déraison, la ténacité ou la négligence humaines. S'il s'agit d'avancer avec succès, il faut que l'hygiène publique ait recours à la sévérité de la loi.

C'est surtout sur nos contemporains que la médecine publique tourne ses regards.

L'homme devient-il malade seulement par une influence extérieure et accidentelle? Il y a des milliers de personnes qui deviennent, au point de vue physique et psychique, incapables de continuer la lutte pour la vie, parce qu'elles viennent au monde malades et faibles à cause des infirmités de leurs parents, ou qui naissent avec un organisme si débile que le moindre choc, sans importance pour une personne bien portante, les rend malades. Nous avons en vue les maladies héréditaires.

Il faut donc se demander: La science médicale a-t-elle recueilli un nombre suffisant de cas n'admettant aucun doute en ce qui concerne l'hérédité pathologique, ou, en se basant sur des expériences, a-t-elle pu en démontrer quelques-uns, dont il serait possible de tirer quelques lois précises de l'hérédité pathologique? S'il en est ainsi, il est important de faire connaître au public si l'humanité souffrante peut avoir quelque profit de ces connaissances et, dans ce cas, quelle serait la manière dont l'hygiène publique pourrait se servir pour le salut commun. — Peut-on préserver l'humanité d'une manière quelconque contre l'infirmité provenant d'une influence héréditaire? Quels sont les devoirs incombant ici à l'hygiène publique?

L'hygiène publique, en cherchant à préserver l'individu de la maladie et en restreignant ainsi quelques causes qui pourraient avoir une certaine influence sur la santé de la postérité, la protège aussi dans une certaine mesure. Mais ce n'est pas encore toute l'action protectrice dont nous pouvons disposer. Il y a des milliers de personnes qui ignorant absolument l'existence des lois de l'hérédité pathologique, ou qui ne s'en soucient pas, par avidité ou par négligence, procréent des individus malades qui se traînent misérablement dans la vie et sont à charge aux autres ou augmentent le nombre des aliénés et des criminels. Je suis d'avis que ce serait aussi un des devoirs de l'hygiène publique que d'instruire le peuple sur les suites de l'hérédité pathologique en tant qu'elles sont démontrées par la science et que l'on pourrait restreindre ainsi dans une certaine mesure l'augmentation des générations infirmes. Si, en fondant la famille, on avait aussi égard aux suites de l'hérédité pathologique, on pourrait dire sans exagération que le nombre des fous, des syphilitiques et des hommes affectés de maladies nerveuses incurables, des tuberculeux, des criminels et des individus autrement dégénérés diminuerait. On pourrait, dans une certaine mesure, combattre le mal social dans sa racine. Enfin, si nous portons notre attention encore sur les contagions parfois pernicieuses entre les nouveaux mariés, nous trouvons que l'hygiène publique, si elle veut remplir parfaitement son grand rôle, ne doit pas perdre de vue le contrat matrimonial.

Chapitre II.

L'hérédité pathologique et ses suites. — Les contagions entre époux, l'ivrognerie et ses suites. — La préservation des innocents.

Les trois exemples suivants nous font voir simplement les lois de l'hérédité pathologique:

I. Un homme de famille tuberculeuse épousa une fille dont les parents étaient eux aussi tuberculeux.

Le premier enfant, venu au monde faible et maladif, mourut bientôt d'une méningite tuberculeuse.

Le 2e fut atteint de la tuberculose chronique des os; ce fut un estropié. — Après le 3e accouchement, la tuberculose des poumons qui n'était pas jusque là soupçonnée emporta en peu de temps la mère.

II. Le fils de la famille A épousa la fille de la famille B selon un ancien vouloir des parents. Mais, dans ces deux familles, beaucoup de membres étaient atteints de graves maladies nerveuses et psychiques. L'épilepsie était larvée chez la jeune mariée et le jeune homme était d'une nature excentrique, colérique, et il montrait des symptômes de dégénérescence psychique. Cette union ne fut pas heureuse non plus. Bientôt ces deux naturels maladifs tournèrent de sorte que les querelles ne disparurent plus de leur foyer, et leur malheur fut au comble quand ils eurent un enfant épileptique et idiot.

III. Un jeune homme atteint d'une maladie syphilitique, n'ayant pas suivi un traitement prescrit en cette occasion, épousa une jeune fille saine de corps et d'âme.

Ce jeune couple ne pressentait pas les malheurs qui l'attendaient. La femme qui, après quelques fausses couches, mit enfin au monde un enfant débile et affecté d'une maladie affreuse, était près de désespérer. Après quelques années, elle fut atteinte d'une grave maladie de cerveau à laquelle le mari succomba, lui aussi. La cause principale de ces deux maladies était la syphilis.

Qui ne serait pas touché en voyant la pauvre créature humaine infirme, estropiée, impropre au combat de l'existence, l'objet de risées pour son prochain et à la charge de la société, et tout cela à cause de ses parents! Ces malheureux n'ont-ils pas le droit de réclamer pitié et protection? Ces tristes faits arrivant sous la sanction de la loi, de la liberté personnelle, de l'humanité, ces faits plus terribles que les crimes publics, ne doivent-ils pas forcer la société même à réfléchir, car il ne s'agit généralement pas là d'un fait malheureux et imprévu, mais d'une conséquence inévitable des lois de l'hérédité pathologique.

On connaît bien l'hérédité des phénomènes normaux physiologiques, physiques ou psychiques. Les principes de l'hérédité pathologique étaient connus déjà par les auteurs les plus anciens.

Les influences de l'hérédité ont été étudiées de plus dans les maladies nerveuses et psychiques, et bien que leur importance ait été exagérée, comme je l'ai déjà fait remarquer dans mon article « *Auto-intoxication dans les maladies nerveuses et psychiques* » (Collection tchèque des conférences et des discussions médicales, 1898), cependant on n'a jamais pu en nier l'importance. Quoiqu'il ne faille pas négliger l'hérédité de quelques états de la dégénérescence physique, des tumeurs et des diverses maladies du corps, néanmoins, en considération de l'objet de notre communication, nous allons nous occuper seulement de l'hérédité de la tuberculose, de la syphilis, des maladies nerveuses et psychiques graves et des suites de l'ivrognerie pour la postérité.

Quant à la propagation de la tuberculose, on a changé plusieurs fois de manière de voir, c'est vrai, mais on ne peut pas douter de l'hérédité pathologique ou, au moins, de l'hérédité de sa disposition. Comment se fait-il que des personnes vivant dans l'aisance ou dans tout le confort possible, l'air pur, et ayant tous les soins hygiéniques, dès qu'elles atteignent leur 17e, 20e ou 24e année, s'approchent du tombeau, comme si elles étaient touchées par une baguette mortelle et cela non seulement dans la maison paternelle, mais aussi loin de celle-là dans une contrée saine et pure. Les cas de syphilis héréditaire ou transmise par le mari à la femme dans le mariage sont si fréquents, si terrifiants qu'il faut vraiment s'étonner de la négligence de la société humaine qui, comme si elle ne s'en apercevait point, évite toute discussion sur ce sujet. Celui enfin, qui a vu le nombre immense des enfants épileptiques et idiots et qui a pu constater le triste témoignage des suites de l'ivrognerie immodérée de leurs parents, ne s'étonne pas du grand effort humanitaire de nos jours combattant éloquemment tous les désastres produits par l'ivrognerie.

Quant aux maladies nerveuses et mentales, on peut observer que la morbidité augmente dans diverses générations provenant de mariages entre conjoints maladifs.

Des faits de l'hérédité pathologique doivent nous forcer à réfléchir, si l'on ne pourrait pas protéger d'une manière quelconque la postérité éventuelle.

Nous pouvons considérer comme fait certain que l'union de deux individus provenant tous deux de familles dans lesquelles les maladies susnommées sont devenues un attribut de la famille, apparaissant elles-mêmes ou dans diverses transformations dans plusieurs générations et dans la parenté plus éloignée, cette union

*peut produire des enfants malades et incapables de soutenir la
lutte de l'existence.* C'est contre cette infirmité des gens et contre
cette misère humaine qu'il faut défendre la société ignorante. Les
mariages entre les membres des familles sérieusement atteintes
de maladies mentales et nerveuses conduisent inévitablement à
une grave dégénération de ces familles.

Les conséquences de l'hérédité pathologique et des influences
héréditaires en général ne se montrent pas seulement dans l'incapacité absolue physique pour le combat de la vie, mais aussi
dans l'incapacité partielle. Nous nous rappelons une foule de
pauvres estropiés, d'excentriques, de paresseux, de scélérats,
bref, une foule d'individus dégénérés. Et c'est vraiment dans un
individu dégénéré que, dans la plupart des cas, le germe d'un
crime repose et d'où vient le crime lui-même. Les conséquences
de l'hérédité pathologique et de l'influence héréditaire en général
nous conduisent ici si loin qu'il faut se demander si l'on ne pourrait profiter même de la maxime: «Principiis obsta....»?

Mais comme toutes les maladies précitées sont dues non seulement à des influences héréditaires, mais aussi à diverses causes
accidentelles, les crimes ne doivent pas toujours être considérés
aussi comme une conséquence de l'âme malade ou prédisposée.

La maladie ou le crime comme conséquence des influences
héréditaires, soient-ils fréquents ou non, je crois que c'est le devoir
de la société humaine — de se préserver aussi contre tout
germe dans la mesure du possible. C'est à l'hygiène publique à
frayer les chemins. Comme elle a trouvé le sol déjà préparé dans
les autres branches en se basant sur diverses connaissances médicales, chimiques, anatomiques, bactériologiques et autres, elle
n'aura pas à tracer le premier sillon ici. Les études de l'hérédité
pathologique et de ses conséquences ne sont pas encore terminées
en détail pour toutes les maladies, mais les fondements de l'édifice existent déjà. Les observations médicales et les études systématiques expérimentales nous ont déjà fait connaître quelques
lois de l'hérédité pathologique.

Divers faits précités, faits d'une grande importance, n'étaient
pas entièrement connus lorsque les institutions sociales actuelles
touchant les mariages légaux se formèrent.

Est-il possible de rester inactif et sourd en face de pareilles
expériences? Est-il possible de ne pas rechercher les voies et
moyens de réformer les lois et les institutions surannées en
tenant aux nouveaux progrès? Les lois d'aujourd'hui sont-elles

déja tellement parfaites qu'elles soient imperfectibles? Non. Nous devons leur amélioration non seulement à la génération future, mais aussi à l'homme et à la femme de nos jours. Bien que la contagion tuberculeuse ne soit pas rare parmi les personnes mariées, pourtant, si nous considérons que l'accomplissement des ordres médicaux et hygiéniques puisse préserver l'un des époux contre cette maladie et si nous considérons qu'il s'agit ici le plus souvent d'une maladie visible et bien connue, l'infection tuberculeuse entre les mariés ne nous intéresse pas autant, par rapport au but de notre article, que l'infection syphilitique et gonorrhéique avec toutes leurs suites.

Chacun, qui a compris les tortures de l'honnête femme qui, d'abord florissante et pleine de santé, vieillit rapidement après la contagion, chacun qui a compris la vie qu'a cette pauvre martyre, privée de la joie de vivre sans enfants, sans amour, plongée dans la douleur et le chagrin, n'hésite pas à déclarer qu'une infection de telle sorte, par un homme ayant connaissance de son état, est un plus grand crime que l'assassinat. La femme se trouve ici sans protection. Qui doit la défendre et la protéger à temps? Qui est-ce qui pourrait montrer à l'homme, honorable d'ailleurs, le danger qui le menace et qui guette en même temps celle qu'il aime? Qui est-ce qui pourrait l'avertir et la sauver? Y a-t-il quelqu'un qui protégerait à temps une fille honnête contre un mauvais sujet qui, ayant connaissance de son état et de la conséquence de sa maladie, pour acquérir les avantages occasionnels de la position sociale ou l'argent, va épouser une honnête fille et piétiner l'humanité, l'honneur, le droit et la morale?

La prostitution et les infections sexuelles ne diminueraient-elles pas, le respect de l'innocence de la femme, dont l'homme fait commerce et se moque, si affaibli de nos jours, ne se réhabiliterait-il pas, si la loi défendait de tels mariages? Mais il faut porter notre attention non seulement sur ces deux maladies: la syphilis et la gonorrhée, il est nécessaire aussi de protéger la femme contre les suites de l'ivrognerie.

Il est également nécessaire de défendre une femme innocente contre un alcoolique. Outre le danger que l'alcoolique donnera la vie à un individu probablement maladif, il faut encore considérer que les extravagances maladives du buveur, ses éruptions de jalousie, éventuellement son indolence, sa démoralisation et son insouciance plongent la femme dans un abîme, détruisant le bonheur et la dot matrimoniale. L'alcoolique n'est pas capable d'élever ses enfants. Il faut protéger la femme et les enfants contre lui. Il faut nous demander à qui doit incomber cette charge. Qui est-ce qui pourrait diagnostiquer d'emblée qu'un individu est déjà atteint de telles lésions d'origine alcoolique de tout l'organisme et surtout du système nerveux, lésions qui le rendent incapable de se charger du rôle difficile et important de mari et de père? C'est le médecin.

Nous n'avons fait qu'esquisser rapidement l'importance du mariage au point de vue hygiénique et médical. Nous avons mis en relief quelques suites de l'hérédité pathologique et quelques suites de l'alcoolisme et des infections entre les époux. Avec cela, nous n'avons pas encore épuisé tout ce qui se rapporte au mariage, en ce qui concerne son intérêt hygiénique et médical. Combien d'êtres, femmes et hommes, auraient été heureux, si on les avait avertis à temps de leur propre maladie ou de celle de l'autre intéressé qui, quoiqu'elle ne pût être par elle-même, au point de vue médical, un obstacle au mariage et qu'elle ne fût point dangereuse pour la génération, pourrait être au moins la source de beaucoup de soucis, de douleurs et de tristesses dans la vie matrimoniale! L'énumération de toutes ces maladies possibles nous conduirait très loin.

Nous voulons seulement documenter, d'autre part, l'importance du mariage au point de vue médical. On voit qu'il faut tout d'abord tenir compte de l'état sanitaire des fiancés et de leurs familles. Il est naturel que nous ne puissions avoir en vue ici que des mariages légaux.

Est-ce qu'on peut éviter le mal, la misère et la douleur qui pourraient être produits par des mariages entre les personnes malades?

On peut atteindre ce but par ces deux voies. En premier lieu, il s'agirait d'instruire le peuple sur ce danger redoutable. Mais est-ce que la simple instruction suffit ici? Ne trouvera-t-on pas bon nombre d'hommes qui pour un avantage pécuniaire momentané sacrifieront la santé de la femme innocente et ne considéreront point la santé des enfants à venir?

C'est pourquoi nous pensons qu'il faut procéder à une nouvelle organisation de la loi sur le contrat matrimonial. La protection qui en résulterait devrait concerner:

a) la femme ou l'homme quant à la transmission de la syphilis, de la gonorrhée ou de la tuberculose et quant aux suites de l'alcoolisme;

blé la postérité quant à l'hérédité de la syphilis, de la tuberculose, des maladies mentales et nerveuses graves et des états dégénératifs en général.

CHAPITRE III

Nécessité de la réorganisation du contrat matrimonial au point de vue hygiénique.

Il est temps de traiter publiquement et de façon sérieuse le mariage sous le rapport sanitaire. J'ai conscience des difficultés qui s'y opposent: la délicatesse même du sujet, l'ignorance de la foule concernant les faits mentionnés plus haut, etc. Mais je suis d'avis que dans le chapitre précédent nous avons trop bien reconnu l'importance du sujet pour avoir peur d'en parler. Je trouve que c'est une anomalie singulière que de nos jours il y ait si peu de gens qui se soucient de la santé des fiancés, quoique ce soit la condition la plus importante et la plus fondamentale du bonheur matrimonial. Il me semble même que beaucoup de jeunes gens ne se rendent aucunement compte de toute l'importance et de toute la portée du mariage. Combien y a-t-il de jeunes gens qui conçoivent la grandeur de la responsabilité morale qu'ils assument par rapport à leur postérité éventuelle et à l'épouse elle-même. Combien y en a-t-il qui pensent que l'union de l'homme et de la femme dans le mariage est tout à fait autre chose qu'une simple amitié ou les moments de volupté passionnée des célibataires?

Les mariages d'intérêt, que l'on appelle, de nos jours, la recherche mutuelle des parties, ne jouissent de bonheur que dans des cas rares.

Il est nécessaire de considérer le mariage d'un point de vue plus élevé, et non pas comme un moyen pour l'acquisition ou l'amélioration de nos conditions matérielles et sociales.

Plus la vie de famille est développée, plus les familles sont heureuses, plus la nation est forte. La vie de famille, le ménage heureux, protégeant l'homme, la femme et les enfants contre beaucoup de malheurs, ne sont possibles que là où règne la santé. Nous voyons ainsi que la question du mariage concernant son côté sanitaire regarde en même temps sa question éthique et sociale. Un homme bien portant qui a fondé une famille saine atteint plutôt son but et pourvoit plus facilement aux besoins de sa famille qu'un homme malade ou incliné à la maladie, si riche qu'il soit. Dans les mains d'un malade, l'argent est parfois un fardeau et parfois il conduit au malheur.

Je pense qu'il n'est plus nécessaire de prouver pourquoi la santé est le pilier fondamental du mariage, non seulement au point de vue directement hygiénique, mais aussi au point de vue social. L'homme dégénère et ce n'est pas seulement à cause de l'aggravation du combat pour la vie qui peut avoir aussi de l'influence sur sa santé, mais par le mauvais choix de l'homme et de la femme, en ce qui concerne le mariage au point de vue sanitaire.

Je ne veux pas exposer toute cette matière d'une façon plus noire qu'elle ne le mérite et ces lignes n'ont point du tout le but de détourner qui que ce soit du mariage et de l'état matrimonial. Au contraire, il faut faire remarquer que certains jeunes gens pourraient être préservés par un heureux mariage de beaucoup de malheurs, du mal et de la douleur.

Il y a beaucoup d'individus qui sont assez scrupuleux pour s'informer de l'état de leur santé avant le mariage ou avant de faire une promesse sérieuse à une femme et qui ne prennent une décision qu'après avoir consulté le médecin. Il y a aussi beaucoup de parents qui font cela par rapport à leurs filles.

Il est évident qu'ils font bien. Mais nous avons déjà dit qu'on ne peut pas laisser ces questions à la propre considération de l'individu lui-même. D'un côté, le laïque n'est pas assez instruit pour cela, d'un autre côté, il exagère l'avantage pécuniaire pour voiler parfois ou cacher les côtés sanitaires.

Dans la foule d'idées et de projets qui peuvent venir à l'esprit voilà ce qui est le plus possible et le moins difficile selon mon avis: Il faudrait que chacun consultât le médecin avant le mariage et que seulement après son consentement on fît des démarches ultérieures. Cette consultation resterait purement secrète. Le certificat délivré par le médecin indiquerait simplement qu'il n'y a pas d'obstacle sérieux pour refuser le mariage. Ce certificat servant de légitimation aux fiancés devant les autorités civiles et religieuses ne trahit quoique ce soit de l'intime consultation médicale.

Je pense que tout homme consciencieux suivrait les conseils du médecin, si celui-ci se trouvait dans la situation désagréable d'être forcé par sa conscience et par des instructions exactes de déclarer le refus du certificat en question. Le certificat médical devrait protéger l'autre partie contre les gens sans conscience. Enfin, le mariage serait possible dans n'importe quel cas, mais avec le consentement de l'autre partie, si la postérité n'était pas

menacée. Mais dans certains cas, où l'on jugerait que la postérité
éventuelle est menacée, le certificat du médecin, attestant l'incapacité de contracter le mariage, en ferait la défense.

Cette organisation légale du contrat matrimonial est la conséquence du raisonnement précédent et elle est nécessaire en ce
qui concerne l'intérêt de la postérité et, par conséquent, l'intérêt
de la nation même. A mon avis, il n'y a que l'égoïsme, la cupidité
ou l'esprit non progressif qui rendent impossible toute idée semblable en objectant une habitude invétérée, la sainteté du mariage,
le droit du libre choix de l'homme et de la femme et d'autres
choses. Mais l'homme a déjà changé depuis des siècles beaucoup
d'habitudes invétérées, il a accepté beaucoup de nouvelles connaissances, il a déjà renversé beaucoup de règlements et de lois
et par conséquent, nous-mêmes, nous ne devons pas nous exclure
du développement de la science et de ses conséquences. Souvent
nous reprenons les anciennes coutumes et les anciens règlements
parce que nous en avons reconnu l'avantage et qu'en les examinant de plus près nous avons trouvé qu'ils nous rapprochent
de la nature. De notre vie artificielle et dénaturée nous retournons à la nature. Nous y retournons quand nous ne considérons
que la santé en choisissant l'homme ou la femme pour le mariage.
Dans quelques cas ce choix ne doit pas rester sans protection et
sans surveillance légale de la part de la société et de la part de
l'État. Le fait qu'il y a des cas, où la science médicale peut déclarer sûrement que la postérité de tels ou tels individus sera mal-
saine et incapable au combat pour la vie, l'autorise, lui-même, à
la surveillance légale du mariage.

Mais pour cette surveillance légale nous avons trouvé encore
plus de raisons; avant tout la préservation de la femme innocente.
Il n'est donc pas étonnant que, dans certains états de l'Amérique,
le libre choix de l'homme et de la femme soit organisé par la loi
au point de vue sanitaire.

En général, on est plus sévère que chez nous dans le territoire de la langue anglaise quant à la santé des fiancés. Je suis
persuadé qu'ici une simple instruction du peuple ne suffit pas,
car il est impossible, sans connaissances médicales, de présenter
au public tous les détails nécessaires se rapportant au côté sanitaire du contrat matrimonial. Il n'est pas possible d'obtenir ici
une amélioration autrement que par le règlement légal dont il a
été question.

CHAPITRE IV.

*Visite médicale obligatoire avant le mariage. Que peut-on objecter contre
cette visite? Cette proposition est-elle réalisable?*

Je pense avoir déjà suffisamment prouvé pourquoi, dans le
but de combattre dans une certaine mesure la dégénération et la
morbidité du genre humain, ainsi que dans celui de protéger la
santé de la femme ou de l'homme dans le mariage, il est nécessaire que le contrat de mariage soit réglé par la loi au point de
vue hygiénique. J'ai démontré qu'il ne suffit pas ici d'une simple
instruction du public et qu'on ne peut pas laisser toute cette question uniquement à la propre considération de l'individu. Je pense
qu'il n'est ni exagéré, ni impossible, que tout homme consulte
son médecin avant de contracter un mariage civil ou religieux.
Le certificat médical, comme il a été dit, complète les documents
avec lesquels les fiancés se présentent devant les autorités avant
le mariage. Il va sans dire que les cas, dans lesquels le médecin
serait autorisé à délivrer un certificat négatif, seraient désignés
dans des instructions strictes, élaborées par une commission spéciale sur la base des faits exacts, et encore que cette organisation
légale du contrat matrimonial n'aurait pas lieu sans participation
des jurys consultés, des théologues et des sociologues.

Chacun envisagera la proposition susdite de la manière dont
il juge la liberté personnelle et selon ses sentiments altruistes ou
égoïstes.

Considérons nous-même les conséquences désagréables que
peut avoir cette proposition et quelles sont les objections qu'on
peut y faire.

Quant à nos mœurs, j'ai déjà fait remarquer que cette circonstance ne doit pas et ne peut pas empêcher le progrès et l'évolution naturelle quoiqu'elle puisse y mettre un frein pour quelque
temps. La sainteté du mariage ne peut être un obstacle à l'évolution naturelle et raisonnable, si elle ne doit être qu'une simple
phrase. Du reste, la sainteté du mariage ne fut jamais un obstacle à un certain règlement du contrat matrimonial au point de vue
sanitaire. De tout temps, les législateurs sentaient le besoin de ce
règlement. Une objection contre la proposition de la loi précitée
pourrait être faite au point de vue de notre libre choix. Il est bien
certain qu'on restreint dans une certaine mesure la liberté, si l'on
doit empêcher le mariage dans certains cas. Mais avec cela nous
n'abordons ni ne proposons rien de nouveau, comme nous venons

de le dire. Or, il ne s'agit d'aucun principe, mais seulement d'un règlement et d'un accommodement des lois et des coutumes existantes d'après les connaissances modernes. Quant au principe même, il faut dire que le législateur restreint à bon droit la liberté du choix en ce qui concerne le contrat matrimonial, parce qu'il faut cependant préférer l'intérêt de l'autre partie ou de la postérité, à tout prix. La société et l'état ont ces droits comme on leur accorde le droit de recruter des milliers de jeunes gens et de les conduire, peut-être, à une mort certaine. C'est cependant une restriction encore plus grave de la libre volonté de l'individu, de la part de la société ou de l'état. Personne ne s'y oppose parce qu'elle a lieu dans l'intérêt des concitoyens. Ce n'est pas seulement l'état qui restreint quelquefois notre libre volonté!

L'évolution de la vie sociale ainsi que celle des relations matérielles nous force très souvent à nous restreindre dans notre libre volonté. Combien n'y a-t-il pas de jeunes gens et de jeunes personnes qui ne doivent pas suivre la voie de leur cœur à cause du manque de moyens matériels ou à cause de l'inégalité de leur position sociale? Y a-t-il quelqu'un qui pense que dans ce cas il n'y ait pas une restriction de la volonté personnelle et du libre arbitre? Au point de vue du mariage, la question de santé n'est-elle cependant pas une chose plus importante que celle de l'argent ou de la position sociale? La société humaine enfin ne porte-t-elle pas une atteinte tout-à-fait juste à la liberté de l'homme en ôtant la liberté et même la vie aux ennemis de notre santé? Personne ne conteste ce droit à la société; or nous ne devons pas non plus lui contester le droit de porter atteinte à la liberté, quand il s'agit de la préservation d'une postérité à venir ou d'une femme innocente. Je pense que le nombre des familles qui seraient endommagées par suite des lois proposées ne serait pas grand. On peut cependant objecter que ces familles devraient en souffrir. En effet, c'est vrai, mais cette objection est renversée comme la précédente par le même raisonnement. Je suis d'avis que nous nous habituerions peu à peu au nouvel état des choses, comme nous nous sommes habitués aux différences de race, de société, de rang social et de fortune.

Je crois que les différences que la nature elle-même établit entre nous, ne feraient qu'accélérer la démocratisation de la société humaine, leur connaissance ne ferait que nous renvoyer de la manière insupportable et artificielle de la vie actuelle dans le sein de la nature.

Ce serait deux objections fondamentales, mais non pas assez essentielles pour qu'elles puissent renverser le projet lui-même. Il n'y a pas de doute que par l'exécution de la loi précitée tout le mal ne saurait être écarté quant à la dégénération et à l'inclination de la postérité à la maladie, mais, si peu de bien que l'on fasse, on en ferait cependant beaucoup.

Je sais bien que dans cette courte dissertation il n'est guère possible d'épuiser toute la matière. Une foule d'objections méritoires peuvent en naître et chacun selon sa manière personnelle de voir peut juger autrement ce projet. Cette question sort tellement du cadre purement médical sous d'autres rapports que je ne veux pas qu'elle soit traitée seulement par le médecin, mais je considère que c'est son devoir de dire et de faire les propositions que sa conscience et ses connaissances lui prescrivent.

Je sais que beaucoup de gens rechercheront en vain dans cette dissertation l'analyse de toute la question de l'instinct sexuel, tant sous son rapport aux questions éthiques, sociales, juridiques et religieuses que sous le rapport psychologique. Mais ce n'était pas mon but d'aller si loin. Cependant je ne saurais laisser sans réponse une objection qui vient à l'esprit de beaucoup de gens. A cause de la mise en pratique de la loi proposée ou enfin à cause de son exécution sévère, on éludera l'union matrimoniale légitime et toute cette loi ne sera plus qu'illusoire, car le désir inné, la convoitise, l'instinct sexuel dissoudront avec une force élémentaire les obstacles que la main de l'homme lui opposera et s'en moqueront. Ici les opinions peuvent être bien diverses. Je pense que l'exécution de la loi, dans le sens et dans l'étendue où elle devient déjà certainement utile à la société et comme j'en fais mention, n'augmenterait pas le nombre des mariages illégitimes.

Personne n'a l'idée de faire de pareils reproches aux législateurs, quand ils empêchent le mariage à cause d'une trop grande jeunesse ou de la trop proche parenté des intéressés.

Il ne vient à l'esprit de personne de faire de pareils reproches aux législateurs qui disent: «Ne vole pas!» Et cependant la faim se déclare aussi souvent par sa vive force élémentaire! Et il y a toujours beaucoup de gens affamés qui ne volent pas. Je crois ne pas exagérer en affirmant qu'une régularisation légale du mariage au point de vue sanitaire contribuerait plutôt à notre morale et à l'affermissement de nos principes.

Il faudra plutôt vulgariser les principes d'un plus grand enpire de soi-même en ce qui concerne l'instinct sexuel que de regarder avec inertie comme on lâche la bride à la passion immodérée, comme on compromet le bonheur et la vie des familles, comme on annule les talents, comme on enterre des centaines d'espérances, comme on occasionne la perte des génies, des bienfaiteurs, et comme on s'éloigne de l'idéal de la vraie et pure humanité élevée au-dessus de l'animal. Il n'y a que l'hypocrite ou l'homme stigmatisé qui fuit honteusement un pareil raisonnement et qui se gêne d'aborder la question de l'instinct sexuel.

On peut objecter encore d'autres choses contre toute régularisation législative restreignant le mariage. La maladie et la mort sont notre partage aussi bien que la vie et ses joies. Quels que soient les projets semblables, ils s'opposent par conséquent à la nature même, dira-t-on. Mais je pense qu'une objection semblable serait trop forcée et que son point de vue serait trop fataliste pour lui faire place. Nulle part l'esprit humain progressiste et assidu ne reste indolent pour vaincre la nature elle-même et pour enchaîner et déchaîner ses forces.

On ne peut pas comprendre pourquoi l'homme a justement négligé le plus ce qui concerne sa santé et pourquoi il s'est montré si peu progressiste à cet égard.

Les objections méritoires sont les questions suivantes : A qui confier la visite des intéressés et la délivrance du certificat ? la possibilité des erreurs est-elle exclue ?

On a objecté que des propositions semblables ne sont pas réalisables, la science médicale n'étant pas encore arrivée assez loin pour que ses jugements puissent être sûrs et pour qu'on puisse les accréditer et que les médecins eux-mêmes ne sont pas encore à ce point d'indépendance matérielle et morale pour qu'on puisse être sûr qu'ils décideront d'une manière loyale et correcte. Mais ces deux objections ne sont pas justes et ne sont guère motivées en ce qui concerne la proposition précédente. Il n'est point vrai que la médecine ne soit pas arrivée assez loin pour que ses jugements ne soient pas sûrs.

Il reste certainement dans la médecine comme dans toutes les branches de la science humaine assez de lacunes où les jugements ne sont et ne peuvent être sûrs. Mais le projet de loi ne peut être élaboré que dans les limites des jugements tout à fait sûrs et accrédités, clairs, et connus de chaque médecin. Il y en a déjà assez dans la science médicale. Quelques-uns d'entre eux touchent les lois de l'hérédité pathologique, la contagion de la

syphilis et de la tuberculose, les suites terribles de la gonorrhée
chez la femme et les suites funestes de l'ivrognerie pour la postérité. On doit donc réfuter catégoriquement l'objection faite à ce
propos aux médecins. On ne saurait identifier les médecins en
général avec un médecin qui a fait une erreur.

Personne n'a l'idée d'inculper tout le corps judiciaire, sur
le jugement duquel reposent notre culpabilité, notre innocence, notre vie et notre mort, notre fortune et notre avenir,
parce qu'un membre de ce corps a pu se tromper. Une
injustice quelconque ou un dommage causé au public par une
erreur provenant peut-être de jugements médicaux douteux ou
d'une décision incorrecte du médecin est impossible dans l'étendue des propositions mentionnées plus haut et incroyable de la
part d'un honnête homme. Le médecin sera lié par le serment
et devra remplir exactement ses devoirs; il est nécessaire de
croire au serment.

Les cas isolés de fraudes et d'imposture, qui arrivent dans
chaque corps et dans chaque institution, ne sauraient être un motif pour détruire les bons principes et pour mettre des obstacles
aux choses fondamentales.

Personne n'a l'idée d'affirmer que les juristes et les juges ne
sont pas au-dessus de la possibilité de pouvoir rendre une décision incorrecte et illoyale; cependant tout le monde connaît des
cas d'erreurs judiciaires. Il arrive quelquefois aux techniciens
que la maison s'écroule et que le pont s'effondre, et personne n'a
l'idée de faire aux techniciens des reproches semblables à ceux
qui ont été faits aux médecins. Cela peut arriver seulement parce qu'aucun laïque n'ose assumer le droit de porter un jugement
sur une question juridique ou technique, et que chacun veut
comprendre la médecine.

Les jugements médicaux et la sûreté de l'état médical sont
assez élevés matériellement et moralement pour que les propositions précitées puissent être débattues, réalisées et légalisées.

Poursuivons encore quelques craintes et quelques objections. L'homme et la femme sont égaux devant la loi éventuelle, mais cependant il faut faire des concessions à la pudeur naturelle de la jeune fille et de la femme en général. La rigueur de
cette loi même peut avoir des égards pour la femme. J'ai déjà
parlé dans les chapitres précédents du médecin de la famille
comme de la personne chargée de la délivrance du certificat, voilà
pourquoi j'ajoute une grande importance à cette catégorie de mé-

decins. Ce n'est que dans des cas contestables et exceptionnels
que les intéressés consulteront d'autres médecins. Le médecin
de la famille, connaissant l'état de la santé de la famille et peut-
être aussi le développement de la jeune fille de son enfance à
sa maturité, etc., peut toujours trouver un moyen pour qu'en
bonne conscience il puisse délivrer d'une manière convenable le
certificat exigé, suivant le caractère de la loi et sans porter atteinte à la pudeur de la jeune fille. Du reste, de nos jours, quant
à cette question, nous pouvons aussi compter sur les doctoresses
futures.

On peut aussi objecter qu'une visite éventuelle forcée des intéressés ferait découvrir par hasard quelques maladies, savoir, la
tuberculose des poumons, une affection cardiaque, etc., dont le
malade n'avait pas conscience. En faisant connaître sa maladie à
l'examiné on lui rend la vie moins agréable et moins supportable
qu'avant. Une objection semblable n'est nullement fondée quant à
notre proposition. J'insiste pour ce que cette visite ne dépasse pas
les bornes du conseil habituel et secret du médecin. Le médecin,
en trouvant chez la personne qu'il examine un défaut ne formant
pas obstacle au mariage et ne menaçant pas la santé de la postérité éventuelle, ne doit nullement en faire mention, et, cela surtout, s'il a devant lui un individu prédisposé à la névrose, à la neurasthénie ou à l'hypocondrie.

Le tact et l'expérience du médecin, auxquels il faut avoir
confiance, font disparaître de telles objections.

Je ne trouve aucune objection importante mettant entrave à
ces propositions. Beaucoup de lecteurs songent aux cas spéciaux
où l'opinion médicale pourrait être divergente, mais je fais remarquer que de tels cas ne sauraient être compris dans le cadre de la
loi. Voilà pourquoi l'élaboration de cette loi ne pourrait être con-
fiée qu'à une large enquête composée du cercle des médecins experts et d'autres personnes renommées. Les avantages de cette
proposition de loi sont tellement supérieurs à ses inconvénients
qu'il n'y a pas à réfléchir pour les recommander. Cette proposition
de loi peut nous procurer des avantages non seulement directs, mais
aussi indirects. Combien n'y a-t-il pas de jeunes gens et surtout
de jeunes personnes qui, sous l'influence de leurs parents impré-
voyants ou avides, sous l'influence de tout entourage déraisonnable, sous celle d'une pression extérieure, dans un moment de faiblesse, à cause d'une excitation nerveuse, à cause de leur volonté
affaiblie, donnent leur consentement à un mariage qu'ils abhor-

rent au fond du cœur et dont ils ont peur. Qui est-ce qui est mieux indiqué que le médecin pour que l'homme et la femme mettent en lui leur entière confiance, qu'ils lui fassent part de leurs douleurs et de la disposition maladive de leur volonté, et qu'est-ce qui peut agir en ce cas avec plus d'avantage pour la prospérité de tous les intéressés que les conseils amicaux du médecin de la famille?

CHAPITRE V.

Nos lois civiles actuelles mêmes supposent la visite médicale des parties contractant le mariage.

Tandis que nous motivons la proposition de rendre obligatoire la visite de l'homme et de la femme avant le mariage et que nous réfutons les objections les plus diverses qu'on peut faire à cette visite, nous n'avons pas même fait remarquer que l'exigence mentionnée est contenue dans nos lois civiles actuelles et qu'elles en supposent la réalisation.

Les deux paragraphes suivants de notre Code civil font voir que notre tendance s'accommode entièrement avec l'intention de la loi.

Le paragraphe 48 porte que: «*Les furibonds, les fous, les idiots et les mineurs ne peuvent pas faire de contrat de mariage valide*».

Le paragraphe 53 porte que: «*Le manque de revenus nécessaires, des mœurs prouvées entièrement mauvaises, une maladie contagieuse ou un défaut pouvant mettre un obstacle au mariage sont des raisons judiciaires pour le refus de son consentement*». Eh bien! voyons maintenant comment on peut les mettre en pratique selon les circonstances actuelles. L'autorité civile ou religieuse prend note de l'âge des contractants par l'extrait de baptême officiel. Qui est-ce qui est appelé ici pour se persuader de l'état sanitaire des contractants, si la loi elle-même exclut du mariage une certaine classe de gens: les malades? Jusqu'à présent il n'y a que le représentant de l'autorité ecclésiastique ou civile, laïque en médecine, qui remplisse ces fonctions. La loi, du reste, ne faisant mention que des furibonds, des aliénés et des idiots, reste la même qu'au temps où les médecins ne comprenaient pas mieux les maladies mentales que les laïques. Mais nous avons, à présent, un point de vue très clair en ce qui concerne les aliénés. Il y a longtemps que les furibonds, les fous et les idiots ne représentent plus seuls la classe des malades d'esprit ou des individus incapables des droits civiques et peut-être même dangereux; un grand nombre de personnes à l'air tranquille et rusé qui ne sauraient être reconnues par un laïque ne sont au fond que des fous dangereux. Un homme dégénéré qui conclut un contrat matrimonial et qu'on anéantit bientôt après sa conclusion ne peut être reconnu que par le médecin. Un grand nombre de neurasthéniques, faisant sur le laïque l'impression d'un léger abattement ou d'une gaîté innocente, en contractant le mariage ne sont déjà que des paralytiques dangereux.

Les deux parties et leurs représentants ne seraient-ils pas reconnaissants d'avoir été avertis à temps? Ne leur ménagerait-on pas de cette manière beaucoup de larmes, d'affliction, d'amertume et de malheur pour leurs familles? Selon notre loi, on le sait, ce n'est qu'un citoyen majeur ou déclaré majeur et sain au point de vue psychique, qui puisse contracter mariage. Qui est-ce qui est appelé pour se persuader de l'état psychique de ceux qui contractent un mariage? C'est le médecin. Est-ce qu'il intervient aussi quand il s'agit de prouver la responsabilité des parties contractantes? Point de tout.

Quant au paragraphe 53, il est nécessaire de se demander en outre qui est appelé et compétent pour prévenir l'autorité de l'existence d'une maladie contagieuse éventuelle ou d'un défaut étant un empêchement au mariage? Qui est-ce qui est appelé à protéger à temps l'un des deux intéressés en suivant les intentions de la loi?

Il est trop tard pour demander le divorce quand des milliers d'espérances sont déjà anéanties et foulées aux pieds, quand des milliers de larmes ont déjà été versées et que la vie est déjà empoisonnée. Le nombre de cas est ici sans importance; ce ne sont pas des exceptions et, si même ils étaient plus rares, ils auraient aussi besoin de la protection de la loi. Les lois actuelles exigent l'exécution du projet précité, non-seulement sous ces rapports positifs même, mais aussi sous d'autres rapports. Le § 60 du Code civil arrête ce qui suit:

« L'incapacité constante de remplir le devoir conjugal est un obstacle matrimonial, si elle existait déjà avant que le contrat fût conclu … »

Nous ne pouvons pas analyser ici les cas particuliers concernant cette partie de la loi précitée. Mais je me demande s'il ne vaudrait pas mieux défendre plutôt le mariage à cause d'un défaut constaté à temps, ou au moins d'en prévenir l'autre partie, que de motiver un divorce à cause d'un défaut existant déjà avant l'union.

Beaucoup de gens reconnaîtront l'avantage de cette mesure de précaution. Beaucoup d'hommes seraient punis avant qu'ils ne rendent la femme malheureuse ou vice-versa.

Il y a encore d'autres arrêtés touchant les conditions légales du divorce qui forcent à introduire la visite médicale des intéressés, avant le mariage même. Nous ne les énumérerons pas ici. Je fais seulement mention de la grossesse déjà existante chez la femme qui se marie, et je demande comment on pourrait protéger l'homme contre une femme imposteur judiciairement divorcée à cause d'incapacité conjugale et vice-versa?

Alors, ce sont non seulement les raisonnements effectifs cités dans les chapitres précédents, mais aussi nos lois actuelles elles-mêmes qui invitent directement et indirectement à forcer l'introduction de la visite médicale des contractants avant le mariage.

Il résulte aussi de ce que nous avons dit que nos lois touchant le droit marital sont insuffisantes sous le rapport de l'hygiène publique, aussi demandent-elles de l'approfondissement.

Chapitre IV.

Épilogue

L'extrait de cet article est contenu dans les conférences populaires que j'ai faites en janvier 1900, et qui ont été mises sous presse la même année. (Voir: *Causes des maladies nerveuses et mentales et manière de les prévenir*. Conférences populaires médicales, 1900. VIe chapitre: Prophylaxie: Mariage.)

Après avoir écrit cet article, j'ai pris connaissance de l'ouvrage de M. Cazalis (*La Science et le Mariage*) paru en 1900. (Voir: Comptes rendus de la Société de neurologie de Paris, publiés dans la *Revue neurologique*, 1901), ouvrage dans lequel l'auteur, en se basant sur la même manière d'envisager cette question, arrive à faire des projets semblables.

Cazalis nous fait voir qu'il existe déjà d'autres voix qui se sont fait entendre sur ce sujet. Il est compréhensible que celui qui s'occupe de la question de l'hérédité pathologique et qui a l'occasion d'en voir chaque jour les suites déplorables, conduit par la même considération, arrive à cette unique conclusion: «L'organisation légale du contrat de mariage sous le point de vue

de l'hygiène publique.» Il est intéressant de constater que des
voix semblables se sont fait entendre en divers endroits en même temps. L'ouvrage de Cazalis nous fait voir qu'on a déjà fait
de semblables propositions dans les assemblées législatives.

Que toute révolte contre une coutume séculaire ne permette
qu'une marche lente, cela se conçoit. Il n'est pas étonnant que
même les sociétés médicales n'envisagent pas, au point de vue
pratique, d'une manière égale l'importance des nouvelles connaissances concernant la propagation héréditaire des maladies.

Nous voyons aussi que dans les autres branches de la science
humaine on ne tire profit des nouvelles connaissances, pour l'avantage et le bien publics, que lentement ou inégalement. Parfois
l'obstacle se trouve dans la chose même, d'autres fois le manque
de goût pour la nouveauté nous empêche d'en profiter.

Cazalis plaide d'une manière très ardente pour que chacun
soit forcé, soit par la loi, soit par une pression morale, de ne se
marier qu'après avoir consulté le médecin. Il est ensuite guidé,
en général, par les mêmes considérations et par les mêmes motifs
que ceux dont j'ai déjà fait mention dans ma publication de 1900
et dont j'ai parlé plus amplement dans le présent mémoire.

Quant à l'objection «que le nombre des enfants illégitimes
augmenterait après la réalisation des projets mentionnés», Cazalis
assure qu'il n'est guère besoin d'avoir une telle crainte et il dit
que, du reste, les enfants légitimes sont en majorité; car à Paris
il y a 3 enfants légitimes sur un illégitime et en province 9 sur 1.

Cazalis ne se contente pas seulement du projet de la visite
forcée même de l'homme et de la femme avant le mariage, mais
dans son grand enthousiasme pour cette idée, qui doit servir à la
plus pure et à la véritable humanité, il propose encore que les
coupables éventuels, ayant conscience de leur action, soient punis
aussi par la loi.

Cazalis cite ensuite Jullien (*Blennorrhagie et Mariage*, 1898)
qui propose qu'avant le mariage on soit tenu de se légitimer par
un certificat du médecin, et Fournier (*Syphilis et Mariage*, 1890),
le plus important syphilidologue français, qui démontre sur un
riche matériel les suites funestes de la syphilis de l'homme pour
la femme et pour la postérité. Cazalis cite en outre Toulouse (*Causes de la Folie*) qui exige aussi l'interdiction du mariage entre de
graves neuropathes, et Féré (*La Famille neuropathique*) qui n'attend pas de grands résultats de telles ordonnances de la loi.
Hegar (*Deutsche Revue*) souhaite ardemment, selon Cazalis, une

régularisation légale du mariage, il exige de même de défendre le mariage aux alcooliques. Le professeur Pinard (Voir Cazalis, page 119) s'oppose énergiquement à l'indifférence avec laquelle on regarde de toutes parts les tristes suites de l'hérédité pathologique, et fait remarquer le désaccord qui existe entre les soins que l'on donne à l'enfant nouveau-né et l'indifférence punissable avec laquelle on le conçoit et avec laquelle on le porte dans son sein, et il répète trois fois qu'on ne peut arriver à une réforme que par l'instruction, l'instruction, l'instruction du peuple. Cazalis fait remarquer qu'on a déjà exprimé plus d'une fois l'idée d'exiger le consentement du médecin avant le mariage; il renvoie aussi au professeur Brouardel qui répond que ce n'est pas possible à cause du secret du médecin. Mais Cazalis fait bien remarquer ici qu'à la visite sanitaire de recrutement ou quand on veut se faire assurer, le principe du secret du médecin cesse d'exister et que, du reste, si cet antécédent n'existait pas, le progrès et l'intérêt de la postérité exigeraient des changements et une organisation légale. Il nous renvoie ensuite aux anciennes lois des hindous, à la Manava-Dharma-Sastra, où il est dit que, entre autres, les mariages sont défendus aux tuberculeux, aux épileptiques, aux lepreux, etc. Dans l'Amérique du Nord, dans l'état de Dakota, le mariage est défendu aux fous, aux alcooliques et aux tuberculeux. Dans l'état de Michigan, il existe la même défense pour les personnes atteintes de maladies mentales, les idiots, les syphilitiques et les gonorrhéiques non entièrement guéris. On y punit même les coupables.

Hegar propose lui-même que le mariage soit interdit à toute personne atteinte par un défaut d'organisme, d'une infirmité ou d'une contagion, quand il peut en résulter un détriment grave et durable pour la postérité.

Il n'est sans doute pas sans intérêt de faire remarquer, comme le dit Cazalis, que le général comte de Chuffanet, député de la Vendée sous Louis Philippe, avait déjà proposé une loi défendant le mariage aux tuberculeux, aux scrofuleux, aux syphilitiques, et à quelques autres malades, et que son projet de loi fut soutenu par Lamartine, par Arago et Thiers. On dit qu'il existe encore de ce temps-là des caricatures représentant ces quatre défenseurs d'un mariage sain.

Un entretien eut lieu, il y a quelques années, à l'hôtel de ville de Prague, sous l'impulsion de l'humaniste F. Naprstek, touchant l'interdiction du mariage entre tuberculeux.

Au 3e Congrès des médecins et des naturalistes tchèques qui eut lieu à Prague en 1901, le docteur Navrat de Brno a proposé, à l'occasion d'une conférence sur: «l'Etiologie de l'Epilepsie et son importance», l'élaboration d'un mémoire pour le corps législatif, afin que le mariage ne soit permis aux épileptiques qu'avec le consentement du médecin et que ce projet soit fait sur la base des recherches et des notes obligatoires des causes des cas particuliers d'épilepsie.

Le même auteur renvoie à la Bible, qui défend aux anciens juifs de choisir leurs femmes dans les familles épileptiques ou lépreuses, et à l'Eglise grecque, qui défend le mariage aux épileptiques. L'évêque catholique de Speier a promulgué au XVIII⁵ siècle une pareille défense dans son diocèse. Le docteur Navrat fait remarquer en outre qu'une exigence pareille fut exprimée par beaucoup de médecins du XVIIIe siècle. C'est ainsi que Strabam, dit-il, a vu dans l'union des psychopathes, des alcooliques et des épileptiques la source principale de la propagation des maladies mentales et nerveuses; il a demandé que le mariage, entre de tels individus, fût interdit par l'état. Delasiaux demande, dit-on, qu'on doit défendre le mariage aux personnes dans la parenté desquelles on trouve l'épilepsie, si cette maladie est très répandue dans la famille, si elle dure longtemps et si elle se montre dans la plus proche parenté.

Il est cependant possible de permettre le mariage, si la maladie ne s'est fait voir que dans des cas isolés ou seulement parmi les parents éloignés; mais il insiste aussi dans ce cas à en rechercher les causes. (Voir «Bulletin du 3e Congrès des médecins et des naturalistes tchèques».

Il faut nous rappeler encore le livre de Haycraft *Darwinism and race progress* traduit en tchèque par G. Zdârsbey, et la conférence du docteur Walter concernant le mariage, parue dans la «Bibliothèque de la médecine populaire», dirigée par le docteur Pauyrek. On voit par cela que beaucoup de personnes arrivent à la même persuasion, que les voix exigeant le certificat obligatoire du médecin avant le mariage augmentent et qu'il n'est pas douteux que dans un avenir prochain les projets que nous avons traités ici seront incorporés sous une forme quelconque dans le code de tous les états modernes.

TABLE

1. — La médecine publique a bien contribué à la nouvelle législation hygiénique qui prend principalement soin de la santé physique de nos contemporains. Nos

maladies ne proviennent-elles pas d'influences héréditaires ? Est-il possible de se préserver contre de telles influences ? Quelle est la tâche incombant à la médecine publique ? N'y a-t-il pas beaucoup de raisons qui pressent pour que la médecine publique s'occupe, sous le point de vue sanitaire, du mariage et de l'état matrimonial en général ? — Pag. 601.

II. — L'hérédité pathologique et ses suites. La contagion entre les époux, l'ivrognerie et ses suites. La protection des innocents — Pag. 601.

III. — De la nécessité d'une régularisation légale du mariage sous le point de vue hygiénique — Pag. 609.

IV. — Ordonnance légale d'une visite médicale avant le mariage. Que peut-on objecter contre cette visite ? Peut-on mettre ce projet à exécution ? — Pag. 612.

V. — Nos lois civiles elles-mêmes doivent présupposer la visite médicale des fiancés avant le mariage — Pag. 618.

VI. — Epilogue — Pag. 620.

Communications

QUI N'ONT PU ÊTRE LUES EN SÉANCE

Histologie pathologique du tabes

Par M. G. MARINESCO, Bucarest.

J'ai employé la méthode Ramón y Cajal pour l'étude des lésions tabétiques, et les résultats obtenus ne manquent pas d'intérêt. Il est préférable de faire usage dans ces recherches du procédé à l'alcool ammoniacal, car il permet de mieux étudier l'état des cylindraxes. J'ai eu à ma disposition la moelle de cinq tabétiques, mais il n'y a que dans trois cas que j'ai pu étudier les racines et les ganglions. On constate tout d'abord que dans les cas avancés de tabes la lésion va en augmentant des ganglions vers la moelle. L'altération du cylindraxe est beaucoup plus considérable dans la moelle que dans la racine postérieure, dans le nerf radiculaire et dans les fibres des ganglions spinaux. Dans les ganglions spinaux nous constatons que les cellules nerveuses ne sont pas normales, celles de la capsule sont hyperplasiées et compriment le corps cellulaire. Il est très rare que ces cellules comprimées puissent présenter des expansions de nouvelle formation semblables à celles qui ont été décrites par Cajal dans les cellules atteintes par le processus sénile. En dehors de leur diminution de volume, les cellules des ganglions spinaux sont aussi moins nombreuses. On voit en outre sur le trajet des fibres des faisceaux intra-ganglionnaires et du nerf radiculaire des espèces de boules ou de massues terminales.

La forme et le volume de ces massues terminales sont variables, mais en général il y a un rapport étroit entre le volume de la fibre et celui de la massue qui la termine. Les grosses massues appartiennent aux fibres épaisses; les fibres plus minces sont terminées par des massues plus petites. D'autre part, il paraît également y avoir un rapport entre la direction de la fibre et la forme de la massue terminale. Lorsque la direction de la fibre est droite,

la massue terminale représente une espèce de renflement rond,
ovoïde ou ellipsoïde. La fibre elle-même peut décrire une courbe
ou bien présenter une espèce d'étranglement avant l'apparition de
la massue. Ces détails sont très visibles sur la figure, qui nous
montre également plusieurs formes de massues: ovoïde, en forme
de spatule, barbelée, en crochet, etc. Parfois, mais plus rarement,
j'ai vu la forme globulée. Le filament qui aboutit à la massue est
habituellement unique; exceptionnellement, j'ai pu voir deux ou
trois fibres distinctes se continuant avec la boule terminale. Quelquefois, les massues sont accompagnées de cellules satellites qui
leur forment même une espèce de capsule; d'autres fois, on aperçoit une ou deux cellules comprimant plus ou moins la massue.
Les boules terminales appartiennent généralement aux fibres rouges, elles siègent dans les faisceaux nerveux intraganglionnaires
et dans les faisceaux du pôle supérieur, elles font défaut dans les
racines postérieures. J'ai cherché inutilement la présence de massues terminales dans le cordon postérieur, soit sur des coupes
longitudinales, soit sur des coupes transversales de mes quatre
cas de tabes. Cependant, il existe des formations rondes assez
volumineuses qui, à première vue, s'imposent à l'attention comme
des boules terminales; mais ce ne sont là que des corpuscules
qu'il est convenu d'appeler amylacés. Ils se distinguent des boules terminales par leur aspect mat, vitreux, ils n'ont pas non plus
de connexions avec une fibre terminale, de sorte qu'on peut affirmer, dans l'état actuel de nos connaissances, qu'il n'existe pas de
pareilles massues dans le tabes. Cependant j'ai trouvé quelquefois,
rarement du reste, des espèces de renflements à l'extrémité des
fibres de nouvelle formation ayant la même valeur que les cônes
de croissance de Cajal.

La structure des massues terminales est simple, un certain
nombre d'entre elles contiennent dans la masse fondamentale des
granulations fines, colorées, d'autres au contraire ne présentent
qu'une substance fondamentale uniforme.

Quelle est la valeur des boules terminales que nous venons
de décrire? Il n'y a pas le moindre doute qu'il s'agit là de formations identiques à celles qui ont été décrites d'une façon indépendante par Cajal et moi-même dans le bout périphérique des
nerfs sectionnés expérimentalement chez les animaux. Il est vrai
que j'avais pensé tout d'abord qu'il s'agissait là de formations
semblables à celles que présentent les prolongements centripètes
de certaines cellules, mais, depuis, j'ai fait des expériences sur

des nerfs moteurs, tels que l'hypoglosse, et j'ai trouvé des boules terminales en abondance à l'extrémité du bout central de ce nerf. Du reste, même les boules des prolongements centripètes des cellules ganglionnaires spinales représentent en somme des masses terminales grâce auxquelles le prolongement s'accroît. Il existe cependant une différence entre les masses terminales que nous avons décrites dans les faisceaux des ganglions tabétiques et celles des nerfs en voie de régénération; ces dernières en effet présentent une certaine tendance à la dégénérescence. Nous avons vu qu'on ne distingue pas la moindre trace de fibrilles ou de réseau fibrillaire à leur intérieur et probablement qu'à la fin elles sont disposées à s'altérer davantage et même à disparaître.

Du reste, les boules terminales abondent surtout dans les cas de tabes avancé, principalement dans les faisceaux nerveux intraganglionnaires, et elles font défaut dans les racines postérieures. Quel est le sort ultérieur des fibres de nouvelle formation, existant soit dans les ganglions, soit dans les racines postérieures, soit même dans la moelle? Si l'on veut bien tenir compte du fait que, dans les cas très avancés de tabes, il n'y a plus ou bien peu de fibres régénérées dans ces différentes régions, on doit conclure, d'une part, que les fibres régénérées ne persistent pas indéfiniment et qu'après un certain temps impossible à déterminer pour le moment, elles sont vouées à la nécrose. Il est vrai qu'alors on ne constate plus, ou que très peu, de fibres régénérées dans la moelle et les racines postérieures tandis qu'on en trouve toujours dans les faisceaux nerveux intraganglionnaires, ce qui tendrait à prouver que dans le tabes il existe un processus double de dégénérescence et de régénération se dirigeant de la moelle vers les ganglions spinaux, mais le phénomène fondamental du tabes est la dégénérescence ou l'atrophie, car ce sont elles qui prédominent. En effet, la capacité de régénération est faible et ne se répète pas. Lorsqu'on coupe un nerf périphérique à différentes hauteurs ou à différents intervalles, on constate que la régénération est capable de se faire autant de fois qu'il y a de la dégénérescence. Il n'en est pas de même pour le processus tabétique; ce qui pourrait s'expliquer par le fait que la cause pathogène du tabes est immanente et persistante dans l'organisme.

L'état des racines postérieures varie suivant leur degré de dégénérescence. Lorsque le processus tabétique n'est pas très avancé, on trouve dans les racines postérieures un nombre plus ou moins grand de fibres fines, parfois très fines, logeant à plusieurs dans une gaine commune, ou bien dans les interstices. On peut voir, en outre, des fibres en état de division qui existent non seulement dans les racines postérieures, mais aussi dans les faisceaux intraganglionnaires et le nerf radiculaire, elles présentent tous les caractères des fibres régénérées après la section des nerfs périphériques. J'ai pu suivre le trajet des fibres de nouvelle formation jusqu'au moment où les fibres radiculaires pénètrent dans la moelle; elles sont fines et quelques-unes sont contenues dans des cellules fusiformes, desquelles on voit bien le noyau et parfois le protoplasma. Elles sont réunies en faisceaux et sont semblables aux fibres nouvellement formées telles qu'on les voit dans les nerfs périphériques.

On constate sur les coupes longitudinales des cordons postérieurs que leur grande masse est constituée par des fibres ondulées de neuroglie réunies en faisceaux de couleur jaunâtre, entre lesquels on voit par ci, par là, des fibres nerveuses d'aspect et de volume très différents. Il y a tout d'abord des fibres jaunâtres, épaisses, striées en apparence, dont la périphérie est bordée par un contour argentophile brun; ensuite on trouve des fibres brunes moins épaisses, sans cependant que cette coloration soit uniforme; puis il y a des fibres plus fines, parfois très minces, ondulées, suivant une direction irrégulière et se subdivisant souvent. Elles présentent également des épaississements de distance en distance, dans lesquels on peut distinguer une structure réticulée. Les branches de bifurcation de ces fibres sont habituellement inégales, l'une est plus épaisse que l'autre; elles divergent et vont chacune vers une direction opposée. Au point de division, il y a souvent un épaississement de la fibre mère et les fibrilles y sont très visibles, probablement à cause de l'accumulation de substance périfibrillaire à ce niveau. En plus de cette division, il y a encore des collatérales et il m'est même arrivé de rencontrer une espèce de formation réticulée constituée par les fibres fines. Certaines fibrilles sont parfois à peine visibles à cause de leur petit calibre et il est rare que les fibres aient un trajet régulier.

Quelle est la signification des fibres que nous venons de décrire dans les cordons postérieurs des tabétiques? Évidemment, quelques-unes d'entre elles, les fibres larges par exemple, qu'elles soient isolées ou réunies, sont des fibres restées intactes, ce qui peut s'expliquer facilement par la nature même du processus tabétique, qui est progressif et qui n'envahit les différents systèmes de fibres que successivement.

L'explication des fibres fines ayant des épaississements, et surtout celle des fibres qui se bifurquent, est plus difficile, car, selon toute probabilité, elles n'existent pas à l'état normal et sont dues au processus pathologique. Mais avons-nous affaire à des fibres en voie d'atrophie ou bien sont-elles de formation nouvelle, surtout lorsqu'il s'agit des fibres en division? Je ne possède pas de matériel suffisant pour trancher définitivement cette question. Cependant, comme il ne s'agit pas là de fibres normales donnant des ramifications collatérales et que, d'autre part, Cajal et moi-même ensuite, avons montré que les fibres bifurquées s'observent au cours du processus de régénération, processus observé dans les faisceaux intraganglionnaires et les racines postérieures, je me vois obligé d'admettre qu'elles sont dues également à ce mécanisme de régénération. S'il en était autrement, comment admettre que des fibres en voie d'atrophie soient capables de donner naissance à des fibres de nouvelle formation? Une fois admis qu'il s'agit de fibres nouvellement formées, nous touchons au problème si ardu de la régénération fibrillaire dans les centres nerveux.

Dans les cellules radiculaires de la moelle lombo-sacrée des cas de tabes que je viens d'étudier, il y a évidemment une réduction du volume et du nombre des boutons terminaux. Ils sont plus pâles que d'habitude, granuleux, leur contour moins bien indiqué, le centre est peu ou pas coloré et on leur voit très rarement une fibre terminale. Ils se présentent parfois par séries espacées, c'est-à-dire qu'on en peut voir 3, 4 ou 5 se suivant les uns après les autres et rapprochés, ensuite un espace libre sépare ceux-ci de la série suivante; ils sont parfois plus abondants sur les prolongements que sur le corps de la cellule, mais dans le cas qui nous occupe leur nombre et leur volume sont aussi réduits sur les prolongements. Sur certaines cellules des cordons, le nombre des boutons terminaux est plus grand que sur les cellules radiculaires pour lesquelles la lésion n'est pas uniforme pour toutes. Autour des cellules atrophiées, la pénurie des boutons terminaux est grande.

La région pigmentée des cellules radiculaires présente, tout au moins dans quelques-unes, une tache brune, foncée et granuleuse, dans laquelle sont disséminées par ci, par là, quelques granulations noires. Dans d'autres cellules, cette tache est tellement opaque qu'il n'est pas possible d'y distinguer une structure quelconque; cependant le réseau foncé que j'ai décrit autrefois dans la région pigmentée est parfois visible d'une façon indiscutable

En ce qui concerne la structure interne des cellules radiculaires avec l'atrophie et la disparition des massues terminales, nous ne pouvons pas dire que cette atrophie ait un retentissement sur cette structure. Il est vrai que, chez l'homme, le réseau fin des cellules radiculaires est très vulnérable et que, même dans des conditions favorables d'examen, comme par exemple en enlevant le système nerveux une demi-heure après la mort, la structure fine du réseau n'est pas bien conservée. Toutefois, même dans ces conditions, l'atrophie des boutons terminaux ne paraît pas avoir d'influence sur la structure fine des cellules. A propos des boutons terminaux, je dois faire remarquer que même dans le cas actuel on peut voir par ci, par là, de gros boutons plus pâles, à centre granuleux ou bien réticulé.

Je viens même de trouver une cellule sur les bords de laquelle, de même que sur les prolongements, on voit un nombre aussi considérable de massues terminales petites, etc., constituant comme une espèce de couronne autour du corps cellulaire et des prolongements; elles sont granuleuses, quelquefois peu distinctes; il n'y a pas de boutons ayant des fibres de prolongation. Il paraît donc démontré que, dans les affections où il existe une dégénérescence des racines postérieures, les fibres des boutons terminaux et même ces derniers subissent un processus d'atrophie progressive les conduisant à leur disparition. Dans la paralysie générale associée au tabes, ou à la lésion des racines postérieures, jointe à celle des fibres pyramidales, on constate une altération encore plus avancée des boutons terminaux.

Ces nouvelles constatations sont-elles de nature à jeter quelque lumière sur le problème anatomo-pathologique du tabes, encore entouré, comme nous l'avons vu, d'une grande obscurité? Je pense que oui jusqu'à un certain point. Tout d'abord il ressort ce fait important que la lésion tabétique des fibres des cordons et des racines postérieures résulte de deux processus différents qui sont: une atrophie dégénérative allant de la moelle vers les ganglions spinaux et un processus régénératif en sens contraire. A mesure que la dégénérescence s'accuse, il apparaît des phénomènes de régénération très analogues à ceux qui se passent après la section des nerfs périphériques. En effet, il y a formation de fibres fines sans myéline apparaissant à l'intérieur des cellules de la gaine de Schwann dont le protoplasma sert à leur nutrition. La régénération a lieu par accroissement des vieilles fibres et par division des nouvelles. Les fibres régénérées peuvent arriver jusque dans la moelle où nous avons trouvé des traces indubitables de fibres nouvellement formées. Cette néo-formation n'aboutit pas cependant à la formation de fibres à myéline; elle ne dépasse pas le stade des fibres fines ou moyennes sans myéline. Celles qui sont plus épaisses, rouges, ont la tendance à se régénérer au moyen de la progression des vieilles fibres grâce aux boules terminales, mais ce processus à son tour n'a pas un caractère progressif, les massues ne dépassent pas le nerf radiculaire, car je ne les ai pas trouvées dans les racines postérieures. On peut affirmer par conséquent que la régénération tabétique diminue à mesure qu'on s'approche de la moelle.

Mes recherches ne me permettent pas de considérer le processus tabétique des racines postérieures comme dû à une névrite radiculaire transverse, car dans ce cas on aurait en réalité un double processus : 1° Une dégénérescence ascendante se dirigeant des racines postérieures vers la moelle, et un processus d'atrophie et de dégénérescence cellulipète allant des racines vers les ganglions. D'après cette hypothèse le tabes serait purement une affection locale, réalisée par la compression des racines.

Les études comparatives des lésions de la syphilis spinale et de celles du tabes démontrent qu'il n'y a pas lieu de les identifier; les lésions syphilitiques des méninges des racines postérieures ne conduisent pas à la dégénérescence tabétique des cordons postérieurs, mais à une lésion tabétiforme. La syphilis des racines postérieures est suivie d'une dégénérescence en masse des fibres correspondantes, tandis que la lésion primitive des racines postérieures dans le tabes reconnaît fort probablement une cause intrinsèque et la lésion tabétique représente une lésion primitive des fibres nerveuses. Si la dégénérescence des racines postérieures dans le tabes était tout simplement produite par une compression des racines due à une méningite, il me semble qu'il serait difficile de comprendre la dégénérescence des racines et du nerf radiculaire jusqu'au ganglion. Aussi, dans ce cas, la dégénérescence progressive des racines postérieures serait impossible à comprendre. C'est là du reste une raison en faveur de l'opinion que je soutiens depuis longtemps, à savoir que la lésion des tabétiques commence par les collatérales des racines postérieures.

Contribution à l'étude clinique de la paralysie générale en Espagne

Par M. A. Rodriguez-Morini, Barcelone.

I

Si, comme le dit Baillarger, «la découverte de la paralysie générale est le plus grand progrès qu'on peut remarquer dans l'histoire des maladies mentales»; il n'est pas étonnant que, depuis que Hurlam, pharmacien de l'Hospice de Bedlam, traça pour la première fois en 1798 les principaux caractères de la maladie, tous les mentalistes du siècle passé aient dédié la préférence de leur attention à l'étude clinique de la singulière maladie.

Le vrai fondateur de la psychiatrie, le grand Esquirol, indiqua déjà l'extrême gravité que recélait la démence associée à des troubles paralytiques; mais c'est à ses disciples Georget, Delaye et Calmeil qu'était réservée la gloire de fixer les rapports entre la folie et la paralysie. Quelques années plus tard, en 1822, l'illustre Bayle, un des internes les plus distingués de Charenton, formula dans sa thèse inaugurale l'avis que la paralysie générale n'est pas une simple complication de quelques folies, mais qu'elle constitue une entité morbide autonome, avec des caractères cliniques propres et avec des lésions anatomo-pathologiques parfaitement définies dans la forme *d'arachnite* ou *méningite chronique*. Ces idées sont acceptées universellement pendant beaucoup de temps, en se voyant confirmées par les études de Parchappe, Sandras, Lunier et tant d'autres. Baillarger dessine plus tard cliniquement les formes de la maladie, en donnant grande importance aux symptômes de la démence, et en proposant de changer le nom de paralysie générale par celui de démence paralytique. Lasègue, Falret et Voisin amplient et modifient légèrement l'idée de Baillarger, et les discussions qui alors s'entament sur la paralysie générale se bornent exclusivement à déterminer l'étiologie de la maladie et les diverses modalités cliniques que celle-ci peut présenter, et à rechercher son anatomie pathologique, mais en soutenant tous les auteurs la théorie unitaire qui considère la paralysie générale comme une entité morbide unique.

Des nouveaux faits cliniques observés, tels que les remissions, les prétendues guérisons, les formes latentes et surtout les pseudo-paralysies générales alcooliques, saturnines et diabétiques, font que la théorie unitaire perde du terrain et que le même Baillarger proposât en 1883 la théorie dualiste, déjà établie par lui en 1858.

qui admet deux formes nosologiques diverses, la *démence paralytique* et la *folie paralytique*, susceptibles de se présenter associées
ou isolément (¹).

La brèche ouverte dans l'idée unitaire de la maladie, plusieurs auteurs se vouent à préciser l'étude des lésions anatomo-
pathologiques pour les rapporter avec les formes cliniques, en se
distinguant entre tous Klippel, qui dans un ouvrage publié en 1898 (²)
affirme que ce que l'on entend par paralysie générale constitue un
syndrome clinique commun à des maladies diverses, quoique avec
la même localisation anatomique, et partant il n'existe point une
paralysie générale unique, mais plusieurs paralysies générales.
L'opinion de Klippel n'obtint pour le moment que très peu d'adep-
tes parce que la théorie unitaire de l'affection était fort traditionnelle;
mais les modernes découvertes histologiques se rapportant aux
lésions cérébrales des paralytiques donnent de nouveaux arguments à Klippel pour affirmer et soutenir ses opinions, jusqu'à
l'extrême que, dans le Congrès des aliénistes français, tenu à Bruxelles en 1903, il insista courageusement sur ses points de vue,
en affirmant d'une façon résolue que ce que jusqu'aujourd'hui nous
avions entendu par paralysie générale n'est qu'un syndrome morbide et comme tel il doit désormais être étudié. Il proposa, en
conséquence, une nouvelle et rationnelle classification histologique des diverses paralysies générales (³).

En désirant faire concorder les études anatomo-pathologiques
de Klippel avec les observations recueillies journellement dans la
clinique, d'autres auteurs prétendent grouper cliniquement les syndromes paralytiques généraux, se distinguant entre tous le dr. Ingegnieros, de Buenos-Ayres, qui, en acceptant dans sa plus grande
partie les idées de Klippel, fit une ingénieuse classification syndro-
matique, dans laquelle il admet trois types cliniques qui montrent
divers caractères dans leur évolution et dans leur pronostic et qui,
quoique produits par les mêmes causes, offrent des variations d'intensité étiologique et de localisation encéphalique, en présentant
des lésions différentes dans les neurones à chaque forme clinique (⁴)

(¹) Baillarger, *Théorie de la paralysie générale*, Ann. Méd. Psych., 1883.

(²) Klippel, *Les paralysies générales progressives*. Masson, Paris, 1868.

(³) *Histología de las parálisis generales*. Ponencia de Klippel en el XIII Congreso de Alienistas y neurólogos franceses, celebrado en Bruselas en agosto de 1903. *Revista Frenop. Esp.*
1.º octubre 1903.

(⁴) Ingegnieros, *Clasificación clínica de los síndromas paralíticos generales*, Archivos
de Psiquiatría y Criminología. Buenos-Aires, 1907.

Placée dans ce terrain l'affaire clinique et anatomo-pathologique de la paralysie générale, de vives discussions se suscitèrent sur l'étiologie de la maladie, en renaissant l'ancienne polémique sur son origine spécifique ou multiple. Raymond et Fournier initièrent, au commencement de l'an dernier (février 1905), à l'Académie de médecine de Paris, un long et intéressant débat sur cette matière, avec l'intervention des plus distingués syphiligraphes et névrologues, sans que, malgré de nombreux arguments documentés apportés à la discussion, il fût possible d'établir un accord qui pût rallier toutes les opinions émises, l'affaire restant, par conséquent, dans le même état d'incertitude (¹).

Les notables travaux histologiques d'Alzheimer et de Buch n'ont pas réussi non plus à résoudre le problème de l'étiologie de la paralysie générale, car, quoique en s'appuyant sur eux on a intenté établir un rapport pathogénétique entre les lésions vasculaires et cellulaires de l'écorce cérébrale que présentent les paralytiques et les causes que l'on considère comme les plus immédiatement productrices de la maladie (syphilis et alcool), de nouvelles études histologiques et de nouveaux faits cliniques sont venus mettre en doute les affirmations qu'avaient cru incontestables les partisans de la nature spécifique de la maladie de Bayle (²).

Or, en tenant compte de tout ce qui est exposé, je crois de grande utilité que chaque observateur note toutes les données, si insignifiantes qu'elles soient, qui peuvent contribuer à illustrer la question qui se rapporte à la paralysie générale, actuellement en litige, en se servant de toutes les sources d'information clinique et expérimentale qui sont à la portée de chacun. De là je considère opportun prêter mon modeste concours à cette œuvre, en groupant et commentant dans cette communication adressée à la Section de Psychiatrie du XV Congrès international de Médecine tous les renseignements que j'ai pu recueillir dans les principaux hôpitaux d'aliénés d'Espagne et notamment dans celui qui compte de longues années, avec la population la plus nombreuse et la plus variée d'aliénés, soit le Manicomio de San Baudilio de Llobregat, Barcelone, de la direction médicale duquel je suis actuellement chargé.

Cette contribution à l'étude de la paralysie générale en Es-

(¹) Fournier et Raymond, *Paralysie générale et syphilis*, Masson, Paris, 1905.

(²) De Buck, *Les cellules plasmatiques de la Paralysie générale* (Journal de Neurologie, 1905, n.° 6). — Raymond, *Leçon sur la paralysie générale* (Archives de Médecine, 1905, n.° 5).

pagne doit être forcément basée sur la seule observation clinique, car, quoiqu'il soit mortifiant à mon patriotisme, je dois déclarer que dans mon pays les autopsies cliniques sont légalement défendues dans les asiles qui n'ont pas de caractère officiel, en nous voyant privés par cette absurde disposition de faire des investigations anatomo-pathologiques, et nous manquant ainsi un élément d'information de grande valeur.

Malgré tout, j'espère que les matériaux ici réunis auront quelque intérêt général non seulement pour être les premiers qu'on publie en Espagne, étant par conséquent absolument nouveaux, mais aussi par le rigorisme avec lequel ils ont été examinés et dépurés de toute erreur et fausse interprétation.

Ce qui s'est publié jusqu'à présent en Espagne sur la paralysie générale est d'une importance si bornée que cela ne vaut pas la peine d'en faire mention, car à part ce que l'on dit sur cette maladie dans le *Tratado de Frenopatología*, de Giné y Partagás, et dans l'ouvrage sur *Enfermedades mentales*, de Martínez Valverde [1], je ne connais pas plus de trois ou quatre travaux se rapportant à quelques particularités de la maladie, qui n'ont rien à voir avec son étiologie ni avec sa pathogénie, étant par cela même très peu utiles à mon but [2].

II

Les limites de ce travail réduites à l'aspect purement clinique de la paralysie générale, je dois me borner à traiter seulement les trois matières suivantes: 1.ª Fréquence de la maladie; 2.ª Causes principales, 3.ª Formes cliniques prédominantes (syndromes paralytiques généraux).

Fréquence de la maladie

Les statistiques qui jusqu'à présent ont été publiées en Espagne sur la folie sont si incomplètes et les formes nosologiques sont si mal spécifiées, manquant au surplus tout ce qui se rap-

---

[1] Giné y Partagás, *Tratado de Frenopatología*. Madrid, 1876.—Martínez Valverde, *Guía del diagnóstico de las enfermedades mentales*. Barcelona, 1901.

[2] Oris y Esquerdo, *Higroscopicidade atmosférica y parálisis general*. (Actas del XIV Congreso Internacional de Medicina, Sección de Neuropatía). Madrid, 1904. — Bermúdez Moura, *Curabilidad de la parálisis general de los alienados*. — Martínez Valverde, *Dos casos de forma poco común de parálisis general con aplicación al estudio de la curabilidad*. Actas del I Congreso de Medicina. Barcelona, 1888.

porte à la paralysie générale, qu'il est impossible de baser sur
elles le moindre calcul sur la fréquence de cette maladie.

La statistique espagnole la plus ancienne que je connaisse
fut publiée en 1848 par le dr. Rubio, en se servant de données
officielles facilitées par le ministère de l'Intérieur. De cette statistique il résulte qu'à cette époque-là il y avait en Espagne 7.277
fous, distribués comme il suit:

	HOMMES	FEMMES	TOTAL
Dans les établissements phrénopathiques	912	714	1.626
Vivant avec leurs familles	3.148	2.077	5.225
Sans fixer ni situation ni sexe			426
Totaux	4.060	2.791	7.277

D'après ces chiffres, le dr. Rubio calcule qu'il y avait 1 aliéné
par chaque 1,667 habitants, soit 6 par 10.000, résultant une proportion très petite, en tenant compte surtout que dans la statistique sont inclus les épileptiques. Cet auteur ne présente aucune
donnée se rapportant à la paralysie générale.

Le dr. Desmaisons, de Bordeaux, visita en 1859 les hôpitaux
et les asiles d'aliénés du nord de l'Espagne, et après à Paris il
publia une brochure donnant des renseignements sur cette visite,
sans que les tableaux statistiques aient aucune valeur. Il ne men-
tionne pas non plus la paralysie générale.

M. Ibánez de Aldecoa publia en 1880 un grand mémoire
avec des données officielles se rapportant au nombre de fous existant dans les asiles espagnols à la fin de 1879. Le chiffre total
y était de 3.790 dont 2.356 du sexe masculin et 1.434 du sexe
féminin. 9 pour 100 étaient épileptiques. En supposant que les
aliénés qui vivaient alors avec leurs familles eussent augmenté
proportionnellement depuis 1848 dans la même forme que ceux
qui étaient reclus dans les asiles, nous saurions que, à cette date (1879), il en existait en Espagne environ 17.000, et comme la
population de la nation était alors de 16 millions et demi d'habitants,
il résulterait une proportion d'*un fou*, par chaque *mille habitants*,
qui est très au-dessous de l'ordinaire des pays civilisés. Dans ce
mémoire, il n'y a non plus aucune donnée se rapportant à la paralysie générale. Il en est de même pour la statistique publiée à
la même date par mon cher maître le dr. Rodriguez-Méndez, qui,
en reproduisant les données officielles, corrige quelques erreurs
de calcul qu'avait laissé passer M. Ibánez de Aldecoa.

Il faut arriver à 1884 pour trouver quelque notice statistique

sur la maladie de Bayle, non publiée précisément par un médecin espagnol, mais par un étranger, le dr. Seguin, de New-York,
qui, en visitant en 1883 les manicomios espagnols, recueillit quelques données se rapportant à la paralysie générale (¹). En interrogeant les médecins directeurs des asiles qu'il visita, le docteur
Seguin obtint l'impression qu'ils ne comprenaient pas tous ce
qu'était et signifiait cette maladie, parce que, tandis que quelques-
uns croyaient que 20 et même 25 pour 100 des aliénés logés
dans les asiles étaient paralytiques généraux, d'autres ne calcu-
laient que 4 ou 6 pour 100 de paralytiques, et la plupart s'in-
clinaient à admettre le chiffre de 8 à 10 pour 100 comme le plus
exact. Ils étaient tous d'accord pour affirmer que la paralysie
générale avait beaucoup augmenté pendant les années antérieures. Ces opinions, si respectables qu'elles soient, ont très peu de
valeur parce qu'elles ne sont pas appuyées sur des statistiques
bien faites et représentent seulement un calcul approximatif sans
base démographique sérieuse.

En 1902, M. le ministre de l'Intérieur tâcha de faire, sur
l'instance d'un médecin anglais, une statistique des malades existant dans les asiles espagnols, en adressant à cet effet une circulaire et un questionnaire à tous les médecins directeurs des
asiles. Je ne connais pas le résultat officiel de cette statistique, parce
qu'on n'a publié aucune donnée d'ensemble, et qu'on a livré seulement à la publicité celles qui correspondent au Manicomio de
San Baudilio, dans lesquelles on cite des chiffres précis se rapportant aux principales formes d'aliénation mentale observées
dans l'asile pendant trois ans, en faisant une mention spéciale
de celles de la paralysie générale (²). Ces données et celles que
j'ai acquises auprès de divers asiles sont celles qui me servent de
préférence pour les considérations statistiques que je dois exposer sur la paralysie générale.

Je prendrai d'abord comme fondement celles du Manicomio
de San Baudilio pour les comparer avec celles des autres établissements et pouvoir faire après une déduction de conjoint.

Le tableau statistique suivant est la réunion des observations
à San Baudilio pendant un espace de cinq ans:

(¹) Seguin, Apuntes sobre los Manicomios españoles, tomados del primer Certamen Frenopá-
tico español, Barcelona, 1884;
(²) Revista Frenopática Española, n.° 1, enero, 1905.

An	Nombre d'aliénés			Nombre de paralytiques généraux			Proportion pour 100	
	Hommes	Femmes	Total	Hommes	Femmes	Total	Hommes	Femmes
1901	796	825	1.421	45	6	51	5,50	0,90
1902	759	472	1.231	38	4	42	5,15	0,75
1903	791	471	1.262	47	4	51	5,85	0,95
1904	805	511	1.216	48	5	53	5,95	0,90
1905	808	507	1.315	49	5	54	6,05	0,92

On déduit de ces données que dans le Manicomio de San Baudilio seulement de *5 à 6 pour 100* des hommes aliénés souffrent de paralysie générale, n'arrivant pas à *1 pour 100* en ce qui est des femmes paralytiques. Ces proportions sont supérieures à celles obtenues par les docteurs Giné et Galcerán voilà vingt ans dans l'ouvrage de Seguin et très inférieures à celles calculées par d'autres aliénistes espagnols à la même époque.

Dans un autre important asile espagnol d'aliénés, celui de Ciempozuelos, Madrid, selon les données qu'a eu l'amabilité de me communiquer le dr. Maraver, médecin directeur. Il existe actuellement (décembre 1905) 29 paralytiques généraux entre 715 hommes et 8 entre 178 femmes, ce qui donne une proportion de plus de *4 pour 100* pour les premiers et de 1,80 pour les secondes.

Dans l'Asile de Santa Agueda, Guipúzcoa, selon son distingué médecin directeur, le dr. Añíbarro, on a enregistré en cinq ans *48* cas de paralysie générale entre 559 hommes et *18* entre 430 femmes, d'où résulte une proportion d'un peu plus de *8 pour 100* pour les hommes et de *4* pour les femmes.

Dans l'Asile de Santa Cruz, de Barcelone, la proportion de paralytiques est presque la même que celle observée à San Baudilio, parce que la population vésanique est d'origine identique.

Dans d'autres asiles de moindre importance (Reus, Zaragoza, Nueva-Belén, Pamplona, Logroño, Málaga, etc.), la proportion de paralysie générale varie entre 5 et 10 pour 100 pour les hommes et 0,50 à 1,50 pour les femmes. Des asiles d'autres régions espagnoles (Valence, Galice, sud d'Andalousie) il ne m'a pas été possible d'acquérir des données précises.

Maintenant, si nous tenons compte de ce que les malades de paralysie générale sont en Espagne reclus dans les asiles, ces malades étant très ennuyeux et dangereux pour les conserver dans les familles, on pourra bien affirmer, en vue des données précédentes,

qu'en Espagne la proportion de paralytiques est de *5 à 6 pour
100* pour les hommes dans la somme totale des affections mentales et seulement de *1 pour 100* pour les femmes. Les grandes
différences de proportionnalité qui existent entre quelques asiles
ont une explication facile, en tenant compte des facteurs importants en rapport avec l'étiologie de la maladie, les diverses classes
sociales d'où procèdent les individus qui forment les populations
des asiles et les caractères ethniques et éducatifs qui sont très
variés selon les régions dont la nation est composée. C'est ainsi
que parmi les aliénés qui procèdent des populations rurales la
proportion de paralytiques généraux est ordinairement beaucoup
plus petite, étant moindre aussi entre ceux qui procèdent de régions où l'alcoolisme n'est pas fréquent (exemple ce qui arrive à
San Baudilio et dans d'autres asiles de la Catalogne). Par contre,
à Santa Agueda et dans d'autres asiles du nord de l'Espagne, régions
où l'alcoolisme s'étend et où les hommes émigrent temporairement en France ou en Amérique, la proportion est beaucoup plus
grande dans les deux sexes.

De toute façon, il est très significatif et consolant qu'en Espagne la paralysie générale n'atteigne pas les colossales proportions qu'elle atteint dans d'autres pays européens, surtout les
septentrionaux, et aussi la proportion est moindre en comparaison avec celle de l'Amérique du Nord et même avec quelques
nations du Sud, le Brésil, par exemple.

La grande différence de proportion qui existe entre les deux
sexes est analogue à celle qui s'observe partout, mais dans quelques asiles espagnols elle est encore plus grande à cause des
conditions dans lesquelles vit généralement la femme espagnole
éloignée de l'excitation mentale de la lutte pour la vie, sobre dans
ses habitudes et livrée presque absolument aux soins de la famille.
C'est pourquoi dans plusieurs asiles on ne constate pendant longtemps aucun cas de paralysie générale parmi les femmes et que
dans le petit nombre de ceux qui s'observent dans les grands
asiles on compte toujours des femmes qui procèdent des grandes
villes et dont la vie sociale a été très accidentée.

Quant à l'âge auquel le développement de la paralysie générale est plus fréquent, il ne diffère pas en Espagne de ce que l'on
observe dans presque tous les pays. J'ai vu très peu de paralytiques généraux n'ayant pas 30 ans, en comptant l'immense majorité de 32 à 48 ans et étant aussi en très petite quantité ceux qui
excèdent de 50 ans. Presque toutes les femmes paralytiques que

j'ai eu l'occasion d'examiner comptaient plus de 40 ans, et je me
souviens d'une dont la maladie ne commença son développement
qu'à l'âge de 60 ans.

La paralysie générale de la jeunesse est presque inconnue
en Espagne. Parmi les 258 paralytiques que j'ai vus en 21 ans de
pratique, j'en ai trouvé un seulement qui comptait 20 ans et un
autre de 23 qui est actuellement gardé à San Baudilio. Dans les
données que j'ai sur les autres asiles il n'apparaît aucun paralytique de moins de 25 ans. Il en est de même au sujet de la paralysie générale conjugale: je connais seulement un cas que j'ai
recueilli dans lequel le mari mourut de démence paralytique dix
ans avant que la femme éprouvât la même maladie; tous les deux
appartenaient à une classe sociale distinguée et ils étaient syphilitiques, le mari étant au surplus alcoolique, et la femme ayant
souffert de grandes commotions morales peu de temps avant que
la maladie commençât. J'ai l'intention de publier plus tard avec
extension ce cas de paralysie générale conjugale.

Quant à la fréquence de la maladie selon les professions, les
données que j'ai ne permettent d'établir aucun rapport proportion-
nel sur l'occupation de l'individu. Ce qui est évident c'est que, comme
je l'ai déjà dit, parmi ceux qui souffrent de maladies mentales et
qui procèdent des grandes villes, la paralysie générale est deux
fois plus fréquente que chez ceux des campagnes et des villages.
On observe aussi que, dans les asiles où l'on enferme les aliénés
appartenant aux classes élevées de la société, la proportion des
paralytiques généraux est beaucoup plus grande que dans ceux
où les malades appartiennent aux classes humbles. Toutes les professions sont représentées parmi les aliénés paralytiques; une seule
exception pourrait se faire, au moins en ce qui concerne San
Baudilio, et c'est que je n'ai vu aucun prêtre ni moine affecté de
paralysie générale. Nous verrons ce que cela signifie en traitant
de l'étiologie.

Pour ce qui a rapport à l'état civil, les deux tiers au moins
des paralytiques généraux observés à San Baudilio sont mariés
ou veufs; les femmes, presque toutes, sont mariées et le petit
nombre qui ne l'est pas appartenait à la classe des prostituées.
Selon les données, il en est de même pour les autres asiles.

Étiologie

Ce travail étant purement clinique et démographique, il n'est
pas possible que je puisse y exposer tous les raisonnements et

toutes les opinions que les principaux névrologues et mentalistes ont soutenu à l'appui de l'étiologie unique et spécifique ou multiple de la paralysie générale; mais je dois dire que, d'abord par conviction, et après par ce que l'observation personnelle me l'a démontré, je suis très partisan de Fournier, Raymond, Krafft-Ebing et Ballet, c'est-à-dire que je suis au côté de ceux qui croient que la paralysie générale est une maladie d'origine syphilitique, comme le tabes, et que toutes les autres causes invoquées comme productrices de la maladie de Bayle n'ont qu'une valeur étiologique secondaire, agissant certainement comme les facteurs prédisposants qui peuvent aider au développement de la folie et même amener son apparition à la manière de l'étincelle qui enflamme une matière combustible, mais elles ne peuvent nullement être la cause efficiente de la paralysie générale, au moins de la forme classique, qui est celle qui suit un cours progressif et fatal finissant dans un délai relativement court avec la vie du patient.

Il est évident que quelques paralytiques n'ont pas le moindre antécédent syphilitique, étant au contraire alcooliques, diabétiques ou saturnins, mais ces individus ne souffrent pas, à mon avis, de la vraie paralysie générale, mais plutôt d'une autre forme nosologique qui affecte le syndrome paralytique, sans que ni étiologiquement, ni anatomo-pathologiquement, ni au point de vue du pronostic, elle puisse être considérée comme une paralysie générale classique. De là vient la divergence des auteurs qui s'occupent des causes de cette maladie, et de là aussi l'imposition chaque jour plus nécessaire des idées de Klippel et des autres auteurs qui soutiennent que la paralysie générale, que nous décrivons jusqu'à présent comme une entité nosologique unique, n'est qu'un syndrome commun à divers procès qui se ressemblent par la symptomatologie, mais qui diffèrent par les causes qui les déterminent, par les lésions qu'ils offrent et par l'évolution et la fin qu'ils présentent.

C'est de cette manière qu'on pourra former deux groupes de paralytiques: *les vrais* et *les faux*, ou, en d'autres termes, ceux qui souffrent de la paralysie générale classique produite par la syphilis, et ceux qui sont affectés d'une pseudo-paralysie dans la détermination de laquelle d'autres facteurs sont intervenus, qui n'ont pas eu besoin du concours de la syphilis pour provoquer un syndrome paralytique.

Ce n'est pas croire que la syphilis par elle-même, sans le concours d'autres causes, puisse produire la paralysie générale, car en admettant cela tous les syphilitiques insuffisamment traités devraient forcément finir par être paralytiques généraux. Pour qu'un syphilitique arrive à souffrir de la méningo-encéphalite diffuse il faut que d'autres facteurs secondaires viennent s'unir au facteur syphilis qui est le primordial; dans certains cas, ce serait l'alcoolisme; dans d'autres, les excès vénériens; dans quelques-uns, le surmenage nerveux, et dans presque tous, l'héritage neuropathique. Cela expliquerait deux faits d'observation clinique qui semblent contradictoires et qui néanmoins viennent à l'appui de la nature syphilitique de la paralysie générale. Le premier est que la paralysie générale s'observe rarement chez les religieux des deux sexes, chez les paysans et chez les quakers, parce que chez ces individus il est presque exceptionnel de trouver la syphilis; le second est que dans quelques races où la syphilis est fréquente (arabes, habitants de l'Asie Mineure, etc.) la paralysie générale est presque absolument inconnue, parce que, pour qu'elle se produise, il manque les autres causes dont j'ai fait mention (surmenage, alcoolisme, héritage neuropathique, etc.).

Les idées générales que je juge convenable d'exposer ont une application exacte à ce qui s'observe dans les asiles espagnols et à ce que l'on déduit des données statistiques que j'ai recueillies. C'est ainsi, par exemple, que je n'ai jamais vu dans aucun des asiles espagnols où j'ai été employé des cas de paralysie générale chez les prêtres, moines, et en général parmi les individus célibataires dont on pouvait croire qu'ils ne connaissaient pas les rapports intersexuels. La méningo-encéphalite diffuse est aussi extrêmement rare chez les paysans de quelques contrées où, par leurs habitudes et parce qu'ils vivent constamment éloignés des grands centres de population, ils ne s'exposent pas à la contagion infectieuse, et que, dans les cas où quelques-uns acquièrent une infection syphilitique, il manque le concours des autres causes qui favorisent le développement de la paralysie générale, comme nous avons vu qu'il se passait chez les arabes et autres peuples peu civilisés.

Par contre, la paralysie générale est très fréquente en Espagne parmi les individus dédiés au commerce et à l'industrie, ceux qui exercent les professions libérales, les paysans et les ouvriers qui ont été soldats, et en général parmi tous ceux qui, vivant dans les grandes populations, sont exposés à la contagion syphilitique et souffrent de grandes commotions et de pertes organiques dans la lutte pour la vie.

En particularisant plus, je puis affirmer qu'à San Baudilio, dont la population vésanique est de très diverse provenance, mais qui est formée dans ses deux tiers par les classes humbles de la société, la proportion de paralytiques généraux qu'il y a dans l'asile est relativement petite en la comparant avec celle qui existe dans d'autres établissements phrénopathiques, non seulement de l'étranger, mais aussi des espagnols, et cela est dû à ce qu'à San Baudilio abondent les aliénés qui procèdent des villages ruraux de l'intérieur, où les mœurs sont très morigénées, la syphilis presque inconnue et l'alcoolisme peu fréquent. C'est pour cela que les paralytiques que nous voyons à San Baudilio sont en majorité des individus qui procèdent des grandes villes, et encore, parmi ceux de cette provenance, la maladie est plus fréquente chez ceux qui appartiennent aux classes aisées, ce qui confirme ce que nous avons dit antérieurement.

Ayant recherché avec soin les antécédents des individus affectés de paralysie générale que j'ai observés, il résulte que, dans 90 pour 100 des hommes, j'ai pu découvrir des antécédents syphilitiques bien manifestes, l'infection datant, chez la plupart, de huit à dix ans avant l'apparition des premiers symptômes paralytiques; seulement sur 16 cas, entre 248, la méningo-encéphalite diffuse se développa après la 15ᵉ année de la contagion infectieuse, n'ayant observé aucun cas après la 20ᵉ année; par contre, j'ai vu trois cas dans lesquels la paralysie se présenta cinq ans après l'apparition du chancre induré. Toutes les femmes paralytiques que j'ai vues étaient syphilitiques.

Dans les 10 pour 100 restants des hommes, il n'a pas été possible de préciser l'existence antérieure de la syphilis, si bien que chez quelques-uns il y avait des motifs suffisants pour soupçonner qu'ils étaient syphilitiques.

Parmi les autres causes signalées comme capables de déterminer ou plutôt favoriser le développement de la paralysie générale, je dois mentionner de préférence l'alcoolisme, qui, par ce que j'ai pu observer, a agi en plusieurs occasions comme un facteur purement épisodique, en précipitant le développement de la maladie et même encore l'alcoolisme constituant une des premières manifestations morbides, car j'ai vu plusieurs paralytiques généraux qui n'avaient jamais été attachés aux boissons alcooliques et dont l'alcoolisme ne s'est manifesté qu'à la période pré-paralytique, comme un des divers symptômes de la maladie. J'en puis dire autant de l'abus des plaisirs vénériens, qui dans plusieurs cas sont l'effet et non la cause de la maladie. Je me souviens à ce propos de deux cas très significatifs: le premier était un homme de 34 ans, marié, syphilitique depuis dix ans, très modéré dans ses fonctions génésiques, et lorsque commencèrent les premières manifestations de la paralysie générale, il éprouva des accès de luxure très violents, certains jours accomplissant jusqu'à huit fois l'acte sexuel; le second était un jeune homme de 29 ans, célibataire, syphilitique, dont la première manifestation morbide fut un onanisme effréné qu'il pratiquait publiquement. Tous les deux moururent en pleine démence paralytique deux ans après le début de la maladie.

Je n'ai recueilli aucune observation de méningo-encéphalite diffuse dans laquelle soit intervenu un traumatisme crânien comme cause occasionnelle de la maladie. Je n'ai pas non plus connaissance qu'en Espagne on ait observé aucun cas de cette nature.

L'héritage neuropathique figure dans ma statistique pour une proportion très élevée comme cause prédisposante pour le développement de la maladie de Bayle. 80 pour 100 des paralytiques généraux que j'ai observés avaient des antécédents héréditaires très importants; la plupart comptaient parmi leurs ascendants (pères et aïeuls) ou parmi leurs collatéraux (frères, cousins) des individus affectés de neuropathies, surtout ramollissement cérébral, myélite, hystérisme, épilepsie, polynévrite, etc., et les autres manifestaient un héritage vésanique direct, ces derniers n'arrivant pas à 4 pour 100.

Je n'ai vu non plus aucun syndrome paralytique produit par l'intoxication saturnine.

Ces données, rigoureusement personnelles, concordent dans leurs parties principales avec les renseignements que m'ont facilités les médecins directeurs d'autres asiles espagnols. Cela ne veut pas dire que tous les observateurs acceptent la syphilis comme cause unique ou primordiale de la maladie de Bayle, car sur ce sujet, en Espagne, les opinions sont très divisées, comme dans tous les pays, mais les avis sont unanimes pour considérer la contagion infectieuse comme le facteur étiologique le plus fréquent de la paralysie générale. Et cette opinion n'est pas d'aujourd'hui, car voilà déjà vingt-deux ans que Giné y Partagás, comme Esquerdo, Pi y Molist et Rodriguez Méndez, accordaient à la syphilis le premier rôle dans la détermination de la méningo-encéphalite diffuse, comme on peut le voir dans le mémoire de Seguin, antérieurement cité.

Dans quelques asiles du Nord de l'Espagne (Santa Agueda,

Pamplona, Bermeo, région où l'alcoolisme est fréquent, on observe plusieurs malades avec des syndromes paralytiques généraux et sans qu'il soit possible de trouver des antécédents syphilitiques, mais qui présentent des marques d'ancienne intoxication alcoolique. Ces malades semblent démentir l'idée étiologique spécifique que j'ai manifestée plus haut ; mais, pour moi, il n'existe pas la moindre contradiction entre ces observations et la considération de la syphilis comme cause fondamentale de la maladie, parce que je crois que dans ces cas-là il ne s'agit pas de la classique maladie de Bayle, mais de pseudo-paralysies générales alcooliques, dont plusieurs évolutionnent dans le sens de la guérison, le caractère progressif et fatal de la vraie paralysie générale manquant partant.

Et avec cela je termine la partie dédiée à l'étiologie de la maladie.

Formes cliniques prédominantes

Comme conséquence de ce qui est antérieurement exposé sur l'origine de la plupart des paralysies générales que j'ai observées dans les asiles de Nueva Belén et de San Baudilio de Llobregat, je dois constater que presque tous les cas que j'ai recueillis appartiennent à la forme classique de la maladie de Bayle, c'est-à-dire à celle qui se présente avec des caractères vésaniques où domine le délire euphorique, tranquille ou agité, qui suit une évolution progressive et relativement lente, avec des rémissions plus ou moins longues, mais qui fatalement conduit à la démence et à la cachexie paralytique, si avant un des ictus apoplectiques qui se présentent fréquemment ne met fin à la vie du malade.

Quatre-vingt-dix pour 100 des paralysies générales que j'ai vues avaient cette forme : dans aucun des cas, les antécédents syphilitiques ne manquaient et tous ont fini par la mort. Le signe d'Argill-Robertson ne s'est présenté que chez un petit nombre de malades, cela ayant une grande signification pour ce qui se rattache à la cause productrice de la maladie.

Les paralytiques généraux que j'ai pu observer avec des symptômes de mélancolie hypochondriaque sont très rares, ayant tous la particularité de suivre une marche progressive très rapide, et le malade ne tarde pas à mourir en plein état cachectique.

J'ai vu seulement trois cas avec syndrome tabétique, les troubles moteurs prédominant pendant les deux premières périodes de la maladie et les phénomènes vésaniques se montrant trop

tard, presque dans la dernière période, lorsque s'initie la démence.
Ces trois malades étaient d'anciens syphilitiques.

Les 10 pour 100 restant des malades avec des syndromes paralytiques généraux que j'ai observés appartenaient à ce que l'on
a nommé *pseudo-paralysie générale*; ils n'avaient pas d'antécédents syphilitiques, mais dans la plupart des cas il y avait des
antécédents alcooliques; seulement chez un petit nombre, 2 pour
100, on ne put découvrir aucune cause efficiente du syndrome
paralytique, qui chez eux se présente avec un caractère acciden-
tel, disparaissant dans un petit délai sans laisser la moindre trace
cérébrale, ce qui induit à croire qu'il s'agissait d'intoxications infectieuses aiguës des centres nerveux qui n'avaient pas produit
de lésions inflammatoires ni dégénératives.

Dans la forme classique de la paralysie générale j'ai pu
observer fréquemment de notables rémissions, quelques-unes
d'origine thérapeutique possible, mais la plupart produites spontanément. Parmi celles-ci j'en ai vu une de 23 mois de durée qui
arriva à faire croire à sa guérison, mais malheureusement il n'en
fut pas ainsi, car le malade mourut une année plus tard en conséquence d'hémorrhagie cérébrale.

Des données recueillies dans d'autres asiles espagnols on
déduit, de même qu'à San Baudilio, que la forme classique de la
paralysie générale est celle qu'on observe le plus fréquemment.
C'est seulement dans les asiles du Nord de la Péninsule qu'abondent les paralysies pseudo-alcooliques.

Tout ce qui est dit dans ce travail peut se résumer dans les
conclusions suivantes:

1.ᵉ L'intérêt qu'a toujours éveillé parmi les aliénistes l'étude
de la paralysie générale justifie le fait d'apporter toute espèce de
données qui puissent servir pour éclaircir les points qui sont encore en litige sur cette maladie.

2.ᵉ Jusqu'à présent les travaux des médecins espagnols sur
la paralysie générale sont si rares et si incomplets qu'il est très
difficile d'en tirer quelque utilité.

3.ᵉ Les statistiques espagnoles sur les maladies mentales publiées jusqu'aujourd'hui n'ont aucune indication qui se rapporte à la fréquence comparée de la paralysie générale. Une seule
de ces statistiques appartenant au Manicomio de San Baudilio de
Llobregat (1902) indique le tant pour cent des paralytiques généraux existant dans cet asile.

4.º Ce travail est inspiré de données recueillies personnellement dans l'asile de San Baudilio et de celles facilitées par les directeurs des principaux asiles d'aliénés de l'Espagne. Ceux-là comprennent une période de cinq ans, et ceux-ci se rapportent à des époques différentes.

5.º Toutes sont basées sur la même conception clinique en considérant la maladie de Bayle comme un syndrome morbide commun à plusieurs entités nosologiques.

6.º Dans la plupart des asiles espagnols, seulement 5 ou 6 pour 100 des hommes aliénés offrent le syndrome paralytique général. Dans les asiles du Nord de la Péninsule, la proportion de paralytiques (8 pour 100) augmente, dû à la fréquence de l'alcoolisme dans ces régions. Chez les femmes la proportion n'excède pas 1 pour 100.

7.º Les syndromes paralytiques généraux se développent en Espagne entre 32 et 48 ans. Les cas sont très rares où la maladie apparaît avant 25 ans ou après 50.

8.º La fréquence de la maladie chez les individus procédant des grandes villes est deux fois plus forte que chez ceux qui procèdent de la campagne. Elle est aussi plus fréquente parmi les mariés que parmi les célibataires. Quant aux professions, la proportion est plus grande chez ceux qui exercent les professions libérales et généralement chez les personnes instruites. La paralysie générale conjugale est très rare.

9.º La syphilis est le principal facteur étiologique dans 90 pour 100 des cas, en produisant toujours la forme classique de la paralysie générale progressive.

10.º L'alcool agit comme cause déterminante chez 8 pour 100 des malades avec syndromes paralytiques généraux, en déterminant le plus souvent les formes de pseudo-paralysies non progressives et dans lesquelles il n'est pas difficile d'obtenir la guérison.

11.º Dans les 2 pour 100 restant il n'a pas été possible de découvrir la cause productrice du syndrome paralytique général, ayant probablement existé quelque intoxication infectieuse aiguë.

12.º Comme conséquence de la nature syphilitique de la maladie, 90 pour 100 des malades avec syndromes paralytiques présentent la forme classique de la méningo-encéphalite diffuse, d'évolution progressive vers la démence et de terme fatal dans une période de deux ou trois années.

13.º Les 8 ou 10 pour 100 restant des aliénés qui présentent des syndromes paralytiques ne souffrent pas de la vraie paralysie générale, mais d'une pseudo-maladie de Bayle, qui dans plusieurs occasions n'est pas progressive.

Un cas d'accouchement indolore chez une tabétique

Par M. SALAZAR DE SOUZA, Lisbonne.

A la fin de 1904, je fus appelé à voir un enfant âgé de deux mois qui avait une méningite depuis quelques jours et présentait en outre des signes d'hérédo-syphilis ; cet enfant mourut le lendemain. Quelques jours après, sa mère vint me consulter à propos d'une insuffisance de l'estomac, qui avait été diversement classifiée ; depuis une dyspepsie nerveuse jusqu'à un carcinome, ou comme troubles gastriques réflexes, tout cela avait été dit par les médecins consultés. La femme, âgée de 27 ans, a toujours été faible et nerveuse et me raconta l'histoire suivante :

Elle accoucha pour la première fois à l'âge de 17 ans, d'une fille qui est vivante et bien portante ; elle accoucha ensuite d'un garçon qui mourut âgé de quelques mois. Elle eut, après, deux avortements, mais elle m'avouait avec la plus grande simplicité qu'ils furent provoqués par des choses qu'elle prenait à cet effet. Tous ces accouchements et ces fausses couches furent très douloureux et ne furent point suivis de fièvre. Après, elle fit ménage avec un autre homme qui la syphilisa, il y a de cela 8 ans.

La syphilis fut diagnostiquée par le médecin de son association et fut traitée avec les pilules mercurielles pendant deux mois ou un peu plus. Comme les manifestations secondaires cutanées n'apparurent plus, elle se crut guérie.

Mais, après 5 ans, elle commença à souffrir de l'estomac, souffrance qui lui venait par crises et qui la tourmenta surtout pendant la grossesse, qui se termina d'une manière imprévue et qui origina le petit enfant que je vis la veille de sa mort par une méningite. C'est la manière insolite dont cet accouchement se produisit, qui est le fondement de ma communication.

La malade était au terme de sa grossesse ; elle attendait l'accouchement à chaque moment. Elle se trouvait dans la rue et tout près de sa nouvelle maison (car ce jour même elle avait changé de domicile, et voilà qu'elle se sent brusquement mouillée. Du liquide s'écoulait de son vagin. Étant une multipare, elle se rappela que cela pourrait être une rupture de la bourse des eaux ; mais comme dans tous ses autres accouchements les eaux n'avaient coulé qu'à une période avancée du travail, elle ne pouvait s'expliquer pourquoi elle ne sentait pas la moindre douleur et n'avait absolument aucune conscience que l'accouchement fût en train de s'exécuter !

Aussitôt arrivée chez elle, elle appela une sage-femme du voisinage qui arriva tout de suite ; celle-ci, après avoir examiné la malade, lui ordonna de se coucher puisque la tête était à la vulve. Malgré cela, la malade s'opposa et se fâcha même, croyant qu'on la trompait et qu'on se moquait d'elle, puisqu'elle n'avait absolument aucune conscience de son accouchement, ni même de la moindre douleur ! Elle se convainquit seulement après que la sage-femme eût appelé sa sœur et sa domestique pour vérifier que la tête se voyait déjà forçant la vulve !

L'accouchement se termina tout de suite sans la moindre souffrance, peut-être un très léger tiraillement de la vulve à l'occasion du passage des bosses pariétales.

Sans le témoignage des autres, l'accouchement pourrait se faire inconsciemment. Si elle n'avait pas été une multipare, sachant pour cette raison ce qu'est la rupture des eaux, ou si elle s'était trouvée plus loin de sa demeure, il n'y a point de doute qu'il se serait produit un accouchement précipité avec la chute de l'enfant sur le pavé. Cinq mois après, elle eut une fausse couche qui nécessita un raclage de l'utérus fait par moi-même, le tout sans aucune souffrance. Pendant le raclage elle avait, disait-elle, la sensation du contact de la curette, mais point de douleur.

Voyons maintenant si les souffrances de la malade peuvent expliquer l'étrange fait de ces deux accouchements indolores, après avoir eu tous les autres normalement douloureux.

L'observation de la malade me montre que les souffrances de l'estomac se rapportent à un tabès. Elle n'a pas de réflexes pupillaires, elle a déjà un certain degré d'ataxie, elle a eu des douleurs fulgurantes, elle a les symptômes oculaires du tabès, et un commencement d'atrophie des papilles, comme cela fut vérifié par mon collègue Xavier da Costa, ophthalmologiste distingué de Lisbonne.

Pendant les crises gastriques ou plutôt gastro-intestinales, la faiblesse musculaire augmentait jusqu'à l'impossibilité de tout mouvement et le pouls était imperceptible.

Il y a un certain intérêt à décrire les souffrances abdominales de la malade, puisque je crois par cela donner une interprétation pathogénique de l'accouchement indolore.

Les crises douloureuses commençaient par une forte douleur, qui semblait avoir son siège dans la région pylorique, et qui était suivie de vomissements alimentaires et ensuite bilieux, intarissables. Bref, la douleur se généralisait aux flancs et à tout l'abdomen et, après un temps variable, suivait une débacle de diarrhée profuse, extrêmement fétide, putride et sanguinolente. C'est depuis l'apparition de ces crises douloureuses qu'elle note aussi une certaine difficulté d'uriner, ce qu'elle arrive à faire en employant plus d'effort que normalement. Lors de la première crise que j'ai observée, la vessie était très distendue (4 doigts) au-dessus du pubis, sans que pourtant elle sentît un grand besoin d'uriner, mais seulement une vague sensation de pesanteur. Pour terminer, je dois dire que la malade n'accusait jamais aucune douleur lorsqu'on comprimait profondément l'épigastre, ou qu'on y frappait un coup sec, pas même le moindre malaise qui indiquât la possibilité d'un réflexe de Goltz.

Ce cas n'est pas vierge. Placzek, dans le «Vierteljahrsschrift für gerichtliche Medicin» du 3 févr. 1903, rapporte un cas de Ri-

chard Cohn, d'accouchement indolore, et le tabes de la malade
fut diagnostiqué par Mann, de Breslau. Il s'agissait d'une primi-
pare de 37 ans, chez laquelle l'accouchement fut si rapide et sans
douleur que les personnes de son entourage n'eut eu parfaite conscience de ce qui se passait que quand la tête sortit de la vulve.
Katounsky (Vratcheb Gaz. 1905) rapporte un autre cas, et cette tabétique avait aussi des troubles de la miction. Certes il y en aura
d'autres. Collet, dans une monographie sur l'accouchement rapide,
attribue un second cas à Placzek; mais il a tort, puisqu'il s'agissait d'une lésion transversale de la moelle, très probablement de
nature syringomyélique. Dans des cas comme celui-ci, et dans
des cas de compression de la moelle, comme dans un cas de Cohn,
ou d'autres semblables, on comprend que la femme accouche
sans douleur, mais dans les cas de tabes comme le mien, qui
pendant la grossesse et l'accouchement ne faisait point supposer
à l'entourage l'existence de cette maladie si grave, l'interprétation
du phénomène n'est pas si facile et la connaissance de la possibilité de l'accouchement inconscient à cette période du tabes a une
importance capitale pour le médecin légiste.

Les cas observés de lésion transversale de la moelle, ainsi que
ceux expérimentaux des chiennes accouchant malgré la section de
la moelle, nous forcent à admettre que la contraction utérine est
un réflexe qui dans tel cas ne pourra être influencé que par l'innervation périphérique, par le sympathique, et vraiment la richesse
de l'innervation sympathique de l'utérus et la pauvreté de l'innervation par le système spinal mettent cet organe sous l'influence, pour
ainsi dire exclusive, de l'innervation sympathique, et les cas cités
montrent seulement que le système sympathique jouit d'une certaine autonomie.

Pourtant, si chez une tabétique l'accouchement se fait sans
douleur, force est d'admettre :

1° la relative intégrité de l'innervation périphérique sympathique (deuto-neurones) ;

2° une lésion, soit dans les centres supérieurs (moelle ou cerveau), soit dans le proto-neurone sympathique à conduction centripète qui empêche la conduction de la sensation de douleur jusqu'aux centres supérieurs. Y a-t-il des faits qui permettent de vérifier la vérité de ce raisonnement? Je crois que oui. Jean Roux
(«Les lésions du grand sympathique dans le tabes et leurs rapports avec les troubles de la sensibilité viscérale», Paris 1900)
trouva des altérations des proto-neurones peut-être primitives ou

secondaires des racines postérieures, qui permettent d'expliquer les anesthésies viscérales. C'est ainsi que la vessie se laisse distendre sans que le tabétique sente un grand besoin d'uriner et que les troubles vésicaux s'établissent sournoisement. C'est ainsi qu'on peut donner un coup de poing à l'épigastre sans provoquer le réflexe de Goltz, si dangereux chez les bien portants.

Voyons maintenant dans ma malade s'il y a quelque chose qui permette de juger que son sympathique abdominal est souffrant.

D'abord, j'ai vu qu'elle présentait une relative insensibilité de la vessie à la distension, ensuite j'ai aussi vu qu'elle présentait de l'anesthésie à la palpation profonde de l'épigastre et que les coups qu'on y frappait ne provoquaient pas le moindre malaise. J'ai décrit les troubles gastro-intestinaux ; eh bien, ces troubles se superposent parfaitement aux troubles établis par Laignel-Lavastine comme syndrome de paralysie ou épuisement du plexus solaire ; ce sont les mêmes vomissements, la même diarrhée putride et sanguinolente, la même petitesse du pouls, la même prostration, et même de l'oligurie qui chez la malade coexistait avec un certain degré de dysurie pendant ses crises ; rien n'y manque, pas même le retour lent à l'équilibre fonctionnel, comme dans les chiens auxquels on coupe seulement les splanchniques.

Finalement, la douleur que j'ai placée à la région pylorique et qui pourtant irradiait jusqu'aux flancs et, ensuite, vers tout l'abdomen, c'est bien la douleur avec les irradiations ayant siège dans le triangle de Mathieu, côté droit, propres aux névroses solaires. Pour tout cela, je crois pouvoir affirmer l'existence d'une lésion du sympathique abdominal chez ma malade, qui lui interrompt l'influx centripète par cette portion du sympathique ; autrement le Goltz ne manquerait point.

Maintenant, si nous rappelons que l'innervation sympathique de l'utérus vient du plexus hypogastrique, que de celui-ci dépend aussi l'innervation de la vessie et que le plexus utéro-ovarien, qui prend son origine dans le rénal et l'aortique, innerve aussi le fond de l'utérus, nous pouvons comprendre l'anesthésie utérine.

Ainsi le plexus rénal et l'aortique ont des rapports intimes avec le solaire pour que les altérations de celui-ci soient accompagnées des altérations de celui-là et, partant, de l'utéro-ovarien. Quant au plexus hypogastrique, il suffit de rappeler que depuis le commencement des troubles gastriques la malade présentait des troubles de miction avec un certain degré de l'insensibilité vésicale, comme j'ai vérifié (ce qui est d'accord avec l'interprétation de Jean Roux), et qui permet d'affirmer comme bien probables des lésions dans ce plexus.

L'anesthésie pendant l'accouchement rentrant ainsi dans l'ordre des autres anesthésies viscérales par altération de l'innervation sympathique, et comme, par des examens anatomo-pathologiques, on voit que l'altération est dans les proto-neurones (Jean Roux), on comprend que le réflexe producteur de la contraction utérine puisse se donner au niveau des ganglions périphériques. Le trajet serait de la paroi utérine distendue par les deuto-neurones jusqu'aux ganglions, centre des réflexes, et, ensuite, de ceux-ci par les deuto-neurones centrifuges, jusqu'à l'utérus. Ce serait un fait à réunir à d'autres connus où l'autonomie plus ou moins absolue des ganglions sympathiques est établie.

Je conclus:

1.º L'accouchement indolore peut être un signe «même précoce» de tabes.

2.º L'accouchement indolore dans le tabes dépend vraisemblablement des altérations du sympathique abdominal.

3.º Le médecin légiste, dans les cas supposés d'accouchement précipité, ne doit jamais exclure la possibilité du fait sans examiner d'abord la femme sous le point de vue de l'existence d'un tabes.

L'organisme vivant est une machine électrogénique et un corps électrisable

Par M. Antonio Curci, Catane.

Tous les organismes vivants ont, sous l'action du milieu, la propriété vitale de produire et d'accumuler de l'électricité à l'état potentiel, qui constitue la charge de repos qui donne, par dérivation, le courant de repos. C'est par ce potentiel ou charge de repos que toute cellule est excitable et vivante.

D'ailleurs, mieux que tous les corps de la nature, tous les organismes vivants, sous l'action, si minime soit-elle, d'un agent quelconque mécanique, physique ou chimique, développe de l'électricité sous forme de courant actif qui est cause du processus d'excitation et de fonctionnement. Ce courant naît de la charge de repos précédemment acquise comme potentiel, jusqu'à ce que l'individu soit mort et inexcitable, c'est-à-dire, quand ce potentiel ne produit plus de courant sous l'action d'aucun excitant.

Tous les phénomènes d'électrophysiologie sont expliqués par

ce principe qui est surabondamment démontré par de nombreuses expériences galvanométriques, exécutées, toutefois, à un autre point de vue.

La charge de repos donne un courant dérivé qui parcourt l'organe en sens inverse de celui de la fonction; quand l'organe est stimulé, du point même où agit la stimulation, un nouveau courant naît dans le même sens de la fonction, contraire partant au courant induit, qui, pour cela, doit être amoindri et même détruit, l'aiguille du galvanomètre retourne en arrière, et l'on a la soi-disant variation négative de Dubois-Raymond.

De cela ressort que tout organisme vivant est une machine électrogénique et un corps électrisable par tous les agents, et que c'est l'énergie électrique qui le fait vivant, excitable et fonctionnant.

Plusieurs sont les sources électriques de l'organisme: externes (l'air par la pression, la lumière, la chaleur, etc.); internes (l'oxydation organique, la tension sanguine, le mouvement, le contact de l'oxygène, de l'ammonium, du sodium, du potassium).

Les organes producteurs d'électricité sont la surface cutanée, la surface muqueuse, et les organes des sens; les agents du milieu — la pression athmosphérique, la chaleur, la lumière, les vibrations, le contact de substances solides, liquides, aériformes, etc., y développent l'électricité en donnant naissance à des courants centripètes qui causent les sensations, et s'accumulent au centre des cellules et dans le système nerveux et produisent, en s'y réfléchissant, les fonctions de la vie animale et celles de la vie végétative.

Les courants centrifuges produisent la contraction musculaire par la polarisation contraire des disques transversaux des fibrilles, qui alors s'attirent et font raccourcir la fibre musculaire ou myoïde; d'ailleurs tout protoplasma change de forme quand il se trouve sous l'influence d'une excitation ou d'un autre organisme (tropisme).

Les courants centrifuges produisent la sécrétion et séparent les albuminoïdes et les sels pour donner les produits sécrétés; ils séparent le chlorure de sodium pour donner au suc gastrique son acide chlorhydrique; ils isolent les sels neutres dans les canalicules urinaires pour former les sels acides qui sont éliminés et reprendre une partie de la base qui est résorbée; ils dissocient dans le sang et au sein des tissus les substances alimentaires, alcalinisées ou combinées aux sels minéraux, jusqu'à les mettre en état d'être oxydées.

Enfin, ce sont les courants centrifuges qui, lorsqu'ils sont excessifs pour la fonction, se transforment en chaleur en donnant lieu à la thermogenèse animale; ils se transforment aussi en lumière dans les organismes phosphorescents, et, comme j'ai pu l'observer chez la luciole, la photogenèse est produite par l'excitation du système nerveux sur des cellules pourvues d'une substance spéciale phosphorescente capable de transformer en lumière le courant nerveux centrifuge.

Les courants centripètes donnent dans les centres psychiques la sensation, et, pour cela, l'idée, qui consiste, il faut le dire, dans une étincelle électrique éclatant dans le cerveau. Donc les fonctions psychiques, qui sont une série compliquée de sensations progresses et imprimées dans les cellules de la mémoire et les actes consécutifs de la volonté, sont des effets ou manifestations réflexes des courants électriques nés à la périphérie et accumulés aux centres.

L'œuvre créatrice et vivifiante de l'électricité se manifeste jusque dans l'organisation de la matière et dans le développement morphologique des êtres vivants; elle se traduit dans un changement de système de matière dans un autre, comme dans le passage d'un organe dans un autre, par du travail et des phénomènes naturels, en se transformant en chaleur, lumière, action mécanique, action chimique.

On peut dire, pour cela, que c'est l'électricité, comme potentiel et comme courant, qui constitue l'énergie vitale et créatrice, c'est-à-dire qu'elle est l'âme des êtres vivants et de l'univers.

Même dans les végétaux, c'est l'électricité qui est l'énergie vitale et génératrice. Les rayons du soleil se transforment dans la chlorophylle en courant électrique qui décompose l'eau en oxygène et hydrogène naissants, le premier desquels est exhalé et l'autre, attiré par les acides oxygénés, carbonique, sulfurique, nitrique, etc., en présence des alcalis, les réduit et les hydrogénise, en donnant lieu à la synthèse de la matière organique.

Chaque plante est une colonie de cellules protozoaires, véritables animaux que j'appelle phytozoïdes, qui dans leur multiplication agamique construisent les organes de la plante et se nourrissent des matières organiques préparées par la chlorophylle, dont quelques-uns sont les producteurs; donc toute colonie végétale — plante — est électrogénique et électrisable comme tous les organismes vivants, sous l'action du milieu terrestre ou aérien (eau et sels minéraux, rayons solaires, pression et mouvements de l'atmosphère. Le potentiel, qui se produit dans les plantes comme dans les animaux sous l'action de l'électricité négative de l'écorce terrestre et de l'électricité positive de l'air, se polarise de façon qu'il devient positif dans l'extrémité radicale et négatif dans l'extrémité opposée, et, de cette manière, des courants continus s'établissent, ascendants par le bois, descendants par l'écorce. Ces courants déterminent, comme effet mécanique de transport, la circulation de la sève dans un sens même, de manière que la plante est passive comme un tube quelconque; et ceci est prouvé par le fait que, si l'on plante une tige retournée, elle donnera des racines dans l'extrémité supérieure, mise sous terre, et elle poussera des bourgeons, des feuilles, des fleurs par l'autre extrémité retournée en l'air, parce que les courants électriques et les courants de la sève qui en dépendent se sont produits de la même manière, ascendants par le bois, descendants par l'écorce, quoique la tige soit retournée; les premiers font pousser les bourgeons vers le zénith, les autres font croître les racines dans la profondeur de la terre.

Donc l'accroissement et la vie de la plante dépendent de l'électricité qui s'y produit sous l'influence du terrain et de l'air, par la propriété, générale à tous les êtres, d'être électrisable et électrogénique.

À la vue de tout ceci, il est tout naturel de penser et d'admettre que, puisque les causes électrisantes et le milieu varient souvent, l'électrisabilité et l'électrogenèse doivent aussi varier; donc l'organisme doit forcément subir d'abord les troubles fonctionnels, et ensuite les troubles matériels, c'est-à-dire, la maladie.

Dès qu'on connaît la vie normale on peut comprendre le mécanisme des processus pathologiques généraux: inflammation, fièvre, hypertrophie et atrophie, hyperplasie, dégénération, mort, ainsi que de beaucoup de processus morbides généraux.

Tout ce que je viens de dire est une idée très sommaire de ce que j'ai développé et démontré dans mon livre *L'organismo vivente e la sua anima* (edit.: R. Reber, Palermo) et dans les deux mémoires suivants: *Sul meccanismo della infiammazione* (Gazetta degli Ospedali, N.° 112, 1904); *Mecanismo della termogenesi e natura della febbre* (Atti dell'Academia Gioenia per le Scienze naturali in Catania. Serie IV-Vol. XVIII, 1905).

Les rêves curateurs

Par M. PAGÈS, Vernet.

J'ai eu l'occasion d'observer dans mon établissement psycho-thérapique à Vernet un cas d'amélioration subite d'un état mélancolique très prononcé à la suite d'un rêve de guérison, fait qui m'a paru digne d'être rapporté en raison des considérations qu'il suggère sur le rôle curateur des rêves et leur utilisation en thérapeutique psychique.

M. X. . . 52 ans, rentier, arrive à l'établissement de Vernet le 10 janvier 1906 pour y être soumis à l'isolement et à un traitement moral en même temps qu'il bénéficiera de la douceur du climat. Je ne puis rapporter ici toute la longue histoire pathologique du malade ; je vais seulement en résumer les traits essentiels pour justifier le diagnostic de mélancolie hypochondriaque porté par les divers maîtres qui ont examiné le patient.

M. X . . . appartient à une famille de nerveux : son père a dû être soigné pendant longtemps en Suisse par l'hydrothérapie pour une affection que le malade qualifie de neurasthénie, mais qu'il est difficile de préciser.

Le malade lui-même aurait été en bonne santé jusqu'à l'âge de 31 ans ; à cette époque, Charcot et Gilles de la Tourette posent le diagnostic de neurasthénie céphalique ; le malade abandonne ses affaires, fait de l'hydrothérapie, prend du bromure et recouvre assez rapidement la santé.

Six ans plus tard, il présente un léger accès de mélancolie anxieuse à la suite d'un amour contrarié. Sur le conseil de Gilles de la Tourette, il fait un voyage en Algérie et en Italie et rentre à Paris guéri après trois mois. Il reste bien pendant dix ans.

En mai-juin 1903, à la suite de préoccupations d'affaires, préoccupations qu'il s'est exagérées du reste, comme il le reconnaît aujourd'hui, le malade est envahi par des idées tristes et tombe dans la mélancolie. Cette mélancolie est soignée par le laudanum en lavements sur le conseil du prof. Ballet. Le malade entre ensuite, en mai 1904, dans une maison de santé où il est soumis aux injections de morphine ; les doses sont portées jusqu'à 0,60 centigr. La démorphinisation, très pénible, est commencée en février et terminée au 13 mars ; le malade demeure un hypochondriaque gémisseur. De cette date jusqu'en janvier 1906, il séjourne en Suisse, tantôt dans un établissement, tantôt dans une villa particulière où l'on tente sans succès de la suggestion hypnotique.

Le 9 janvier dernier, le malade est dirigé sur Vernet. Il se dit incapable de tout effort, arrive en wagon spécial, accompagné d'un interne des hôpitaux et d'un garde. Il nous accueille par ces mots : «Je souffre épouvantablement.» C'est un gémisseur qui se lamente sans cesse sur d'horribles douleurs ayant les sièges les plus variables et supprimant en grande partie le repos de la nuit ; le malade accuse des idées noires. Il est étendu sur une chaise longue et manifeste un sentiment de complète impuissance.

L'examen des divers appareils n'offre rien de notable : il y a une légère phosphaturie.

Bien que je me trouve en présence d'une mélancolie très invétérée, psychose profonde peu justiciable de la psychothérapie, je m'attache, devant l'insuccès de bien des thérapeutiques antérieures à montrer au malade dans des entretiens quotidiens que toutes ses douleurs se réduisent à de pures sensations sans point de départ objectif et que, par suite, elles peuvent facilement guérir. Le malade doute, considère sa maladie comme trop ancienne pour s'en débarrasser, mais s'intéresse cependant quelque peu à mes considérations sur les phénomènes psychiques. Quelques jours se passent; le malade réclame toujours un soulagement immédiat de ses douleurs. Or, le 18 au matin, je fus fort surpris d'apprendre que mon malade, qui les jours précédents m'attendait étendu sur sa chaise-longue, se promenait dans le jardin. Quand je fus le voir, je le trouvai en train de faire sa correspondance, occupation qu'il négligeait complètement. Je m'informe; le malade dit souffrir encore, mais il reconnaît avoir bien dormi et il ajoute: «J'ai rêvé que j'étais guéri». Telle était la cause du changement qui avait fait qu'un homme, qui ne quittait sa chaise-longue qu'après de multiples supplications, avait demandé spontanément à faire une promenade à pied et s'était remis à s'occuper de sa correspondance. Malheureusement, le soir même, le malade retombait dans ses préoccupations hypochondriaques et n'en est plus sorti.

Ce rêve de guérison n'était pas survenu sans cause. Indépendamment de l'influence suggestive que j'exerçais dans ma visite du matin, l'interne qui jouait avec le malade tous les soirs une heure avant le coucher parlait aussi de guérison. Aussi me suis-je demandé si, dans quelques cas, on ne pourrait pas renforcer l'influence suggestive de la psychothérapie en agissant dans les heures qui précèdent le sommeil. Il est certain que notre esprit travaille toute la nuit et il y a là une force qui, si on peut la diriger, peut donner de bons effets. Dans notre cas il n'y avait pas simplement prolongation du rêve, en ce sens que, tout en faisant sa correspondance et après sa promenade, le malade se souvenait d'avoir rêvé; il était donc sorti de son rêve; mais il en conservait un bénéfice. L'influence malfaisante des rêves est bien connue; il nous semble qu'on a moins insisté sur la possibilité d'un rôle bienfaisant.

Éloigné d'un centre d'études, nous n'avons pas fait de recherches bibliographiques complètes; nous avons cependant trouvé dans la monographie de *Vaschide* et *Pieron* sur la *Psychologie du rêve* quelques considérations sur la guérison par les rêves. Le rêve ayant une influence sur la veille, on a tâché de suggérer le rêve pour qu'il se répercute favorablement sur la vie normale. *Paul Farez*, dans un travail sur la *suggestion pendant le sommeil naturel* (*Revue de l'hypnotisme*), a proposé d'agir en parlant au malade pendant le sommeil naturel sans l'éveiller. Le procédé paraît d'une application malaisée. *Chaslin* aurait pu toutefois donner des ordres dans le sommeil naturel.

Quelques observations sur le traitement mercuriel intensif
de la paralysie générale

Par M. Adrião Ferreira de Lacerda, Oporto.

De février 1904 à mars 1905, furent exécutés, par M. le dr.
Magalhães Lemos, quelques essais thérapeutiques, sur des malades affectés de paralysie générale, en cherchant à suivre, aussi
approximativement que l'opportunité le permettait, les préceptes

indiqués dans le livre de Leredde, intitulé: *La nature syphiliti
que et la curabilité du tabes et de la paralysie générale*.

Avec bienveillance, ce distingué psychiatre consentit à accepter notre collaboration, dans les dites tentatives.

Nous n'eûmes pas de malades chez qui les prodromes de
l'affection commençassent seulement à se définir; or, c'est dans
cette période que l'usage de la mercurialisation intensive pourrait
offrir de plus grandes probabilités de succès. Chez tous nos paralytiques les signes correspondant à la période dite spériode
d'état étaient déjà bien accentués, et, par cette circonstance, les
difficultés à vaincre augmentaient considérablement. Dans la séquence des observations cliniques, quelques faits se produisirent
que nous jugeâmes devoir être intéressant d'analyser avec plus
de soin, afin de pouvoir préciser les indications de la thérapeutique adoptée.

Cette analyse constitue le sujet d'un travail résumé que, récemment, nous avons rédigé et dont nous avons fait les transcriptions suivantes, transcriptions que nous jugeons suffisantes pour
faire connaître les résultats pratiques auxquels nous sommes parvenus.

Les infirmeries d'hommes n° 1, 5, 6 et 8, de l'Hôpital du
Conde de Ferreira, sont à la charge de M. le dr. Magalhães Lemos. La population totale de ces infirmeries est, en moyenne, de
138 aliénés.

En février 1904, il y avait là sept paralytiques généraux, et
depuis lors, jusqu'à la fin de mars 1905, dix de plus furent admis;
cela porte donc à dix-sept le nombre total des déments paralytiques qui, durant cette période, séjournèrent dans les dites infirmeries, mais avec des temps de permanence tout à fait inégaux.
En effet, dans le cours de cette époque, quatre sortirent temporairement, trois furent renvoyés définitivement dans leur famille
et sept moururent. Des dix-sept malades que nous indiquons,
quinze purent être soumis à un examen plus soigné; nous avons
mentionné les deux autres, seulement dans une fin statistique. Les
observations directes que nous décrivons se réfèrent à ces quinze
paralytiques.

Les autopsies des sept paralytiques décédés ne furent pas
exécutées, en conséquence de demandes des familles respectives.

Nous avons vu que les divers malades n'eurent pas le même temps de permanence à l'hôpital, et, par suite, les traitements indiqués ne purent être suivis d'une façon entièrement parallèle; il y eut même quelques différences importantes. Nous aurons donc à faire, séparément, la description des observations particulières, concernant chacun de nos différents paralytiques. Auparavant, cependant, nous allons indiquer, dans leurs lignes générales, la série de traitements qui furent successivement appliqués, et en disant, de suite, que quelques-uns des malades reçurent seulement deux ou trois, ou même seulement un de ces traitements.

Cinq traitements furent administrés: les deux premiers et le dernier au mercure, le troisième et le quatrième au moyen de l'iodure de potassium.

Pour donner plus de clarté à notre rapport, nous désignerons les traitements mercuriels respectivement par (A), (B) et (C), et les traitements à l'iodure, respectivement, par (a) et (b).

Les traitements (A), (B) et (C) furent effectués au moyen d'injections intramusculaires de mercure. La région où, de préférence, nous fîmes les injections, fut la région indiquée par Fournier, c.à.d. le tiers supérieur de la fesse. Nous alternâmes, cherchant à ce que les injections ne fussent jamais données du même côté.

Seulement dans le traitement (A), nous employâmes le chlorhydrate de cocaïne, qui, alors, fut employé à la dose de deux milligrammes par centimètre cube. Dans les traitements (B) et (C), nous évitâmes l'usage de la cocaïne, parce que, nonobstant sa petite quantité, c'était une substance toxique, qu'il convenait de supprimer, quand cela était possible. Nous ne nous en repentons pas. Les malades recevaient parfaitement les injections, sans la cocaïne, pourvu que l'aiguille pénétrât bien profondément, et que le niveau de la région choisie, fût délimité avec précaution.

Trois ou quatre fois seulement, deux malades se plaignirent de douleurs intenses. Nous nous souvenons que cela coïncidait avec le fait d'avoir donné l'injection à un niveau relativement inférieur, bien qu'appartenant encore à la région de Smirnoff (rétro-trochantérienne).

(A) — PREMIER TRAITEMENT MERCURIEL (du 14 février au 12 mai 1904);—Injections intramusculaires de benzoate de mercure, ce sel étant solubilisé grâce au chlorure de sodium (¹) Les injections furent données

---

(¹) Le benzoate s'altère facilement. Le produit commercial, qui est impur, ne convient pas.

Pour remédier à cet inconvénient, M. Alfredo Pereira, pharmacien de l'Hôpital du Conde de Ferreira, conseille de préparer dans l'occasion une solution extemporanée de la formule suivante:

Chlorure mercurique o gr. 6¢3
Benzoate de sodium o gr. 7¢3
Eau distillée, stérilisée q. s. p. 30 c¢.

2 centimètres cubes contiennent o gr. 1 décigr. de benzoate de mercure et o gr. o o¢3 de chlorure

d'abord de deux en deux jours et ensuite tous les jours consécutivement. Il y eut une période intercalaire de 10 jours de repos (du 28 mars au 6 avril). Au début nous administrâmes quatre milligr. et demi de benzoate par injection, dose que, par la suite, nous élevâmes jusqu'à neuf et finalement jusqu'à onze milligr.

Ensuite, repos de 1 mois.

(B) — DEUXIÈME TRAITEMENT MERCURIEL (du 13 juin au 6 juillet).— Injections intramusculaires d'hermophényl (injections quotidiennes). Nous commençâmes avec une dose de un centigr. par injection; dose qui fut élevée ensuite de un centigr. chaque jour jusqu'à atteindre la quantité de douze centigr. par jour et par injection; cette dernière dose fut maintenue jusqu'à la fin de ce traitement.

Repos de dix jours.

(a) — PREMIER TRAITEMENT PAR L'IODURE DE POTASSIUM (du 16 juillet au 18 août).— Les malades prirent l'iodure de potassium, trois fois par jour, à chacun des principaux repas. Ils commencèrent par la dose journalière de un gr., dose qui fut augmentée successivement d'un demi-gr. jusqu'à la quantité quotidienne de douze gr., laquelle fut maintenue seulement deux jours.

Repos de trente-trois jours.

(b) — DEUXIÈME TRAITEMENT PAR L'IODURE DE POTASSIUM (du 21 septembre au 22 novembre).— Les malades prirent chaque jour de l'iodure de potassium. Ils commencèrent par la dose journalière de trois gr. qui fut graduellement augmentée d'un demi-gr. jusqu'à la quantité quotidienne de douze gr., dose qui fut maintenue seulement pendant 3 jours. L'augmentation d'un demi gr. fut faite dans les premiers temps, de trois en trois jours, et ensuite de 1 en 1 jours.

Repos de 65 jours.

(C) — TROISIÈME TRAITEMENT AU MERCURE (du 27 janvier au 3 mars 1905).— Injections intramusculaires de hermophényl, d'abord de deux en deux jours, et ensuite tous les jours consécutivement. On commença par la dose quotidienne de un centigr., qui fut accrue successivement de douze milligr. chaque jour jusqu'à la quantité de douze centigr. par injection et par jour, dose qui fut maintenue durant onze jours. Les injections d'hermophényl furent au nombre de 26. Quand on passa des jours alternatifs aux jours consécutifs, on abaissa temporairement la dose journalière pour, ensuite, l'élever de nouveau comme antérieurement. Ce traitement eut encore deux variantes: (C') et (C'').

(C') — Deux malades suivirent durant quelque temps (du 27 janvier au 21 février) les règles du traitement (C), mais après avoir reçu les 15 premières injections d'hermophényl et étant déjà à la dose maxima de douze centigr. ils passèrent sans interruption à recevoir des injections de biiodure de mercure (en solution aqueuse, le biiodure étant solubilisé grâce à l'iodure de sodium) tous les jours consécutivement. Le biiodure de mercure fut d'abord administré à la dose journalière d'un demi centigr., dose qui, ensuite

---

de sodium. En joignant de l'eau stérilisée ou du chlorure de sodium, en proportion convenable, on obtient facilement, au moyen de cette solution, l'injection prescrite.

M. Alfredo Pereira a présenté, sur ce sujet, une note au *Centro Pharmaceutico Portuguez*, note qui a été publiée dans le *Boletim Pharmaceutico*, N.º 5, page 130.

fut successivement augmentée d'un demi-centigr. par jour et cela jusqu'à atteindre huit centigr. par injection et par jour. Les injections de biiodure furent au nombre de 17. Elles se terminèrent le 9 mars.

(C''')—Un malade suivit un traitement semblable au précédent (C''), mais en recevant des injections de benzoate de mercure au lieu des injections de biiodure ci-dessus indiquées, mais aux mêmes doses et graduation. Il reçut ainsi 16 injections de benzoate, en plus des quinze antérieures au hermophényl.

Les divers traitements, particulièrement les derniers (C'), (C'') et (C'''), furent aidés par le régime tonique approprié et en utilisant, spécialement, les glycérophosphates.

Widal et Sicard, indiquant les petits incidents qui, parfois, surviennent à la ponction lombaire (céphalalgie, nausées, vertige léger), considèrent ces phénomènes comme une conséquence de ce que, une fois l'aiguille retirée, le liquide céphalo-rachidien continue à s'infiltrer dans l'espace épi-dural, où il va, en passant par l'orifice de la méninge fait à l'occasion de la piqûre. A cause de cela, il est convenable que les malades gardent, après l'opération et pendant un certain temps, une position inclinée, presque horizontale, la région ponctionnée étant maintenue un peu plus haute. Cette circonstance empêche, il nous semble, l'emploi des ponctions de Quincke ou de Chipault chez les paralytiques généraux trop agités, car, par le fait qu'il est difficile de les soumettre à un repos absolu, il peut survenir un ictus par congestion compensatrice. Pour ce motif, nous ne fîmes pas la ponction chez les malades des observations XIV et XV où elle aurait pu présenter quelque avantage dans la recherche de l'existence et de la qualité de la réaction méningée. Quant aux treize autres malades, il était inutile de les soumettre aux désagréments de la ponction lombaire, car les symptômes psychiques et somatiques qu'ils présentaient étaient bien définis, indiquant parfaitement quel était le diagnostic et l'état d'avancement de l'affection.

Nous suivîmes toujours le traitement de nos malades en recherchant soigneusement si, dans les urines, il existait des éléments anormaux, spécialement l'albumine. Ce dernier élément fut toujours recherché par quatre procédés: par l'acide azotique, par le réactif de Tanret, par l'albuminimètre d'Esbach et par la chaleur, durant une demi-heure, au bain-marie (¹). Les analyses furent fai-

---

(¹) Ce dernier procédé de recherche de l'albumine, quand il est soigneusement appliqué, est considéré comme le plus sûr par le professeur dr. Alberto d'Aguiar (Questões de Urologia, livre de cet auteur, page 131 et suivantes).

tes au commencement de l'application de chaque traitement mercuriel et quand il y avait quelque aggravation de symptômes.

Il est clair que, dans les jours où les malades prenaient de l'iodure à des doses élevées, on trouvait une grande quantité de ce produit dans l'urine, mais aussitôt que l'on suspendait le traitement l'iodure disparaissait presque de suite.

OBSERVATION I

X..., 36 ans, commis marchand.

Quatre frères doués d'une bonne santé. Famille paternelle saine, le père et les aïeuls vécurent longtemps. La mère mourut à 35 ans, elle eut des hémoptysies.

En 1897, il contracta la syphilis.

Février 1914. — Affaiblissement général des facultés mentales.

Légère myosis, la pupille droite plus contractée. Les réflexes pupillaires à la lumière et de l'accommodation, normaux.

Embarras prononcés de la parole. Tremblement labio-lingual. Ondulations vermiculaires de la musculature linguale. Le tremblement des mains n'existe pas, même dans l'attitude du serment. Le malade écrit lentement, avec une calligraphie régulière, omettant toutefois quelques lettres, même dans sa signature.

Réflexe du tendon rotulien, exagéré.

Marche lentement, levant peu les pieds, et même, certains jours, les traînant.

En moyenne, 90 pulsations par minute.

Il reçut les traitements (A), (B), (a) et (b).

Traitement (A) — L'état habituel du malade ne se modifia pas, se notant à peine une petite augmentation de la fréquence du pouls, dans les derniers jours des injections.

Traitement (B). — Dans le jour correspondant à la neuvième injection de cette série apparut une légère diarrhée, qui fut enrayée par l'emploi du bismuth, et fut la suspension du traitement mercuriel, pendant quatre jours.

Il recommença à recevoir les injections, mais quand fut atteinte la dose la plus haute (douze centigr. de benzophenyl, 28 juin, nous notâmes qu'il avait la peau assez rougie.

Pour ce motif, il ne reçut pas d'injections les 29 et 30 juin et le 1er juillet ; le traitement étant continué seulement les 2, 3 et 4. Le 5, se manifesta un exanthème morbilliforme qui se généralisa à tout le corps.

Le malade était apyrétique, malgré cela le nombre de pulsations par minute arriva à 102. Nous suspendîmes les injections. Après quelques jours, il avait repris son état habituel.

La desquamation qui survient à l'hydrargyrie se notait à peine dans les membres inférieurs où elle était légèrement furfuracée.

Traitement (a) — Nous ne remarquâmes pas d'altération sensible dans l'état de ce malade, jusqu'en août. La tachycardie commença alors à se manifester ; nous suspendîmes l'iodure, et le malade recouvra rapidement son état habituel.

Traitement (b) — Jusqu'au 1er octobre, nous ne remarquâmes aucun fait digne de mention. Ce jour-là, le malade apparut avec la parole très difficile, et traînant un peu la jambe droite. On suspendit temporairement l'iodure. Le 2, il était ignorant de tout ce qui l'entourait et très prostré, avec la jambe et le bras droits comme paralysés, et sans pouvoir articuler un seul mot; il y avait exagération des réflexes rotuliens et apparaissait le clonus du pied; on ne notait pas le phénomène de Babinski; à 9 h. du soir, la température était de 38°,5. Le 4, après avoir reçu plusieurs clystères, il put pour la première fois depuis l'accès, évacuer et faire la miction; son état commença alors à s'améliorer.

Vers le milieu du mois, il put déjà reprendre l'usage de l'iodure de potassium, continuant à recevoir ce médicament suivant les règles du traitement (b) qui avait été interrompu. Le malade commença à se rétablir de la secousse de l'ictus dont il avait souffert, mais sans revenir entièrement à son état habituel antérieur. L'état démentiel devint plus prononcé. En marchant, il traînait davantage les pieds. Le 14 novembre, la tachycardie commença à se manifester, analoguement à ce que l'on avait remarqué quand, dans le premier traitement par l'iodure, furent atteintes les plus hautes doses. Le 14, il avait 92 pulsations par minute; le 20, 100, et le 22, on en contait 117. Dans ce dernier jour le pouls était très debile et d'un rhytme irrégulier. On suspendit définitivement l'iodure.

A la fin de décembre, les forces de ce malade commencèrent à décliner rapidement, et il mourut en février 1905, dans le marasme paralytique.

OBSERVATION II

X..., 37 ans à peu près, commerçant. Eut la syphilis quelques années avant son admission.

Février 1904—Démence. Hallucinations auditives. Idées incohérentes de persécution.

Légère mydriase; la pupille droite un peu plus dilatée que la gauche. Signe d'Argyll-Robertson peu prononcé. Il a l'embarras de la parole, le tremblement de la face et le tremblement vermiculaire de la langue; mais ces trois signes sont à peine sensibles. Le tremblement des mains n'existe pas. Calligraphie régulière; écrit lentement, oubliant presque toujours quelques lettres, même dans sa signature.

Réflexe du genou, très exagéré.

Couleur subictérique. Foie un peu hypertrophié.

Il fut soumis aux traitements (A), (a), (b) et (C).

Traitement (A).—Fut commencé seulement le 24 février et se termina le 29 avril.

Les onze premières injections furent de biiodure de mercure, contenant chacune quatre milligr. de cette substance. On passa, ensuite, sans interruption, à l'usage du benzoate, selon les règles établies pour les autres malades. Du 21 au 25 avril, il ne reçut pas d'injections, en conséquence d'un léger ictus congestif dont il se rétablit promptement. Sauf cette indisposition, aucune modification ne fut remarquée pendant cette période du traitement.

Il sortit pour rentrer dans sa famille au mois de mai et revint de nouveau à l'hôpital au commencement de juillet. Dans cette occasion, il revenait plus excité, et on dut l'isoler. La démence s'était accentuée.

Traitements (a) et (b). — Le malade se maintint sensiblement dans le même état, sauf la présence de la tachycardie qui se remarquait à la fin de chacun de ces traitements — 110 à 116 pulsations par minute. En outre, à la fin du traitement (b), le pouls était très débile.

En janvier 1905, mydriase, la pupille droite étant un peu plus dilatée. Signe d'Argyll Robertson assez prononcé. Réflexes du masséter, du tendon du triceps brachial et du tendon rotulien un peu exagérés. Réflexe pharyngien légèrement exagéré.

Traitement (C). — Il ne se manifesta pas de changement sensible dans l'état du malade. Deux jours seulement il se plaignit d'une douleur dans la région injectée ; mais il faut remarquer que les piqûres avaient été faites à un niveau assez inférieur.

Quand on commença le traitement (C), le malade pesait 61ᵏ050 ; à la fin, 61ᵏ101. Ensuite, sa nutrition commença à augmenter considérablement : le 16 mars, il pesait 62ᵏ ; le 26 juin, 68ᵏ170, et finalement le 7 août il pesait 72ᵏ250. Les signes somatiques de la paralysie ne souffrirent pas d'altération. L'état mental s'améliora un peu.

OBSERVATION III

X..., 66 ans, à peu près.

Février 1904. — Démence avancée.

Légère myosis, la pupille droite plus contractée ; les réflexes pupillaires à la lumière et de l'accommodation, normaux. Les troubles du langage sont si grands que seulement avec une grande difficulté on peut percevoir un vocable ou un autre. Tremblement des muscles de la face et de la langue. L'écriture est complètement incompréhensible.

Marche lentement, s'inclinant beaucoup d'un côté et conservant toujours l'avant-bras correspondant à demi fléchi. Par suite de l'état spasmodique, il ne fut pas possible d'obtenir la flaccidité musculaire nécessaire pour pouvoir convenablement examiner le réflexe du genou.

Il reçut les traitements (A), (B) (a), (b) et (C).

Traitements (A), (B), (a) et (b). — Aucun fait digne de mention ne se produisit, sauf la tachycardie qui, comme chez les autres malades, se remarqua à la fin des deux traitements (a) et (b).

En janvier 1905, légère myosis ; il n'y a pas d'inégalité pupillaire sensible. Réflexes pupillaires à la lumière et de l'accommodation, normaux. Rigidité spasmodique de la musculature, empêchant l'exploration des réflexes. Pleurs et rires spasmodiques. Démence très avancée.

Traitement (C). — Il conserva son état habituel jusqu'au 26 février. Les 26 et 27 février, la température monta le soir à 38°,6, redevenant ensuite normale. Le 3 mars, ses mouvements étaient plus difficiles, et il avait 90 pulsations par minute ; température du soir, 37°,2 ; nous suspendîmes le traitement. Le 4, il avait 100 pulsations par minute ; température du soir 37°,9. Il était plus exalté ; l'analyse des urines ne révéla pas de vestiges d'albumine. Le 5, température 37° ; le soir du 6, 38°,4. Les 7, 8 et 9, température du soir 38° ; le 10, 38°,6. Le 11, la température redevint normale et se conserva ainsi.

Il augmenta un peu de poids pendant le traitement (C). Au commencement, le 27 janvier 1905, le malade pesait 58ᵏ900 ; à la fin du traitement, le 3 mars, il pesait 60ᵏ. Cependant, dans le courant du même mois, le poids commença à diminuer.

Il mourut huit mois après (septembre 1905), par extinction de forces.

OBSERVATION IV

X... 52 ans, propriétaire rural. Ancien syphilitique. En septembre 1901, il avait eu un ictus congestif.

Février 1904—Affaiblissement général des facultés psychiques.

Ptosis très prononcée de la paupière supérieure. Signe d'Argyll-Robertson.

Dysarthrie du type spasmodique. Tremblement labio-lingual très prononcé.

Calligraphie et orthographe régulières. Il peut seulement écrire très lentement. Le tremblement des mains n'existe pas.

Réflexe du tendon rotulien, normal.

État trophique, excellent.

Il reçut le traitement (A) et seulement les premières applications du traitement (B). Il se retira dans sa famille, le 18 juin 1904, dans le même état que lors de son admission à l'hôpital.

Il ne connaissait ni le moment où l'aiguille pénétrait, ni celui où entrait l'injection.

En dehors de l'asile, il redevint une autre fois aggressif et manifesta des idées de persécution. Cet état fut temporaire. Un an après, ses forces avaient assez décliné. Dix-sept mois après sa sortie de l'hôpital, il vivait encore, étant toutefois obligé de garder fréquemment le lit.

OBSERVATION V

X... 37 ans. Étant enfant, il eut la syphilis qui lui fut transmise par sa nourrice. Il fut très longtemps en Afrique. Il faisait de grands excès alcooliques.

En octobre 1902, il eut une attaque apoplectiforme, qui dura une demi-heure avant qu'il eût recouvré ses sens. Il se rétablit de cette attaque.

Février 1904—Grand affaiblissement mental. Il s'exalte avec une grande facilité et pour des motifs très futiles, revenant, de suite, à son état habituel. Il a, parfois, des idées de grandeur incohérentes.

Légère myosis; pupille droite plus contractée. Réflexes pupillaires à la lumière et de l'accommodation, normaux. L'émission de la parole se fait avec de grandes irrégularités de ton. Agitation musculaire. Mouvements choréiformes.

État spasmodique de la musculature des membres.

Il reçut les traitements (A), (B) et (a).

Durant les traitements (A), (B) et (a), il n'y eut aucune modification notable, sauf une légère tachycardie à la fin des traitements (A) et (a).

Le 28 septembre, à la suite d'un repos de vingt-cinq jours, il commença de nouveau à prendre l'iodure de potassium. Quelques jours après, alors que la dose d'iodure était à peine de 3 gr. 5 par jour, le malade eut un ictus congestif grave. Il mourut au commencement d'octobre 1904.

OBSERVATION VI

X... 50 ans à peu près.

Février 1904. — Démence très avancée. Il bave. Il grince des dents très fréquemment.

Pupille droite un peu dilatée. Réflexes iriens, de la lumière et de l'accommodation, affaiblis.

Grand embarras de la parole. Tremblement labio-lingual. Ondulations vermiculaires de la musculature linguale. Tremblement des mains, quand il fait un effort volontaire. Écriture incompréhensible.

État spasmodique de la musculature.

Ce malade est parfois immonde.

Marche avec difficulté, en s'inclinant du côté droit, et portant le bras correspondant demi fléchi et comme collé au corps.

Les tissus sont en mauvais état trophique; ils se meurtrissent très facilement. Tendance aux escharres par compression.

Il reçut les traitements (A), (B), (a) et (b).

Après les traitements (A) et (B), il se produisit quelques améliorations qui durèrent peu, et en peu de temps le malade revint à son état habituel.

Aucun fait important ne se produisit durant les traitements (a) et (b), sauf la tachycardie, que l'on notait à la fin de chacun d'eux: 116 pulsations par minute, le 15 août (fin du traitement (a); 100 pulsations par minute et parfois très débile le 22 novembre (fin du traitement (b)). Aussitôt l'iodure suspendu, le nombre de pulsations revenait promptement à la moyenne ordinaire.

A la fin de décembre 1904, ses forces s'affaiblirent plus vite et quelque temps après, il mourut dans le marasme paralytique.

OBSERVATION VII

X..., 41 ans, ancien syphilitique.

Mars 1904.—Démence. Délire des grandeurs parfaitement typique.

Myosis, pupille droite plus contractée. Signe d'Argyll-Robertson.

Rarement, on note l'embarras de la parole; les vocables sont énoncés précipitamment. Tremblement vermiculaire dans la langue.

Réflexe rotulien, exagéré.

Il reçut à peine une partie du traitement (A). Son état ne subit aucune modification

Il ignorait complètement le moment où pénétrait l'aiguille comme celui où elle était retirée et celui également où entrait la liqueur.

Après un mois, le délire des grandeurs avait complètement disparu. On commença cependant à remarquer qu'il avait quelques illusions des sens. Il était de nutrition régulière.

Il sortit de l'hôpital à ce moment. Quelques mois après, il fut de nouveau admis, mais déjà dans la période finale. Peu de temps après, il mourut dans le marasme paralytique.

OBSERVATION VIII

X..., 32 ans, commis voyageur. Sa mère, qui avait 56 ans, était hémiplégique depuis l'âge de 52 ans.

En 1898, approximativement, apparut chez lui l'accident primitif de la syphilis.

Peu de temps après son entrée à l'hôpital, il eut un ictus qui le fit tomber par terre. Deux jours après, il eut un nouvel accès.

Avril 1904.— Affaiblissement général des facultés psychiques.

Exophtalmie. Grande mydriase avec plus grande dilatation de la pupille droite. Réflexe irien à la lumière presque nul; celui de l'accommodation subsiste, mais assez affaibli. Il a senti dans les derniers temps un affaiblissement visuel considérable.

Tremblement manuel très prononcé dans les attitudes intentionnelles. Il écrit, mais avec une imperfection caractéristique. Il a quelques ganglions de la région inguinale indurés.

Il reçut une partie du traitement (A), les traitements (B), (a), (b) et seulement le commencement du traitement (C).

A la fin du *traitement* (a), le nombre de pulsations par minute monta à 100; pour ce motif, on dut suspendre l'iodure.

Le 5 novembre, pendant le *traitement* (b), il eut un léger érythème, qui disparut après quelques jours de repos.

Le 14 se manifesta une grande exaltation, qui augmenta pendant la nuit, et pour ce motif on dut administrer des calmants au malade; il n'y avait pas de tachycardie, mais le pouls avait un rythme assez irrégulier. On suspendit le traitement.

Ce malade qui, lors de son entrée, avait souffert de deux ictus congestifs retomba toujours.

Janvier 1905—Démence complète. Exophtalmie notable; grande mydriase avec une plus grande dilatation de la pupille droite. Réflexe pupillaire de la lumière, très affaibli; l'état mental ne permit pas d'observer le réflexe pupillaire de l'accommodation. Réflexes massétérin, abdominal, et du tendon d'Achille, exagérés. Réflexe rotulien de peu d'amplitude et de caractère spasmodique.

Perturbations trophiques. Légère acné, dans la face et dans la poitrine. Œdème dans la *région dorsale du pied*.

Amaigrissement considérable.

Nous commençâmes le *traitement* (C). Comme l'état du malade continua à s'aggraver, nous suspendîmes les injections. Quelque temps après, toujours au mois de mars, il eut encore deux ictus congestifs et mourut quelques jours plus tard.

OBSERVATION IX

X . . . 38 ans, propriétaire agricole. Hérédité congestive des lignes paternelle et maternelle. Il ne commettait pas d'abus alcooliques, mais faisait de grands excès vénériens. Il contracta la syphilis, douze ans avant son admission. Il eut des ictus apoplectiformes.

Août 1904—Considérable affaiblissement mental. Expression de constante bonhomie. La face un peu congestionnée. Idées incohérentes de grandeur.

Légère myosis, pupille droite un peu plus contractée. Les réflexes pupillaires à la lumière et de l'accommodation, affaiblis tous deux, principalement le premier.

Embarras de la parole. Tremblement labio-lingual. Tremblement de la main gauche, lorsqu'elle était étendue dans l'attitude du serment. Calligraphie régulière.

Réflexe du tendon rotulien normal.

Il reçut les traitements (a), (b) et (C').

Traitement (a)—A l'origine de ce traitement jusqu'au 1er août, on ne remarqua aucun fait digne de mention. Ce jour-là, il apparut plus abattu et avec des idées délirantes. Il se plaignait de céphalalgie; en outre il avait une grande congestion hémorrhoïdale. On suspendit l'iodure pendant quelques jours et il revint à son état habituel; le traitement fut alors continué, sans qu'aucune perturbation apparaisse. Le 15 août, le pouls monta à 86, et le 16, à 88. Nous suspendîmes le traitement le 18.

Traitement (b). Le 14 novembre se manifesta un eczéma iodique, qui était peu prononcé sur différentes parties du corps, mais qui apparaissait avec intensité dans les avant-bras, où se formèrent ensuite quelques petites plaques oblongues bien délimitées, couvertes de petites croûtes et humectées par un léger écoulement de sérosité. On suspendit le traitement. Après quelques jours, il reprit son état habituel, ayant alors 72 pulsations par minute.

Janvier 1905—Démence assez avancée. Légère myosis, la pupille droite un peu plus contractée. Signe d'Argyll-Robertson peu prononcé. Réflexe crémastérien aboli. Réflexes olécranien et des fléxeurs du pouls un peu exagérés.

Traitement (C). Nous dûmes suspendre les injections le jour où nous atteignîmes la dose quotidienne de huit centigr. de benzoate, parce que le nombre des pulsations monta à 100 et l'on notait un tremblement de toutes les masses musculaires.

Il revint à son état antérieur peu de jours après la suspension du benzoate.

Le poids, au commencement du traitement (C), était de 64ᵏ750. Le 14 février il monta à 65ᵏ, mais à la fin du traitement il descendit à 63ᵏ500. Ensuite il augmenta, atteignant jusqu'à 66ᵏ, le 9 avril. En mai il était encore de 65ᵏ500 ; et, ensuite, il baissa lentement, le 1er août il était descendu à 58ᵏ.

Quand, dans le courant de mai, le poids commença à diminuer, l'affection eut une rapide aggravation.

En novembre 1906, il vivait encore, étant toutefois fréquemment obligé de garder le lit.

<h2 style="text-align:center">OBSERVATION X</h2>

X... 45 ans. Il eut, quelques années auparavant, une maladie où apparaissaient des ulcérations (?) sur le corps. A cette occasion, sa femme avait avorté.

Juillet 1905—Décadence mentale considérable. Il n'existe pas de délire.

Affaiblissement des réflexes papillaires de la lumière et de l'accommodation.

Embarras de la parole, tremblement de la face.

Tremblement caractéristique des mains.

Réflexes rotuliens, affaiblis.

Il mourut quelques jours après son admission à la suite d'une série d'attaques subintrantes, qui revêtaient la forme de l'épilepsie Bravais-Jacksonienne, type brachio-facial, mais se généralisant quand l'ictus devenait plus violent.

<h2 style="text-align:center">OBSERVATION XI</h2>

X... 49 ans. Il eut un frère qui fut interne à l'hôpital, alors qu'il y était déjà lui-même, et qui y mourut. Ancien syphilitique.

Août 1904—Affaiblissement très prononcé de toutes les facultés psy chiques. Refuse l'alimentation, convaincu qu'on veut l'empoisonner. À cause de cela, on est obligé de l'alimenter par la sonde, avec des œufs et du lait.

Myosis accentuée, papille gauche plus contractée. Signe d'Argyll Robertson peu prononcé. Paupière supérieure en ptosis.

Parole embarrassée et très lente. Tremblement de la face. Ondulation tremblante de la musculature de la langue.

Réflexe du tendon rotulien, assez affaibli.

Il prit de l'iodure de potassium pendant quelques jours, durant le mois d'août.

Il reçut ensuite le *traitement* (b), qui fut suspendu, comme pour les autres malades, parce que, également chez lui, se remarquait la tachycardie, mais très légère.

Janvier 1905—Il n'y avait pas de modification sensible quant à la myosis et au signe d'Argyll Robertson. Le réflexe abdominal, principalement celui du côté gauche, celui du crémaster et celui du tendon d'Achille étaient exagérés. On ne remarquait pas la trépidation épileptoïde. État spasmodique de la musculature de la cuisse.

Il reçut le traitement (C). Au commencement de ce traitement le malade pesait 53ᵏ400.

Ce poids monta en février à 54 500 et redescendit au commencement de mars à 53ᵏ100.

Ensuite il recommença de nouveau à monter : 55ᵏ200 le 24 avril. Les signes de l'affection paralytique qui ont été décrits ne subirent pas, pendant cette période, de modification sensible.

Il sortit pour quelques mois. Quand il revint, son poids avait de nouveau diminué, revenant à peu près à son point initial 53ᵏ400.

Il resta ensuite quelque temps à l'hôpital, sortiut un mois après, pour une station thermale. Là il eut un ictus congestif, et revint plus malade au manicome.

En novembre 1905, il vivait encore, mais les symptômes continuaient à s'aggraver.

OBSERVATION XII.

X..., 31 ans. Fut en Afrique et là contracta la syphilis qui se manifesta avec gravité. Plus tard, après une pneumonie, l'affection actuelle commença à se manifester.

Novembre 1904—Affaiblissement général des qualités de l'esprit. Délire typique.

Le tremblement des mains n'existe pas. Écrit avec une bonne calligraphie. Légère myosis. Réflexes à la lumière et de l'accommodation, affaiblis tous deux, mais surtout le premier. Réflexe rotulien exagéré.

Un mois et demi après son admission, il eut un ictus apoplectiforme. Il resta confiné au lit, la paralysie prenant depuis lors une forme presque galopante.

Nous tentâmes encore le *traitement* (C), que nous suspendîmes toutefois, après quelques jours, parce que l'état du malade continuait, comme auparavant, à empirer, et dans ces conditions le mercure pourrait aggraver encore son état.

Peu de temps après, il mourut, à la suite d'un accès semblable à celui qui, en décembre, avait précipité la marche de la maladie.

OBSERVATION XIII

X., 32 ans. Il eut la syphilis, quelques années avant son admission.

Janvier 1905.—Grand affaiblissement mental. Quelques idées de grandeur. Il déchire ses vêtements.

Pupille droite plus dilatée que la gauche, et de contour très irrégulier. Réflexes iriens à la lumière et de l'accommodation, normaux.

Réflexes abdominaux légèrement exagérés, principalement du côté droit. Réflexe du crémaster, exagéré. Réflexe rotulien, un peu exagéré du côté gauche.

Haute stature ; poids, 60°500.

Fut soumis au traitement (C). Il ne se produisit pas, dans son état, de différence importante, sauf une dépression passagère de forces quand la dose de biiodure atteignit huit centigr. quotidiens. Il distinguait parfaitement tous les temps de l'injection, laquelle il recevait avec une complète indifférence, sans jamais paraître éprouver la moindre douleur.

Le poids monta un peu au commencement du traitement (61°100 le 9 février), redescendant ensuite. Au commencement de mai, vingt-neuf jours après la fin des injections, il remonta à 61°, redescendant subséquemment, mais avec des oscillations. Dans les premiers jours d'août, il était de 59°.

En novembre 1905 il vivait encore, sans que son état se fusse aggravé.

OBSERVATION XIV

X., 30 ans, tailleur. Ancien syphilitique et alcoolique.

Janvier 1905.—Affaiblissement mental. Il parle en permanence, passant sans cesser d'un sujet à un autre.

Il est kleptomane.

Pupille droite plus dilatée que la gauche. Réflexes papillaires à la lumière et de l'accommodation, normaux.

Le tremblement manuel n'existe pas, même dans les attitudes intentionnelles.

Réflexes pharyngien, massétérin, abdominal et plantaire, exagérés. Réflexes du crémaster, exagéré du côté gauche. Réflexe rotulien affaibli.

Du 20 février au 5 mars, il reçut 14 injections de benzoate de mercure, en doses ascendantes, avec une augmentation d'un demi-centigr. par jour, jusqu'à avoir atteint la dose de huit centigr. qui fut maintenue durant deux jours. Après les quatrième, cinquième et sixième injections, il se plaignit de douleur aiguë. Il est certain que ces dernières injections furent données à un niveau assez inférieur.

Il reçut très bien les injections suivantes, sans manifester la plus légère incommodité locale.

Dans les deux derniers jours du traitement, se manifesta une stomatite, qui disparut rapidement avec la suspension du benzoate.

Les variations de poids du malade sont intéressantes à noter. Au commencement du traitement, il pesait 43°600 et à la fin 45°400. Ensuite le poids diminua pour remonter de nouveau à 45°400 le 24 avril ; à partir de ce moment là il s'accrut sans cesse. Le 7 août le malade pesait 51°500.

Malgré cette amélioration de nutrition l'état démentiel continua à rester le même.

OBSERVATION XV

X... 37 ans. Un frère du malade fut interné dans le temps au manicome, en conséquence d'une attaque de folie infectieuse, qui lui survint à la suite de la variole.

Le malade fit toujours de grands excès alcooliques.

Il souffrit durant de nombreuses années d'attaques convulsives, avec perte complète des sens. Il y a quelques années déjà que ces attaques avaient cessé.

Quelques mois avant son admission, il devint mégalomane et avec un excès d'activité désordonnée.

En janvier 1902, se manifestèrent des idées de persécution, qui, ensuite, s'atténuèrent beaucoup, mais sans disparaître complètement.

Quelquefois la parole s'embarrasse, on remarque alors un tremblement fibrillaire facial très accentué. Il a un tic; il répète fréquemment le monosyllabe «poum, poum», chassant l'air avec violence en l'énonçant.

Il s'exalte avec facilité, prenant une attitude agressive; cette exaltation, cependant, est passagère, se terminant toujours par un rire niais.

Légère myosis. Réflexes pupillaires à la lumière et de l'accommodation, normaux.

Tremblement des mains.

Réflexe massétérin affaibli. Réflexe abdominal exagéré.

Contre-réflexe latéral des adducteurs, réflexes du crémaster et du genou, affaiblis.

Considérable induration des ganglions de la région inguinale, principalement du côté droit. Les veines superficielles de la cuisse et de la jambe étaient très saillantes, avec de nombreuses dilatations variqueuses.

Fut soumis au traitement (C).

Il n'y eut pas de modification dans l'état du malade, jusqu'au 15 février. Comme il avait l'habitude de se traîner à terre, sur les fesses et avec la peau nue, il lui survint un érythème local passager, qui nous obligea à peine à suspendre les injections les 16, 17 et 18 février.

Quand la dose journalière de bromophényl atteignit son maximum, il y eut une légère augmentation de la température habituelle. La température cependant revint bien vite à la normale, bien que la dose la plus haute eût été maintenue pendant 10 jours.

Le 2 mars le malade était un peu déprimé; il avait la langue saburrale et l'haleine fétide, la couleur de la peau était un peu sombre, et le tremblement des mains plus accentué. Nous suspendîmes définitivement le traitement. Quelques jours après, le malade avait repris son état habituel.

Il pesait 52ᵏ200, au commencement du traitement; le 14 février 54ᵏ100; le 3 mars (fin du traitement) 53ᵏ500. Il avait donc diminué de 600 gr. depuis février, mais excédait encore de 1ᵏ300 son poids initial. Après quelques oscillations, la nutrition recommença à augmenter; le 17 avril le malade pesait 55ᵏ500, le 21—56ᵏ, le 15 mai 75ᵏ500. Dans les mois suivants le poids recommença à diminuer; mais le 31 juillet, le malade pesait encore 55ᵏ500, ce qui fait donc 3ᵏ300 de plus qu'au commencement du traitement.

TRAITEMENT (C) ET VARIANTES.

Pesages des malades

Dates				Observations			
	II	III	IX	XI	XIII	XIV	XV
28 janvier 1905	61,05	58,30	64,75	53,40	60,50	49,60	52,30
14 février .... »	62,05	60,50	65,00	54,50	61,10	45,00	54,10
3 mars .... »	62,30	60,00	63,00	53,10	61,00	45,40	53,50
9 mars .... »	61,40	57,00	63,50	52,80	60,00	42,00	55,00
16 mars .... »	62,00	56,50	63,50	54,10	59,30	43,00	53,00
9 avril .... »	63,00	54,50	66,00	55,00			
17 avril .... »	63,25	51,40	65,80	55,00	58,55	45,00	55,50
24 avril .... »	63,50	51,50	61,70	55,20	57,20	45,40	56,00
1 mai .... »	65,00	51,50	65,50		61,00	46,50	56,00
8 mai .... »	65,00	49,95	64,90		58,00	46,50	57,40
15 mai .... »	65,30	49,95	65,10		57,00	46,50	57,30
22 mai .... »	66,60	49,85	64,65		57,00	46,50	56,00
29 mai .... »	66,80	50,50	63,50		56,50	47,30	55,50
5 juin .... »	66,60	50,00	63,00		58,00	48,00	56,00
12 juin .... »	68,30	51,30	63,50		55,30	49,80	55,70
19 juin .... »	68,70	51,40	61,95		56,00	48,00	56,70
26 juin .... »	68,17	51,85	61,85		55,20	48,80	56,50
3 juillet .... »	69,10	50,50	62,50		56,00	49,00	55,50
10 juillet .... »	69,85	50,50	62,50		56,00	49,50	55,50
17 juillet .... »	69,75	50,70	60,50		57,50	49,40	56,00
24 juillet .... »	71,40	52,00	59,50		58,00	50,00	56,00
31 juillet .... »	71,40	51,70	58,00		59,00	50,70	55,50
7 août .... »	72,25	50,00	58,00	53,50	59,00	51,50	55,00
14 août .... »	72,55		58,00	56,70	59,70	51,90	54,70
21 août .... »	71,40		59,80	58,00	60,00	52,25	53,95
28 août .... »	72,00		58,00	58,50	60,00	52,50	53,90
4 septembre .... »	72,70		58,20	58,50	60,50	52,50	54,00
11 septembre .... »	72,70		59,65	58,00	60,80	53,50	52,50
18 septembre .... »	71,85		58,00	58,00	62,00	54,65	53,50
25 septembre .... »	73,50		57,50		62,50	54,50	53,70
2 octobre .... »	72,90		57,50	58,95	63,50	53,00	54,50
9 octobre .... »	72,80		57,50	60,0	63,00	54,20	55,00
16 octobre .... »	72,60		59,50	59,50	63,50	55,50	55,00
23 octobre .... »	71,70		61,30	61,00	62,50	55,00	53,00
30 octobre .... »	73,00		60,50	61,00	63,50	56,00	54,50
6 novembre .... »	71,80		59,50	61,00	63,50	55,50	54,00
13 novembre .... »	72,30		59,00	62,00	63,00	55,50	53,00
20 novembre .... »	73,30		59,50	62,00	64,00	55,50	53,80

III

Nous allons résumer les symptômes qui, chez nos malades, indépendamment de ceux qui sont corrélatifs du traitement, caractérisaient leur affection, et ensuite nous étudierons, en les groupant, les diverses circonstances commémoratives.

Durant la période où les quinze paralytiques généraux furent soumis à notre examen, sept de ces malades présentèrent des idées de grandeur absolument incohérentes, qui chez l'un d'eux se manifestaient sous la forme d'un délire parfaitement typique (obs. VII). Deux autres joignaient à cette futile mégalomanie quelques idées de persécution: ils étaient convaincus qu'on voulait les empoisonner pour leur voler leurs richesses. Il y avait seulement un cas de délire de persécution, toutefois sans idées mégalomanes, mais avec hallucinations auditives (obs. II).

Les sept paralytiques restants présentaient la démence simple; on savait que deux de ces derniers avaient déjà passé une période où s'étaient manifestées des idées mégalomanes.

Même chez les paralytiques purement déments, les manifestations d'un bien-être expansif étaient fréquentes. Plus d'une fois, en entrant dans la salle de l'infirmerie, nous rencontrâmes quelqu'un de ces malades qui, pouvant à peine se mouvoir avec difficulté, portait ostensiblement une fleur sur la poitrine.

Presque toujours, antérieurement aux ictus, nous avons noté que le visage des malades était un peu plus pâle et défait, quelquefois cependant légèrement congestionné, et qu'il y avait simultanément des modifications dans le rythme et la fréquence du pouls, indiquant la proximité de la perturbation toxique et vasomotrice.

Chez la plupart des déments paralytiques que nous avons observés, la sensibilité à la douleur était assez émoussée. Quand nous administrions les injections intramusculaires de composés mercuriaux, aux doses les plus élevées qu'indique Lerédde, pour éviter l'emploi quotidien d'une autre substance toxique, même en petite quantité, nous supprimâmes le chlorhydrate de cocaïne et malgré cela, sauf deux qui, 3 ou 4 fois, se plaignirent assez des injections, nos malades, ou ne parurent pas sentir la moindre douleur durant l'opération et après, ou manifestèrent seulement une légère incommodité qui les impatientait à peine.

Quelques-uns même de ces malades ne connaissaient pas le moment où l'aiguille entrait ni celui où elle était retirée.

Deux paralytiques qui ne pouvaient rester tranquilles pendant les lavages à l'alcool et au sublimé, lavages que l'on faisait pour désinfecter la région choisie, étaient ensuite indifférents pendant l'application de l'injection.

Nous fîmes l'examen de l'état habituel des pupilles, et de leurs réflexes à la lumière et de l'accommodation, chez les 15 paralytiques que nous avons observés; chez six d'entre eux, nous notâmes myosis avec inégalité de diamètre des deux pupilles (obs. I, III, V, VII, IX et XII); chez deux, myosis avec égalité de diamètre (obs. XI et XV); chez deux autres, il y avait une mydriase avec inégalité de diamètre des deux pupilles (obs. II et VIII); chez trois, le diamètre d'une des pupilles était sensiblement normal, l'autre pupille étant cependant toujours plus dilatée (obs. VI, XIII et XIV).

Seulement chez deux malades (obs. IV et X), il n'y avait pas de particularités à noter relativement aux diamètres habituels des pupilles; chez tous les aliénés, nous remarquâmes des phénomènes de paresse dans les réactions réflexes de l'iris.

Nous notâmes le signe d'Argyll-Robertson chez sept de nos quinze déments paralytiques (obs. II, IV, VII, VIII, IX, XI et XII); et parmi ces sept, deux, chez qui le réflexe pupillaire d'accommodation était affaibli, moins cependant que le lumineux (obs. VIII et XII. Chez deux autres paralytiques (obs. VI et X) les réflexes pupillaires de la lumière et de l'accommodation étaient également affaiblis. Il convient de remarquer que ces deux malades se trouvaient déjà dans une période avancée de l'affection au moment de leur admission à l'hôpital. Tous les déments où nous observâmes le signe d'Argyll-Robertson avaient des antécédents dans lesquels sans aucun doute se retrouvait la syphilis.

Dans la plus grande partie des cas, les phénomènes pupillaires mentionnés ci-dessus se maintenaient pendant très longtemps, sans offrir une notable altération.

Chez tous nos malades, il y avait des perturbations de la parole, se remarquant presque toujours l'embarras caractéristique accompagné quelquefois d'un grand retard ou une grande précipitation dans l'énonciation des vocables, ou de grandes inégalités de ton.

Le tremblement labio-lingual était fréquent.

Nous observâmes que, dans quelques cas, malgré l'embarras bien caractérisé de la parole, la calligraphie se conservait régulière pendant quelque temps, ce qui nous montre que, quoique l'encéphalite, chez les déments paralytiques, ait une tendance à se généraliser, son incidence morbide ne se réalise pas simultanément avec la même intensité, parfois dans des régions très voisines, même dans les lobes cérébraux antérieurs.

Le tremblement des mains était relativement rare, et nous n'observâmes jamais, même dans l'attitude du jurement, et le malade ayant les doigts bien étendus et éloignés les uns des autres, le tremblement isolé de chaque doigt comme on le remarque habituellement chez quelques alcooliques.

Les réflexes tendineux étaient presque toujours exagérés et s'affaiblissant seulement dans les périodes très avancées de l'affection, sauf dans trois cas.

Chez quelques déments paralytiques apparaissaient ou s'accentuaient, avec l'évolution de l'affection, des phénomènes musculaires spastiques, qui rendaient excessivement difficile l'exploration des réflexes.

Chez les 15 paralytiques soumis à notre examen, nous ne rencontrâmes jamais le plus léger othématome.

Par l'observation VII, nous avons vu qu'un délire, même typique, peut rapidement diminuer, sans atténuation correspondante de la démence et des signes somatiques de l'affection.

Chez les quinze paralytiques que nous avons observés, neuf avaient des âges compris entre 30 et 43 ans, cinq entre 45 et 55 et un seulement excédait ce dernier âge.

Chez les quinze déments paralytiques, il n'y avait pas de signes notables de dégénérescence, sauf ceux qui se relationnaient directement avec leur maladie. Seulement en ce qui concerne deux malades, on savait qu'ils avaient une parenté très rapprochée avec des aliénés, et, chez deux autres, on constatait l'hérédité congestive.

Un de ces derniers était manifestement un arthritique; deux autres paralytiques seulement avaient une diathèse semblable, mais peu prononcée. Chez les malades restants, on n'observait pas de signes d'arthritisme dignes de mention.

Nous ne trouvâmes pas, dans les commémoratifs des paralytiques observés, la moindre preuve qu'aucun d'eux eût autrefois possédé des qualités d'intelligence, de capacité artistique, ou d'énergie, supérieures à la moyenne, ou qu'il ait appartenu à une famille où ces qualités brillaient. Au contraire, relativement au plus grand nombre d'entre eux nous acquîmes la certitude que leurs capacités n'avaient jamais dépassé la moyenne courante et

que les grandes dépenses de force nerveuse n'avaient pas été des
facteurs importants, dans l'étiologie de leur affection.

Trois seulement des quinze malades observés avaient un passé
franchement alcoolique, (obs. V, XIV et XV). Le premier de ceux-ci,
avait eu aussi la syphilis dans son enfance et le malade de l'observation XIV, quelques années avant son admission. Dans les commémoratifs du malade de l'observation XV, l'alcoolisme était prépondérant. Il y avait aussi des probabilités d'antécédents alcooliques, relativement au malade de l'obs. II, lequel était, en même
temps, un ancien syphilitique.

Le malade XIV était un kleptomane, sans cesse remuant, et
importunément loquace. Les malades V et XV s'irritaient avec une
extrême facilité, cherchant, dans ces moments, à dire des paroles
insultantes; cette excitation leur passait toutefois avec une extrême rapidité. Chez le malade XV, l'unique des quatre, dans l'histoire duquel il n'y avait pas trace de syphilis, on notait, en outre
de cette propension à s'irriter, les dégénérescences vasculaires et,
approximativement, la permanence des mêmes symptômes durant des années; l'affaiblissement précoce du réflexe du tendon
rotulien, l'humeur parfois agressive et le tic que nous avons décrit. Enfin chez le malade II, il y avait à noter les hallucinations
auditives, le fait de sentir en permanence, disait-il, des serpents
dans les entrailles et les idées de persécution les plus accentuées.

Comme on le voit, chez les déments paralytiques avec précédents alcooliques, le tableau symptomatique de l'affection avait
quelques caractères spéciaux, qui s'accentuaient davantage chez
le malade de l'obs. XV, comme c'était à prévoir.

Chez 11 des 15 déments que nous avons observés (obs. I, II,
IV, V, VII, VIII, IX, XI, XII, XIII, XIV), la syphilis était parfaitement démontrée, ou par l'attestation médicale, ou par les informations de la famille, ou parce que le malade se rappelait encore
l'une ou l'autre circonstance des manifestations primaires ou secondaires ou le traitement spécifique, donnant toujours les mêmes
réponses quand il était interrogé.

Chez 2 des 4 paralytiques restants (obs. III et VI), il n'y
avait aucun élément d'information antérieure et leur embarras de
la parole était tel qu'il n'était pas possible de comprendre ce que,
par hasard, ils voulaient dire; au sujet d'un troisième (obs. X),
on savait seulement qu'anciennement il avait eu une maladie
où apparaissaient des ulcérations (?) sur le corps, et que sa femme, plus ou moins à cette occasion, avait avorté; enfin, concernant

le quatrième et dernier (obs. XV), on ne constatait pas chez lui
la syphilis, mais seulement l'alcoolisme; nous devons toutefois
rappeler que ce malade avait de nombreux ganglions inguinaux
indurés.

Le temps qui s'écoule entre l'infection syphilitique et l'apparition de la paralysie générale est très variable. Nous ne pûmes,
chez tous les paralytiques, fixer avec une approximation suffisante la date de l'accident primitif. Il nous sembla que le temps
moyen, qui s'était écoulé entre la manifestation de l'accident primaire et l'éclosion des premiers symptômes de la paralysie générale, était de 5 à 8 ans. Chez deux malades cependant, il était
évident que, depuis l'infection syphilitique jusqu'à l'époque de
leur admission à l'hôpital, il y avait eu un intervalle supérieur à
dix ans. Un autre avait eu la syphilis dans son enfance, transmise
par sa nourrice; comme cet homme avait 37 ans et avait été un
alcoolique nous ne pouvons affirmer si la syphilis, dans ce cas,
avait eu un rôle pathogénique important.

<h2 style="text-align:center">IV</h2>

Il nous semble que, dans l'état actuel de nos connaissances,
une tentative quelconque d'explication pathogénique complète sur
l'essence du processus morbide de la démence paralytique pourra
présenter plus ou moins de vraisemblance, mais sans reposer
cependant sur un solide terrain scientifique. Il est incontestable,
en tous cas, que, entre la paralysie générale du type classique et
quelques formes de la syphilis nerveuse diffuse, il existe des similitudes suffisantes pour que, dans chacune de ces affections, on
puisse conseiller ou tout au moins ne pas contrecarrer une tentative de thérapeutique analogue . . . .
. . . .

Malgré les multiples relations qui existent entre la paralysie
générale et la syphilis, il est certain que la plupart des psychiatres
et syphiligraphes affirment que l'affection paralytique ne cède
pas à l'action du mercure ou de l'iodure de potassium, et, pour
ce motif, insistent, en disant que la démence paralytique n'est
jamais de nature syphilitique, quoique étant, dans la plupart des
cas, d'origine syphilitique.

Fournier classifie la paralysie générale dans la parasyphilis,
et soutient que, dans son traitement, le mercure n'offre pas d'avan-

tages et que parfois même son usage, dans cette affection, peut être préjudiciable.

Cependant, de son côté, Leredde soutient, au contraire, que la paralysie générale, quand elle est d'origine syphilitique, est aussi une affection de nature syphilitique et, par conséquent, dans de certaines conditions, curable par la mercurialisation intensive, quand elle est employée suivant des préceptes déterminés. Nous pouvons donc, de la façon suivante, résumer les règles thérapeutiques que conseille Leredde, en harmonie avec la doctrine qu'il adopte.

1.° Leredde est de l'opinion que, dans le traitement de la démence paralytique, doivent être utilisés seulement les composés de mercure, ayant avantage à renoncer entièrement à l'iodure de potassium parce que, dans quelques cas, l'iodure devenait dangereux, par les perturbations vaso-motrices qu'il pourrait produire.

2.° L'action des préparations mercurielles, dans des affections de cette nature, dépend principalement de la quantité de mercure que, dans leur emploi, nous pouvons introduire journellement dans l'organisme.

3.° A ce point de vue, le benzoate, le biiodure de mercure et l'hermophényl sont d'excellents médicaments.

4.° On doit employer la mercurialisation intensive, en commençant par de petites quantités, qui, progressivement, seront augmentées, jusqu'à avoir atteint la plus haute dose journalière. Le malade doit être observé en permanence, pour baisser la dose quotidienne, ou suspendre le traitement, aussitôt qu'apparaît quelque symptôme d'aggravation, soit une diminution de poids, soit une oscillation considérable ou une élévation de la température, ou quand, dans l'urine, apparaît quelque élément anormal, principalement l'albumine.

5.° Le traitement ne devra jamais consister seulement dans l'emploi de petites doses. L'expérience de nombreuses années a déjà montré qu'elles sont inefficaces.

On ne peut pas espérer de l'action thérapeutique, dans les cas de démence paralytique, ce que vulgairement on entend par cure complète, c. à.-d. une entière restitution de l'organisme à son ancien état normal de constitution et de fonctions. Il est évident que, si l'affection a déjà une certaine durée, il existe des lésions définitives de dégénérescence ou de sclérose, sur lesquelles la thérapeutique ne peut espérer exercer que peu ou même aucune action. Quand on traite une gomme syphilitique de la peau, il reste une cicatrice et, malgré cela, le malade se dit guéri. Quand, dans le cas de la tuberculose, on dit qu'il y a cure, on indique que le processus toxi-infectieux a été suspendu; dans le poumon, il reste, cependant, des régions sclérosées, calcifiées ou même détruites dans lesquelles ne peuvent s'effectuer normalement ni la circulation sanguine, ni l'hématose. De la même manière, dans la paralysie générale, on entend par cure, la suspension définitive du processus progressif et la disparition immédiate des phénomènes de nature toxique et d'irritation cellulaire.

Si le malade se trouve encore dans la période prodromique, il se pourra, par exemple, que le délire et la tendance aux attaques épileptiformes ou apoplectiformes disparaissent entièrement, en restant, seulement, comme vestige de l'affection antérieure, une exagération presque inappréciable des réflexes et une légère dépression mentale. L'intelligence de l'individu ne pourra redevenir entièrement ce qu'elle était auparavant, mais, même ainsi, si elle fut autrefois brillante, elle pourra rester supérieure à la moyenne.

L'argumentation de Leredde est en harmonie avec les principes que nous affirmons ci-après : 1.º que dans la plupart des cas la paralysie générale a une origine syphilitique; 2.º qu'il est extrêmement probable qu'à une origine syphilitique correspond un syndrome typique, dont la symptomatologie est celle de la forme classique de la paralysie générale; 3.º qu'il y a de nombreux caractères de similitude symptomatique et quélques caractères d'analogie anatomique, entre certaines formes de syphilis nerveuse diffuse et les cas typiques de démence paralytique; 4.º finalement que, sauf les insuccès de la thérapeutique spécifique, il n'existe pas de faits contraires à l'hypothèse de la nature syphilitique de la paralysie générale, quand cette affection est d'origine syphilitique, ce qui est la plupart des cas. Leredde cependant va plus loin dans sa doctrine parce que, affirmant que le processus progressif, dans la paralysie générale d'origine syphilitique, peut être suspendu par l'emploi d'une thérapeutique extrêmement plus intensive que celle employée habituellement, il est conséquemment de l'opinion que, entre des formes déterminées de syphilis nerveuse et la paralysie générale d'origine syphilitique, il n'existe pas seulement des similitudes et analogies, mais que ces affections sont de la même nature. Ce qui pour nous est une hypothèse, possédant en sa faveur un grand nombre de probabilités, est, pour Leredde, une vérité démontrée.

Dans une affection de marche si variée pouvant être interrompue par de durables rémissions, qui est si fréquemment d'origine syphilitique, mais dont la pathogénie est pleine d'incertitudes, il est certain que l'on ne peut prévoir rigoureusement quel sera le résultat d'un traitement spécifique plus intensif que les antérieurs, étant donnée la résistance qu'elle a offerte à la thérapeutique spécifique. Seule, une minutieuse expérience, prolongée pendant longtemps, et réalisée sur des cas très variés, pourra nous permettre de nous former une opinion, concernant les avantages de quelque innovation thérapeutique, plus ou moins motivée.

Dans le désir d'être utile aux malades que nous avons observés et de vérifier les avantages des préceptes thérapeutiques que préconise Leredde, nous avons eu récours à l'expérience clinique qui nous a paru avoir une opportunité nécessaire, étant donnée la circonstance de pouvoir démontrer, sans aucun doute, la présence de la syphilis chez 11 des 15 paralytiques soumis à notre examen.

On considère généralement que le prognostic de la démence paralytique est fatal, et la dénomination attribuée à cette affection de «paralysie générale progressive» l'indique bien. Les rares cas de guérison annoncés par quelques spécialistes sont mis en doute ou même absolument niés par le plus grand nombre. Dans ces conditions, une tentative thérapeutique, pour aussi audacieuse qu'elle puisse paraître, et à la condition qu'elle soit poursuivie avec des précautions suffisantes pour n'être pas préjudiciable au malade, doit s'effectuer aussitôt qu'elle semble offrir la plus petite lueur de succès probable. C'est pour ces motifs que nous avons essayé les traitements qui sont résumés dans les pages 6 et suivantes, sous les désignations respectives de (A), (B), (a), (b) et (C) et qui sont composés de 14 observations sur les 15 cas que nous décrivons. Les malades examinés furent au nombre de quinze, mais celui de l'obs. X mourut peu de jours après son entrée, sans avoir commencé à recevoir le traitement adopté.

Comme nous l'avons vu, le premier traitement mercuriel (A) ne fut guère plus qu'un essai, pour tâter la sensibilité des malades à l'action des injections mercurielles intramusculaires. Dans le second traitement mercuriel (B), nous atteignîmes déjà des doses journalières intensives, mais qui furent maintenues durant peu de temps, parce que, dans les derniers jours, les malades montraient un peu d'excitation. Dans les intervalles de repos, nous essayâmes les deux traitements par l'iodure de potassium (a) et (b). Il est certain que Leredde dit que l'iodure ne doit pas être administré dans la paralysie générale. Nous l'expérimentâmes cependant, vu que, dans quelques-unes des observations de Lemoine, Cassaët et Aubert, que Leredde cite à l'appui de sa doctrine, l'iodure fut aussi prescrit; parce que divers psychiatres l'ont conseillé, et à cause des indications naturelles de ce médicament. Nous appliquâmes finalement le traitement (C) et ses deux variantes (C') et (C''), dans lesquels nous atteignîmes les plus hautes doses journalières indiquées par Leredde.

Ni le nombre de malades, ni la durée du temps d'observation, ne furent suffisants pour pouvoir se former un jugement entièrement sûr concernant la valeur des préceptes thérapeutiques que Leredde conseille. De plus, les mois que nous employâmes aux traitements par l'iodure de potassium représentent une perte de temps considérable. Sauf les restrictions provenant de ces circonstances, il nous semble cependant que de la discussion théorique et des observations réalisées nous pouvons déduire les conclusions suivantes:

1.º On peut employer le mercure en doses ascendantes, jusqu'à atteindre les doses quotidiennes indiquées par Leredde, sans péril de phénomènes morbides locaux, de manifestations cutanées, de stomatite, ou de perturbations intestinales importantes.

Quoique les injections mercurielles aient été administrées en grand nombre, nous avons observé seulement un cas d'érythème hydrargyrique (obs. I), qui disparut en trois jours avec la suspension du traitement, un cas de stomatite également passagère et un ou deux cas de légère diarrhée, qui disparaissait rapidement, par l'administration d'une potion appropriée, même sans que le traitement mercuriel fût suspendu.

2.º Dans chaque traitement intensif, il ne doit pas être donné plus de 22 injections à peu près et, au commencement, en alternant les jours. Après ce nombre, l'état physique de la plus grande partie des malades commence à s'affaiblir un peu, en même temps que se manifeste une certaine excitation.

On doit veiller rigoureusement à ce que les doses, durant la période ascendante, progressent d'une façon graduelle, en procédant toujours à un minutieux examen de la symptomatologie des paralytiques, pour suspendre opportunément le traitement.

Les injections doivent être profondes et faites dans la région préférée par Fournier. Les précautions de désinfection buccale convenable sont indispensables.

3.º Comme nous limitons chaque série à 22 injections, il est convenable de réduire les doses maxima journalières finales, que nous pouvons fixer à six centigr. pour le benzoate et le biiodure de mercure, et à dix centigr. pour l'hermophényl.

4.º Dans la troisième période de la démence paralytique, le traitement mercuriel est préjudiciable au malade.

5.º Dans la période dénommée «période d'état de la démence paralytique», le traitement mercuriel, selon les règles indiquées, est inoffensif. Dans la plupart des cas, la maladie suit sa marche progressive, indépendamment de la thérapeutique spécifique.

Il est certain que, après le troisième traitement, la nutrition de quelques malades augmenta durant quelques mois, mais à cette augmentation de nutrition ne correspondit aucune amélioration dans les autres caractères somatiques, ni respectivement dans l'état mental.

6.º Nous avons observé que l'iodure de potassium, dans les doses graduelles que nous administrions, produisait, chez tous les malades sans exception, tachycardie et débilité du pouls, ce qui nous obliges à suspendre les traitements (a) et (b).

7.º Le biiodure de mercure (solubilisé chimiquement par l'addition de l'iodure de sodium, en solution aqueuse que nous n'avons pas cherché à rendre isotonique) est, pour le but étudié, une excellente préparation mercurielle.

Le benzoate de mercure est un composé d'usage courant, mais qui exige des soins déterminés, pour pouvoir être utilisé à l'état de pureté. Des substances expérimentées, ce fut celle dont les résultats furent les plus difficiles à déterminer, quand elle fut employée en doses intensives, et celle qui cependant nous parut la plus ingrate, peut-être par suite de l'existence d'une certaine quantité de bichlorure de mercure dans le liquide à injecter, puisque la solubilisation du benzoate était ou soutenue ou, comme il est habituel, obtenue, grâce au chlorure de sodium.

L'hermophényl est un composé, qui peut être manié avec une extrême facilité, ne produisant ni douleur ni perturbations locales, même à la dose quotidienne de douze centigr., sauf un léger endurcissement des tissus superficiels de la région qui reçoit les injections en grand nombre. Il est regrettable que l'hermophényl n'ait pas été expérimenté suffisamment dans la thérapeutique des affections syphilitiques communes pour pouvoir juger, dans ces cas-là, de sa valeur curative.

Comme les doses intensives d'une quelconque des trois substances sont extraordinairement supérieures aux usuelles, il est indispensable de procéder à un premier traitement plus faible, pour connaître le degré de susceptibilité individuelle, et que les traitements spécifiques soient aidés, autant que possible, au moyen d'une médication tonique, jointe à une scrupuleuse hygiène.

8.º Nous n'eûmes pas de malades à la période initiale de l'affection paralytique. Ce serait dans cette période que la mercurialisation intensive, par doses ascendantes, aurait les plus grandes probabilités de succès, devant être appliquée sans impatience, durant le temps que les circonstances déterminent, par séries de vingt-deux injections chacune, approximativement, et avec de longs intervalles de repos entre les séries successives, abrégeant ensuite ces intervalles dans le cas où une amélioration se produirait.

En effet, si nous prenons en considération la circonstance
que le signe d'Argyll-Robertson est commun à certaines formes
diffuses de la syphilis nerveuse, au tabes, à la paralysie générale,
et existe presque exclusivement dans les affections de cette nature, l'analogie que l'on observe, entre l'infiltration périvasculaire
que l'on rencontre généralement dans la paralysie générale et
dans quelques cas de syphilis cérébrale diffuse (Mahaim) ; la similitude que l'on remarque entre la formule cytologique du liquide
céphalo-rachidien dans la paralysie générale et dans certaines
affections nerveuses syphilitiques; la circonstance notable d'y avoir,
comme il y en a, des pseudo-paralysies générales d'origines diverses, alcoolique, saturnine, syphilitique, etc., — c'est cette dernière
qui peut imiter avec le plus d'exactitude les formes communes de
la démence paralytique —; et, finalement, si nous rappelons le fait
qu'il existe des pseudo-paralysies générales curables, étant dans
quelques cas impossible de les distinguer, rigoureusement, à leur
principe, du syndrome classique de la démence paralytique, nous
sommes portés à la conviction que la thérapeutique spécifique intensive effectuée selon les préceptes indiqués, puisqu'elle peut
se réaliser, comme nous l'avons observé, chez les paralytiques qui
se trouvaient dans la période d'état, sans phénomènes préjudicia-
bles d'hydrargyrisme, doit être tentée, dans la phase prodromique
de la démence paralytique, sauf quand des commémoratifs d'une
extrême rigueur ou une symptomatologie très spéciale nous mon-
treront, ce qui sera relativement rare, que, en un cas donné, l'infection syphilitique ne peut être énumérée entre les facteurs pathogéniques.

NOTA

Divers histologistes, entre autres Cornil et Lancereaux, insistent sur les différences anatomo-pathologiques entre les lésions circonscrites que produit généralement la syphilis tardive et les lésions diffuses de la paralysie générale. Donc,
nier à la syphilis la faculté de produire des lésions diffuses est une véritable péti-
tion de principe (Ballet et Fursac). A ce propos, Fournier dit, avec preuves à l'appui (selon une notice résumée, publiée par G. Thibierge) :

«Les arguments qu'on oppose aujourd'hui, au nom de l'anatomie pathologique, à l'origine syphilitique de la paralysie générale sont exactement ceux qu'on
a invoqués contre l'origine syphilitique du tabes et de la leucoplasie.

«On ne peut se baser sur ce que ces lésions n'ont pas la spécificité syphilitique
pour nier que la paralysie générale soit d'origine syphilitique: on sait en effet que
bien des lésions, qui ne sont pas la reproduction exacte, parfaite, du tubercule ordinaire, n'en sont pas moins certainement tuberculeuses. Pourquoi ne pourrait-il
pas en être de même en matière de syphilis?»

Il est extrêmement probable que le micro-organisme producteur de la syphilis est le Spirochaete pallida de Schaudinn. Sur ce sujet, Metchnikoff et Roux disent (selon une notice résumée, publiée par Besnier):

«La constatation presque constante de ce germe dans les lésions primaires et secondaires de la syphilis humaine ou expérimentale (sur 31 singes syphilitiques, Metchnikoff et Roux ont retrouvé 21 fois le Spirochaete pallida à l'exclusion de tout autre spirille), la découverte de ce germe en des pays très éloignés, sa présence dans les lésions viscérales de la syphilis héréditaire et dans le sang des syphilitiques, suffisent pour établir sa spécificité, même en l'absence de cultures artificielles.»

Nous voyons que Metchnikoff et Roux se réfèrent aux observations constatant que le Spirochaete a été rencontré dans le sang de syphilitiques, à la période de contagion. Bodin, d'autre part, observe que l'on note des relations du Sp. pallida avec les hématies. «J'ai noté, écrit Bodin, que ce microbe se rencontre surtout dans les parties des préparations riches en globules rouges et souvent même j'ai observé que certains spirochaetes sont pour ainsi dire appendus à ces globules.»

A son tour, Ravaut, parlant principalement de l'examen du liquide céphalo-rachidien, écrit: «A la période secondaire, la syphilis se comporte comme une véritable septicémie; le système nerveux est atteint comme l'est la peau, comme le sont probablement d'autres organes...»

La syphilis a, certainement, la tendance à se localiser, dans la période dénommée tertiaire. Ces manifestations, habituellement tardives, peuvent cependant succéder en quelques cas, immédiatement à celles de la période secondaire, et, inversement, la période secondaire pourra se prolonger durant très longtemps, et les deux ordres de phénomènes coïncider. La distinction entre les périodes secondaire et tertiaire a, sans aucun doute, une grande valeur descriptive, elle est loin d'avoir une valeur absolue. Fournier, dans un travail très récent, présente de nombreux cas, où les phénomènes secondaires très contagieux se continuèrent, avec des intervalles irréguliers, de la quatrième à la dixième année de la syphilis. La syphilis peut, pourtant, conserver le caractère septicémique, avec des phases intercalaires où ce caractère persiste à l'état latent, se révélant cependant quelquefois, en vertu de causes inconnues. Cette proposition est confirmée par le fait qu'il existe des cas, observés rigoureusement, de syphilitiques tertiaires qui eurent des descendants où la syphilis s'est manifestée dans ses phases franchement éruptives. Il convient aussi de rappeler que la syphilis peut, précocement, produire des myélites diffuses avec lésions irréparables et que, d'autre part, on rencontre parfois dans les viscères thoraciques et abdominaux des lésions tertiaires qui ne peuvent se distinguer des lésions appelées idiopathiques.

Dans ces conditions, il est clair que les arguments contre la nature syphilitique de la paralysie générale, basés sur la grande diffusion des lésions paralytiques, n'ont pas suffisamment de fondement.

De plus, dans plusieurs cas, on a observé, chez le même individu, les lésions considérées comme caractéristiques de la syphilis nerveuse et celles de la paralysie générale.

On trouve presque toujours dans la paralysie générale une lymphocytose abondante et précoce pouvant servir d'important élément de diagnostic, lorsque d'autres signes caractéristiques commencent à peine à se définir. Parfois, à la suite des ictus, il y a polynucléose.

Selon Widal et Ravaut, «le lymphocyte, dans le liquide céphalo-rachidien n'est pas plus un élément spécifique de la méningo-encéphalite et du tabès qu'il ne l'est de la tuberculose méningée. Il est le témoin de réactions qui ne nécessitent pas l'intervention d'agents de défense puissants tels que les polynucléaires.

Cette lymphocytose n'est donc pas entièrement pathognomonique. Cependant, il est indéniable que, au point de vue de la composition du liquide céphalo-rachidien, la paralysie générale s'approche de maladies toxi-infectieuses déterminées, spécialement de la méningite tuberculeuse et de la syphilis nerveuse. Comme l'infection syphilitique a un rôle prédominant dans l'étiologie de la démence paralytique, l'hypothèse que, dans cette dernière affection comme dans la syphilis nerveuse, la lymphocytose du liquide céphalo-rachidien est produite par le même agent est donc acceptable.

Le signe d'Argyll-Robertson se rencontre presque exclusivement dans le tabès, dans la paralysie générale et dans quelques maladies nerveuses d'origine syphilitique.

D'après la statistique de Mott, le signe d'Argyll-Robertson se rencontre dans une proportion de 70 % dans les cas de paralysie générale et de 75 % dans le tabès. Si nous y joignons les cas unilatéraux, les pourcentages s'élèvent respectivement à 77 et 76.5.

Selon Babinski, Charpentier et Erb, le signe d'Argyll indique une imprégnation de l'organisme par la syphilis, encore même qu'il n'y ait ni tabès, ni paralysie.

En ce qui concerne la signification du signe d'Argyll, écrit Ravaut dans un article sur le liquide céphalo-rachidien des syphilitiques à la période tertiaire:

«L'association du signe d'Argyll-Robertson avec la lymphocytose rachidienne a été signalée pour la première fois par MM. Babinski et Nageotte, puis par MM. Widal et Lemierre, et, dans sa thèse, M. Dechy a constaté chez 28 malades la co-existence du signe d'Argyll-Robertson et de la lymphocytose rachidienne. A part une exception (Dufour), cette association a été constatée dans tous les cas (Vaquez, Mantoux, etc.), au point que M. Babinski a pu regarder le signe d'Argyll-Robertson comme caractéristique d'une affection syphilitique des centres nerveux. Mais lorsque le signe d'Argyll-Robertson apparaît, il existe déjà depuis un certain temps des lésions du système nerveux, et il faudrait rechercher par des observations bien suivies si la lymphocytose rachidienne ne précède pas ce signe; tout fait supposer qu'il doit en être ainsi.»

L'existence fréquente du signe d'Argyll-Robertson dans la paralysie générale pourra par conséquent être expliquée conformément à ce que nous avons noté quand nous nous rapportions à la lymphocytose du liquide céphalo-rachidien, comme une conséquence du lent développement d'un processus morbide de nature syphilitique.

Epilepsie und Höhenschielen. (¹)

Par M. W. Schoen, Leipzig.

Die allmähliche ausserordentliche Erweiterung des Gebietes, von Augenfehlern abhängiger, nervöser Störungen: — Kopfschmerzen, Migräne, Schwindel, Herz und Magenneurose, Neurasthenie u.

(¹) Vergl. Schoen. *Das Schielen: Ursachen. Folgen, Behandlung.* München, Lehmann, 1922.

s. w. — wo diese Abhängigkeit durch ihr Verschwinden nach Ausgleichung jener Fehler dargetan wurde, und die unverkennbare Verwandtschaft, welche viele der Störungen mit den epileptischen Erscheinungen zeigen, machen es für den damit Vertrauten zu einem kaum mehr kühn zu nennenden, sondern eigentlich aufdringlichen Gedanken, die Epilepsie könne auch zu den von Augenfehlern verursachten Störungen gehören.

Hauptsächlich massgebend ist da die Erkenntnis von der Aetiologie der Migräne und deren sichere Heilung vermittels Ausgleichung der immer vorhandenen Augenfehler, auch in den gleichzeitig mit Schwindel und Ohnmachten behafteten Fällen, welche es überhaupt gerade sind, die die Annahme einer Verwandtschaft zwischen Migräne und Epilepsie nahe legen. Um gleich dem Einwand zu begegnen, der Gedanke, die Epilepsie rühre von Augenfehlern her, sei gar nichts neues und längst widerlegt, muss betont werden, dass die Ausgestaltung und Begründung jenes Gedankens überhaupt erst ermöglicht wurde, durch die Auffindung des für die Aetiologie der Epilepsie wichtigsten Augenfehlers, des Höhenschielens, welches etwas wesentlich Neues und bisher Unbeobachtetes darstellt. Eine Heilung durch Ausgleichung der Augenfehler konnte vor Kenntnis des Höhenschielens absolut nicht erwartet werden.

Schwerwiegende Einwände von vornherein stehen der Annahme einer Abhängigkeit der Epilepsie von Augenfehlern nicht entgegen, denn die bisherigen Kenntnisse über das Wesen der Epilepsie waren keineswegs erfreulich.

Der pathologische anatomische Befund ist bei Epilepsie im Wesentlichen negativ und trägt, soweit überhaupt vorhanden, obendrein mehr sekundären als primären Character. Alles nach sonstigen Richtungen aufgewendete Forschen bezüglich Ursache und Heilung der genuinen unkomplicirten Epilepsie, und nur um diese allein handelt es sich hier, ist erfolglos geblieben, ja vermag kaum eine rationelle Begründung der Fragestellung vorzuweisen. Epilepsie, die mit greifbaren Hirnleiden einhergeht, also z. B. diejenige nach Kinderlähmung und Verletzungen kommt nicht in Frage.

(Hinsichtlich letzteren ætiologischen Momentes muss übrigens Vorsicht walten, weil der Sturz häufig die Folge des ersten Anfalls, nicht dessen Ursache war, und weil sich fast im Vorleben eines Jeden irgend eine Verletzung aufstöbern lässt).

Was die erbliche Belastung betrifft, so darf nicht vergessen werden, dass dies nur ein Wort ist und weiter nichts als die Tatsache bedeutet, dass sich gewisse Dispositionen forterben, aber keine Erklärung für den Grund der Erscheinung.

Nach dem, was der erblichen Belastung zu Grunde liegt, zielt gerade die Forschung, welche sich mit den Augenfehlern beschäftigt, weil ein Teil derselben im hohen Grade erblich ist.

Die Behandlungsergebnisse waren erst recht nicht erspriesslich. Das Bromkalium hat keinen Anspruch für mehr als ein Betäubungsmittel zu gelten und man kann froh sein, wenn es die Verblödung nicht begünstigt. Die übrigen Massnahmen, Kochsalzentziehung, Einpackung und dergleichen entbehren rationneller Begründung und praktischen Erfolges. Es sind durchaus berechtigte, aber rein tastende Versuche.

Selbst die Definition der Epilepsie lag sehr im Argen.

Was ist das Kennzeichen der Epilepsie: Der Schrei, die Aura, der Krampf, der Schaum, das Einkneifen der Daumen, die Bewusstlosigkeit? Alles kann umschichtig fehlen. Die Fälle bilden eine Reihe, wo jeder mit jedem verwandt ist, aber nicht in allen Zügen. (Es kann zwei Fälle von Epilepsie A und B geben, die kein einziges Symptom gemeinsam haben, aber beide haben sie mit C, D, E, und F.)

Von positiven Gründen für jene Abhängigkeit wäre der erste die Häufigkeit der Augenfehler bei Epileptischen. Auf 580 Insassen der Anstalt Hohenweitzschen und Kleinwachau verteilten sich 660 nicht ausgeglichene Augenfehler, welche auch bei Nichtepileptischen nicht ohne schwere Störungen geblieben wären. Von den Augen wurden bei 93 % solche Fehler nachgewiesen.

Während in Hohenweitzschen nur 25 % Höhenschielen gefunden wurden, waren es im später untersuchten Kleinwachau schon 50 %. Die Prüfung auf Höhenschielen ist schwierig, weil sie beim Untersuchten einiges Verständnis verlangt und weil man selbst sie erst allmählich beherrschen lernt. Es wurde anfangs darauf noch nicht das volle ihr gebührende Gewicht gelegt. Man liess sich zu leicht abschrecken. Der Nachweis gelingt oft erst bei der zweiten oder dritten Untersuchung.

Später hat sich nun bei einer grossen Zahl — 300 bis 400 — in die Sprechstunde kommender Epileptischen herausgestellt, dass das Höhenschielen durchaus als der Hauptfehler für die Erzeugung der Innervationsausstrahlungen anzusehen ist. Er fehlt fast in keinem Falle. Immerhin finden sich, wenn schon wenige, doch einige Ausnahmen, sodass man Höhenschielen nicht einfach als die Ursache der Epilepsie bezeichnen darf. Die Ausnahmen sind

erstens Geburtsseitenschielen. (Diese Schielform giebt aus ganz
bestimmten Gründen nur in hochgradigen Fällen zu nervösen Störungen Anlass. Die Epilepsie angehend, ist es bis jetzt nur ein
einziger Fall, welcher es notwendig macht, neben Geburtshöhenschielen auch noch Geburtsseitenschielen als Ursache der Epilepsie
zu rechnen).

In seltenen Fällen, nämlich zweien, waren Uebersichtigkeit,
Astigmatismus und Alterssichtigkeit die Ursache. Sämmtliche Ausnahmen betragen etwa 3 %. In 97 % war Geburtshöhenschielen
nachzuweisen und beeinflusste dessen Ausgleichung den Verlauf
der Krankheit.

Die Epilepsie fügt sich zwar als das schlimmste, jedoch den
anderen vollständig nebengeordnetes Krankheitsbild zu den übrigen
leichteren, nämlich Kopfschmerzen, Schwindel, Erbrechen, Migräne, Magen- und Herzbeschwerden, Neurasthenie, Hysterie u. s.
w. — Sämmtliche Epileptische zeigen auch immer gleichzeitig eine
grosse Auswahl sonstiger nervöser und neurasthenischer Symptome.

Kopfschmerzen, Schwindel, Schlaflosigkeit, Benommenheit,
Druck auf den Hinterkopf, Magenbeschwerden u. s. w. hat mehr
oder weniger jeder Epileptische und wenn er diese Symptome
nicht betont, wie es die leichter betroffenen Kranken tun, so ge-
schieht dies nur, weil sie gegenüber den viel wichtigeren Krämpfen zurücktreten. Die Krämpfe werden also zu einem Symptom
und zwar einem inter pares. Es fällt damit — und dies ist nicht der
kleinste Gewinn — die Nöthigung, das Characteristikum der Epilepsie gegenüber den anderen Zuständen heraussuchen zu müssen.

Was die übrigen Augensymptome betrifft, so ist für Epilepsie
ganz characteristisch einerseits das Fehlen aller Erscheinungen,
welche Folge eines Hirnleidens sein könnten, wie Veränderungen
am Sehnerven und Pupillenstörungen (¹), andererseits sind erstens
die Augenfehler vorhanden, welche bei nicht Epileptischen schwere nervöse Störungen verursachen: Kopfschmerzen, Migräne,
Schwindel und dergl., zweitens sehr ausgiebig diejenigen anatomischen Veränderungen des Auges vertreten, welche auch an den
Augen Nichtepileptischer die Folge jener Augenfehler sind: näm-

---

(1) Schoen & Thorey. Auge und Epilepsie. Arch. für Psych. Bd. 30. III.

lich Kataract, Excavation, Chorioiditis, Röthung der Papille und umgekehrter Astigmatismus.

Alle Besonderheiten der Schielformen z. B. die Amblyopie finden sich bei den Epileptikern vor und es ist durchaus kein Zufall, dass Glaukom nicht so selten mit Epilepsie vereinigt erscheint. Das häufige Vorkommen von Rachitis und der Zusammenhang vom Rachitis, Astigmatismus, Höhenschielen und Krämpfen kann hier nur erwähnt werden.

Das Höhenschielen verhält sich bei den Epileptischen genau so, wie dort, wo es nur leichtere Störungen erzeugt. Es beruht höchstwahrscheinlich auf während der Geburt erlittenen Verletzungen, und zwar Blutungen in die Muskeln. Während einer mehr oder weniger grossen Zeit des Lebens wird es durch Innervationsanstrengung latent gehalten und diese Innervationsanstrengung ist es, welche zu den verschiedenartigsten Ausstrahlungen Anlass giebt. Der höchste von mir beobachtete Grad des Höhenschielens betrug 27 Prismengrade, meistens wurde derselbe völlig latent gehalten. Von der Stärke der Innervations-Spannung kann man ferner daraus eine Vorstellung gewinnen, wenn man sich vergegenwärtigt, dass sie bei Vierzigjährigen zu einem Accommodationskrampf führt, welcher 3 D Hyperopie dauernd völlig latent macht. Das Höhenschielen ist anfangs grösstenteils latent und zeigt allmähliches Anwachsen des offenbaren Bruchteils. Bei der ersten Untersuchung — die Untersuchung erfolgte regelmässig von 6 zu 6 Wochen — findet man vielleicht 1/2 oder 1°, es kommt auch vor, dass sie zweifelhaft bleibt, nach zwei oder drei Monaten ist der doppelte oder dreifache Betrag offenbar.

Nur in einzelnen Fällen findet man gleich anscheinend den ganzen Betrag. Hand in Hand mit dem Manifestwerden des Höhenschielens geht ein Manifestwerden schwächerer Brechung. Zuerst werden vielleicht die schwächsten Convexgläser zurückgewiesen, das nächste Mal wird 1 D angenommen, später 2 oder gar 3. Umgekehrt geht es mit der Myopie. Man muss darauf gefasst sein, dass die wirkliche Myopie vielleicht nur die Hälfte der zuerst gefundenen beträgt. Gewöhnlich dauert es längere Zeit, bis der ganze Betrag des Höhenschielens und der Brechungssteigerung manifest ist und zwar ist die Zeit länger bei Erwachsenen, als bei Kindern. Bei letzteren kommt es nicht selten vor, dass nach der ersten Brille die Krämpfe fortbleiben, bei Erwachsenen sind fast immer vielfache Untersuchungen und Brillenänderungen nötig.

Nicht gar selten wird der Höhenunterschied zwar deutlich genug angegeben, aber die Zugehörigkeit der Bilder ob gleichnamig oder gekreuzt und dasjenige welchen Auges höher oder tiefer, bleibt zweifelhaft. Hier springt die Narkose hülfreich ein. Sie muss tief sein. Während des Reizungsstadiums schwankt die Augenstellung hin und her. Ist vollständige Erschlaffung sämmtlicher Körpermuskeln erreicht, so nehmen auch die Augen eine beständige Stellung ein. Man kann dann ohne Schwierigkeit feststellen, welches Auge höher liegt und auch ungefähr um welchen Betrag.

Nach dem Erwachen ist wieder ein grosser Teil der Höhenabweichung verdeckt, und es wird nur ein Bruchteil der Prismengrade angenommen, welche der gefundenen Ablenkung entsprochen hätten. Der Krampfartigkeit wegen muss man natürlich auch mit Spannungswechsel rechnen.

Eine wichtige Erscheinung ist das morgendliche Einrenken.

Die erste Kenntnis verdanke ich der Selbstbeobachtung eines, nicht mit Epilepsie, aber mit Magen- und Herzneurosen behafteten jungen Mannes, dass er jeden Morgen beim Erwachen immer eine Zeit lang mit den Augen zu tun gehabt habe ehe er sehen konnte und dass jetzt noch die Notwendigkeit der Einrenkung immer ein sicheres Zeichen sei, dass die Ausgleichung nicht mehr hinreiche.

Einige Tage darauf berichtete eine Mutter aus eigenem Antriebe, seitdem sie auf die Augen hingewiesen sei, erinnere sie sich, dass das Kind immer morgens lange Zeit mit den Augen zu schaffen gehabt habe und dass dies auch jetzt trotz der Brille der Fall sei.

Die Brille muss solange verändert werden, bis das Einrenken nicht mehr stattfindet. Die Nachtruhe bewirkt ähnlich der Narkose Erschlaffung. Mit dem Selbstbewusstsein setzt auch der Krampf wieder ein.

In dem morgendlichen Einrenken dürfte die Lösung des Rätsels ruhen, weshalb der Krampf sich häufig morgens einstellt.

Ein Knabe war so weit gebessert, dass in der Woche keine Krämpfe mehr auftraten, sondern merkwürdigerweise immer nur Sonntag Morgens. Die Vermutung geht dahin, dass am Sonntag die Kinder länger schlafen und vielleicht der Kranke eine Zeit lang wach im Bette liegt ohne Brille.

Eine Grossmutter, ursprüngliche Gegnerin des Brillenunsinns, ist ein solcher Paulus geworden, dass sie ihren Enkel die ganze Nacht mit der Brille schlafen lässt, um der Brillenlosigkeit durch Vergessen im Augenblick des Erwachens vorzubeugen. An die Möglichkeit, die Brille während des Schlafes tragen zu lassen, hatte ich selbst nicht gedacht.

Später wurde das morgendliche Einrenken häufig angetroffen. Ein Kind von 11 Jahren mit Höhenschielen = $1^1/_2$, aber bis dahin ohne Krämpfe, litt an schlim-

men Kopfschmerzen, hatte den eigentümlichen gequälten und gespannten Blick
und erzählte ungefragt, dass es morgens gar nicht sehen könnte, was eben das morgendliche Einrenken bedeutet. Bei Aufzeichnung des Falles bemerkte ich dazu, das
Kind sei nach diesem Befunde, der Gefahr Epilepsie zu bekommen, ausgesetzt. Etwa
ein Vierteljahr später traten wirklich zum ersten Male Krämpfe ein.

Sehr gross ist die Schwierigkeit, das ausnahmslose Brillen-
tragen durchzusetzen. Schon bei leichteren Störungen und erst
recht bei der Epilepsie hat sich herausgestellt, dass es für solche
Kranke nur zweierlei geben darf: Entweder sind die Augen ge-
schlossen, oder es ist die Brille davor. Die kürzeste Unterbrechung
reizt zum Krampf, wie dies jeder Schreibversuch beim Schreib-
krampf tut.

Anfangs erfolgte bei einer jungen Frau eine ungeahnte Besserung. Dann kehr-
ten die Krämpfe wieder. Trotz jedesmaligen Fragens ob sie die Brille regelmässig trage, kam erst bei der letzten Beratung zum Vorschein, dass sie die Brille
beim Haarmachen nicht trage.

Die Ergebnisse der Behandlung sind bei Kindern günstig, so
dass man, wenn die Kinder psychisch noch im Stande sind, genau
zu antworten, fast Heilung versprechen kann. Bei Erwachsenen
sind die Aussichten lange nicht so günstig, obgleich man auch da
Heilung und Besserung erreicht; namentlich werden die Anfälle
bald leichter. Jedoch bedarf bei Erwachsenen es längerer Zeit,
vieler Untersuchungen und Brillenänderungen. Dies ist notwendig,
ausdrücklich zu betonen. Eigentlich sollte man voraussetzen, derartige Kranke hätten während der langen Brombehandlung Geduld
gelernt, indessen ist mir mehrfach vorgekommen, dass sie erwar-
teten, nach Aufsetzen der Brille müssten wie mit einem Zauber-
schlage die Anfälle wegbleiben. Diese Erwartung wurde übrigens
auch bei einzelnen Aerzten angetroffen. Bisweilen, glücklicherweise
nicht oft, tritt bei der Brillenbehandlung zunächst eine Verschlimmerung ein. Dies ist kein Abschreckungsgrund, es beweist den
Einfluss der Brille.

Ein vierundzwanzigjähriger Herr mit vorher wöchentlich 1 bis 2 Anfällen blieb
vom Augenblick an, wo er die Brille aufsetzte, dreiviertel Jahr lang anfallsfrei. —
Diese Heilung führte aus seiner Gegend verschiedene Epileptische zu mir. — Dann
hielt er sich für geheilt und glaubte thörrichter Weise, die Brille wieder fortlassen
zu können. Die Folgen waren unmittelbar hinterher drei Krampfanfälle.

Ein schöneres physiologisches Experiment kann man sich kaum
denken.

L'absence des Spirochaetes pallida dans le système nerveux central des paralytiques généraux et des tabétiques

Par MM. G. Marinesco et J. Minea, Bucarest.

Immédiatement après la découverte des spirochaetes pallida par MM. Schaudinn et Hoffmann dans le chancre initial, par Buschke et Fischer, par Levaditi, Hoffmann, Babès et Panea, Bodin, Negris, Bromum dans la syphilis héréditaire, nous nous sommes appliqués à découvrir ce parasite dans le liquide céphalo-rachidien des paralytiques généraux et des tabétiques. Mais ni l'emploi du liquide de Giemsa, ni celui de Romanowsky, ne nous ont pas permis de déceler, dans plus de quinze cas, la présence du spirochaete pallida; parmi ces cas, il s'en trouvait quelques-uns de tabès incipiens. Avant la publication du travail intéressant de Bertarelli, Volpino et Bavero, nous avons eu l'intention d'employer l'imprégnation du spirochaete par le nitrate d'argent lorsque M. Levaditi a recommandé l'emploi du procédé de Ramón y Cajal pour les pièces fixées dans du formol. Nous avons utilisé cette modification sans trouver davantage les spirochaetes pallida. Enfin, plus récemment, nous avons employé le procédé à l'ammoniaque de Ramón y Cajal, supérieur, nous semble-t-il, pour la mise en évidence du parasite, mais nous n'avons pas été plus heureux dans nos recherches. C'est en vain que nous avons cherché le parasite de la syphilis dans les cordons des racines postérieures et les ganglions rachidiens dans cinq cas de tabes et dans l'écorce cérébrale de sept paralytiques généraux.

Ni la paroi vasculaire altérée par le processus inflammatoire de la paralysie générale, ni les cellules ou les fibres nerveuses, n'offraient la moindre trace de spirilles. On pourrait interpréter cette absence soit par des défauts d'imprégnation, soit par le nombre restreint des spirochaetes; mais ni l'une ni l'autre de ces hypothèses ne nous semblent probables. En effet, nos pièces ont été bien imprégnées et le nombre de coupes que nous avons examinées est considérable, de sorte que nous pensons que le spirochaete pallida fait réellement défaut dans les processus anatomo-pathologiques de la paralysie générale et du tabes. Enfin, on pourrait se demander si le spirochaete pallida n'est pas disparu après avoir produit les lésions caractéristiques de ces maladies, étant donné que le système nerveux ne constitue pas un milieu favorable pour certains micro-organismes. A cela, on peut répondre que le tabes et surtout la paralysie générale étant des affections essentiellement progressives, cette progression ne saurait s'expliquer que par l'action du parasite persistant dans le système nerveux central. Nous n'insisterons pas sur les lésions des neurofibrilles des cellules dans la paralysie générale, car l'un de nous les a déjà décrites dans une des séances antérieures de cette Société même; du reste, elles ont été confirmées par Ballet et Laignel Lavastine, par Marchand, par Bielschowski et Brodmann, par Schaffer de Budapest et par Tansky. L'existence de ces lésions nous paraît indubitable dans les cellules nerveuses altérées.

La constatation négative des spirochaetes pallida ne nous autorise pas cependant à voir toute relation entre la syphilis, la paralysie générale et le tabes, car la clinique et les statistiques sont là pour affirmer au contraire qu'il y en a une (Fournier, Erb, Pierre Marie, Raymond, etc.)

Mais ce que la clinique ne nous enseigne pas, c'est la façon dont la syphilis agit pour provoquer la paralysie générale et le tabes et c'est là précisément l'intérêt de notre constatation négative, car elle serait de nature à prouver que ces affections ne sont pas dues à l'action directe et immédiate du spirochaete pallida et ne sont pas par conséquent des spirilloses comme beaucoup d'autres lésions syphilitiques. La paralysie générale comme le tabes pourrait être due à des substances toxiques engendrées dans l'organisme par le parasite syphilitique. Le fait que les lésions anatomo-pathologiques de ces maladies diffèrent de celles de la syphilis cadre bien, pensous-nous, avec l'hypothèse que nous venons d'émettre.

VŒUX

La Section, sur la proposition de MM. Morel, Bethencourt Ferreira, Leite de Vasconcellos et Augusto de Castro, émet les vœux suivants:

1 — Une réforme pénale s'impose. Cette réforme doit se faire en harmonie avec l'état actuel de l'anthropologie criminelle et de la psychiatrie.

2 — Autant que possible, il y a lieu, dans toute instruction judiciaire, de faire l'histoire *complète* de l'inculpé, y compris la description de son état physico-psychique. Cet examen est indispensable pour pouvoir établir le discernement devant les chambres de mise en accusation.

3 — Les sentences doivent être indéterminées. La durée d'une

sentence doit être en rapport avec la nature du crime, l'état psychologique du condamné et le degré de son amendement. Le psychiâtre sera consulté dans chaque cas spécial où il s'agira d'une libération, fût-elle même conditionnelle.

4 — L'emprisonnement cellulaire ne doit pas se prolonger pendant toute la durée de la peine. Il pourra être modifié suivant l'état de santé physique et psychique des condamnés.

Cette mesure est de nature prophylactique, elle sera dictée par le médecin de la prison, qui doit être un psychiâtre.

5 — Pendant la durée de l'enseignement primaire, les instituteurs et les parents constatent souvent chez les enfants, notamment chez les enfants délinquants, des lacunes psychiques (arriération mentale, troubles nerveux), même chez ceux qui ont une tendance au vagabondage et à la mendicité. Il est indispensable de créer pour eux des établissements spéciaux en rapport avec l'âge des enfants — ou adultes — et leurs défectuosités psychiques. Un psychiâtre devra être attaché à chacun de ces établissements ; il sera consulté pour le traitement à instituer.

6 — Il y aura lieu de créer des postes d'observation pour les enfants mineurs qui montrent une tendance à la délinquance.

TABLE DES MATIÈRES

Première partie — Rapports officiels

Deuxième partie — Comptes rendus des séances

Troisième partie — Communications qui n'ont pu être lues en séance

Table

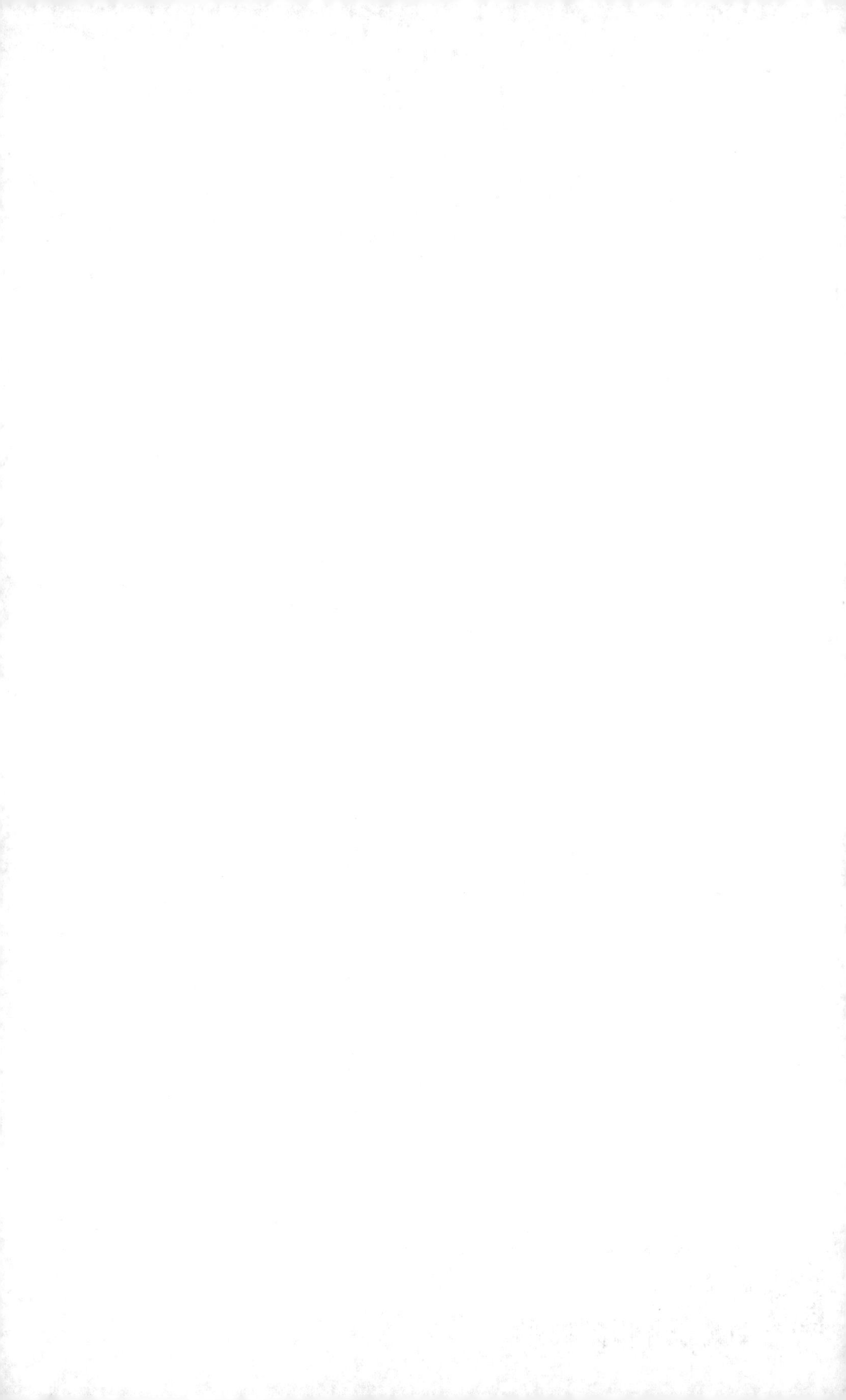